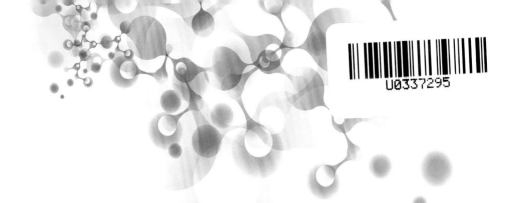

激发人体自愈力
临床案例汇编

郭燕梅◎著

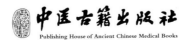

中医古籍出版社
Publishing House of Ancient Chinese Medical Books

图书在版编目（CIP）数据

激发人体自愈力临床案例汇编：全两册 / 郭燕梅著.
-- 北京：中医古籍出版社，2021.6
ISBN 978-7-5152-2307-0

Ⅰ.①激… Ⅱ.①郭… Ⅲ.①康复医学 – 病案 – 汇编
Ⅳ.①R49

中国版本图书馆CIP数据核字(2021)第116042号

激发人体自愈力临床案例汇编

郭燕梅　著

责任编辑: 刘　婷

策　　划: 周黎明　郝永刚　王安平

装帧设计: 嘉海文化

出版发行: 中医古籍出版社

社　　址: 北京东直门内南小街16号（100700）

电　　话: 010-64089446（总编室）010-64002949（发行部）

网　　址: www.zhongyiguji.com.cn

印　　刷: 三河市中晟雅豪印务有限公司

开　　本: 710mm×1000mm　1/16

印　　张: 38

字　　数: 608千字

版　　次: 2021年6月第1版　　2021年6月第1次印刷

书　　号: ISBN 978-7-5152-2307-0

定　　价: 168.00元（全两册）

目 录

目录

大自然奥妙万端，包括人体在内的诸多生命体，都存在一个与生俱来、自发作用的自愈系统，使其得以维持健康状态，免于在来自外界的物理、化学、微生物等侵害中丧失生命力。

我们时常会听说，某人本已到癌症晚期，后来吃了什么或用了什么竟然奇迹般地好了……某人自知癌症晚期已基本无药可医，于是超然物外，放下对生命即将结束的恐惧，潇洒地享受"最后时光"，后来竟不治而愈……这样的例子似乎总是很多，也许其中有夸大的成分，但有些我相信那一定是得益于激发了人体强大的自愈力。

生活中，当我们因为一些小毛病而感到身体不舒服时，往往喝点热水、倒头睡一大觉后，身体的不适感消失不见，其实这也是自愈力发挥作用的结果。当我们幼年时调皮捣蛋，摔伤了胳膊、摔断了腿，经过外科医生的及时处置后，后续的恢复愈合仍是神奇的自愈力发挥了作用。

我是一名从事康复治疗工作多年的医务工作者，始终相信人体存在着强大的自愈力，但真正让我产生触动，并开始关注人体自愈力的具体体现，是从2016年开始的。

任何事物一定不是无缘无故、莫名其妙发生的，一定有它的原因，包括疾病的发生和转归。2016年，有幸应骨科一位主任的邀请，我开始通过多学科联合会诊的形式接触到更多的骨科病患。在实践中我逐渐发现，来就诊的患者大都病程较长，仅通过一次多学科联合会诊就想解决其多年病痛，无异于杯水车薪，就算你一次性将所有患者需要的康复方法教授给他，当面对他一脸似懂非懂甚至茫然的神情时，那种挫败感油然而生。作为一名康复工作者，我们应该如何让这些基本没有医学背景知识储备的病患，在门诊诊治中逐步走向康复呢？只有想不到，没有做不到！抱着这样的决心，

本着一贯奉行的安全、有效、绿色的物理治疗理念，我开始根据就诊患者实际情况摸索门诊诊治与居家治疗的联合康复方案，这样也就不可避免地开始触摸中医，这也让我越来越深刻地认识到，几乎没有任何一种方法能够媲美人体的自我修复能力。2018年，我的康复治疗方案已基本成型，加之在康复过程中大部分病患的自愈力所展现出来的种种惊喜和惊讶变化，让我有了写这本书的冲动！

　　近几年，我一边继续迎接新的病例挑战，一边开始着手整理病历资料。在病历整理和梳理过程中，我逐渐认识到：人体是一门哲学，因为人体本身就是既矛盾对立又相互统一的辩证存在，比如睡眠与觉醒的对立统一，比如凝血与抗凝的对立统一……正因为这些生理功能的对立统一，才使得人体内的诸多生命指征能动态保持在一个正常的波动范围。而研究人体的医学也正是将总是高于或总是低于这个正常波动范围的问题归类于需要处理的范畴。疾病的发生和转归也一定遵循事物的联系与发展规律——联系作为哲学范畴，是事物内部诸要素之间和事物之间的相互依赖、相互制约、相互影响、相互作用的关系。世界上没有孤立存在的事物，每一种事物都是同其他事物相联系而存在的，这是一切事物的客观本性。本书介绍的治疗理念和临床案例诊治过程，正是基于遵循事物联系与发展规律的人体复杂巨系统，借助经络痛觉感知复健手法，把人体复杂巨系统出现的诸多问题尽可能直接而又准确地"告诉"患者自己的中枢神经系统，中枢神经系统在相应做出反应开始调节身体（激发人体自愈力）的同时，还以酸麻胀痛等感觉讯息让医者及时读懂患者身体的真正需求，同时指导患者主动配合食药疗、理疗、经络敲打、穴位按摩等多种家庭康复方法，使其身体更好更快地消除病症，促进修复！

　　到今天执笔自序之日，我已经治疗了上百例病患，实施了近两千次手法诊治，择其精要汇编而成30个临床案例。著此案例汇编用意有三：一是对近五年来的体力和脑力付出做一个小结，初步形成自己的治疗体系；二是借此书结识更多志同道合的同仁相互学习相互借鉴，一起造福更多病患；三是借此书告诉更多病患，至少在您求医问药的众多医治方法中，或许又多了一份走向康复的希望！

2020年10月1日于北京

我的治疗理念

思维决定意识，意识决定行为。对疾病的认识不同，必然会运用不同的治疗方法。因此，在患者经人介绍，第一次找到我时，我都会耐心地阐明我的治疗理念。

接下来，我将以我与患者对话的形式向读者更为清晰地介绍我的治疗理念。

乾行：《黄帝内经》开篇有这样一段话："上古之人，其知道者，法于阴阳，和于术数，食饮有节，起居有常，不妄作劳，故能形与神俱，而尽终其天年，度百岁乃去。"这段话一语道破了人类的健康之本，就是我们在日常工作和生活中应当始终守住"形与神俱"。简单理解，"形"就是西医所说的"结构"，"神"就是结构所具有的"功能"。人体的结构与功能必须相互依存才具有意义！当人体结构与功能均处于良好状态时，我们会认为这是一个健康的人；当人体结构出了些问题，但功能尚可时，我们会认为这是一个被疾病困扰的人；当人体结构依然存在而功能尽失时，我们会认为一个鲜活的生命已不复存在。因此，中医的"形与神俱"也就是西医的"结构与功能并存"。

现代人在现实生活中做着太多破坏"形与神俱"的事情，比如熬夜、酗酒、抽烟、暴饮暴食、好吃懒动、过度锻炼、经常生气、长期压抑等。当身体长期处于这些不良状态中时，各种各样的病症必将随之而来！

当病人就诊西医时，一般会得到"炎症、积液、增生、硬化、结节、斑块、梗死、囊肿、息肉、肌瘤、肿瘤……"这样的疾病诊断；就诊中医时，又会得到"气滞血瘀、阴虚火旺、肝阳上亢、脾胃失和……"这样的病机判断。但对于病人而言，什么样的诊断不是他就医的重点，他就医的重点永远都是解决病症在身体上的具体体现——疼痛和/或功能障碍。

俗话讲"通则不痛、痛则不通"。在《黄帝内经》中对此是这样描述的："经脉者，所以能决死生、处百病、调虚实，不可不通。"在西方医学中，也有"There is but one disease, its name is congestion"的表述，也就是"世上只有一种疾病，名字叫阻塞"。我很认同这个观点！如果按照"通则不痛、痛则不通"这个简单原理来理解身体病症的话，那么我们也就可以这样认为，只要身体经络通畅，一切病症就不会产生，

包括人们谈之色变的"癌症"！其实，所谓"癌症"，只是西医对疾病的一种人为认知划分，就好比我们把知识人为地划分成多个学科，以便于更好地学习和掌握，但各个学科之间不是全然孤立的，而是有着必然联系。自然界中并不存在天然的"癌症"这种物质。在西医科学方法论大行其道的当下，太多数人都认可西医的治癌方法，那就是面对癌症，身体内不论好的坏的东西通通一律杀掉（比如化疗），甚至通过把好苗、坏苗全部杀死再播种新苗（比如骨髓移植）来压制病邪，哪怕杀敌一千自损八百也在所不惜！中医本无癌症一说，认为这种大病与其他病症的发生根源都是正不敌邪，只不过这种大病的发生是因为体内正气更弱、邪气更甚，只要扶好正气并使其不断充盈，最终正气必将战胜病邪。现实生活中，我们看到西医治好了部分癌症患者，同时也有不少患癌病人因医治无效而去世，中医同样如此。一旦确诊癌症，很多患者自认为被"宣判了死刑"，作为医者来说，不论西医还是中医都会本着悬壶济世的仁心，为病人的康复放手一搏，真若没治好，病人及其家人也都能理解！实际上，不论癌症患者选择杀敌一千自损八百的西医疗法，还是选择扶正祛邪的中医疗法，治好或治不好，都取决于治疗过程中身体被激发出的自愈力的强弱，被激发出的自愈力越强，身体修复的速度超过了疾病发展的速度，那么最终得以康复的概率就越大。因此，患者在对待治疗疾病的问题上，决不能一味追求短、平、快，而忽略了疾病发生的本质其实是坏的量变到质变的结果；或者因为生了大病而消极对待，听天由命，甚至是"破罐子破摔"；而是一定要树立正确的康复理念和坚强的康复意志，信任医者，与医者积极配合，最大限度地激发和调动身体自愈力，最终迎来好的量变到质变，回归健康的状态和体魄。

在现实生活中，我们因为种种原因很难避免身体不生病，但我们只要明白，发生疾病无非就是"形与神俱"出了问题！在形，多为瘀堵；在神，多为故障。所以，治好疾病的根本就是消除形的瘀堵、解除神的故障。简而言之，"调神通形"是治疗疾病的首要关键。

患者: 您说的我也挺赞同的！但您怎么"调神通形"治病呢？

乾行: 现代人已经习惯于药物治疗疾病，往往忽视了人体自愈力。其实，通过"调神"可以有效激发人体自愈力，促进机体更快修复。"调神"可以通过"经络痛觉感知复健手法"得以实现。

患者: 噢, 那"经络痛觉感知复健手法"的治疗原理是什么呢?

乾行: 当疾病发生时, 身体是如何发出信号让我们意识到的?

患者: 我会感觉到身体疼痛或者不舒服?

乾行: 对的。那又是谁让我们感知到疼痛或者不舒服的呢?

患者: 神经?

乾行: 对, 神经, 是神经系统告诉我们身体出了状况。神经系统的分布十分广泛, 它是由颅骨和脊柱里的中枢神经系统(也就是脑和脊髓)发出分支分布到我们全身各个部位, 与脑相连的神经分支我们称之为周围神经的脑神经、与脊髓相连的神经分支我们称之为周围神经的脊神经。中枢神经的功能是接收周围神经传入的信息, 并进行分析处理和判断, 然后再发出指令通过周围神经传递给具体执行命令的组织结构。

比如说, 我们打算去抓握一个杯子, 但当触摸到杯子感觉很烫手时, 下一个动作绝不是继续去抓握杯子, 而是迅速将手抽回, 这就是神经反射的结果。正常神经反射的完成必须具备感受器、传入神经、神经中枢、传出神经和效应器这五大要素。感受器感知到某种感觉、然后将这种感觉上传至神经中枢, 神经中枢快速做出分析判断, 并迅速传达动作指令给效应器, 使效应器完成动作指令。

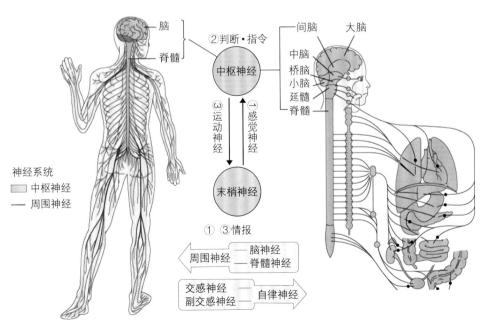

(此图摘自微信公众号"李哲教你学解剖")

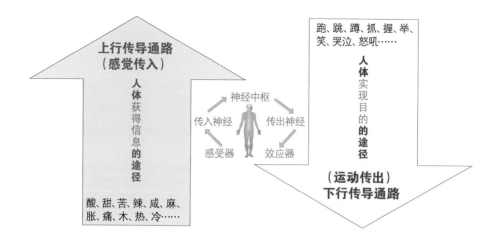

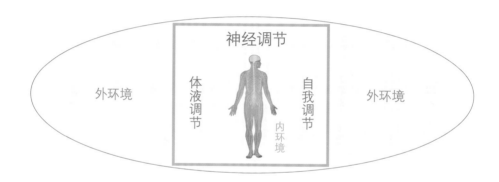

我们的神经系统在结构和功能上是一个整体，人体内各系统器官正是在神经系统的协调控制下，完成着统一的生理功能，从而使人体成为一个有机整体，在维持身体内环境稳定的同时，不断地适应外环境的变化。

患者：噢，我明白了。但这与您的手法治疗有何关联呢？

乾行：我的手法治疗就是受启发于神经反射原理和神经系统对机体功能的统一协调控制。"经络痛觉感知复健手法" 如果用定义来阐述，就是——着眼于对人体起主导调节作用的神经系统，依据神经反射原理，对人体体表一系列以穴位为主的固定点给予适当按推和动作导引，通过增强或激活传入神经对痛觉等感觉信息的感知，使大脑自行 "诊断" 身体状况、自行 "开方配药"，从而使人体神经调节方式趋向健康，促进机体已存在的显性或隐性病症得以康复的诊治手法。

患者："经络痛觉感知复健手法"主要是选择哪些穴位进行感知刺激呢？

乾行：以任脉、督脉的穴位和华佗夹脊穴为主，其中任脉的多数穴位通过教授患者自行揉推腹部就可以实现感知刺激；督脉上的穴位和华佗夹脊穴则由医者通过手法来完成感知刺激。

患者：为什么要选择这些穴位进行感知刺激呢？

乾行：中医认为人体的五脏（肝、心、脾、肺、肾）各有专司，比如心主血脉、肺主治节、肝主疏泄、脾主运化、肾主藏精，同时五脏又与躯体官窍有着特殊联系，具有化生和贮藏精气的共同生理功能，形成了以五脏为中心的特殊整体系统。而西医认为人体内各系统器官是在神经系统的协调控制下，完成着统一的生理功能。

中医以五脏为中心的特殊系统，表面看似乎隐晦了以脑为核心的神经系统的存在，但《黄帝内经》曰："肝开窍于目、肾开窍于耳、肺开窍于鼻、心开窍于舌、脾开窍于唇"，而眼、耳、鼻、舌正是完成正常神经反射所必备的五要素之首——感受器。这些感受器位于我们头面部，眼睛带给我们视觉、耳朵带给我们听觉、鼻子带给我们嗅觉、舌头带给我们味觉，这些感觉信息通过传入神经直接汇集到脑，再经过脑的加工处理后，才得以各种行为结果来表达出我们对所见所闻的反应。因此，我们可以理解为五脏借助眼耳鼻舌感受器，与脑发生着联系。

脑属于神经系统的高级中枢，而以低级中枢身份在神经系统中发挥着重要作用的脊髓也与脑直接相连。脊髓位于我们身体的"顶梁柱"——脊柱的椎管里。而脊髓发出的脊神经属于混合神经，含有躯体感觉、躯体运动、内脏感觉和内脏运动四种纤维成分，因此，脊神经既负责躯体外在的动作表现，又管控躯体内在内脏系统的活动安排。中国的古代名医——华佗也正是利用脊神经的这一特性发明了一种流传至今的治病医术，后人称之为华佗夹脊穴。

夹脊穴的使用最早见于《素问·刺疟》，其从属于督脉和足太阳膀胱经。早期的夹脊穴定位为第一胸椎至第五腰椎，每脊椎棘突下正中旁开0.5寸，每穴相应椎骨下方发出的脊神经后支及其伴行的动、静脉丛分布。但在后来的临床应用中，夹脊穴被不断扩大，如颈段和骶段夹脊处已被不少医家列入夹脊穴范围。

夹脊穴是相互联系不可完全分割的，但在临床应用中，人们逐渐将其医治的五

脏疾病在脊柱上做了粗略划分。大椎（第7颈椎）至第3胸椎棘突下的区域对应肺系反射区，第4胸椎棘突下至第7胸椎棘突下的区域对应心系反射区，第8胸椎棘突下至第12胸椎棘突下区域对应肝胆反射区，第1腰椎棘突下至第4腰椎棘突下区域对应脾胃反射区，第5腰椎棘突下至尾骨尖区域对应肾系反射区。后期我在临床应用中又融入了台湾中医师张钊汉先生的原始点疗法，并经过临床观察，最终形成了我对脊柱内脏反射区的定义划分。将骶尾骨侧面的四个原始点划分为泌尿生殖的反射区。

患者： 通过华佗夹脊穴就可以发现和治疗许多种疾病吗？

乾行： 临床上有些疾病是十分复杂的，一个患者身上会同时存在很多系统疾患，在临床实践中，我发现仅华佗夹脊穴似乎还不能尽如人意地解决问题，之后逐渐引入了刺激任督二脉感知的治疗思路，收效甚好。任督二脉属于奇经八脉。奇经八脉与十二经脉（手足三阳经及三阴经）就像是水库与江河的关系，奇经八脉可以储存和调节十二经脉的气血。当十二经脉气血过盛时，奇经八脉会加大储存，疏通十二经脉，以保证气血正常流通；当十二经脉气血不足时，奇经八脉则会自发补充到十二经脉循行中去。两者相互协调、相互配合，维持人体经络系统的正常运行。之后在对督脉进行描述时，我也习惯将其比喻成水库，患者也更容易理解。比如，久病者一般都会因为十二经脉气血不足而动用督脉水库里的水。

再后来，我又逐步引入了视觉模拟疼痛评分法（visual analogue pain scale，VAS），让患者对其所感知的各种感觉进行程度量化评分（0分代表没有疼痛感觉，10分代表难以忍受的疼痛感觉，从0~10分之间选择自我主观评判的分值进行打分，打分采取分值就高不就低的原则），这种中医治疗思路和西医数字化评估方法的结合，使得"经络痛觉感知复健手法"不再只是一种治疗方法，而是升级为一种还可以评估患者当前身体状况，并及时调整康复方案的评价标准。故将"经络痛觉感知复健手法"定义为一种手法诊治方法似乎更为恰当。这种诊治手法可以使患者现有的病症及时康复、曾经未愈的病症继续康复、以后可能发生的病症及发而散，也就是我们平时所说的治未病。

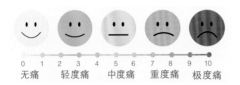

VAS疼痛评分尺
（评分原则：就高不就低）

0 1 2 3 4 5 6 7 8 9 10
无痛　轻度痛　中度痛　重度痛　极度痛

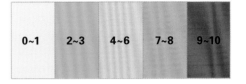

病症程度对应评分色
（评分原则：就高不就低）

| 0~1 | 2~3 | 4~6 | 7~8 | 9~10 |

患者：哦，那我可不可以理解为，应用"经络痛觉感知复健手法"就可以大致判断出我目前的身体状况，并且对身体起到"调神"作用，也就是促进神经调节功能，以便更直接、更充分地激活我体内的"神医"——自愈力？

乾行：对的，用一句话概括，"调神"就是唤醒体内"神医"，让他自行诊断、开方用药，使神经系统更好地协调控制五脏六腑和躯体肢节，去完成相应的功能。

"调神"所应用的"经络痛觉感知复健手法"共分为三大部分：头颈肩手法诊治、腰腿手法诊治和脏腑手法诊治。

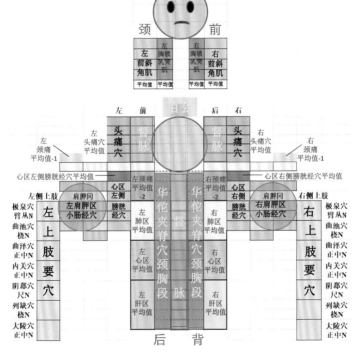

经络痛觉感知复健手法之头"颈肩手法诊治"

007

激发人体自愈力临床案例汇编

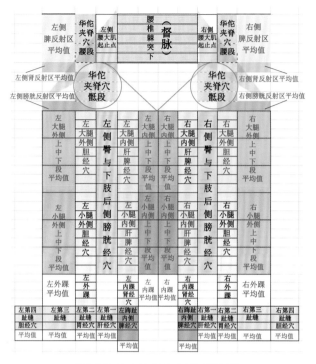

经络痛觉感知复健手法之"腰腿手法诊治"

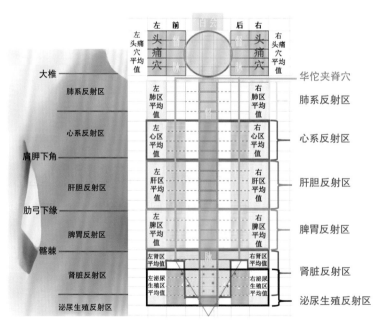

经络痛觉感知复健手法之"脏腑手法诊治"

激发人体自愈力临床案例汇编

患者: 那什么是"通形"呢?

乾行: 前面我说过"形与神俱"是身体健康之根本,水是生命之源,我们就把形比喻成"河道",把神比喻成肩负各种使命的"船只"。只有我们身体内纵横交错的"河道"始终保持通畅,每艘各有其不同使命的"船只"才能够在纵横交错的"河道"中自由航行,通达目的地。随着我们的年龄不断增长,"河道"逐渐被越来越多的身体代谢废物所占据,"河道"逐渐变窄、淤泥也越来越多、甚至被完全堵塞,"船只"的航行速度也被迫变缓,甚至不得已而绕道航行,直到实在无路可行……疾病的形成就好比"河道"堵了、"船只"无法正常航行了。这也正是许多疾病的形成特点,疾病的形成一定是坏的量变到质变的累积,直至发生坏的质变而发病。因此,要想治愈一种或几种病症,尤其是久治不愈的疑难杂症,那必定需要好的量变到质变的累积,直至好的质变破土而出,发出新芽!

感受器就好比侦察兵,通过手法感知刺激,侦察兵迅速将当地河道拥堵情况报告给"司令部"(神经中枢),"司令部"立即做出分析判断,借助现有资源,调兵遣将,及时疏解当地河道拥堵情况,于是运行至此的"船只"得以及时通过,航向目的地……

但"河道"长久被淤泥拥堵的问题岂能仅靠一次"司令部"的调兵遣将就彻底解决?所以必须树立"通形"持久战的思想,调动"河道"附近"居民"的主观能动性,齐心协力把多年的淤泥清理出去,这样"河道"才能逐步恢复水清通畅,船只才能长久自由航行。

在治疗初期,主要以我的手法诊治为主,激活患者体内的"神医"——自愈力,让大脑"司令部"通过感知刺激清楚意识到河道拥堵的真实情况,以随时调整最佳治理方案。同时,根据手法诊治评分结果,应用恰当的改善循环的物理因子(声、光、电、磁、水、力等),以使身体病症尽快好转;其间我还将逐步教患者学习揉腹、穴位按摩、经络敲打操等良好的日常"通形"作业,督促患者逐步养成良好的日常生活习惯,并配合一些食疗方,以"补形促神";等到病症恢复到一定阶段时,则将以患者在家认真完成日常"通形"作业为主,手法诊治为辅,直至身体达到一种较好的"形与神俱"模式。

患者：哦，我基本明白了。"调神"就是激活人体自愈力，主要由您来帮助我实现；"通形"就是形成好的量变积累，主要由我自己完成。

乾行：是的，"调神"和"通形"其实也是相对概念，两者也是相互促进的关系。"调神"的同时一定有形在通，"通形"的同时也一定调和了神，两者只是孰轻孰重的关系罢了。所以，我们要一起加油，形成好的量变合力！

患者：那"通形"的家庭作业复杂吗？

乾行：家庭作业的目的是促进或保持经络通畅，每一个动作都很简单，只要患者规划好时间，并持之以恒，一定会深受其益的。正所谓"善养生者，贵之于恒，恒而有常，乐享天年"。

患者：您的这番话，挺浅显易懂的！您还能让我了解些更深层次的医学知识吗？

乾行：如果我的这番话激发了大家对医学的兴趣，我感到很荣幸！但在我们医学界，不论中医还是西医，都有太多德高望重的前辈，他们留于后世的著作就是医学丰富的宝藏。所以，如果感兴趣，推荐大家阅读我国医学的瑰宝典范《黄帝内经》，一定会获益良多！

患者：好吧！我也始终相信我们祖国的医学很伟大！只是由于现今中西医太多的矛盾碰撞，让很多人产生了疑问。也许在您的帮助下，随着我自己身体慢慢的变化，我也会见证神奇的人体自愈力！但现在，我能先见证一些您所言所行，并已经实现的成功案例吗？

乾行：当然可以！但毕竟我也处于不断地学习和摸索阶段，患者的病痛从某种角度讲，也是医者学习和进步的良师益友！人体是完整而不可随意分割的，疾病康复也需要多方面融合，我把这套康复思路暂时命名为"医患互动式主动康复"。

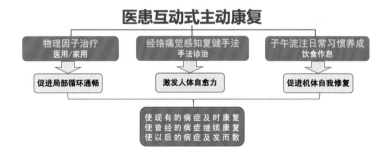

患者： 主动康复我能理解，就是说，我们患者要有主动参与到康复中的意识并付诸于行动，但为什么要叫作"医患互动式主动康复"呢？

乾行： 因为每天我们都会沟通患者的吃喝拉撒睡和身体变化情况，这样才有利于及时发现患者日常工作生活当中长期存在的"错误或者问题"，"并在及时纠正的同时使患者主动参与康复的意愿更加积极，以促进身体更好更快康复！

患者： 原来如此！目前我基本没什么疑问了，回家先看下您的精选医案，可能更有助于我理解您的治疗理念。谢谢您的耐心讲解！

乾行： 好的，不客气！我也希望大家阅读完这本书后，能与我有一样的感触——如果说，生命的本质是机体与外环境之间、机体内系统间、器官间、组织间、细胞间进行物质、信息、能量的传递与交换，那么经络就是通向生命本质的捷径。

【参考书籍】

[1]《黄帝内经·素问》注评/中医研究院研究生班编著. —北京：中国中医药出版社，2011.1（2015.6重印）.

[2]《黄帝内经·灵枢》注评/中医研究院研究生班编著. —北京：中国中医药出版社，2011.1（2015.6重印）.

[3] 人体经络使用手册1+2/萧言生 著. 北京：东方出版社，2007.2.

[4] 系统解剖学/柏树令 主编. —2版（修订本）. 北京：人民卫生出版社，2018.8.

[5] 组织通道学概论/田牛，罗毅 著. 北京：军事医学科学出版社，2010.4.

[6] 解剖列车：徒手与动作治疗的肌筋膜经线：第3版/（美）迈尔斯（Myers,T.W.）原著；关玲，周维金，瓮长水主译. —北京：军事医学科学出版社，2015.4.

[7] 神经解剖学：彩色图解教程（第5版）/（英）阿兰·R.克罗斯曼（Alan R.Crossman），（英）大卫·尼瑞（David Neary）编著；李云庆，王亚云主译. —天津：天津科技翻译出版有限公司，2018.7.

[8] 生理学/姚泰主编. —6版. —北京：人民卫生出版社，2003.

[9] 生理学/王庭槐主编. —9版. —北京：人民卫生出版社，2018.8.

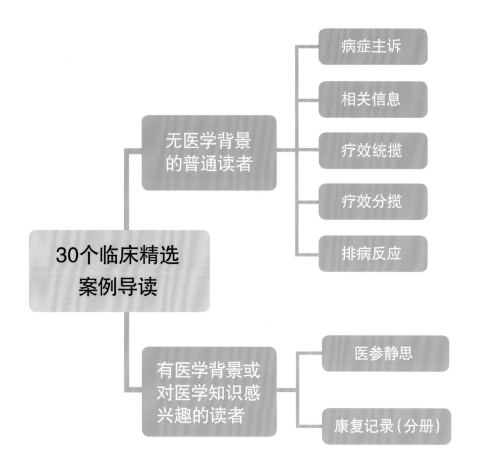

医参静思：

　　近五年的临床实践中，虽有一些治疗心得，但距离"手到病除""妙手回春"的内心追求还有很长的路要走；近五年的中西医理论学习中，虽有传承华夏经典和借鉴他山之石的些许积淀，但距离融会贯通形成一家之言还须付出更多的努力。山外有山，人外有人，一时动意写出此书，对于每一个案例的病情分析和诊治思路，更愿以"医参静思"这种感悟和手记的形式呈现给读者，并为读者中的有识之士留一"仁者见仁，智者见智"的思考空间……

本文有些图片来自网络和微信公众号，感谢原作者！

左腿麻木伴走路发沉19天

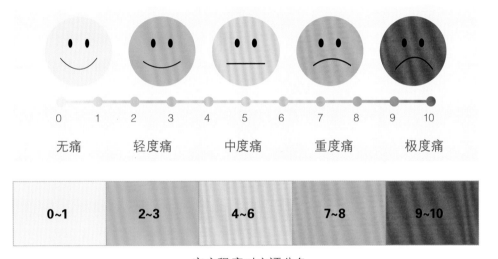

VAS疼痛评分尺

（评分原则：就高不就低）

| 0 | 1 | 2 | 3 | 4 | 5 | 6 | 7 | 8 | 9 | 10 |

无痛　　　轻度痛　　　中度痛　　　重度痛　　　极度痛

| 0~1 | 2~3 | 4~6 | 7~8 | 9~10 |

病症程度对应评分色

013

患者信息： 男性　53岁

就诊日期： 2018年3月2日

就诊原因： 左大腿根至左脚麻木伴走路发沉，致左腿步行控制力下降19天。

病症程度 ▶ **19天来**

左大腿根至左脚麻木VAS=6

左腿走路发沉VAS=6

左腿步行控制力下降VAS=4

2018年

2月12日 乘飞机久坐8个小时后到达目的地,下飞机时出现左腿麻木伴走路发沉,并感觉左腿控制能力下降。

2月22日 回京后立即就诊世纪坛医院神经内科,胸椎核磁和超声检查均未见明显异常。

2月27日 就诊天坛医院骨科,腰椎核磁显示腰4~5椎间盘膨出和腰椎骨质增生;病症依旧,医生未给出治疗建议。

3月02日 上午就诊宣武医院神经内科,医生建议做腰骶椎神经根检查;下午至我科开始系统康复治疗。

【相关信息】

1. 家族史: (1) 父系: 父亲——66岁因脑出血病故;

             (2) 母系: 母亲——62岁因乳腺癌病故;

             (3) 兄弟姊妹: 大姐——54岁因脑出血病故;

                            大哥——现56岁,无慢性病史;

                            二哥——现54岁,冠心病多年。

2. 既往史:

    (1) 2003年因大姐病逝而血压升高,随后确诊高血压并服用降压药(拜新同+厄贝沙坦片)至今;

    (2) 2016年行胆囊摘除术;

    (3) 2017年12月左侧胸部及腋下曾出现过类似麻木现象,就医未明确病因,经多种理疗方法综合治疗较长时间后愈。

3. 运动习惯: 喜好运动,经常利用午休时间打乒乓球(2~3次/周、1小时/次)。

【疗效统揽】

患者现有病症	VAS疼痛评分 0-无痛 ⟶ 10-疼痛难以忍受		
	0~1 2~3 4~6 7~8 9~10		
	评分治疗前评分	治疗后评分	
19天来，左大腿根至左脚麻木	VAS=6	VAS=0	
19天来，左腿走路发沉	VAS=6	VAS=0	
19天来，左腿步行控制力下降	VAS=4	VAS=0	

【疗效分揽】

◼ 3月2–16日疗程康复&3月17日–5月18日居家康复治疗期间疗效一览表

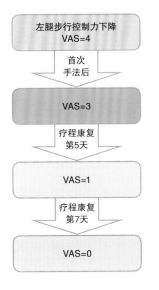

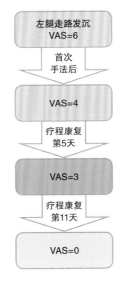

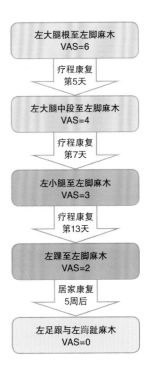

【排病反应】

日　期	康复治疗期间排病反应（3月2日-5月18日）
3月6日	手法治疗过程中忽觉胸闷不适VAS=3，立即手法按推后背心脏反射区，2分钟后症状消失
3月2-31日	膏药贴敷双侧承山穴处始终无热感，其他穴位膏药贴敷处均有温热舒适感
3月17-24日	偶觉右足跟极轻微麻木感VAS=0.1-0.3
3月25-31日	右足跟及右大踇趾轻微发麻VAS=0.5
4月1-7日	膏药贴敷双侧承山穴处有热感和刺痛感；右足跟及右踇趾轻微发麻VAS=0.3-0.5
4月8-15日	膏药贴敷双侧承山穴处温热舒适；右足跟及右踇趾极轻微发麻VAS=0-0.5
4月16日-5月2日	走路稍多后，右足跟及右踇趾隐约轻微麻木感VAS=0-0.5
5月3-18日	走路较多或剧烈运动后，右足跟及右踇趾隐约麻木感VAS=0.1

【医参静思】

《素问·宣明五气》

久视伤血，久卧伤气，久坐伤肉，久立伤骨，久行伤筋，是谓五劳所伤。

释：因劳逸不当，气、血、筋、骨、肉活动失调而引起的五类损伤。

《灵枢·卫气》

气在胫者，止之于气街与承山踝上以下。

黄帝内经

多数情况下病理征象与相应的疼痛和功能障碍之间仅有极小的关联

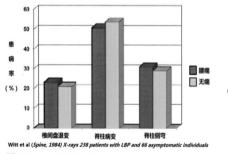

Witt et al (Spine, 1984) X-rays 238 patients with LBP and 66 asymptomatic individuals

■ 代表238名有腰痛的患者
□ 代表66名没有腰痛的个体，两组人群同时拍X光片，结果显示两组人群各自的结构异常占比基本一致。

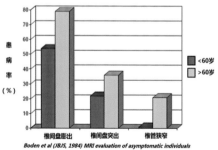

Boden et al (JBJS, 1984) MRI evaluation of asymptomatic individuals

■ 代表年龄在60岁以下的成年人群
□ 代表年龄在60岁以上的老年人群，两组人群同时做核磁检查，结果显示两组人群各自的结构异常改变比例有着明显差异。

案例02

急性腰痛举步维艰

VAS疼痛评分尺
（评分原则：就高不就低）

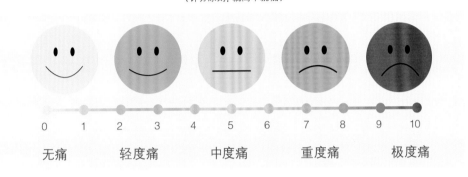

| 0 | 1 | 2 | 3 | 4 | 5 | 6 | 7 | 8 | 9 | 10 |

| 无痛 | 轻度痛 | 中度痛 | 重度痛 | 极度痛 |

| 0~1 | 2~3 | 4~6 | 7~8 | 9~10 |

病症程度对应评分色

患者信息： 女性　31岁

就诊日期： 2019年7月21日

就诊原因： 当日晨醒后腰骶部忽然剧痛，

并伴有双大腿前侧发麻、双小腿发胀，

导致翻身起床、蹲起如厕、站立、步行、坐起均困难……

病症程度	当天晨醒后	腰骶部剧痛VAS=9
		双大腿前侧发麻VAS=4
		双小腿发胀VAS=4
		翻身起床困难VAS=9
		蹲起如厕困难VAS=9
		站立、步行、坐起均困难VAS=8

2019年

7月19日 搬水桶致腰骶部疼痛VAS=5,尚可坚持工作。

7月21日 清晨醒来后,腰骶部忽然剧痛,并伴有双大腿前侧发麻、双小腿发胀,导致翻身起床、蹲起如厕、站立、步行、坐起均困难。

【相关信息】

1. 既往史:

   (1) 2014年4月起,弯腰久后腰骶部经常疼痛VAS=1~2,休息后消失;择日就诊当地医院,诊断腰4~5、腰5~骶1椎间盘膨出。

   (2) 2019年4月起,经常无明显诱因出现腰骶部疼痛VAS=5,休息后疼痛程度可缓解,但不能完全消失;择日就诊当地医院,诊断腰4~5、腰5~骶1椎间盘突出,口服止痛药和局部贴敷膏药后腰骶部疼痛可缓解至VAS=1~2。

2. 运动习惯: 近五年因腰痛症状长期存在而没有运动习惯。

【疗效统揽】

患者现有病症	VAS疼痛评分 0-无痛 ——→ 10-疼痛难以忍受 0~1 2~3 4~6 7~8 9~10		
		治疗前评分	治疗后评分
当天治疗前,腰骶部剧痛		VAS=9	VAS=0
当天治疗前,双大腿前侧发麻		VAS=4	VAS=0
当天治疗前,双小腿发胀		VAS=4	VAS=0
当天治疗前,翻身起床困难		VAS=9	VAS=0
当天治疗前,蹲起如厕困难		VAS=9	VAS=0
当天治疗前,站立困难		VAS=8	VAS=0
当天治疗前,行走困难		VAS=8	VAS=0
当天治疗前,坐起困难		VAS=8	VAS=0

【疗效分揽】

➕ 7月21–30日疗程康复治疗期间疗效一览表 –1

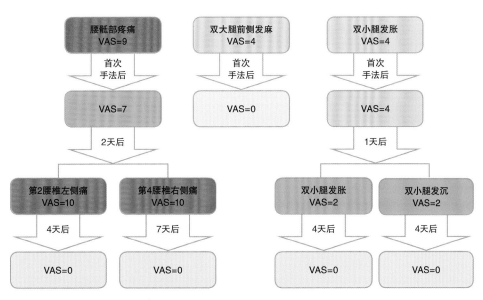

附:疗程康复治疗——先腰腿手法诊治,后超短波 + 中频电治疗

激发人体自愈力临床案例汇编

■ 7月21–30日疗程康复治疗期间疗效一览表 – 2

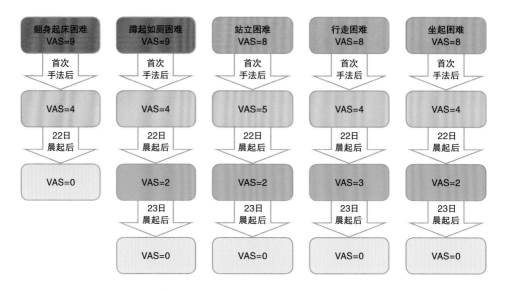

附：疗程康复治疗——先腰腿手法诊治，后超短波＋中频电治疗

【医参静思】

《素问·宣明五气》

肝生筋，筋生心；心生血，血生脾；脾生肉，肉生肺；

肺生皮毛，皮毛生肾；肾生骨髓，髓生肝。

《素问·气府论》

足少阳脉气所发者六十二穴：两角上各二……

髀枢中旁各一，膝以下至足小趾次趾各六俞。

释：髀枢即环跳穴。

黄帝内经

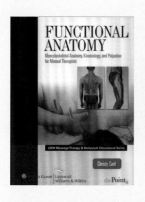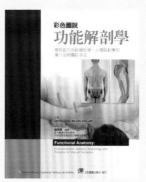

根据第一章《人体简介》归纳整理所得

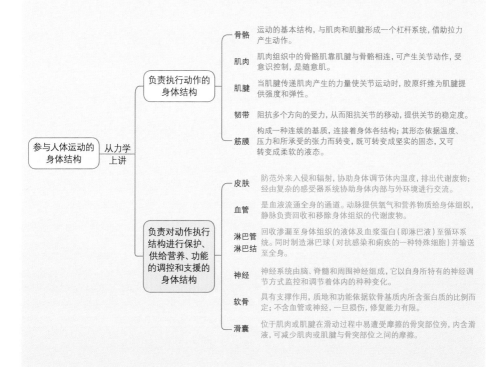

			骨骼	运动的基本结构，与肌肉和肌腱形成一个杠杆系统，借助拉力产生动作。
			肌肉	肌肉组织中的骨骼肌靠肌腱与骨骼相连，可产生关节动作，受意识控制，是随意肌。
		负责执行动作的身体结构	肌腱	当肌腱传递肌肉产生的力量使关节运动时，胶原纤维为肌腱提供强度和弹性。
			韧带	阻抗多个方向的受力，从而阻抗关节的移动，提供关节的稳定度。
参与人体运动的身体结构	从力学上讲		筋膜	构成一种连续的基质，连接着身体各结构；其形态依据温度、压力和所承受的张力而转变，既可转变成坚实的固态，又可转变成柔软的液态。
			皮肤	防范外来入侵和辐射，协助身体调节体内温度，排出代谢废物；经由复杂的感受器系统协助身体内部与外环境进行交流。
			血管	是血液流通全身的通道。动脉提供氧气和营养物质给身体组织，静脉负责回收和移除身体组织的代谢废物。
		负责对动作执行结构进行保护、供给营养、功能的调控和支援的身体结构	淋巴管淋巴结	回收渗漏至身体组织的液体及血浆蛋白（即淋巴液）至循环系统。同时制造淋巴球（对抗感染和痢疾的一种特殊细胞）并输送至全身。
			神经	神经系统由脑、脊髓和周围神经组成，它以自身所特有的神经调节方式监控和调节着体内的种种变化。
			软骨	具有支撑作用，质地和功能依据软骨基质内所含蛋白质的比例而定；不含血管或神经，一旦损伤，修复能力有限。
			滑囊	位于肌肉或肌腱在滑动过程中易遭受摩擦的骨突部位旁，内含滑液，可减少肌肉或肌腱与骨突部位之间的摩擦。

案例03

5年来，双髋关节疼痛呈渐重趋势

VAS疼痛评分尺
(评分原则：就高不就低)

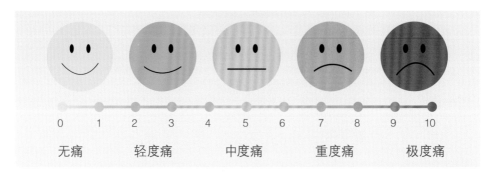

病症程度对应评分色

患者信息： 女性　33岁

就诊日期： 2018年10月6日

就诊原因： 五年前不明原因出现双侧髋关节间断性、交替性疼痛，症状呈每年渐重趋势，今年五月双侧髋关节重度疼痛伴积液，口服中药1周、针灸20次后，症状减轻20%；之后未再继续治疗，但随着天气转暖，双髋症状基本消失；目前仅于连续行走超过40分钟或连续抱孩子超过20分钟后，感觉腰部酸累，休息后缓解。

病症程度	3个月来	双侧髋关节疼痛VAS=0 连续行走 > 40分钟或连续抱孩子 > 20分钟后，腰部酸累VAS=6

【病症主诉: 2018-10-6】

2013年 不明原因出现双侧髋关节间断性、交替性疼痛VAS=5，就诊骨科拍片未见明显异常，未采取任何治疗措施；

2016年 双侧髋关节症状时好时坏，未积极治疗；

2017年 双侧髋关节疼痛加重至VAS=7，局部热敷和艾灸后症状可缓解；

2018年5月 双侧髋关节疼痛加重至VAS=8，且出现积液，口服中药1周和疗程性针灸20次后，疼痛降至VAS=6；之后未再继续治疗，但随着天气逐渐转暖，双侧髋关节疼痛逐渐消失；

2018年7月~至今 连续行走超过40分钟或连续抱孩子超过20分钟后，感觉腰部酸累VAS=6，休息后缓解。

【相关信息】

1. 2006年，首次因受凉而出现胃部反酸VAS=7伴胃痛VAS=3现象，就诊校医务室服用药物后症状完全消失。

2. 2008年起，因工作原因作息极不规律而开始不吃早餐。

3. 2010年，第二次出现胃部反酸VAS=8伴胃胀痛VAS=5，口服雷贝拉唑钠肠溶片后症状消失。

4. 2011年，第三次出现胃部反酸VAS=8伴胃胀痛VAS=5，口服雷贝拉唑钠肠溶片后症状消失；之后逐渐恢复早餐习惯，并戒夜宵，胃部亦未再出现明显症状。

5. 2016年，怀孕后半程，经常无明显诱因而出现心律不齐现象，生产后自行消失。

6. 2017年查体：轻度脂肪肝。

7. 2018年查体：慢性浅表性胃炎、幽门螺旋杆菌感染。

【疗效分揽】

■ 10月6–15日疗程康复&10月16日–12月31日居家康复治疗期间疗效一览表

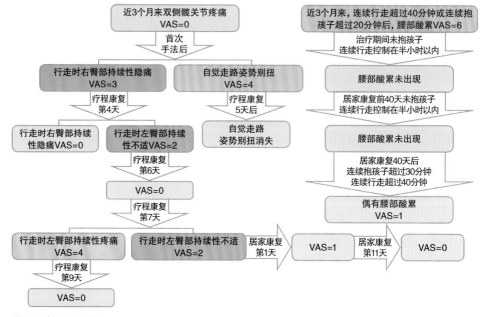

【医参静思】

《灵枢·海论》

夫十二经脉者，内属于府藏，外络于肢节。

《灵枢·本藏》

经脉者，所以行气血而营阴阳，濡筋骨，利关节者也。

黄帝内经

　　创伤会直接引发疼痛，疼痛会改变动作，即使在疼痛消失后，动作也仍会处于被动改变状态。疼痛消失并不是完全恢复的征象。因此，在康复即将结束前，康复人员应通过一些评价方法查明患者的恢复情况和最小复发危险性。

　　对于创伤之外，疼痛的出现则是一种警示，它改变了我们的运动模式。在疼痛出现之前的很长一段时间里，我们的身体就已经存在在某种慢性问题，它会给我们的身体带来不良的反馈、劳损、不平衡和炎症，但这一过程常常不能被我们及时发现或重视，因而只把这一过程的结果—疼痛，作为功能动作不良的始作俑者。

　　当疼痛发生时，大脑会支配我们的身体适应有目的的动作而产生一种运动模式规避疼痛产生或最大限度地减少疼痛，而当疼痛消失后，动作模式已经发生改变，且变得更加复杂，也不可能按照与原先一致和可再生的方式持续地产生力量、耐力和柔韧性。

动作——功能动作训练体系
MOVEMENT
Functional Movement Systems

左髋关节偶尔活动受限1月余

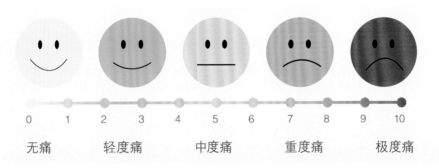

VAS疼痛评分尺
（评分原则：就高不就低）

| 0 | 1 | 2 | 3 | 4 | 5 | 6 | 7 | 8 | 9 | 10 |

| 无痛 | 轻度痛 | 中度痛 | 重度痛 | 极度痛 |

| 0~1 | 2~3 | 4~6 | 7~8 | 9~10 |

病症程度对应评分色

患者信息： 女性　60岁

就诊日期： 2018年3月21日

就诊原因： 2月15~21日期间，偶尔出现坐位站起时左大腿根部严重别筋感，不觉疼痛，但无法立刻迈步，局部按揉敲打几分钟后方可迈步。起初发作频次为1~2次/周，3月14日以后，发作频次增至2~3次/周，并且出现陪孙子玩耍双膝跪行时，双侧大腿根部均有别筋感，左侧尤甚。就诊骨科，髋部X光片检查未见异常。

| 病症程度 | 1个多月来 | 坐起时左大腿根部偶有别筋感VAS=10 |
| | 近1周来 | 陪孙子玩耍双膝跪行时，双侧大腿根部均有别筋感，左侧VAS=6，右侧VAS=2 |

2018年

2月15-21日（春节期间）　偶尔出现左髋关节活动受限, 坐位站起时左大腿根部瞬间别筋感VAS=10, 不觉疼痛, 但无法立刻迈步前行, 局部按揉敲打几分钟后方可迈步;

2月15-3月14日期间　发作频次为1~2次/周;

3月14-21日期间　发作频次增至2~3次/周, 且出现陪孙子玩耍双膝跪行时, 双侧大腿根部均有别筋感, 左侧尤甚VAS=6, 右侧VAS=2。

3月16日　就诊骨科, 髋部X光片检查未见异常。

【相关信息】

1. 既往史:

（1）平素身体偏弱, 经常头痛。

（2）近几年来, 经常起荨麻疹, 每次发作只需口服1片开瑞坦即可缓解, 但4~5天后又会反复而需再次口服1片开瑞坦······

2. 其他情况: 近几年来, 基本每晚起夜2~3次。

【疗效统揽】

患者现有病症	VAS疼痛评分 0~无痛 ⟶ 10~疼痛难以忍受			
	0~1　2~3　4~6　7~8　9~10			
	治疗前评分		治疗后评分	
近1周来，左髋活动受限，发作频次2~3次/周	2~3次/周		偶发（与蹬自行车有关）	
近1周来，坐位站起时左大腿根部偶有别筋感 VAS=10 而无法立即迈步，局部按揉敲打几分钟后可迈步	VAS=10		VAS=0.5	
近1周来，陪孙子玩耍跪行时双侧大腿根部别筋感 左侧VAS=6，右侧VAS=2	VAS=2~6		VAS=0	

【疗效分揽】

✚ 7月21-30日疗程康复治疗期间疗效一览表 -1

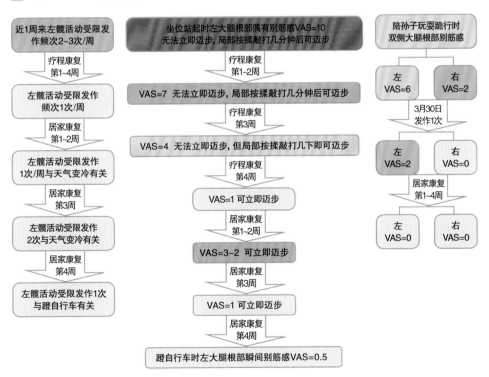

激发人体自愈力临床案例汇编

【排病反应】

日 期	康复治疗期间排病反应（3月21日-5月25日）
3月21日-5月25日	近几年经常起荨麻疹，每次发作只需口服1片开瑞坦即可缓解，但4~5天后又会反复而需再次口服1片开瑞坦，如此循环往复……治疗第一周（21~27日）再次出现荨麻疹，口服1片开瑞坦后症状缓解，至5月25日回访未再反复。
4月9日-12日	9日晨起双侧大腿轻微发沉感VAS=1，持续至12日晨起后完全消失VAS=0。
4月26日-5月25日	近几年，基本每晚起夜2~3次；4月26日起至5月25日回访，每晚起夜1次。

【医参静思】

> ### 《灵枢·经脉》
>
> 肝足厥阴之脉，起于大趾丛毛之际，上循足跗上廉，去内踝一寸，
>
> 上踝八寸，交出太阴之后，上腘内廉，循股阴，入毛中，过阴器，
>
> 抵小腹，挟胃，属肝，络胆……

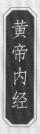

Vesalius在1584年出版的书中对神经系统、循环系统、纤维系统做了很多论述：

纤维网络？

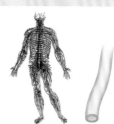 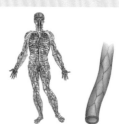 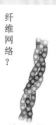

神经网络　神经元　　　体液网络　毛细血管　胶原纤维

老子论道："道，无形无象、无声无嗅，大而无外、小而无内，但却是产生天地万物，主宰天地万物"。组织通道可以比作"道"，组织通道的分布也适用"大而无外、小而无内"来概括，即它在机体内分布广泛，上下左右，表里内外，无所不在。

往大说，机体内除皮肤角质层外，组织通道分布全身，可谓大而无外。

往小说，组织通道最小的是胶原纤维、胶周隙、细胞间隙，用光镜观察看不出其中具体结构，可谓小而无内了。人从生长到衰老，组织通道一直无声无息、顽强地为组织、细胞直接传递物质、能量、信息。

激发人体自愈力临床案例汇编

确诊左坐骨结节滑囊炎，
医生建议局部封闭治疗

VAS疼痛评分尺
（评分原则：就高不就低）

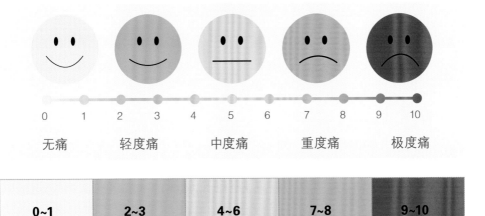

| 0 | 1 | 2 | 3 | 4 | 5 | 6 | 7 | 8 | 9 | 10 |

| 无痛 | 轻度痛 | 中度痛 | 重度痛 | 极度痛 |

| 0~1 | 2~3 | 4~6 | 7~8 | 9~10 |

病症程度对应评分色

患者信息： 女性　66岁

就诊日期： 2018年6月25日

就诊原因： 两年半来，坐位、仰卧位或左侧卧位时，均会引发左臀部持续性疼痛，阴雨天前和阴雨天则症状有所加重。2018年1月29日就诊积水潭医院骨科，疑似坐骨神经粘连；1月31日就诊宣武医院疼痛科，诊断左坐骨结节囊肿和左坐骨结节滑囊炎，建议局部封闭治疗，但因担心远期疗效而未采纳。

病症程度	▶ 两年半来	坐位时左臀部持续性疼痛VAS=2 仰卧位或左侧卧位则左臀部持续性疼痛VAS=4 阴雨天前和阴雨天，则前述体位时左臀部持续性疼痛VAS=4

2011年下半年 接电话时不慎跌倒致左臀着地而局部疼痛VAS=6，左髋X片示未骨折，随未采取任何治疗措施；之后，疼痛逐步自行缓解至基本消失；

2015年 左臀部疼痛复现VAS=3~4，局部贴敷奇正贴后疼痛逐渐消失；

2016年 旅途中因坐硬座而左臀部疼痛复现，之后左臀部疼痛情况表现为：坐位时左臀部持续疼痛VAS=2、平卧位和左侧卧位时左臀部持续疼痛VAS=4、阴雨天前和阴雨天则症状会有加重，局部贴敷奇正贴无效；

2018年1月29日 就诊积水潭医院骨科，疑似坐骨神经粘连；

1月31日 就诊宣武医院疼痛科，诊断坐骨结节囊肿，坐骨结节滑囊炎，医生建议局部封闭治疗。

【相关信息】

1. 27年前，出差途中于游轮上着风寒而突发胃痛，诊断急性胃炎，之后胃寒、胃胀、胃痛等症状时常反复发作；近10年来，一开冰箱门即觉浑身发冷和胃痛；近3年来，因怕冷而较常人多穿一件衣服；平日情绪平稳，但天气寒冷时会因惧怕寒冷而有些心情烦躁。

2. 近5年来，排便基本没有规律，且大便奇臭。

3. 近3年来，双手发干、十指指腹和双侧大小鱼际干扁；每晚起夜1~2次；记忆力和听力有所减退，今年感觉更差。

4. 今年春年后，出现双眼持续干涩不适、睁眼费力、心慌气短、浑身乏力、头晕等全身不适症状；5月份后，因天气转暖而心慌气短、浑身乏力、头晕现象基本消失，但仍觉双眼干涩不适、睁眼费力。

【疗效统揽】

患者现有病症	VAS疼痛评分 0-无痛 ──────→ 10-疼痛难以忍受 [0~1] [2~3] [4~6] [7~8] [9~10]	
	治疗前评分	治疗后评分
两年半来,坐位时左臀部持续性疼痛	VAS=2	坐硬座椅时VAS=0 坐软沙发时VAS=0.5
两年半来,仰卧位和左侧卧位 左臀部持续性疼痛	VAS=4	仰卧位VAS=0 左侧卧位VAS=0.5
两年半来,阴雨天前和阴雨天,坐位、仰卧位、 左侧卧位时左臀部持续性疼痛	VAS=4	VAS=1
3年来,双手发干、 十指指腹和双侧大小鱼际干扁	同前	双手不觉发干,十指指腹和双 侧大小鱼际明显饱满许多
10年来,一开冰箱门即觉浑身发冷和胃痛	同前	开冰箱门后未觉 浑身发冷和胃痛
5年来,大便奇臭,且排便时间很不规律	同前	大便奇臭现象消失 每天晨起后按时排便

【疗效分揽】

■ 6月25日–7月9日疗程康复&7月10日–8月20日居家康复治疗期间疗效一览表

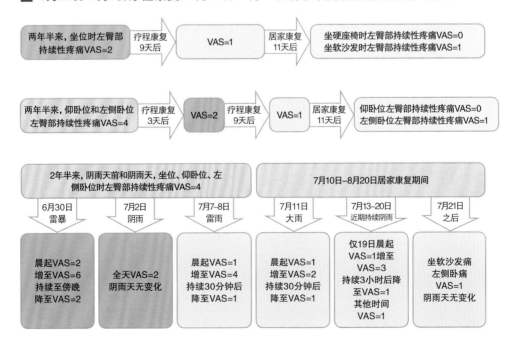

✚ 8月21日–9月12日疗程康复&9月13日–11月13日居家康复治疗期间疗效一览表

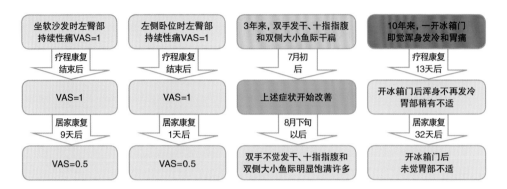

坐软沙发时左臀部持续性痛VAS=1	左侧卧位时左臀部持续性痛VAS=1	3年来，双手发干、十指指腹和双侧大小鱼际干扁	10年来，一开冰箱门即觉浑身发冷和胃痛
↓ 疗程康复结束后	↓ 疗程康复结束后	↓ 7月初后	↓ 疗程康复13天后
VAS=1	VAS=1	上述症状开始改善	开冰箱门后浑身不再发冷胃部稍有不适
↓ 居家康复9天后	↓ 居家康复1天后	↓ 8月下旬以后	↓ 居家康复32天后
VAS=0.5	VAS=0.5	双手不觉发干、十指指腹和双侧大小鱼际明显饱满许多	开冰箱门后未觉胃部不适

【排病反应】

日 期	康复治疗期间排病反应（6月25日–9月12日）
6月25–29日	治疗前站立位时左臀部不觉疼痛； 25日手法后，站立位左臀部持续疼痛VAS=2，持续至28日晨起降至VAS=1，29日晨起消失。
6月25日–7月9日	腰腿手法诊治过程中频繁打嗝，打嗝后感觉舒服。
6月30日	持续1月之久的口腔溃疡今日痊愈。追溯：过去很多年，每年口腔溃疡1~2次，每次发生必须口服当归芦荟胶囊，且连续口服1.5个月左右方可痊愈。此次溃疡自发生当日起即口服当归芦荟胶囊，但效果不似从前明显。
7月3日起	7月3日起，持续3年之久的双手发干、十指指腹和双侧大小鱼际干扁现象开始改善；至8月下旬以后，双手不觉发干，十指指腹和双侧大小鱼际明显饱满许多。
7月9日起	自7月9日起，持续4个多月的双眼持续干涩不适、睁眼费力现象明显改善：双眼偶尔干涩，睁眼不费力。
7月27日起	自7月27日起，做揉腹和股四头肌静力性收缩训练时嗝气较多，感觉气体在肚子里转，排气现象明显增多；至8月24日后排气现象基本恢复常态。
8月4日起	自8月4日起，持续5年之久的大便奇臭现象消失，且基本能晨起后按时排便。 追溯：过去的五年时间里，大便奇臭，且排便时间很不规律。
8月20日–9月3日	总觉困倦、想睡觉，做与过去相同的家务活时稍有疲累感，但感觉身心安宁、舒适，不似过去容易起急。
8月21日–9月12日	脏腑手法诊治与腰腿手法诊治过程中仍频繁打嗝，打嗝后感觉舒服。

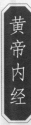

《素问·阴阳应象大论》

天有四时五行，以生长收藏，以生寒、暑、燥、湿、风。

人有五藏，化五气，以生喜、怒、悲、忧、恐。

故喜怒伤气，寒暑伤形。

033

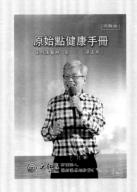

台湾中医师张钊汉先生在《原始点疗法》中对疾病由来的阐述，整理如下

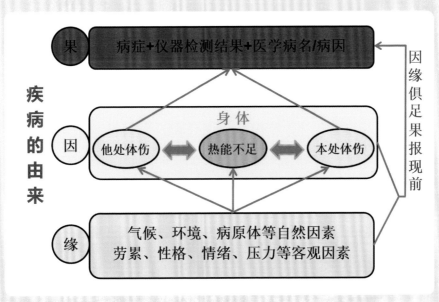

疾病的由来

果	病症+仪器检测结果+医学病名/病因
因	身体　他处体伤 ⬌ 热能不足 ⬌ 本处体伤
缘	气候、环境、病原体等自然因素 劳累、性格、情绪、压力等客观因素

因缘俱足果报现前

案例06

右膝疼痛5个月后，
加重致右下肢无力似踩棉花

VAS疼痛评分尺
（评分原则：就高不就低）

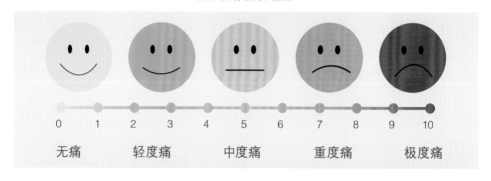

病症程度对应评分色

患者信息： 女性　46岁

就诊日期： 2018年4月24日

就诊原因： 右膝不同程度疼痛5月余，今日疼痛加剧，致右下肢无力似踩棉花。

病症程度	▶ 当天情况	右膝疼痛整体评估见 《WOMAC骨性关节炎指数可视化评分量表》 右下肢无力似踩棉花VAS=9 起床时翻身费力VAS=8

【注】WOMAC：Western Ontario and McMaster University（西安大略和麦克马斯特大学）

2016年4月 下台阶时不慎跌倒致右臀部坐于右小腿上而导致腰5~骶1椎间盘脱出，骨科建议立即手术，但未采纳，卧床休息结合理疗较长时间；两年后复查腰椎核磁示椎间盘脱出物完全吸收。

2017年11月 因右膝痛VAS=6~10、右髋外侧痛VAS=8、右小腿外侧痛VAS=6、右大腿外侧痛VAS=4而致间歇性跛行就诊骨科，第一次手法治疗后上述症状减轻70%~80%。

2018年2月中旬 因右膝痛复现而就诊骨科，第二次手法治疗后症状基本消失；

2月27日 因右膝痛再现而就诊骨科，第三次手法治疗后症状减轻50%；

3月01日 无明显诱因而右膝痛再次加重，第四次手法治疗后症状减轻40%~50%，仅维持半天又恢复原有症状。

3月5-18日 物理治疗（超短波+脉冲磁）右膝痛两周，但症状减轻不明显，尚可步行上班；

4月20日 右膝关节绞索痛VAS=10，似折断感，再次就诊骨科，右膝核磁示：右侧胫骨髁间窝骨髓水肿、右膝关节腔及髌上囊积液、滑膜炎；第五次手法治疗后可勉强步行；

4月21-22日 周末在家绝对卧床休息两天后右膝痛明显缓解至VAS=3；

4月23日 尚可步行上班；

4月24日 右膝痛加重致平地步行痛VAS=8、上下楼梯痛VAS=10、站立痛VAS=9、坐位或卧位时休息痛VAS=8，且在行走过程中右膝不能回弯，同时伴有右下肢无力似踩棉花感VAS=9；除此之外，晨起右膝发僵VAS=8，起床时翻身费力VAS=8，其他时间坐、卧位休息后右膝发僵VAS=8。

WOMAC骨性关节炎指数可视化评分量表1.1——右膝关节

评分日期	疼痛						僵直		
	总分	一	二	三	四	五	总分	一	二
2018-4-24 治疗前	43	8	10	8	8	9	16	8	8

【疼痛】一、在平地上走路时？二、上下楼梯时？三、晚上睡觉时？

四、坐起或躺下时？五、站立时？

【僵直】一、早晨刚醒来时？

二、除早晨以外其他的时间，在坐、卧或休息后？

WOMAC骨性关节炎指数可视化评分量表1.2——右膝关节

评分日期	进行日常活动的难度														
	总分	一	二	三	四	五	六	七	八	九	十	十一	十二	十三	十四	十五
2018-4-24 治疗前	134	10	10	6	8	8	8	10	10	9	9	9	9	9	10	9

【进行日常活动的难度】一、下楼时？二、上楼时？三、从座位上站起时？

四、站立时？五、向前弯腰时？六、在平地上行走时？七、进出小

轿车或上下公交车时？八、购物时？九、穿袜时？十、起床时？

十一、脱袜时？十二、躺在床上时？十三、坐着时？十四、坐马

桶或从马桶上站起时？十五、干轻体力家务活时？

【相关信息】

1. 既往史:

（1）因腰痛而至今持续佩戴腰围2年之久;

（2）因腰痛而不能左侧卧位半年之久。

2. 睡眠习惯: 近两年一般每晚21:00就寝，入睡很快，但每晚1:00-2:00

期间起夜1次。

3. 运动习惯: 因腰痛而近两年没有任何运动方式。

4. 情绪状态: 除病痛带来的焦虑外，其他时间比较平和。

【疗效统揽】

患者现有病症	VAS疼痛评分 0-无痛 →→→ 10-疼痛难以忍受	
	治疗前评分	治疗后评分
当天治疗前, 右下肢无力似踩棉花	VAS=9	VAS=0
当天治疗前, 起床时翻身费力	VAS=8	VAS=0
半年来, 因腰痛而不能左侧卧位	同前	可左侧卧位
2年来, 日常活动持续佩戴腰围	同前	彻底不用腰围
当天治疗前, 右膝关节WOMAC疼痛程度评分总分	VAS=43	VAS=0
当天治疗前, 右膝关节WOMAC僵直程度评分总分	VAS=16	VAS=0
当天治疗前, 右膝关节WOMAC进行日常活动难度的评分总分	VAS=134	VAS=3

VAS疼痛评分档: 0~1　2~3　4~6　7~8　9~10

【疗效分揽】

✚ 4月24日-5月5日疗程康复治疗期间和5月6日-6月13日居家康复期间疗效一览表

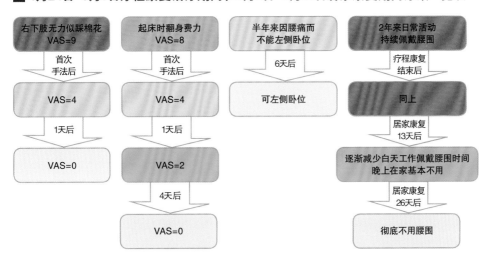

【排病反应】

日　期	疗程康复治疗期间排病反应（4月24日–5月5日）
4月25日	手法治疗按压右侧涌泉穴后，右1、2、3足趾及足底内侧蚁走感VAS=3，持续约4分钟后消失； 手法治疗后右下肢略微酸胀VAS=1~2，但感觉有力，步伐轻盈。
4月26日	晨起双骶髂关节针刺样痛VAS=3，持续3~4分钟后消失； 手法治疗按压右侧涌泉穴后，右1、2、3足趾及足底内侧蚁走感VAS=3，持续2分钟后消失。
4月27日	晨起取下膏药时，膏药贴上有很多水珠，此现象持续至5月2日； 晨起腰部酸胀VAS=2，手法治疗后酸胀感消失，转为腰部发沉感VAS=4； 手法治疗按压右侧涌泉穴后，右1、2、3足趾蚁走感VAS=2，以趾尖明显，持续约4分钟后消失。
4月28日	晨起右小腿后侧酸胀VAS=2、右臀部针扎感VAS=3，持续约5分钟后消失； 与左足相比，右足与地面接触感增加50%，可下坡行走（不需手扶）； 手法治疗期间极度困倦，持续约10分钟后稍有缓解，仍很想睡觉，当晚极度困倦，21:30就寝， 至次日11:00方自然醒，醒后感觉腰腿轻松灵活，似痊愈。
4月30日	晨起腰骶部酸胀VAS=3，可步行下坡； 手法治疗后腰骶部酸胀降至VAS=1、右足与地面接触感增至80%，右下肢可受力； 手法治疗期间始终感觉双足底有舒适热感，治疗后阶段时又觉困意。
5月1日	晨起右臀部似坐骨神经痛VAS=5，持续约15分钟后消失； 手法治疗过程中右髋部发酸VAS=3，手法治疗快结束时又觉困意； 手法治疗后右足与地面接触感至90%，右下肢可更多受力，且可不扶物直接下蹲如厕并未出现 　　右膝疼痛； 计划双肩背2个场效应回家，步行约100m后，右膝外侧伴右小腿腓肠肌剧痛VAS=9，返回单位 　　休息后疼痛降至VAS=6；随后改为双肩背1个场效应步行回家，途中右膝持续疼痛VAS=1~2； 　　到家放下场效应后右膝疼痛立即消失。
5月2日	晨起左髋痛VAS=3，起床活动后消失；晨起腰骶部疼痛VAS=3，戴腰围后缓解； 上班途中右膝稍有异样感，骶尾两侧偶有瞬间针扎感VAS=2； 手法治疗过程中右侧腰臀部持续温热舒适感，治疗快结束时又觉困意，10:30手法治疗结束后极 　　度困倦，14:00~16:00深度睡眠状态，醒后仍觉困倦，20:30就寝，至次日7:00被家人叫醒。 手法治疗后，右足与地面接触感增至100%，与左足感觉一致，右下肢可完全受力；但感觉右侧腰 　　臀部轻微不适VAS=1~2，且穿裤时轻微困难VAS=1~2。
5月3日	晨起取下膏药时，膏药贴上水珠明显减少，且感觉身体异常轻松，之后仍觉困倦，但情绪异常的 　　平和安静，感觉心无杂念； 手法治疗过程中右侧腰臀部持续温热舒适感，未再出现困意。

【排病反应】

日 期	居家康复治疗期间排病反应（5月6日–6月13日）
家庭作业1 5月5–11日	7日下午出门诊后右膝忽然疼痛VAS=4，自认为与工作紧张程度有关，下班沐浴后局部涂抹扶他林后缓解； 8日身体困倦，随以休息睡眠为主； 10日下午因工作强度加大致右膝异样感，当晚发展至局部酸胀VAS=5； 11日晨起右膝发木VAS=4，中午增至VAS=5； 　　腰腿手法诊治后右膝发木感消失，但双髋轻微异样感VAS=2。
家庭作业2 5月12–17日	间断性身体困倦感，但程度逐渐减轻； 变换姿势时，腰骶部疼痛VAS=3，尤以站起时明显，且伴有腰骶部沉重感VAS=9； 右下肢行走有力，未觉疼痛，但行走过多或速度过快时右膝局部酸累感VAS=4，休息后立刻缓解
家庭作业3 5月18–24日	变换姿势时（包括站起时），腰骶部未再出现疼痛，腰骶部沉重感减轻至VAS=5； 右下肢行走有力，未觉疼痛，行走过多或速度过快时亦未再出现右膝局部酸累感； 20日查房久站3h后右膝酸痛VAS=3，休息后缓解； 23~24连续两天感觉困倦，但腰部力量较之前增加20%，每天腰围使用时间较之前缩短了1/3； 24日腰腿手法诊治后，骶尾部酸痛VAS=2，持续2分钟后消失，其他感觉良好，行走自如。
家庭作业4 5月25–31日	卧床休息后，因骶尾部疼痛VAS=4而起身困难VAS=4，敲打经络后骶尾部疼痛VAS=4即刻消失； 每天腰围使用时间又缩短1/3（白天工作：持续佩戴2~3小时、间隔2小时，如此循环；外出或做家务仍需佩戴）； 25~30：每天早晨上班前，先完成右膝场效应治疗30分钟后再出门，故未觉右膝沉重感； 31：因时间紧张而未来得及做场效应，上班路上即觉右膝沉重感VAS=2； 　　腰腿手法诊治后，腰骶部疼痛程度和起身困难程度均降至VAS=2，其他感觉良好，行走自如。
家庭作业5 6月1–7日	自觉腰部肌力增加50%~70%； 卧床休息后因骶尾部疼痛VAS=3而起身困难VAS=2，晨起活动后骶尾部痛即刻消失； 腰围基本不带（包括做家务）； 右膝关节未再出现疼痛和不适，仅于晨起时右膝轻微异样感VAS=2，活动后消失； 因积液明显吸收而双膝可并拢。
家庭作业6 6月8–13日	卧床休息后因骶尾部疼痛VAS=3而起身困难VAS=1~4，晨起活动后骶尾部疼痛即刻消失； 久坐后起身时，骶尾部和左大腿外侧有轻微不适感，活动后消失； 追溯：上述症状可能与十八年前骑自行摔倒致骶骨裂有关； 腰围彻底不用； 右膝关节未再出现疼痛和不适，晨起时右膝轻微异样感亦未再出现； 13日腰腿手法诊治后，起身困难程度由VAS=2降至VAS=0.5。

《素问·阴阳应象大论》

中央生湿,湿生土,土生甘,甘生脾,

脾生肉……

湿伤肉,风胜湿。

甘伤肉,酸胜甘。

北方生寒,寒生水,水生咸,咸生肾,

肾生骨髓……

寒伤血,燥胜寒。

咸伤血,甘胜咸。

黄帝内经

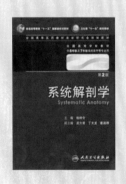

大腿主要肌群神经支配整理如下:

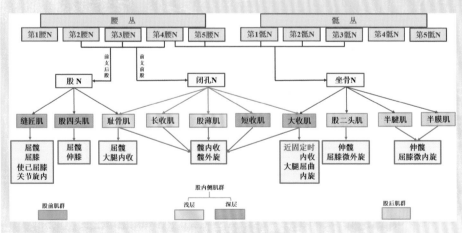

46天来,夜间任何一种卧姿超过10分钟即觉左膝内侧痛而影响睡眠

VAS疼痛评分尺
(评分原则:就高不就低)

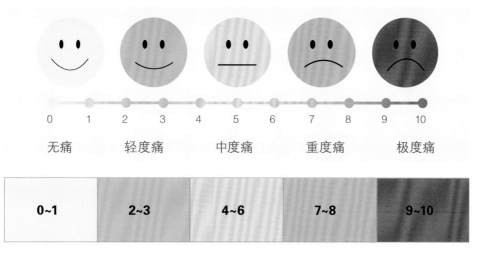

| 0 | 1 | 2 | 3 | 4 | 5 | 6 | 7 | 8 | 9 | 10 |

| 无痛 | 轻度痛 | 中度痛 | 重度痛 | 极度痛 |

| 0~1 | 2~3 | 4~6 | 7~8 | 9~10 |

病症程度对应评分色

患者信息: 男性　65岁

就诊日期: 2019年9月16日

就诊原因: 近一年前,左膝出现疼痛,采取多种方法综合治疗后,疗效始终欠佳。近46天来,在左膝关节重度疼痛伴有多量积液的情况下,出现夜间任何一种卧姿超过10分钟即觉左膝内侧疼痛现象。就诊我院骨科,建议行关节镜微创手术治疗。

病症程度		
	近1年来	左膝步行痛VAS=7~8
	10个月来	左膝关节因大量积液而明显肿胀
	46天来	夜间任何一种卧姿超过10分钟即觉左膝内侧痛VAS=6而影响睡眠

2018年9月初 左膝关节间断性步行痛VAS=7伴少量积液,自此开始对症治疗:

9月 小针刀+抽取关节积液100ml后局部臭氧注射,左膝步行痛降至VAS=3;

10月 小针刀+抽取关节积液50ml后局部臭氧联合透明质酸钠注射,左膝步行痛仍为VAS=3;

11月 局部手法按摩+周林频谱+膏药贴敷,连续3次后,左膝步行痛由VAS=3增至VAS=8并伴有大量积液;

停止治疗后左膝症状时轻时重。

2019年8月初 在左膝步行痛VAS=8伴大量积液的基础上,夜间任何一种卧姿超过10分钟即觉左膝内侧痛VAS=6而影响睡眠。

2019年9月16日 先就诊我院骨科,建议行关节镜微创手术治疗;

后至我科计划先尝试保守治疗,若无效,则行关节镜微创手术治疗。

【相关信息】

1. 运动习惯:

左膝痛出现前,每天基本步行1万步以上;出现后至今很少步行,以健身器材为主(上肢、核心肌力练习为主)。

2. 既往史:

(1)七个月早产,身体较弱,5岁后身体状况逐渐好转,鲜有生病。

(2)十年来,坐位10分钟或左侧卧位5分钟,即觉左股骨大转子处酸痛VAS=3,改变体位后酸痛感消失。

(3)九年前,确诊轻微脑梗;曾不慎跌倒致左膝内侧皮损伴较重疼痛,但左膝X线片示骨关节未见异常。

（4）九年前（2010年9月）行甲状腺囊肿切除术，术后甲功正常。

（5）八年来，右耳持续性蝉鸣音VAS=3。

（6）八年来，每晚基本都在22:00就寝，但因腰痛VAS=2~3伴双腿不宁综合征（平卧及右侧卧均感觉双腿安放极不舒适VAS=8~9，左侧卧位感觉稍好VAS=6~7）而翻来覆去约1小时方可入眠。

（7）八年来，每晚起夜2~3次，起夜如厕后可很快再次入眠；

（8）自四年前（2015年1月）因胆结石反复感染诱发腹痛行胆囊切除术后，起夜次数仍为2~3次，但每晚23:00-23:30期间必起夜1次。

（9）七年前（2012年11月）查体发现肺癌而行左肺上叶切除术，术后至今服用靶向药；且术后至今牙龈色泽发白。

（10）去年（2018年）夏秋交季的某天，连续吃两根冰棍后，腹泻2天（4~5次/天）；第3天自行口服氟哌酸（3次/天，2粒/次）3天后仍腹泻（3次/天）；第6天就诊当地医院消化科，口服整肠生（3次/天，2粒/次）5天后，恢复之前大便习惯（1~2次/日），但之后至今，大便很少成形（85%大便不成形）。

3. 用药情况：

（1）特罗凯（靶向药）：150mg/天，至今服用7年；

（2）阿托伐他汀钙片（降脂药）：10mg/天，至今服用9年；

（3）阿司匹林肠溶片（抗凝药）：10 mg/天，至今服用9年；

（4）银杏叶片（抗凝药）：2片/天，至今服用9年。

【疗效统揽】

患者现有病症	VAS疼痛评分 0-无痛 ——→ 10-疼痛难以忍受		
	0~1　2~3　4~6　7~8　9~10		
	治疗前评分		治疗后评分
近1年来，左膝步行时疼痛	VAS=8		VAS=2
10个月来，左膝关节因大量积液而明显肿胀	同前		较明显肿胀
46天来，夜间任何一种卧姿超过10分钟即觉左膝内侧痛VAS=6	同前		完全消失
8年来，因腰痛VAS=2~3伴双腿不宁综合征而翻来覆去约1小时方可入眠	同前		未再出现 15分钟内入眠
2012年肺癌术后，牙龈色泽始终发白	同前		牙龈色泽红润
1年来，大便基本不成形（85%）	同前		基本每天排便1次 大便均成形
8年来，平均每晚起夜2~3次 4年前胆囊切除后，每晚23:00-23:30期间必起夜1次	同前		平均每晚起夜2次 23:00-23:30期间必起夜 现象未再出现
10年来，坐位10分钟、左侧卧位5分钟，即觉左股骨大转子处酸痛VAS=3 改变体位后酸痛感消失	VAS=3		完全消失

【疗效分揽】

✚2019年9月16-29日疗程康复&2019年10月1日-2020年7月5日居家康复治疗期间疗效一览表

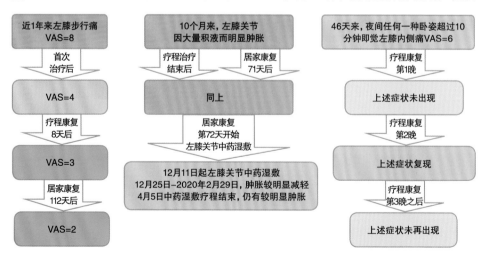

激发人体自愈力临床案例汇编

◼✛2019年9月16–29日疗程康复&2019年10月1日–2020年7月5日居家康复治疗期间疗效一览表

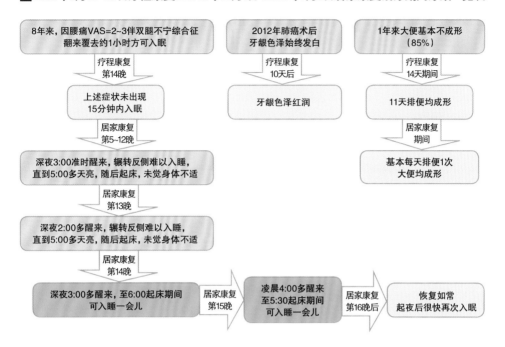

◼✛2019年9月16–29日疗程康复&2019年10月1日–2020年7月5日居家康复治疗期间疗效一览表

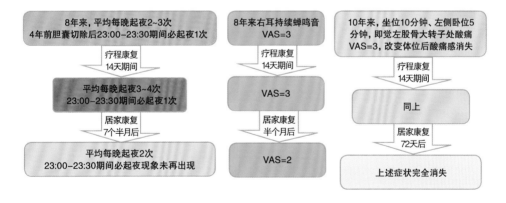

【排病反应】

日　期	康复治疗期间排病反应（2019年9月16日–2020年7月5日）
9月16日	除左涌泉穴始终无热感外，其他膏药贴敷处约30分钟后开始有热感VAS=8，持续至次日晨起取下膏药时。
9月17日	除左涌泉穴始终无热感外，其他膏药贴敷处约15分钟后开始有热感VAS=8，持续至次日晨起取下膏药时； 左环跳穴于贴敷膏药30分钟后出现酸痛感VAS=3，持续至18日手法治疗后消失。
9月18日	除左涌泉穴始终无热感外，其他膏药贴敷处约1小时后有温热感VAS=4； 夜里2:00左右醒来如厕前，左腘窝出现两次瞬间抽筋感VAS=5。
9月19日	除左涌泉穴始终无热感外，其他膏药贴敷处约1小时后有温热感VAS=4； 20:20左大腿发酸VAS=3，持续至次日晨起降至VAS=2； 21:30准备就寝时，左腘窝出现三次瞬间抽筋感VAS=3。
9月20日	除左涌泉穴始终无热感外，其他膏药贴敷处约20分钟后有温热感VAS=4； 7:05起床时，左腘窝出现两次瞬间抽筋感VAS=2。
9月21–23日	除左涌泉穴始终无热感外，其他膏药贴敷处约15分钟后有温热感VAS=4；
9月24日	除左涌泉穴始终无热感外，其他膏药贴敷处约15分钟后有温热感VAS=4； 晚上泡脚时左涌泉穴热痛感VAS=2，泡脚10分钟后热痛感消失。
9月25–28日	除左涌泉穴始终无热感外，其他膏药贴敷处约15分钟后有温热感VAS=4； 晨起即觉口干VAS=3，全天基本维持口干VAS=3状态，喝水量较之前有所增加； 晚上泡脚时左涌泉穴热痛感VAS=3，泡脚约20分钟后热痛感消失。
10月5–6日	夜里3:00醒来，辗转反侧难以入睡，一直到5:00多天亮，随后起床，但身体未觉不适。
10月7–11日	夜里3:00醒来，辗转反侧难以入睡，一直到5:00多天亮，随后起床； 左环跳穴和左膝时常酸痛VAS=3，左大腿不适VAS=3。
10月12日	夜里3:00醒来，辗转反侧难以入睡，一直到5:00多天亮，随后起床；
10月13日	夜里2:00多醒来，辗转反侧难以入睡，一直到5:00多天亮，随后起床；
10月14日	夜里3:00多醒来，至6:00起床期间可入睡一会儿。
10月15日	夜里4:00多醒来，至5:30起床期间可入睡一会儿。
10月16日	5:00多醒来，5:30起床。
10月12日–11月中旬	10月12日出现第4~7胸椎与左肩胛内侧之间持续性疼痛VAS=2，之后疼痛程度维持在VAS=2~3的状态，直至11月中旬逐渐消失。

046

根据《素问·金匮真言论》中五藏应四时,各有收受乎? 整理如下:

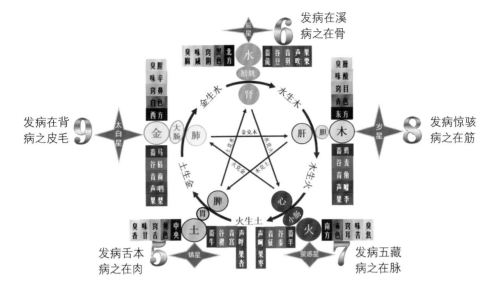

发病在溪 病之在骨

发病惊骇 病之在筋

发病在背 病之皮毛

发病舌本 病之在肉

发病五藏 病之在脉

> **美国中医师倪海厦先生在《中医判断健康的十大标准》中一段对健康睡眠的阐述节选:**
>
> 健康人应该一觉睡到大天亮,中间不会醒来,若睡前喝水较多,起夜小便后也能很快继续入睡。一觉睡到大天亮涵盖了子时、丑时和寅时(23:00-5:00,横跨胆、肝、肺三个脏腑)。如果最近有担忧之事(考试、离婚等),凌晨3:00醒来到5:00方能再睡,不要担心,因为你在担忧。如果什么事都很好,经常在3:00-5:00醒来,这就要注意了。
>
> 每天夜里固定时间醒来,比如1:30醒来,然后怎么折腾也睡不着,一直到3:00才能再入睡;有的人则是4:00醒来折腾到5:00再睡。中医据此就能立刻断定此人有肝阴实或肺阴实(阴实久之会成癌)。此阶段西医检查不一定能检查出什么问题,但中医会非常重视、严阵以待,因为这种情况不治愈,病人的后果不堪设想。但西医一般不会把后来发生的事与此刻的睡眠联系在一起。
>
> 每天夜里固定时间醒来到底是什么原因? 我们的人体非常睿智,体内有一个

体检官，为了保证身体各系统各部门正常运转，这个体检官一天24小时地在体内巡逻，一有问题就会马上报警。它的巡逻路线是随时间固定的。1:00-3:00体检官巡逻肝脏部门，3:00-5:00巡逻肺脏部门。每个部门在体检官那里都有一个标准状态。体检官到了肝脏部门，发现这里有堵塞，可能只是肝的湿热（癌症也是堵塞的一种）。体检官就会报警，你就会醒来后睡不着，一直到体检官巡逻到肺脏部门，方能再次入睡。

就是这么简单的道理。我们人体的体检官是不是比西医的仪器要高明得多？如果你1:00-3:00之间每天固定时间醒来，就立刻找个好中医治疗，就不可能发展成肝癌！西医总是说肝癌是无形的杀手，那是他们不了解生命的运行规律。注意一点，这里的巡逻时间是根据太阳运行的时间而定的。比如，白天太阳影子最短的时候就是12:00，尽管您现在手表的时间已经是下午3点。

倪海厦（1954—）

美国中医师，生于台湾，籍贯浙江瑞安，在美国创办汉唐中医诊所，曾任美国加州中医药大学博士指导教授与美国汉唐中医学院院长。

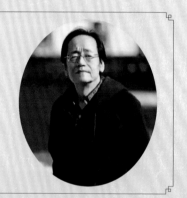

左侧颈肩臂疼痛不适23天

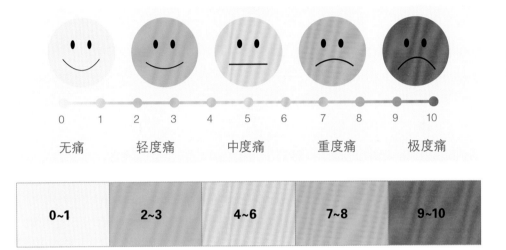

VAS疼痛评分尺
（评分原则：就高不就低）

| 0 | 1 | 2 | 3 | 4 | 5 | 6 | 7 | 8 | 9 | 10 |

无痛　　轻度痛　　中度痛　　重度痛　　极度痛

| 0~1 | 2~3 | 4~6 | 7~8 | 9~10 |

病症程度对应评分色

患者信息： 女性　66岁

就诊日期： 2019年9月17日

就诊原因： 2019年1月某天不明原因出现左肩疼痛，局部贴敷膏药5天后无缓解，随未再干预。8月26日加重致左肩胛区火辣性疼痛，伴左颈部不适、活动受限和左臂疼痛等症状。就诊当地医院，口服活血化瘀类药物一周后，症状更重。后另换医院医治，但至今疗效甚微。

病症程度	23天来	左肩胛区火辣性疼痛VAS=6~8
		左肩活动时左乳牵扯痛VAS=6~8
		左上臂背尺侧疼痛VAS=6~8
		左前臂背桡侧肘部向下15cm段痛VAS=7~8
		左侧颈部不适伴向左转头困难VAS=6~8

2019年

1月某天 不明原因出现左肩疼痛VAS=3,局部贴敷膏药5天后无缓解,随未再干预。

8月26日 病情加重致左肩胛区火辣性疼痛VAS=7(低头时左肩胛区火辣性痛增至VAS=8)、左肩活动时左乳牵扯痛VAS=7、左上臂背尺侧疼痛VAS=6、左前臂背桡侧肘部向下15cm段疼痛VAS=7、左侧颈部不适伴向左转头困难VAS=7。就诊当地地方医院,口服活血化瘀类药物(具体名称不详)一周后,症状增至VAS=8~9。

9月2日 就诊当地部队医院,颈部CT示颈5~6椎管狭窄,就诊医生说椎管狭窄无法医治,嘱其疼痛难忍时口服布洛芬和云南白药(布洛芬2次/日,1粒/次;云南白药2次/日,2粒/次)。在15天内,云南白药吃完一瓶、布洛芬口服20粒后,症状仍无明显缓解。

9月17日 就诊我院骨科,颈部核磁示颈椎退行性改变;颈5~6、颈6~7椎间盘突出,建议保守治疗。

随至我科就诊,就诊时症状描述如下:

左肩胛区火辣性疼痛VAS=6(低头时左肩胛区火辣性痛VAS=8~9),左肩部活动时左乳牵扯痛VAS=6;

左上臂背尺侧疼痛VAS=6、左前臂背桡侧肘部向下15cm段疼痛VAS=7;

左侧颈部不适伴向左转头困难VAS=6。

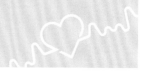

激发人体自愈力临床案例汇编

【相关信息】

1. 17岁初潮，每次月经都痛经，顺产1胎，人流7次，药流3次，38岁子宫切除。

2. 35岁以后至今，睡眠质量欠佳，具体表现为：

   35~61岁，21:00就寝，约1h入眠，半夜容易醒来1次（2:00左右居多），如厕后很难再次入睡；

   62~64岁，21:00就寝，约2h入眠，半夜容易醒来1~2次（2:00左右必醒1次），如厕后很难再次入睡；

   65岁~至今，21:00就寝，约1h入眠，半夜容易醒来1~2次（2:00左右必醒1次），如厕后很难再次入睡。

3. 2015年起，帮儿子儿媳带孙子和孙女，前三年因婆媳关系极不融洽，而导致心情长期郁结、思虑较重；

   2017年下半年诊断轻度抑郁而口服安眠药半年之久，但收效甚微；

   2018年1月基本处于白天劳碌、晚上彻夜未眠的状态20多天；

   2018年2月行两次干细胞注射后，睡眠症状较之前改善50%；且同时经多方调解，婆媳关系一定程度缓和，尤其在儿媳道歉后心情逐渐好转；本次治疗前，自觉心情仍稍有郁闷VAS=5。

4. 2018年6月，出现右肩疼痛VAS=3；

   2019年5月，确诊右肩周炎，并因严重粘连性疼痛VAS=10而行局部微创手术，之后逐渐痊愈。

5. 2019年6月，不明原因出现双脚背大片红色皮疹伴发痒VAS=6及胸前细小红色皮疹伴发痒VAS=8；自行用细盐颗粒干搓胸前皮疹并随后冲掉，仅一次后皮疹发痒程度即降至VAS=5；之后双脚背及胸前皮疹逐渐消失。

6. 近五年来每天海边散步约1万步左右。

【疗效统揽】

患者现有病症	VAS疼痛评分 0-无痛 > 10-疼痛难以忍受				
	0~1	2~3	4~6	7~8	9~10
	治疗前评分			治疗后评分	
23天来，左肩胛区火辣性痛	VAS=6			VAS=0	
23天来，低头时左肩胛区火辣性痛	VAS=8			VAS=0	
23天来，左肩活动时左乳牵扯痛	VAS=7			VAS=0	
23天来，左上臂背尺侧疼痛	VAS=6			VAS=0	
23天来，左前臂背桡侧肘部向下15cm段痛	VAS=7			VAS=0	
23天来，左侧颈部不适VAS=6伴左转头困难VAS=6	VAS=6			VAS=0	

【疗效分揽】

➕ 9月17–29日疗程康复治疗期间疗效一览表

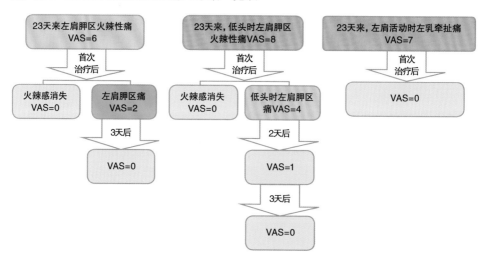

激发人体自愈力临床案例汇编

9月17-29日疗程康复治疗期间疗效一览表

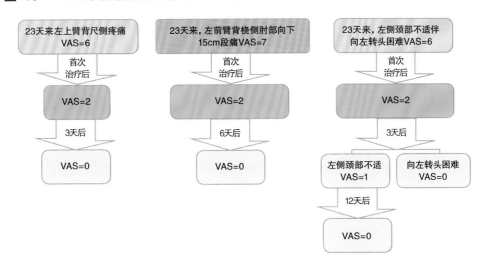

【排病反应】

日 期	疗程康复治疗期间排病反应（9月17-29日）
9月23日	0:20起夜时感觉后背心、肝反射区深层持续性隐隐发痒VAS=3，但不影响入眠。
9月24日	晨醒后仍觉后背心、肝反射区深层持续性隐隐发痒VAS=3； 13:00场效应治疗后背心、肝反射区，治疗结束后，后背心、肝区深层持续性隐隐发痒感增至VAS=5，持续至睡前。
9月25日	晨醒后后背心、肝反射区深层持续性隐隐发痒感降至VAS=3； 9:00理疗结束后，忽觉整个头部晕沉VAS=4伴颈枕部不适VAS=5； 10:00场效应治疗颈枕部，治疗结束后，头部晕沉感消失、颈部不适感降至VAS=2，全天维持颈部不适感VAS=2状态； 13:00场效应治疗后背心、肝反射区，治疗结束后脊柱心、肝区深层持续性隐隐发痒感仍为VAS=3。
9月26日	晨醒后后背心、肝反射区深层持续性隐隐发痒感消失； 晨醒后颈部持续性不适VAS=1。
9月27-28日	全天颈部持续性不适VAS=1，场效应治疗后仍为VAS=1。
9月29日	晨醒后颈部不适感消失，但出现脑户穴处持续性酸痛不适VAS=1，脏腑手法诊治后消失。

054

《素问·金匮真言论》

西风生于秋，

病在肺，俞在肩背。

故秋气者，

病在肩背，

秋善病风疟。

《灵枢·百病始生》

夫百病始生也，

皆生于风雨寒暑、清湿喜怒。

喜怒不节则伤藏，

风雨则伤上，

清湿则伤下。

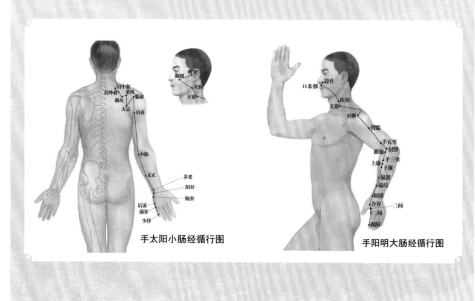

手太阳小肠经循行图　　　　　　手阳明大肠经循行图

颈椎间盘突出症治疗后余留左肩背时而胀痛和左食指持续麻木1年余

VAS疼痛评分尺
（评分原则：就高不就低）

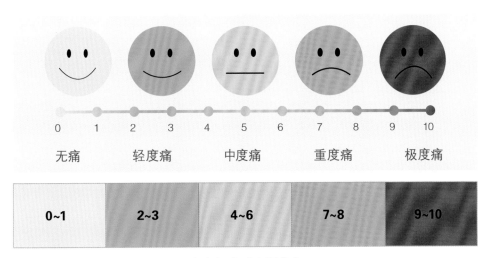

0	1	2	3	4	5	6	7	8	9	10

无痛　　　轻度痛　　　中度痛　　　重度痛　　　极度痛

0~1	2~3	4~6	7~8	9~10

病症程度对应评分色

患者信息： 女性　50岁

就诊日期： 2018年9月25日

就诊原因： 2017年6月22日不明原因出现颈背部僵硬不适，当日按摩后轻松很多；24日晚突发左颈肩背持续性胀痛伴左手臂持续性麻痛而夜不能卧，遂先后采取多种方法治疗，但41天后症状依旧；8月7日转至我院，经疗程康复治疗20次后，余留左肩背间断性胀痛和左食指第2~3指节持续性麻木至今而再次就诊。

病症程度	1年多来	左肩背间断性胀痛VAS=4~8 左食指第2~3指节持续性麻木VAS=8

【病症主诉: 2018-9-25】

2017年09月初 经疗程康复治疗20次后,左颈肩背持续性胀痛转为左肩背间断性胀痛VAS=5,左手臂疼痛伴麻木症状消失,余留左食指第2~3指节麻木似皮筋束缚感VAS=8(触摸物体感觉似戴棉手套);

2017年11月初 左肩背间断性胀痛增至VAS=8,局部针灸1个月(隔天1次,共15次)后,胀痛减轻至VAS=4;

12月初 左肩背间断性胀痛增至VAS=7,局部理疗1个月后,胀痛减轻至VAS=4;

2018年初 左肩背症状时好时坏,但因工作忙碌而未积极治疗;

2018年3-6月 间断性理疗以缓解左肩背时而胀痛问题;

2018年6月至今 左肩背经常胀痛不适VAS=5,劳累后左肩背胀痛可放射至肘部VAS=7;

左食指第2~3指节始终麻木似皮筋束缚感VAS=8(触摸物体感觉似戴棉手套)。

【相关信息】

1. 幼年时期,曾因罹患肾盂肾炎和风湿性心肌炎而口服多种中西药物。

2. 5~30岁期间: 每年11月开始冻疮直至次年3月好转,每年持续冻疮时间达5个月之久。

3. 2017年,确诊骨质疏松,长期口服钙尔奇D、软骨素。

4. 2018年6-9月,忙于母亲病重住院,身心疲惫,心力交瘁,9月10日母亲病逝后情绪始终低落,心似掏空感;之后至今间断性睡前口服艾司唑仑片(促眠+调节抑郁)0.5~1片。

【疗效统揽】

患者现有病症	VAS疼痛评分 0-无痛 ———————→ 10-疼痛难以忍受		
		0~1 | 2~3 | 4~6 | 7~8 | 9~10	
		治疗前评分	治疗后评分
1年多来，左肩背经常胀痛VAS=4~8		VAS=5	VAS=0
1年多来，左食指第2~3指节始终麻木似皮筋束缚感VAS=8		VAS=8	左食指第3指节前1/2始终麻木似皮筋束缚感VAS=3
1年多来，左食指触摸物体时感觉似戴棉手套		同前	左食指触摸物体时感觉似戴薄手套

注：因假期结束须回单位上班而停止继续康复治疗。

【疗效分揽】

■ 9月25–10月5日疗程康复治疗期间疗效一览表

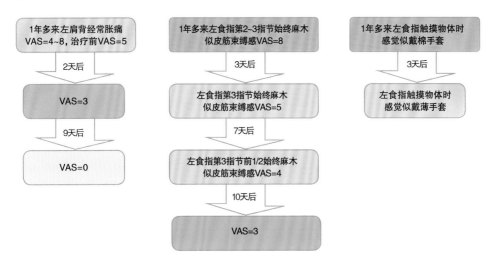

激发人体自愈力临床案例汇编

【排病反应】

日 期	疗程康复治疗期间排病反应（9月25-10月5日）
9月25日	当晚极度困倦，21:30入睡，直至次日5:00被护士叫醒抽血（平日每晚2:00左右都会起夜1次）。
9月26日	晨起眼分泌物多；晨起咳嗽，咳出少量先灰黑色后浅黄色痰。 手法治疗后身体轻松，但感觉极度困倦，可随时入眠。 所有治疗结束后右腰背至右大腿外侧牵拉痛VAS=6，持续约十几分钟后消失。
9月27日	晨起眼分泌物多。 晨起左腰背至左大腿外侧牵拉痛VAS=5，上午手法治疗后降至VAS=3，午睡醒后消失。 当晚咳出少许深黄色痰。 22:00左侧偏头痛VAS=4（追溯：经期性偏头痛10余年，左侧尤甚，2014年停经后发作次数渐少）。
9月28日	晨起眼分泌物多。 晨起仍左侧偏头痛VAS=4，上午康复治疗后未缓解，至15:30消失。 晨起右腰背至右大腿外侧酸胀痛VAS=5，上午康复治疗后消失。
9月29日	晨起眼分泌物多。 步行下坡时右侧髋、腹股沟及腘窝处牵拉痛VAS=3，康复治疗后消失。
9月30日	晨起眼分泌物较前五日有所减少，但仍多于平时。
10月1日	晨起眼分泌物量同昨日晨起。 晨起咯少量黄白色痰。 晨起腰背部酸胀VAS=2，上午手法治疗后消失。
10月2日	晨起眼分泌物如常。 晨起咯少量黄白色痰。 晨起右侧腰背部、臀部及大腿前侧胀痛VAS=3，上午手法治疗后消失。 上午超短波治疗腰骶部后出现右侧下肢牵拉痛VAS=4，持续至15:00消失。
10月3日	晨起咯少量黄白色痰。
10月4日	晨起咯一小口红褐色痰。 步行下坡时右大腿内侧牵拉痛VAS=2，手法治疗后消失，但出现右膝外侧至右小腿外侧胀痛 　　　　VAS=2，午睡醒后消失（追溯：1994年年初曾跌倒致左外踝韧带撕裂）。
10月5日	晨起咯少量稀薄白痰；次日晨起咯少量深黄色黏痰。

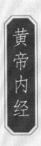

《素问·举痛论》

悲则心系急，肺布叶举，而上焦不通，
荣卫不散，热气在中，故气消矣。

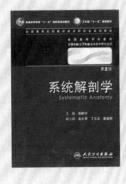

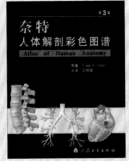

臂神经丛：由第5~8颈神经前支和第1胸神经前支的大部分纤维交汇而成

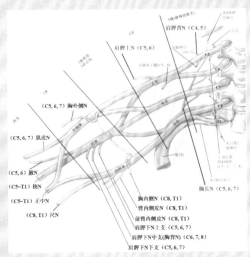

在锁骨上方发自臂丛尚未形成3条神经束之前的各级N干被称为锁骨上分支（胸长N、肩胛背N、肩胛上N）；在锁骨下方发自臂丛的内侧束、外侧束和后束统称为锁骨下分支（肩胛下N、胸内侧N、胸外侧N、胸背N、腋N、肌皮N、正中N、尺N、桡N、臂内侧皮N、前臂内侧皮N）

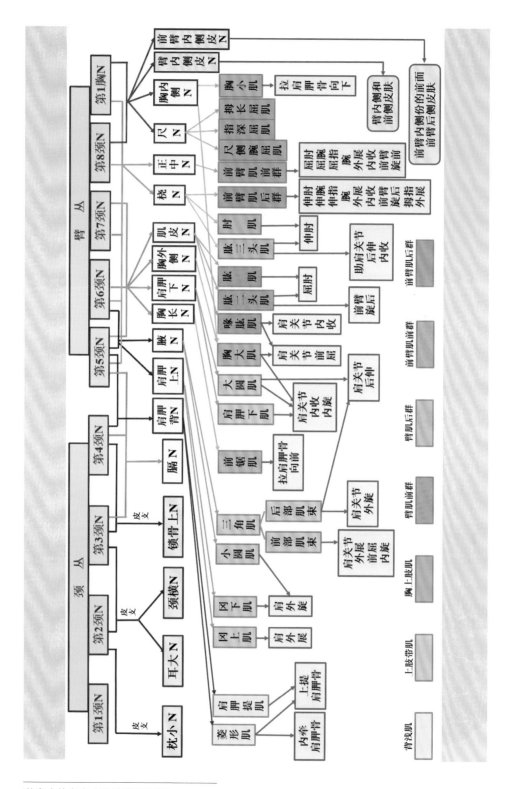

激发人体自愈力临床案例汇编

案例10

疼痛从头到脚同时发生

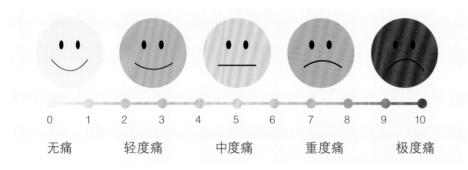

VAS疼痛评分尺
（评分原则：就高不就低）

| 0 | 1 | 2 | 3 | 4 | 5 | 6 | 7 | 8 | 9 | 10 |

| 无痛 | 轻度痛 | 中度痛 | 重度痛 | 极度痛 |

| 0~1 | 2~3 | 4~6 | 7~8 | 9~10 |

病症程度对应评分色

患者信息： 女性　69岁

就诊日期： 2018年3月13日

就诊原因： 头颈肩胸背腰髋膝踝足等部位慢性疼痛20余年；近期因劳累导致三天前出现整个背部疼痛难忍，并伴有头部左颞顶区剧痛且放射至左上眼眶和严重头晕，睡前需口服止痛药助眠；除此之外，尚有左眼发胀伴流泪、偶尔口角不自主流涎、双腿步行沉重似灌铅、持续步行15分钟后右膝关节腔内严重疼痛、步行时双外踝严重疼痛。

| 病症程度 | ▶ 3天来 | 整个背部疼痛难忍VAS=10；严重头晕VAS=10
头部左颞顶区剧痛且放射至左上眼眶VAS=10
左眼发胀VAS=8伴轻微流泪和偶尔口角不自主流涎
持续步行15分钟后右膝关节腔内痛VAS=8
步行时双外踝疼痛VAS=8 |

病史　头颈肩胸背腰髋膝踝足等部位慢性疼痛20余年……(双脚扁平足)

2018年3月13日　近期因劳累导致3月10日开始出现整个背部疼痛难忍VAS=10、头部左颞顶区剧痛且放射至左上眼眶痛VAS=10、头晕VAS=10,睡前需口服止痛药方可助眠;

除此之外,尚伴有:

左眼发胀VAS=8伴轻微流泪,偶尔口角不自主流涎;

双腿步行沉重似灌铅VAS=9;步行时双外踝疼痛VAS=8;

持续步行15分钟后右膝关节腔内疼痛VAS=8。

【相关信息】

1. 24岁时因跌倒致严重脑震荡,昏迷近14小时,之后自觉左侧躯体感知和运动能力始终弱于右侧躯体。

2. 平日带两个外孙,白天忙碌,晚上还需陪孩子睡觉,很辛苦,以致于:

   2017年9月5日因左侧腰髋部疼痛VAS=8一周,伴双足外侧疼痛(含外踝)致步行艰难三天而就诊我科。经腰腿手法诊治联合理疗9次后,前述症状减轻60%,之后因带孩子忙碌而未能系统康复治疗。

   2017年12月4日凌晨2:00忽觉头晕、恶心伴颈背部出冷汗,翻身和左右转头时,头晕恶心症状加重;6日晨起忽觉心脏不适,口服3粒速效救心丸后缓解;24小时动态心电图报告显示:窦性心律、房性早搏、室性早搏;24小时动态血压报告显示:　全天血压103~159/59~93mmHg;全天心率60~99次/分;后经2次耳石症手法复位、4次颈肩手法诊治联合理疗,头晕恶心伴颈背部出冷汗症状消失。之后因带孩子忙碌而未能系统康复治疗。

【疗效统揽】

患者现有病症	VAS疼痛评分 0~无痛 ──→ 10~疼痛难以忍受 0~1 2~3 4~6 7~8 9~10	
	评分治疗前评分	治疗后评分
3天来，整个后背疼痛难忍	VAS=10	VAS=0
3天来，头部左侧颞顶区疼痛难忍	VAS=10	偶尔劳累后左颞顶区痛VAS=5 休息后可消失
3天来，左颞顶区痛放射至左上眼眶疼痛难忍	VAS=10	左上眼眶胀VAS=4 左上眼眶痛VAS=6
3天来，头晕严重	VAS=10	VAS=0
3天来，睡前需服止痛药助眠	同前	自然入眠
3天来，左眼球发胀	VAS=8	VAS=0
3天来，左眼轻微流泪偶尔口角不自主流涎	同前	基本消失
3天来，双腿步行沉重似灌铅	VAS=9	VAS=4
3天来，持续步行15分钟后右膝关节腔内痛VAS=8（发作频次较多）	同前	发作频次明显减少

063

【疗效分揽】

十 2018年3月13-4月13日疗程康复治疗期间疗效一览表

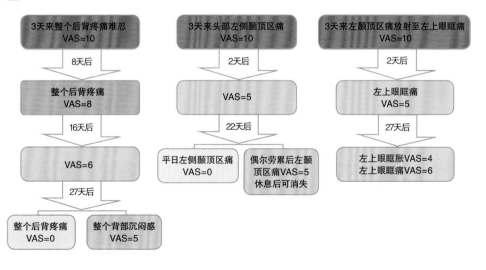

3天来整个后背疼痛难忍 VAS=10
↓ 8天后
整个后背疼痛 VAS=8
↓ 16天后
VAS=6
↓ 27天后
整个后背疼痛 VAS=0 ／ 整个背部沉闷感 VAS=5

3天来头部左侧颞顶区痛 VAS=10
↓ 2天后
VAS=5
↓ 22天后
平日左侧颞顶区痛 VAS=0 ／ 偶尔劳累后左颞顶区痛VAS=5 休息后可消失

3天来左颞顶区痛放射至左上眼眶 VAS=10
↓ 2天后
左上眼眶痛 VAS=5
↓ 27天后
左上眼眶胀VAS=4 左上眼眶痛VAS=6

✚ 2018年3月13–4月13日疗程康复治疗期间疗效一览表

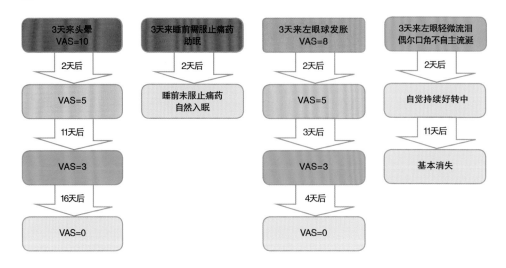

3天来头晕 VAS=10	3天来睡前需服止痛药助眠	3天来左眼球发胀 VAS=8	3天来左眼轻微流泪偶尔口角不自主流涎
↓ 2天后	↓ 2天后	↓ 2天后	↓ 2天后
VAS=5	睡前未服止痛药自然入眠	VAS=5	自觉持续好转中
↓ 11天后		↓ 3天后	↓ 11天后
VAS=3		VAS=3	基本消失
↓ 16天后		↓ 4天后	
VAS=0		VAS=0	

✚ 2018年3月13–4月13日疗程康复治疗期间疗效一览表

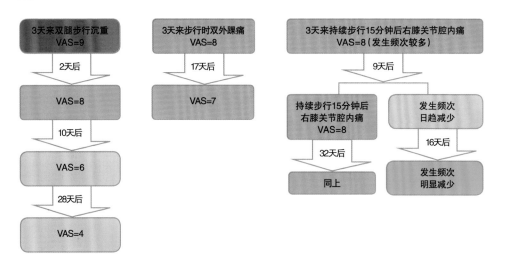

3天来双腿步行沉重 VAS=9
↓ 2天后
VAS=8
↓ 10天后
VAS=6
↓ 28天后
VAS=4

3天来步行时双外踝痛 VAS=8
↓ 17天后
VAS=7

3天来持续步行15分钟后右膝关节腔内痛 VAS=8（发生频次较多）
↓ 9天后
持续步行15分钟后右膝关节腔内痛 VAS=8
↓ 32天后
同上

发生频次日趋减少
↓ 16天后
发生频次明显减少

激发人体自愈力临床案例汇编

【排病反应】

日 期	疗程康复治疗期间排病反应（3月13日—4月13日）
3月20-26日	除置于双侧承山穴处的膏药无热感外，其他膏药贴敷处均有温热舒适感。
3月27日	双承山穴处的膏药于贴敷2小时后，感到局部微微发热。
3月30日	晨起感觉头部非常舒服，如新鲜空气扑鼻而来，沐浴春风之感，久违的感觉。
4月4日	手法治疗前，自行躺卧时身体正直，之前自行躺卧身体始终歪斜。
4月5-9日	4月5日因出现左肩疼痛伴活动时肩关节骨响声而口服一次止痛片； 之后左肩关节活动时骨响声持续存在。
4月9日	持续20多年的左髋部疼痛明显减轻（之前因其他部位疼痛较重而忽略了左髋疼痛）。
4月10日	左肩关节活动时骨响声基本消失； 持续20多年的左手指发僵发冷感消失，自觉温热而柔软。
4月12日	下午胸背部似有个较重的壳子压在背部伴收紧感VAS=6~7，持续至当晚淋浴后消失。

【医参静思】

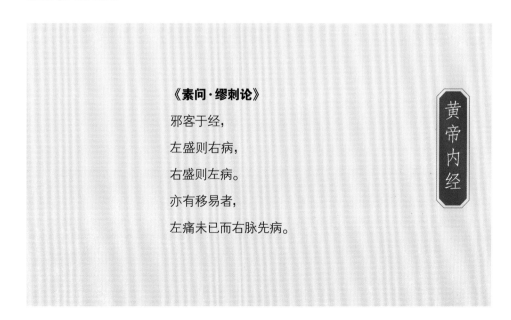

《素问·缪刺论》

邪客于经，

左盛则右病，

右盛则左病。

亦有移易者，

左痛未已而右脉先病。

黄帝内经

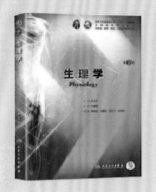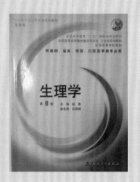

神经系统的感觉分析功能

体内外各种刺激，首先由感受器感受，然后被转换成传入神经上的神经冲动，并通过特定的神经通路传向特定的中枢加以分析。因此，各种感觉都是由感受器、特定的传入神经及相应中枢的共同活动完成的。

躯体感觉包括浅感觉和深感觉两大类，浅感觉又包括触-压觉（触觉和压觉）、温度觉（热觉和冷觉）和痛觉；深感觉即为本体感觉，主要包括位置觉和运动觉。

在躯体感觉的传入通路上一般有三级接替神经元。传导痛觉、温度觉和粗略触-压觉的传入纤维进入脊髓后在中央灰质后角换元，第二级神经元发出纤维经白质前连合交叉至对侧，在脊髓前外侧部上行（先交叉后上行），形成侧索传入系统。前外侧索传入系统大部分纤维终止于丘脑的特异感觉接替核，少部分纤维投射到丘脑中线区和髓板内的非特异投射核。而本体感觉和精细触-压觉的传入纤维进入脊髓后沿后索的薄束和楔束上行至延髓下方的薄束核和楔束核更换神经元，第二级神经元发出纤维交叉至对侧组成的内侧丘系（先上行后交叉），继续上行投射到丘脑的后外侧腹核，并在此处更换第三级神经元。所以在脊髓半离断的情况下，离断水平以下对侧躯体的痛觉、温度觉和粗略触-压觉发生障碍，同侧躯体的本体感觉和精细触-压觉发生障碍。

（部分摘抄归纳）

18年来双侧颈肩背经常疼痛不适，8年来双臀部持续性酸痛

VAS疼痛评分尺

（评分原则：就高不就低）

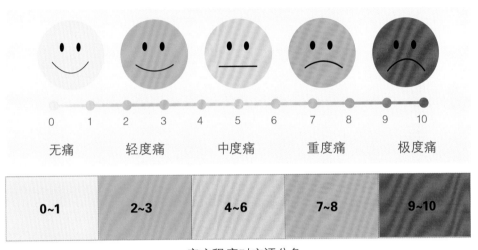

| 0~1 | 2~3 | 4~6 | 7~8 | 9~10 |

病症程度对应评分色

患者信息： 女性　44岁

就诊日期： 2018年5月7日

就诊原因： 26岁起，双侧颈肩背经常疼痛不适；36岁起，坚持练习瑜伽以缓解颈肩背疼痛，但却新增双臀部持续性酸痛症状，有时甚至伴肛门下坠感，且久坐后会因双臀部酸痛感而心烦意乱，受凉后双臀部持续性酸痛亦会加重。

病症程度	18年来双侧颈肩背经常疼痛不适现阶段 8年来	持续伏案电脑工作1小时后，双侧颈肩背疼痛伴头晕VAS=3 低头看书持续30分钟后双侧颈肩背疼痛VAS=4 双臀部持续性酸痛VAS=3~4 有时伴肛门下坠感VAS=3 久坐后因双臀部酸痛感而心烦意乱VAS=3

26岁起 因长期伏案电脑工作致双侧颈肩背疼痛（右侧尤甚），骨科诊断颈椎病，曾间断行4~5次手法治疗联合理疗和牵引，尚可缓解疼痛但疗效不甚理想。

34岁起 工作强度加大，经常因工作需要而长时间负重久站和低头工作。

35岁时 诊断背部筋膜炎，症状表现为：整个背部持续性疼痛，连续伏案工作超过半小时即觉背部疼痛加剧，双臂上举可缓解背痛，曾因此而间断性口服止痛药3~5次。

37岁起 曾有一次起床时右肩背突然剧痛VAS=10，口服戴芬2天后症状缓解，继而出现双臀部持续性酸痛VAS=3~4，久坐后因双臀部酸痛感而心烦意乱，采用膏药贴敷、场效应热敷、瑜伽练习、游泳等方法双臀酸痛可缓解。

39岁时 颈胸腰椎核磁及盆腔CT示：颈椎管狭窄、腰椎未见异常、盆腔形态学改变，骨科诊断双骶髂关节炎；之后行中医推拿、关节松动术等治疗2个疗程（20次）而收效甚微；再之后不间断地应用多种物理因子（冲击波+超短波+中频电+脉冲磁+高压电位+脊柱梳理床）联合治疗3个月后，整个背部疼痛缓解40%~50%，但双臀部持续性酸痛改善不明显。

44岁时现有症状 持续伏案电脑工作1小时后，双侧颈肩背疼痛伴头晕VAS=3，休息后可缓解；

低头看书持续30分钟后颈肩背痛VAS=4；

双臀部持续性酸痛VAS=3~4，有时伴肛门下坠感VAS=3；

久坐后因双臀部酸痛感而心烦意乱VAS=3；

受凉后双臀部持续性酸痛增至VAS=4~5。

【相关信息】

1. 既往史:

    (1) 8岁时，和同学玩碰拐时不慎跌倒致骶尾部剧烈疼痛，之后疼痛慢慢减轻，但久坐后骶尾部会麻木不适。

    (2) 12岁左右月经初潮，因平日不注意腰腹部保暖而经期有明显腰痛，但不需止痛药；今年（2018年）5月开始，比较注意腰腹部保暖后，经期较少腰痛。

    (3) 24岁起，卧位坐起时心率明显增快。

    (4) 29岁起，双十指反复湿疹，洗手频繁尤甚，减少洗手次数明显缓解。

    (5) 39岁起，月经周期由之前的28天变为十分规律的21天。

2. 饮食习惯：多年来，快到饭点无饿感，但一日三餐基本按时，可觉饭香，食量以七八成饱为度。

3. 排便习惯：基本每天早餐后7:00-9:00排便1次，排便不困难，大多成形、色黄、适量、但粘马桶；多年来外出就餐易腹泻。

4. 睡眠习惯：

    平日23:00-0:00就寝，有时加班至3:00就寝，30分钟内可入眠；

    睡前因口干而喝水较多，起夜1~3次，起夜后可很快再次入眠；

    5:00左右自然醒，醒后眯觉至6:30左右起床；晨起感觉精神尚可。

5. 平日情绪状态：除长期病痛带来的心情抑郁外，工作压力也比较大，因此很难产生愉快情绪。

6. 运动习惯：8年来几乎每晚瑜伽练习1小时；平日经常骑自行车。

【疗效统揽】

患者现有病症	VAS疼痛评分 0-无痛 ——→ 10-疼痛难以忍受		
	0~1　2~3　4~6　7~8　9~10		
	评分治疗前评分		治疗后评分
8年来，双臀部持续性酸痛	VAS=3~4		完全消失 VAS=0
8年来，有时有肛门下坠感	VAS=3		未再出现
8年来，久坐后因双臀部酸痛感而心烦意乱	VAS=3		VAS=0
18年来，双侧颈肩背经常疼痛不适，现阶段持续伏案工作1小时后双侧颈肩背疼痛VAS=3伴头晕VAS=3	VAS=3		VAS=0
18年来，双侧颈肩背经常疼痛不适，现阶段低头看书持续30分钟后双侧颈肩背痛VAS=4	VAS=4		VAS=0
5年来，月经周期十分规律，均为21天	同前		月经周期延长至23~28天

【疗效分揽】

➕ 2018年5月7日–6月5日疗程康复治疗期间疗效一览表

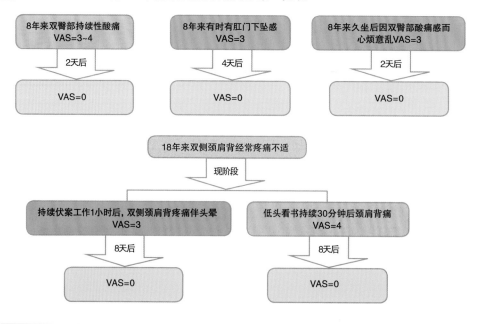

8年来双臀部持续性酸痛
VAS=3~4
↓ 2天后
VAS=0

8年来有时有肛门下坠感
VAS=3
↓ 4天后
VAS=0

8年来久坐后因双臀部酸痛感而心烦意乱VAS=3
↓ 2天后
VAS=0

18年来双侧颈肩背经常疼痛不适
↓ 现阶段

持续伏案工作1小时后，双侧颈肩背疼痛伴头晕
VAS=3
↓ 8天后
VAS=0

低头看书持续30分钟后颈肩背痛
VAS=4
↓ 8天后
VAS=0

激发人体自愈力临床案例汇编

【排病反应】

日 期	疗程康复治疗期间排病反应（5月7日～6月5日）
5月8日	腰腿手法诊治后约2小时出现右膝不适感VAS=3，持续至次日晨起仍存在。
5月9日	腰腿手法诊治右膝不适感VAS=3消失； 下班回家步行过程中忽觉右小腿内侧疼痛VAS=3，抬腿时尤甚，持续约30分钟后消失。
5月11日-13日	治疗间歇的三天时间里，有时会不经意间出现双侧肩背酸痛感VAS=4，调整姿势后即刻消失。
5月17日	当晚洗脚时不慎跌倒致骶尾部疼痛VAS=6，休息20分钟后疼痛消失，次日晨起无任何不适。
5月22日	10:00左右忽觉右眼发胀VAS=4、右侧后颈部酸痛VAS=4、右侧偏头痛VAS=3； 持续至午睡醒后右眼发胀消失、右侧后颈部酸痛降至VAS=2、右侧偏头痛降至VAS=2； 下午手法治疗后右侧后颈部酸痛VAS=2、右侧偏头痛VAS=2消失。
5月22日-24日	22日下午颈肩手法诊治后颈部感觉轻松，但双侧肩背感觉发沉VAS=4，持续至23日晨起消失； 24日上午颈肩手法诊治后颈部感觉轻松，但双侧肩背出现疼痛VAS=3，持续至25日晨起消失。
5月26日	10:00左右又觉右眼发胀VAS=2、右侧偏头痛VAS=2，持续约1小时后消失。
5月29日	意外发现：持续五年之久的十分规律的21天月经周期推迟至28天。
5月29日-6月5日	29日颈肩手法诊治后颈部感觉轻松，但双侧肩背感觉持续性发紧VAS=4； 31日晨起双侧肩背持续性发紧感降至VAS=3，颈肩手法诊治后仍为VAS=3； 6月1日晨起双侧肩背持续性发紧感降至VAS=1，持续至4日晨起完全消失； 6月5日颈肩手法诊治后颈部轻松，但双侧肩背持续性发紧感VAS=1再次出现，持续约2小时消失。
5月31日	30日晚因值夜班收治急诊病人而未能休息好； 31日晨起右肩痛VAS=4，颈肩手法诊治后消失。

《素问·上古天真论》

女子七岁,肾气盛,齿更发长。

二七而天癸至,任脉通,太冲脉盛,月事时以下,故有子。

三七肾气平均,故真牙生而长极。

四七筋骨坚,发长极,身体盛壮。

五七阳明脉衰,面始焦,发始堕。

六七三阳脉衰于上,面皆焦,发始白。

七七任脉虚,太冲脉衰少,天癸竭,地道不通,故形坏而无子也。

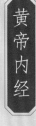

黄帝内经

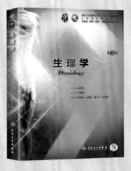

卵巢的功能与调节

卵巢是女性的主性器官,其功能之一是产生卵子。

新生儿卵巢内约有200万个原始卵泡,性成熟时仅剩下约40万个,妇女一生中仅有400~500个卵泡能最后发育成熟排卵。

育龄妇女卵巢的卵泡生长、排卵和黄体形成及伴随雌、孕激素分泌具有明显的周期性特征,由此引起子宫内膜周期性剥脱、出血的现象称为月经。以月经为特征的这种周期性变化称为月经周期,一般指两次月经第一天之间的时间。女子的第一次月经称为初潮,多出现在12~15岁,月经一般一个月出现一次,月经周期的长度因人而异,一般为21~35天,平均28天。月经期一般持续3~5天,月经周期的第16天到第19天为着床窗口期,这时的内膜具备对囊胚的接受性。临床上常将月经来潮前的第14天推算为排卵日。

女性生育期持续约30年,一般情况下,40~50岁女性的卵巢功能开始衰退,至完全丧失后一年的时期称为围绝经期(又称更年期),该期的时间长短因人而异。一般40岁以前出现的绝经即为卵巢早衰。

(部分摘抄归纳)

7年多来，头部发紧发沉似戴紧箍

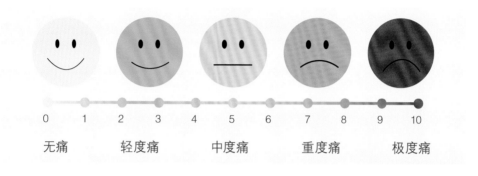

VAS疼痛评分尺
（评分原则：就高不就低）

| 0 | 1 | 2 | 3 | 4 | 5 | 6 | 7 | 8 | 9 | 10 |

无痛　　轻度痛　　中度痛　　重度痛　　极度痛

| 0~1 | 2~3 | 4~6 | 7~8 | 9~10 |

病症程度对应评分色

患者信息： 男性　58岁

就诊日期： 2018年12月17日

就诊原因： 2011年起，每日晨起即觉头部发紧发沉，似内戴紧箍外罩钢盔，程度有时晨重午轻，有时全天均较重；走路时感觉头重脚轻、脚下没根，似踩棉花，有时甚至感觉随时会跌倒。

病症程度	7年多来	每日晨起即觉头部发紧发沉VAS=7 有时头部发紧发沉于午后降至VAS=4 有时头部发紧发沉一整天VAS=7 走路时头重脚轻、脚下没根似踩棉花VAS=5~7

2000年 确诊糖尿病,口服用药至2012年,之后因药物控糖效果欠佳而改为胰岛素注射至今。

2011年起 每日晨起即觉头部发紧发沉,似戴紧箍VAS=7,有时晨重VAS=7午轻VAS=4,有时全天VAS=7;走路时感觉头重脚轻、脚下没根,似踩棉花VAS=5~7,有时甚至感觉随时会栽倒。

2013年起 持续性耳鸣进行性加重至VAS=7。

2015年起 上腹部经常发胀VAS=7~8,有时伴呃逆。

2017年起 自觉心脏间断性虚弱、跳动无力VAS=8。

2018年10月体检 右肺上叶结节(局限性炎可能性大)、左肺下叶少许慢性炎、窦性心动过缓、慢性浅表性胃炎伴糜烂、十二指肠球部溃疡、幽门螺旋杆菌感染、颈动脉硬化、右侧颈部淋巴结肿大、血脂异常、体重超重、轻度脂肪肝、脑内少量缺血灶、甲状腺双叶稍肿大、甲状腺多发结节、前列腺轻度增生伴钙化、颈椎退行性改变、颈3~7退行性椎间盘病、腰椎侧弯并退行性变、腰2~骶1退行性椎间盘病、椎管狭窄、左侧第5肋骨陈旧性骨折、咽部新生物、上颚肿物、混合痔……

心血管检测指标:超声心动图提示二尖瓣区血液轻度返流、左室舒张功能轻度减低;

心功能测定中心动脉压超出预计值22.8%、AI增强指数超出预计值14.1%;

建议戒烟酒,适当加强运动,增强体质,定期复查。

尿β-2微球蛋白偏高:建议留取空腹晨起中段尿标本送检,于肾科随诊。

【相关信息】

1. 家族史:

   (1) 父系: 父亲——64岁因糖尿病合并脑梗病故。

   (2) 母系: 母亲——73岁因肾结石致尿毒症病故。

   (3) 兄弟姊妹: 大哥——2013年确诊糖尿病,至今长期注射胰岛素。

   　　　　　　弟弟——9岁确诊糖尿病,19岁去世。

2. 吸烟史: 成年后至今每天2包烟。

3. 饮酒史: 近两年因自觉身体状况欠佳而基本不饮酒,之前经常饮酒(有时一天多顿饮酒)。

4. 大便习惯: 十多年来,2次/日(早饭前后各1次)、成形、经常粘马桶。

5. 睡眠习惯: 2016年起,因自觉午后精力不济而基本每天14:00后依靠按摩入睡,醒后健身,坚持两年之久;2018年(今年)因事物繁忙,而未再坚持午后按摩;每晚0:00左右就寝,约30分钟左右自然入眠;凌晨4:00-5:00之间起夜1次,如厕后玩会儿手机游戏后再次入睡,至7:30后起床。

6. 外伤史: 左侧第5肋骨陈旧性骨折、左膝半月板损伤。

7. 运动习惯: 每周健身3~5次。

【疗效统揽】

患者现有病症	VAS疼痛评分 0-无痛 ——→ 10-疼痛难以忍受 0~1 2~3 4~6 7~8 9~10	
	治疗前评分	治疗后评分
7年多来，每日晨起即觉头部发紧发沉，感觉似内戴紧箍、外罩钢盔	VAS=7	完全消失 VAS=0
7年多来，走路时头重脚轻、脚下没根似踩棉花VAS=5~7	VAS=7	步行时感觉 双腿有力、脚下有根
6年来，持续性耳鸣进行性加重至VAS=7	VAS=7	VAS=2
4年来，上腹部经常发胀VAS=7~8	VAS=7	VAS=0
3年来，自觉心脏间断性虚弱跳动无力	VAS=8	VAS=0
10年来，早饭前后各排便1次，均成形适量，但经常粘马桶	同前	大便时间早餐后居多 不再粘马桶
10年来，每晚4:00–5:00间起夜1次	同前	有时可一觉天亮

076

【疗效分揽】

■+2018年12月17日–2019年3月22日疗程康复I&居家康复&疗程康复II治疗期间疗效一览表

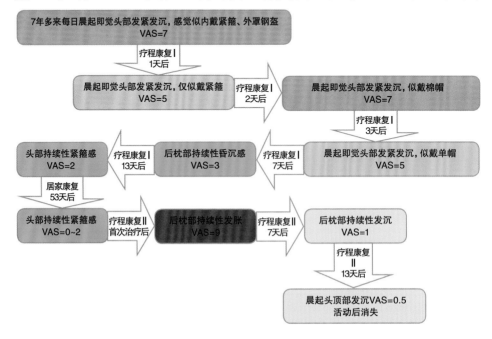

激发人体自愈力临床案例汇编

■2018年12月17日-2019年3月22日疗程康复I&居家康复&疗程康复II治疗期间疗效一览表

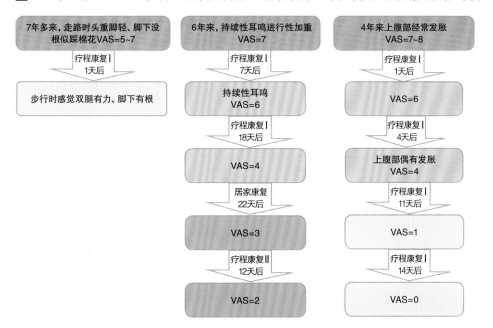

■2018年12月17日-2019年3月22日疗程康复I&居家康复&疗程康复II治疗期间疗效一览表

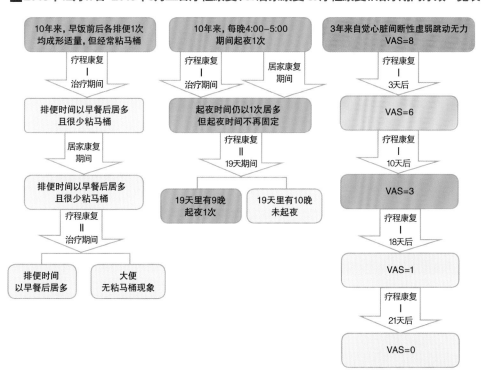

【排病反应】

日 期	疗程康复｜治疗期间排病反应（2018 年12月17日 ～ 2019年1月9日）
12月17-18日	手法按压头部穴位时感觉似隔着几层衣物。
2018年12月19日 – 2019年1月9日	手法按压头部穴位时似隔着几层衣物的感觉渐进性减少并减轻。
12月18日	晨起即频繁打嗝，持续至23:00就寝前仍存在，但不影响入睡； 后半夜开始频繁排气，气味极臭。
12月18-25日	18起，嘴角开始反复起泡，持续至25日基本停止； 25日后口唇色泽由治疗前的深紫色变得红润许多。
12月19日	晨起即频繁打嗝，持续至午后频次逐渐减少； 前半夜少量排气，气味极臭。
12月20日	晨起即觉双侧颈肩不适VAS=6（右重左轻），手法治疗后降至VAS=5，后持续至23:00就寝时仍存在； 10:00手法治疗后又开始较频繁打嗝； 前半夜少量排气，气味极臭。
12月21日	晨起仍觉双侧颈肩不适VAS=5（右重左轻），16:00手法治疗后降至VAS=4，至睡时仍存在。
12月22-23日 （周末两日）	22日晨起仍觉双侧颈肩不适VAS=5（右重左轻），持续至0:00就寝时症状依旧； 23日晨起即觉后枕部两侧及双侧肩背僵硬不适VAS=6（右重左轻），持续至23:00睡时依旧。
12月24日	晨起仍觉后枕部两侧及双侧肩背僵硬不适VAS=6（右重左轻），手法治疗后降至VAS=4，后持续至0:00就寝时仍存在； 晨起即觉步行或坐卧位变换姿势时，右臀部至右下肢后侧直达脚心处别筋感VAS=7，持续至18:00 晚饭后散步时降至VAS=3。
12月25日	晨起双侧肩背僵硬不适VAS=3（右重左轻），手法治疗后降至VAS=2，持续至23:20睡时仍存在； 晨起仍觉步行或坐卧位变换姿势时，右臀部至右下肢后侧直达脚心处别经感VAS=3，持续至 23:20就寝时仍存在；
12月26-27日	晨起仍觉双侧肩背僵硬不适感VAS=2（左右基本一致），手法治疗后降至VAS=0； 晨起仍觉步行或坐卧位变换姿势时，右臀部至右下肢后侧直达脚心处别经感VAS=2，持续至就寝 时仍存在； 手法治疗过程中困意明显VAS=8，闭眼即着。
12月28日	晨起仍觉双侧肩背僵硬不适感VAS=1（左右基本一致），手法治疗后降至VAS=0； 晨起仍觉步行或坐卧位变换姿势时，右臀部至右下肢后侧直达脚心处别经感VAS=1，持续至 22:00就寝时仍存在； 手法治疗过程中困意明显VAS=7，闭眼即着。
12月29日	晨起仍觉双侧肩背僵硬不适感VAS=1（左右基本一致），手法治疗后降至VAS=0； 晨起步行时未觉右臀部至右下肢后侧直达脚心处别经感，坐卧位变换姿势时复现VAS=1； 手法治疗过程中困意明显VAS=7，闭眼即着。 14:15行背部场效应治疗时，后背肝胆反射区皮肤发痒VAS=4，场效应结束约20分钟后消失； 15:00腰部及双下肢往外冒凉风感VAS=9，持续至23:00就寝时仍存在； 19:30行背部场效应治疗时，后背肝胆反射区皮肤湿痒VAS=8，场效应结束约1小时后消失。

日　期	疗程康复丨治疗期间排病反应（2018 年12月17日 – 2019年1月9日）
12月30日	晨起未觉双侧肩背僵硬不适感VAS=0； 坐卧位变换姿势时未觉臀部至右下肢后侧直达脚心处别经感VAS=0； 晨起仍觉腰部及双下肢往外冒凉风感VAS=9，持续至23:40就寝时仍存在。
12月31日	晨起腰部及双下肢往外冒凉风感VAS=6、双脚亦觉往外冒凉风VAS=9，持续至0:40睡时仍存在； 晨起即觉右中指发麻VAS=10，持续至0:40就寝时仍存在。
2019年1月1日	晨起仍觉腰部、双下肢及双脚往外冒凉风VAS=4，持续至23:30就寝时仍存在； 晨起即觉左中指发麻VAS=10，持续至23:30就寝时仍存在； 久坐起来步行时感觉左腿步行困难VAS=6。
1月2日	晨起仍觉腰部、双下肢及双脚往外冒凉风感VAS=2，持续至23:00就寝时仍存在； 晨起即觉右中指发麻VAS=2、19:00后左中指发麻VAS=8伴左拇指发麻VAS=10，持续至23:30就寝时仍存在； 步行时左下肢持续性别筋感VAS=3，持续至4日晨起消失。
1月3日	晨起仍觉腰部、双下肢及双脚往外冒凉风感VAS=2，持续至21:30就寝时仍存在； 晨起即觉右中指及拇指发麻VAS=10，持续至21:30就寝时仍存在； 手法治疗过程中极度困意VAS=10，理疗过程中深睡眠状态； 14:30忽觉咽痛VAS=8，场效应治疗后降至VAS=3，持续至次日晨起消失。
1月4日	晨起仅觉腰部往外冒凉风VAS=2并伴有局部排冷汗，持续至次日晨起消失； 晨起即觉左中指发胀VAS=9和右中指发胀VAS=6，持续至7日晨起消失； 晨起后仍觉困意明显，又入睡1h；手法治疗过程中仍极度困意VAS=10，理疗过程中深睡眠状态。
1月4-9日	4日下午上楼梯时忽觉右膝痛VAS=8，且吃不上劲； 5~6日上楼梯时右膝痛VAS=4，仍觉吃不上劲； 7日上楼梯时右膝痛VAS=2，仍觉吃不上劲； 8~9日上楼梯时右膝痛VAS=1，且能吃不上劲。
1月6日	晨起即觉双膝以下冰凉往外冒凉风VAS=8，泡澡后降至VAS=4，后持续至就寝时仍存在； 16:00右上臂尺侧刺痒VAS=6，持续至次日晨起消失。
1月7日	晨起仍觉双膝以下冰凉往外冒凉风VAS=8，尤以双膝和双足明显并排冷汗，至次日晨起消失； 晨起即觉十指末节感觉障碍（针扎无痛感），持续至9日晨起恢复感觉（针扎有痛感）。
1月9日	晨起即觉十指发胀VAS=7~8，持续至次日晨起消失； 晚饭后坐位休息时忽觉心前区和后背心脏反射区出汗较多，持续约2小时后消失。

079

激发人体自愈力临床案例汇编

日 期	疗程康复Ⅱ治疗期间排病反应（3月4日－3月22日）
3月4日	14:00左右腰部发沉VAS=8，持续至23:00就寝时仍存在。
3月5日	晨起腰部发沉降至VAS=4，治疗后腰部发沉VAS=2，之后持续至23:00就寝时仍存在； 晨起被叫醒，一整天犯困，白天4次深睡眠状态（含午觉），平均每次约15~30分钟。
3月6日	6:40自然醒，醒后精神状态良好；下午深睡眠状态1h，醒后感觉精神状态极佳（久违的感觉）； 晨起腰部发沉VAS=5，下午睡醒后腰部发沉现象消失VAS=0。
3月7日	晨起腰部发沉VAS=2，持续至22:50就寝时仍存在； 14:00左右忽觉后背心区紧缩感VAS=7，场效应局部理疗20分钟后症状消失； 22:50就寝，很快入眠，0:50起夜时后背心区紧缩感VAS=2，场效应局部理疗，随后很快再入眠。
3月8日	晨起腰部发沉VAS=2，持续至23:00就寝时仍存在； 今日脏腑手法诊治时压痛分值的变化十分显著，且耳门穴由之前的无痛感转变为按压时持续性发胀VAS=1，疑其很久前生过大气，随追溯：2008年因某事导致闷气难发，并因此而致右门牙松动，闷气难发状态持续约半个月后，右门牙自行脱落；在闷气难发的半个月期间，有时两肋区胀痛VAS=9；半个月后郁闷之气渐消，但之后只要一生气就会频繁打嗝，揉腹后可缓解；2011年开始出现药物控制血糖效果欠佳，随后改为胰岛素注射至今，但效果仍不理想。 当天下午感觉身体疲惫VAS=4~5。
3月9-12日	晨起腰部发沉VAS=1，持续至当晚就寝时仍存在。
3月13日	晨起腰部发沉VAS=1，下午由持续性转变为间歇性（休息后消失，劳累后复现）。
3月14日	腰部间歇性发沉VAS=1（晨起即觉、活动后消失；劳累后复现，休息后消失）； 治疗完回宾馆途中频繁呃逆，与2008年生气后症状相同，但程度较之前明显减轻50%。
3月15-16日	腰部间歇性发沉VAS=0.5（晨起即觉、活动后消失；劳累后复现，休息后消失）； 治疗完回宾馆途中仍频繁呃逆，但程度较昨日减轻至VAS=4。
3月19日	腰部间歇性发沉VAS=0.5（晨起即觉、活动后消失；劳累后复现，休息后消失）。
3月20日	腰部间歇性发沉VAS=0.5（晨起即觉、活动后消失；劳累后复现，休息后消失）； 下午场效应治疗腰部时，局部排汗较多VAS=5，并感觉右大腿外侧发凉VAS=7。

《素问·灵兰秘典论》

心者,君主之官也,神明出焉。

肺者,相傅之官,治节出焉。

肝者,将军之官,谋虑出焉。

胆者,中正之官,决断出焉。

膻中者,臣使之官,喜乐出焉。

脾胃者,仓廪之官,五味出焉。

大肠者,传道之官,变化出焉。

小肠者,受盛之官,化物出焉。

肾者,作强之官,伎巧出焉。

三焦者,决渎之官,水道出焉。

膀胱者,州都之官,津液藏焉,

气化则能出矣。

凡此十二官者,不得相失也,

故主明则下安,以此养生则寿,

殁世不殆,以为天下则大昌。

主不明则十二官危,使道闭塞而不通,

形乃大伤,以此养生则殃,

以为天下者,其宗大危,戒之戒之。

钱学森对中医学情有独钟。早在20世纪80年代，他就提出"中医现代化，是中医的未来化，也就是21世纪我们要实现的一次科学革命，是地地道道的尖端科学"，曾在社会上引起很大的反响。

当时原卫生部中医局局长、中医专家吕炳奎就中医学研究问题写信给钱学森。钱学森在给吕炳奎的回信中，比较了西医和中医的两种不同的研究事物的方法——分析法和综合法，指出了西医研究中的弊病，大胆提出"医学的方向是中医的现代化，而不存在什么其他途径。西医也要走到中医的道路上来"。这令人耳目一新的观点，在中医学研究上是破天荒的第一次。

钱学森提出中医现代化是祖国医学的发展方向。他认为：第一，西医起源和发展于科学技术的"分析时代"。那时，为了深入研究，人们把事物分解为若干组成部分，一个一个地去认识。这有好处，便于认识。但也有坏处，把本来整体的东西分割了。西医的毛病也就在于此。然而，这一缺点早在一百年前恩格斯就指出了。到了大约20年前，终于被广大科技界所认识，要恢复"系统观"，有人称为"系统时代"。人体科学一定要有系统观，而这就是中医的观点。所以医学发展的方向是中医，不是西医，西医也要走到中医的道路上来。第二，当前存在的问题是，现有的中医理论尚不能同现代科学技术联系起来，而科学技术一定要联成一体，不能东一块，西一块。解决这个问题就是中医现代化，实际上是医学的现代化……

钱学森

二十世纪应用科学领域最为杰出的科学家

中国两弹一星功勋奖章获得者之一

航空领域的世界级权威

空气动力学学科的第三代挈旗人

工程控制论的创始人

二十世纪应用数学和应用力学领域的领袖人物

持续性头晕伴头重脚轻感15个月

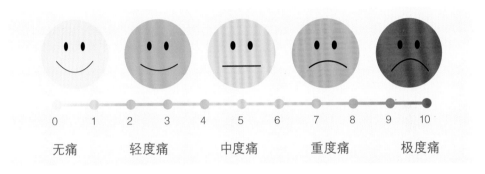

VAS疼痛评分尺
（评分原则：就高不就低）

| 0 | 1 | 2 | 3 | 4 | 5 | 6 | 7 | 8 | 9 | 10 |

| 无痛 | 轻度痛 | 中度痛 | 重度痛 | 极度痛 |

| 0~1 | 2~3 | 4~6 | 7~8 | 9~10 |

病症程度对应评分色

患者信息： 男性　66岁

就诊日期： 2019年10月22日

就诊原因： 2018年6月起，出现持续性头晕伴头重脚轻感，立位时明显，坐位时缓解；当年11月于当地医院住院治疗15天，症状无改善；今年8月22日至9月21日，连续服用中药汤剂（3次/日）一个月，症状仍无改善。

| 病症程度 | 15个月来 | 立位时持续性头晕伴头重脚轻感VAS=8
坐位时持续性头晕VAS=4 |

2000年 确诊糖尿病，口服用药3年后，改为口服阿卡波糖片联合皮下注射长效胰岛素，血糖控制在空腹9~10mmol/L，餐后2小时11.5~12.1mmol/L。

2014年 因尿频、尿急、尿不尽而就诊当地医院泌尿外科，确诊前列腺增生，口服用药后症状明显减轻，后坚持长期用药（药名不详）。

2017年6月起 喝粥或饮食不当时，饭后半小时胃部反酸VAS=7，有时吐酸水，吐出酸水后胃部逐渐感觉舒服，此症状持续至今年9月12日开始口服奥美拉唑肠溶片后，症状开始缓解，用药至今症状未再出现。

2018年1月起 早餐食欲尚可，午餐不觉饥饿、也无胃胀但不想进食；随将一日三餐改为一日两餐至今，但不觉饭香；2019年2月中旬起，主食量由过去每顿3两米饭，降至每顿2两米饭。

2018年6月起 立位时持续性头晕伴头重脚轻感VAS=8，坐位时持续性头晕VAS=4，住院治疗15天、口服中药1个月均无改善。

2018年6月起 步行超过2km后，双小腿持续性发僵发胀VAS=6，但局部按压并无浮肿；11月住院治疗15天后，症状减轻至VAS=4；2019年8月18日起，晨起一下地即觉双小腿持续性发僵发胀VAS=6，步行时双腿持续性发沉VAS=6。

2018年6月起 双肩持续性发僵发胀VAS=4；11月住院治疗15天后，症状减轻至VAS=2。2019年2月起，症状复现如初；8月18日起，加重至双侧颈肩持续性发僵发胀VAS=7。

2018年6月起　晨醒后仍觉精神不振、身体疲惫VAS=8；2019年2月中旬起，一天到晚总想睡觉，全天感觉身体疲惫VAS=8。

2018年6月起　全天手脚冰凉VAS=8，感觉似冰箱的温度。

2018年6月起　每天很规律的8:30-9:00期间大便一次的时间变为16:00-17:00，且大便干燥、排便困难VAS=6、排便时间延长至15分钟左右；2019年2月中旬起，又发现大便颜色与之前不同：头尾为黑色、中段为正常黄色。

2018年6月起　起夜次数由之前的1次/晚增至2~4次/晚（4次居多），严重影响睡眠，且每次小便有腥味VAS=6~7、量不多而泡沫多、轻度浑浊、有尿不尽感VAS=6，偶有小便时疼痛感VAS=3~4；

自2014年起持续用药至2019年3月，因症状未见改善而自行停药。

2018年11月　当地医院住院治疗期间，确诊高血压（高压>140/低压90~98mmHg）伴轻微脑梗，并开始口服阿托伐他汀钙胶囊。

2019年8月18日起　视物模糊不清VAS=5~6。

2019年9月02日起　血糖持续控制不稳定：空腹10~12.5 mmol/L，餐后2小时12.5~17.6 mmol/L。

【相关信息】

1. 吸烟史：25岁开始吸烟，至今基本每天2包烟。

2. 睡眠习惯：51岁起，约1小时方可入眠；

　　　　　　61岁起，开始起夜，起夜如厕后约需40分钟左右入眠。

　　　　　　退休至今，依然忙碌而不得闲，从不午休。

3. 情绪状态：年轻时爱发脾气，55岁之后脾气比较温和。

4. 运动习惯：每天散步1~2次，每次40~60分钟。

6. 现长期用药情况：

　　(1)阿卡波糖片(降糖药)：每早餐前2片(50mg/片)，至今服用19年；

　　(2)地特长效胰岛素(降糖药)：每晚21:00皮下注射17个单位，至今皮下注射16年；

　　(3)阿托伐他汀钙胶囊(降脂药)：每早餐前半小时1粒(10mg/粒)，至今服用近1年。

【疗效统揽】

患者现有病症	VAS疼痛评分　0-无痛 ——→ 10-疼痛难以忍受	
	0~1　2~3　4~6　7~8　9~10	
	治疗前评分	治疗后评分
15个月来，立位时持续性头晕伴头重脚轻感	VAS=8	VAS=1
15个月来，坐位时持续性头晕	VAS=4	VAS=0
15年来，每晚入眠时间约需 1小时	1小时	30分钟
2年多来，喝粥或饮食不当时，饭后半小时胃部反酸VAS=7，有时吐酸水 至今服用奥美拉唑肠溶片40天来症状未再出现(治疗当天自行停药)	VAS=7	未再出现 VAS=0
21个月来，一日两餐前无饥饿感，虽按时进餐但不觉饭香	同前	饭前有饥饿感 吃饭可觉饭香
8个月来，主食量由过去的每顿3两米饭降至每顿2两饭	同前	恢复主食量 每顿3两米饭
15个月来，全天手脚冰凉VAS=8 (感觉似冰箱)	VAS=8	全天手脚温暖
15个月来，每晚起夜2~4次(4次居多)严重影响睡眠	每晚起夜2~4次 (4次居多)	每晚起夜1~3次 (1~2次居多)
15个月来，每晚起夜如厕后约40分钟再次入眠	同前	30分钟

【疗效统揽】

患 者 现 有 病 症	VAS疼痛评分 0-无痛 ——→ 10-疼痛难以忍受 0~1 | 2~3 | 4~6 | 7~8 | 9~10	
	治疗前评分	治疗后评分
15个月来，每天8:30-9:00期间大便一次的规律时间变为16:00-17:00	同前	晨起即有便意随即排便
15个月来，排便时大便干燥、排便困难VAS=6，排便需15分钟左右	同前	大便不干燥、排便不困难、耗时不到5分钟
8个月来，大便颜色与之前不同，头尾黑色、中段正常黄色	同前	大便颜色整体为正常黄色
15个月来，全天每次小便量不多，尿不尽感VAS=6	同前	每次小便量增加20%尿不尽感VAS=2
15个月来，小便偶有疼痛VAS=3~4	VAS=4	未再出现
15个月来，每次小便时可闻及腥味	VAS=7	完全消失VAS=0
15个月来，每次小便轻度浑浊、泡沫多	同前	小便颜色淡黄清亮泡沫减少30%
8个月来，晨起精神萎靡，整天总想睡觉，全天身体疲惫感VAS=8	VAS=8	晨起精神良好身体疲惫感VAS=1
65天来，晨起一下地即觉双小腿持续性发僵发胀	VAS=6	VAS=0
65天来，步行时双腿持续性发沉	VAS=6	VAS=1
65天来，双侧颈肩全天持续性发僵发胀	VAS=7	VAS=0
65天来，视物模糊不清	VAS=6	VAS=2
50天来，血糖控制不稳定	同前	血糖控制趋于稳定

【疗效分揽】

✚ 10月22日–12月31日疗程康复Ⅰ& 居家康复 & 疗程康复Ⅱ治疗期间疗效一览表

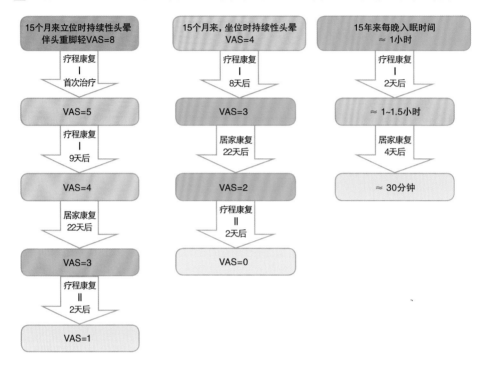

15个月来立位时持续性头晕
伴头重脚轻VAS=8

疗程康复
∣
首次治疗

VAS=5

疗程康复
∣
9天后

VAS=4

居家康复
22天后

VAS=3

疗程康复
∥
2天后

VAS=1

15个月来, 坐位时持续性头晕
VAS=4

疗程康复
∣
8天后

VAS=3

居家康复
22天后

VAS=2

疗程康复
∥
2天后

VAS=0

15年来每晚入眠时间
≈ 1小时

疗程康复
∣
2天后

≈ 1~1.5小时

居家康复
4天后

≈ 30分钟

✚ 10月22日–12月31日疗程康复Ⅰ& 居家康复 & 疗程康复Ⅱ治疗期间疗效一览表

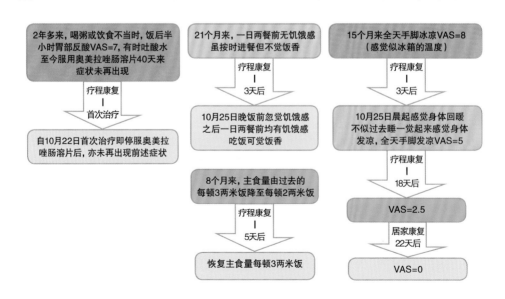

2年多来, 喝粥或饮食不当时, 饭后半
小时胃部反酸VAS=7, 有时吐酸水
至今服用奥美拉唑肠溶片40天来
症状未再出现

疗程康复
∣
首次治疗

自10月22日首次治疗即停服奥美拉
唑肠溶片后, 亦未再出现前述症状

21个月来, 一日两餐前无饥饿感
虽按时进餐但不觉饭香

疗程康复
∣
3天后

10月25日晚饭前忽觉饥饿感
之后一日两餐前均有饥饿感
吃饭可觉饭香

8个月来, 主食量由过去的
每顿3两米饭降至每顿2两米饭

疗程康复
∣
5天后

恢复主食量每顿3两米饭

15个月来全天手脚冰凉VAS=8
（感觉似冰箱的温度）

疗程康复
∣
3天后

10月25日晨起感觉身体回暖
不似过去睡一觉起来感觉身体
发凉, 全天手脚发凉VAS=5

疗程康复
∣
18天后

VAS=2.5

居家康复
22天后

VAS=0

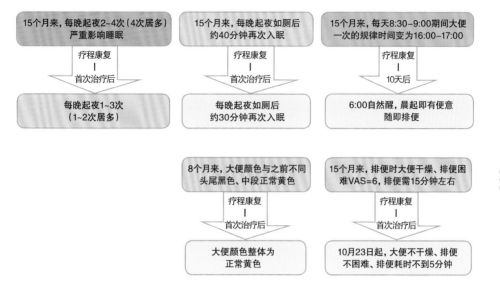

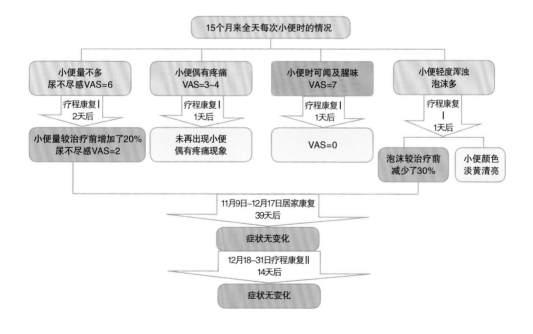

■ 10月22日–12月31日疗程康复 I & 居家康复 & 疗程康复 II 治疗期间疗效一览表

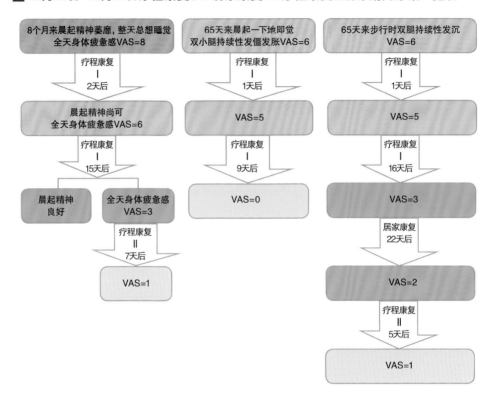

■ 10月22日–12月31日疗程康复 I & 居家康复 & 疗程康复 II 治疗期间疗效一览表

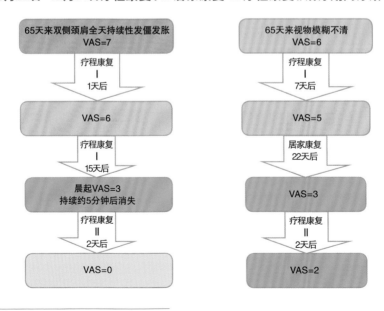

单位：mmol/L	早餐前血糖	早餐后2h血糖
稳定时血糖	9~10	11.5~12.1
不稳定时血糖	10~12.5	12.5~17.6
10月21日血糖	12.3	17.4
10月26日血糖	10.8	12.1
10月27日血糖	10.5	12.8
11月02日血糖	10.8	14.0
11月03日血糖	9.8	12.4

50天来血糖控制不稳定

疗程康复Ⅰ期间

【排病反应】

日　期	疗程康复Ⅰ&Ⅱ治疗期间排病反应（10月22日-12月31日）
10月22日	上午治疗结束后，双大腿内外侧及双臀部发僵发胀VAS=7，持续至24日晨起消失。
10月28日	中午午休起床后，双臀部外侧持续性发酸VAS=6。
10月29日	晨起双臀部外侧持续性发酸VAS=6，约20:00左右降至VAS=4。
10月30日-11月5日	10月30日晨起，双臀部外侧持续性发酸VAS=4，全天未发生变化； 之后连续7天，双臀部外侧持续性发酸VAS=4。
11月6-8日	11月6日晨起，双臀部外侧持续性发酸VAS=3，全天未发生变化； 之后连续3天，双臀部外侧持续性发酸VAS=3。
11月9-11日	11月9日晨起，双臀部外侧持续性发酸VAS=2，全天未发生变化； 之后连续3天，双臀部外侧持续性发酸VAS=2。
11月12-14日	11月12日晨起，双臀部外侧持续性发酸VAS=1，全天未发生变化。 之后连续3天，双臀部外侧持续性发酸VAS=1。
11月15日	晨起双臀部外侧持续性发酸消失。
12月2-18日	12月2日晨起出现口干VAS=4，但不觉口渴； 之后连续17天，全天均存在口干VAS=4，但不觉口渴现象。
12月19-21日	12月19日晨起口干降至VAS=2，仍不觉口渴； 之后连续4天，全天均存在口干VAS=2，但不觉口渴现象。
12月22日	晨起口干现象消失。

092

《素问·通评虚实论》

气虚者，肺虚也，

气逆者，足寒也，

非其时则生，

当其时则死。

余藏皆如此。

……

帝曰：何谓从则生，逆则死？

岐伯曰：所谓从者，手足温也。

所谓逆者，手足寒也。

黄帝内经

黄元御气机升降图

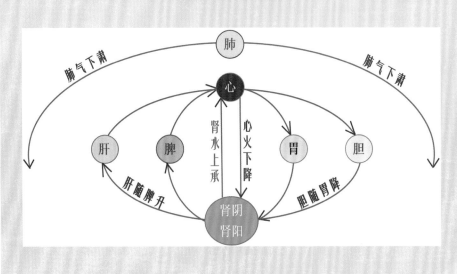

案例14

双眼视力持续下降半月后右眼完全失明，左眼视力仍呈下降趋势

VAS疼痛评分尺

（评分原则：就高不就低）

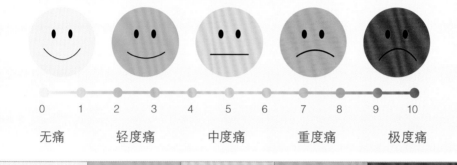

病症程度对应评分色

患者信息： 女性　65岁
就诊日期： 2019年2月8日
就诊原因： 1月15日因双眼视物模糊伴视力下降而就诊同仁医院，检查无特殊异常，排除白内障所致；22日起局部用药1周，双眼视力仍呈下降趋势；30日自觉右面部麻胀（但外观无异常）并右眼完全失明，左眼视物模糊程度仍呈下降趋势。2月1日先后就诊美尔目医院和武警总医院；2月3日就诊协和医院，诊断缺血性视乳头病变、老年性白内障，医生处方：复方樟柳碱注射液穴位注射10天；葛根素葡萄糖注射液静脉输注12天；口服甲钴胺。
2月8日就诊时右眼失明10天，左眼视力仍呈下降趋势。

病症程度	▶	27天来	右眼失明10天 左眼视力呈持续下降趋势

2017年11月下旬起 出现阵发性刺激性咳嗽现象,须咳出痰后方可缓解,期间就诊多家医院,历经口服消炎药、镇咳药、中药,静脉输注消炎药、抗过敏药等,但症状时好时坏,始终未愈;

此后至今的14个多月来,夏季症状稍轻、冬季症状较重,夜间有时亦会咳醒(喝水后方可缓解),近4个多月来,每天需用卫生巾应对因咳嗽导致的压力性尿失禁。

2018年10月起 见饭恶心、吃不下饭,至今4个月来,体重减少了15Kg(4个月前体重70Kg、现体重55Kg);

左侧腹股沟和左侧髋臀部间断性发痒VAS=7~8,每晚22:30就寝时因发痒增至VAS=10难以忍受而经常挠破皮肤。

2019年1月中旬起 因出现双眼视力下降、视物模糊而于1月15日就诊同仁医院,检查无特殊异常,排除白内障所致;

22日给予玻璃酸钠滴眼液+双氯芬酸钠滴眼液+维生素A棕榈酸酯眼用凝胶联合应用1周后,双眼视力仍呈进一步下降趋势;1月30日,自觉右面部麻胀(但外观无异常)并右眼完全失明,左眼视物模糊程度仍呈下降趋势;2月1日先后就诊美尔目医院和武警总医院;2月3日就诊协和医院,诊断缺血性视乳头病变、老年性白内障,医治处方:复方樟柳碱注射液穴位注射(1次/日),连续10天;葛根素葡萄糖注射液静脉输注(1次/日,200ml/次),连续12天;口服甲钴胺片(3次/日,1片/次)。

2月8日就诊时 右眼失明10天,左眼视力仍呈进一步下降趋势。

【相关信息一】

1. 2002年，确诊右乳癌伴左乳包块，行右乳根治术和左乳切除术（同时切除双侧卵巢）并放化疗。

   术后至今右侧胸部刀口及其周围皮温明显高于左侧胸部皮温VAS=6，且刀口及其周围皮肤持续性烧灼痛VAS=6；术后右侧胸部刀口间断性渗血，持续至2018年7月停止（历时16年余），但局部留一小指甲盖大小的伤口始终未愈，且在2017年11月下旬出现阵发性刺激性咳嗽现象后至今，小伤口反复化脓。

2. 2007年，因右腋下淋巴结包块，病理检查示乳癌转移，而行右腋下淋巴结清除术并放化疗。

   放化疗结束后的一次外出游玩途中，不明原因首次哮喘发作，当即口服氯雷他定片后症状缓解，之后就医确诊过敏性哮喘，并随身携带硫酸沙丁胺醇吸入喷雾剂和氯雷他定片，于哮喘发作时随时用药（轻时仅用喷雾剂，重时喷雾剂+片剂）以缓解症状。

3. 2009年，因母亲突然病故过度悲伤而诱发哮喘发作，之后哮喘发作频次较之前更加频繁；诱发哮喘发作的同时血压忽然升高（最高可达180/110mmHg），之后血压忽高忽低半年之久，随后开始长期服用降压药至今。

4. 2012年，因颈肩腰腿痛就诊甘肃武警医院骨科，确诊颈、腰椎椎间盘突出伴轻度椎管狭窄，之后疼痛时轻时重。

5. 2013年起，因双手十指关节变形伴疼痛就诊甘肃武警医院风湿免疫科，但风湿免疫因子等检查结果均为阴性，至今双手十指疼痛时轻时重。

6. 2013年起，每晚起夜4~5次，如厕后20分钟内可再次入睡，但中午必须午休1小时左右，否则下午精神不济。

7. 2013年起，一年四季全身自汗，冬天都会因为出汗湿透衣服而更换衣物1次，夏天则需更换衣物2~3次。

8. 2013年起，外出用餐后很快小腹疼痛不适，且因感觉憋不住而须立即蹲厕（1~2次稀便），之后至今很少在外就餐。

【相关信息二】

1. 因长期治疗用药伤及脾胃而导致长期食欲欠佳，不觉饭香，主食量一般为米饭不到1两；

   2017年11月下旬起，在出现阵发性刺激性咳嗽之前，一感到饥饿就会胃痛VAS=6，吃点东西则胃痛缓解。

2. 平日情绪状态：爱发脾气、爱操心。

3. 过敏史：30岁时，发现普鲁卡因过敏；

   50岁左右，发现对不良气味、烟味等敏感，医院检查发现很多种过敏原。

4. 外伤史：1971年翻车致脑震荡，之后经常头痛VAS=8~10，疼痛难忍时服用止痛片。

5. 既往史：13岁初潮起，经期头两天头痛VAS=10、眼痛VAS=10，须吃止痛片方可缓解；

   21岁，确诊青光眼，日常注意情绪控制（少生气）可缓解眼痛程度；

   48岁，乳癌手术合并摘除双侧卵巢后，头痛、眼痛较少发生。

6. 家族史：

   （1）父亲——86岁时因多种慢性疾患致多脏器功能衰竭而病逝；

   （2）母亲——80岁时因急性胰腺炎病故；之前多年高血压、青光眼、类风湿性关节炎等慢性病史。

7. 现长期用药情况：

   （1）厄贝沙坦氢氯噻嗪片（降压药）：1次/早，0.5片/次。至今服用近10年；

   （2）硫酸沙丁胺醇吸入喷雾剂：哮喘发作时应用，至今应用12年之久；

   （3）氯雷他定片：哮喘发作严重时服用，至今服用12年之久。

患者现有病症	VAS疼痛评分 0-无痛 ——————→ 10-疼痛难以忍受		
		治疗前评分	治疗后评分
27天以来,左眼视物模糊不清,视力呈进行性下降趋势	同前		左眼视力恢复如初
27天以来,右眼视物模糊不清,视力持续下降至10天前失明	同前		右眼上方和左前方可看见距离眼睛1m左右的物体移动但难辨何物
4个月以来,见饭恶心吃不下饭,半年内体重减少15Kg	同前		胃口恢复,与生病前相当,体重亦渐如初
4个月以来,左侧髋臀部及腹股沟间歇性发痒 VAS=7~8 每晚就寝时发痒难忍VAS=10	同前		完全消失 VAS=0
14个月以来,阵发性刺激性咳嗽夏轻冬重 近4个多月以来,每天需用卫生巾应对因咳嗽导致的压力性尿失禁	同前		偶尔咳嗽、基本不喘
近2年来,腰部中央及腰右侧持续性疼痛 VAS=8伴弯腰受限VAS=3	VAS=3~8		完全消失 VAS=0
近2年来,后颈部持续性疼痛伴活动受限	VAS=2~4		完全消失 VAS=0
6年以来,晨起精神尚可,中午必须午休1小时,否则下午精神不济	同前		晨起精神良好,午睡30分钟,下午精神足
6年以来,一年四季全身自汗,需每天更换衣服(春秋冬季1次/日、夏季2~3次/日)现阶段每天全身自汗VAS=6,需更换1次衣服	同前		头颈部、双腋下自汗VAS=1~2 不需更换衣服
12年以来,过敏性哮喘比较频发,随身携带硫酸沙丁吸入喷雾剂和氯雷他定片,遇不良性或刺激性气味有诱发哮喘发作趋势时随即用药(轻时喷雾剂,重时喷雾剂+片剂)	同前		过敏性哮喘未再发作 遇不良性或刺激性气味咳嗽5~6声即可缓解
17年以来,右侧胸部刀口处持续烧灼痛	VAS=6		VAS=0
17年以来,右侧胸部刀口处留一小指甲盖大小伤口始终未愈,2017年11月下旬出现阵发性刺激性咳嗽现象后至今,小伤口反复化脓	同前		小伤口完全愈合
17年以来,右侧胸部刀口处皮肤温度明显高	VAS=6		VAS=1

| 0~1 | 2~3 | 4~6 | 7~8 | 9~10 |

097

【疗效统揽】

■ 2019年2月8日–2020年7月31日疗程康复Ⅰ~Ⅳ& 居家康复治疗期间疗效一览表

治疗前
2019年2月7日前

> 6年来
> 每晚起夜4~5次
> 如厕后20分钟内可再次入眠
> 但因此而导致每天中午必须午休1小时否则下午精神不济

疗程康复Ⅰ
2月8日–2月22日

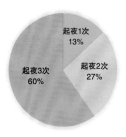

居家康复Ⅰ
2月23日–3月23日

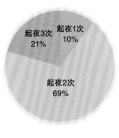

居家康复Ⅰ
4月15日–5月16日

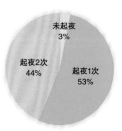

居家康复Ⅰ
5月17日–10月14日

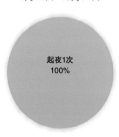

疗程康复Ⅱ~Ⅲ
10月15日–12月13日

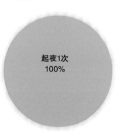

居家康复Ⅱ~疗程康复Ⅳ
12月14日–2020年1月10日

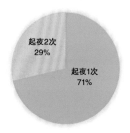

居家康复Ⅲ
1月11日–3月13日

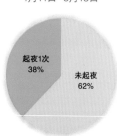

居家康复Ⅲ
3月14日–5月8日

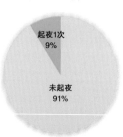

居家康复Ⅲ
5月9日–7月31日

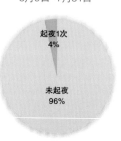

【疗效分揽】

■ 2019年2月8日–2020年7月31日疗程康复Ⅰ~Ⅳ& 居家康复治疗期间疗效一览表

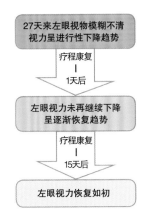

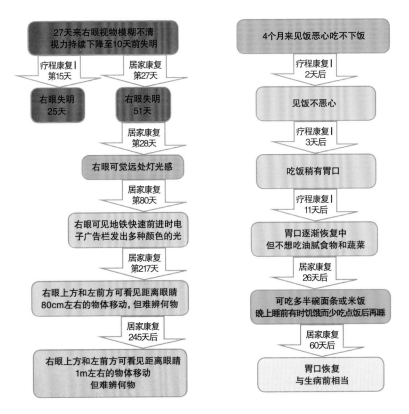

✚ 2019年2月8日–2020年7月31日疗程康复Ⅰ～Ⅳ& 居家康复治疗期间疗效一览表

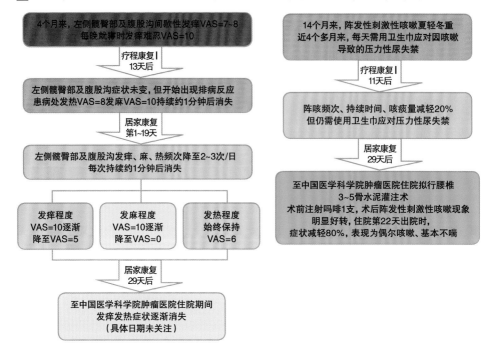

4个月来，左侧髋臀部及腹股沟间歇性发痒VAS=7~8
每晚就寝时发痒难忍VAS=10

疗程康复Ⅰ
13天后

左侧髋臀部及腹股沟症状未变，但开始出现排病反应
患病处发热VAS=8发麻VAS=10持续约1分钟后消失

居家康复
第1~19天

左侧髋臀部及腹股沟发痒、麻、热频次降至2~3次/日
每次持续约1分钟后消失

| 发痒程度
VAS=10逐渐
降至VAS=5 | 发麻程度
VAS=10逐渐
降至VAS=0 | 发热程度
始终保持
VAS=6 |

居家康复
29天后

至中国医学科学院肿瘤医院住院期间
发痒发热症状逐渐消失
（具体日期未关注）

14个月来，阵发性刺激性咳嗽夏轻冬重
近4个多月来，每天需用卫生巾应对因咳嗽
导致的压力性尿失禁

疗程康复Ⅰ
11天后

阵咳频次、持续时间、咳痰量减轻20%
但仍需使用卫生巾应对压力性尿失禁

居家康复
29天后

至中国医学科学院肿瘤医院住院拟行腰椎
3~5骨水泥灌注术
术前注射吗啡1支，术后阵发性刺激性咳嗽现象
明显好转，住院第22天出院时，
症状减轻80%，表现为偶尔咳嗽、基本不喘

✚ 2019年2月8日–2020年7月31日疗程康复Ⅰ～Ⅳ& 居家康复治疗期间疗效一览表

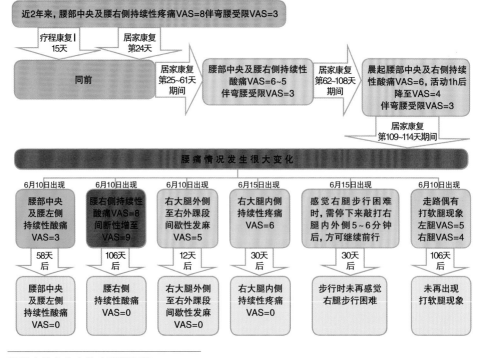

近2年来，腰部中央及腰右侧持续性疼痛VAS=8伴弯腰受限VAS=3

疗程康复Ⅰ　　　居家康复
15天　　　　　第24天

同前

居家康复
第25~61天
期间

腰部中央及腰右侧持续性
酸痛VAS=6~5
伴弯腰受限VAS=3

居家康复
第62~108天
期间

晨起腰部中央及右侧持续
性酸痛VAS=6，活动1h后
降至VAS=4
伴弯腰受限VAS=3

居家康复
第109~114天期间

腰痛情况发生很大变化

6月10日出现	6月10日出现	6月10日出现	6月15日出现	6月15日出现	6月10日出现
腰部中央
及腰左侧
持续性酸痛
VAS=3	腰右侧持续性
酸痛VAS=8
间断性增至
VAS=9	右大腿外侧
至右外踝段
间歇性发麻
VAS=5	右大腿内侧
持续性疼痛
VAS=6	感觉右腿步行困难
时，需停下来敲打右
腿内外侧5~6分钟
后，方可继续前行	走路偶有
打软腿现象
左腿VAS=5
右腿VAS=4
58天
后	106天
后	12天
后	30天
后	30天
后	106天
后
腰部中央
及腰左侧
持续性酸痛
VAS=0	腰右侧
持续性酸痛
VAS=0	右大腿外侧
至右外踝段
间歇性发麻
VAS=0	右大腿内侧
持续性疼痛
VAS=0	步行时未再感觉
右腿步行困难	未再出现
打软腿现象

➕ 2019年2月8日–2020年7月31日疗程康复Ⅰ～Ⅳ& 居家康复治疗期间疗效一览表

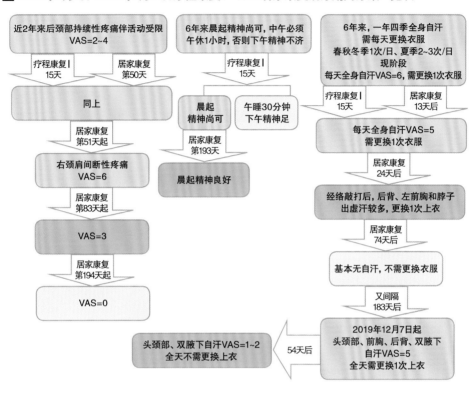

近2年来后颈部持续性疼痛伴活动受限
VAS=2~4

├── 疗程康复Ⅰ 15天
└── 居家康复 第50天

同上

居家康复 第51天起

右颈肩间断性疼痛 VAS=6

居家康复 第83天起

VAS=3

居家康复 第194天起

VAS=0

6年来晨起精神尚可,中午必须午休1小时,否则下午精神不济

疗程康复Ⅰ 15天

├── 晨起精神尚可
└── 午睡30分钟 下午精神足

居家康复 第193天

晨起精神良好

6年来,一年四季全身自汗
需每天更换衣服
春秋冬季1次/日、夏季2~3次/日
现阶段
每天全身自汗VAS=6,需更换1次衣服

├── 疗程康复Ⅰ 15天
└── 居家康复 13天后

每天全身自汗VAS=5
需更换1次衣服

居家康复 24天后

经络敲打后,后背、左前胸和脖子
出虚汗较多,更换1次上衣

居家康复 74天后

基本无自汗,不需更换衣服

又间隔 183天后

2019年12月7日起
头颈部、前胸、后背、双腋下
自汗VAS=5
全天需更换1次上衣

← 54天后 头颈部、双腋下自汗VAS=1~2
全天不需更换上衣

101

➕ 2019年2月8日–2020年7月31日疗程康复Ⅰ～Ⅳ& 居家康复治疗期间疗效一览表

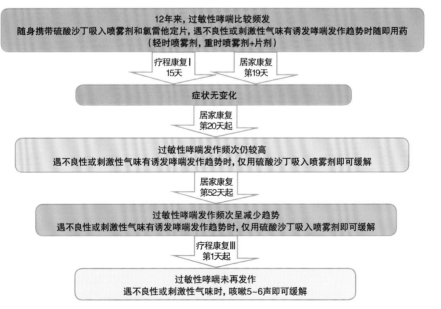

12年来,过敏性哮喘比较频发
随身携带硫酸沙丁吸入喷雾剂和氯雷他定片,遇不良性或刺激性气味有诱发哮喘发作趋势时随即用药
(轻时喷雾剂,重时喷雾剂+片剂)

├── 疗程康复Ⅰ 15天
└── 居家康复 第19天

症状无变化

居家康复 第20天起

过敏性哮喘发作频次仍较高
遇不良性或刺激性气味有诱发哮喘发作趋势时,仅用硫酸沙丁吸入喷雾剂即可缓解

居家康复 第52天起

过敏性哮喘发作频次呈减少趋势
遇不良性或刺激性气味有诱发哮喘发作趋势时,仅用硫酸沙丁吸入喷雾剂即可缓解

疗程康复Ⅲ 第1天起

过敏性哮喘未再发作
遇不良性或刺激性气味时,咳嗽5~6声即可缓解

备注: 疗程康复Ⅲ的治疗时间自2019年12月2日起。

激发人体自愈力临床案例汇编

⊞ 2019年2月8日–2020年7月31日疗程康复Ⅰ~Ⅳ&居家康复治疗期间疗效一览表

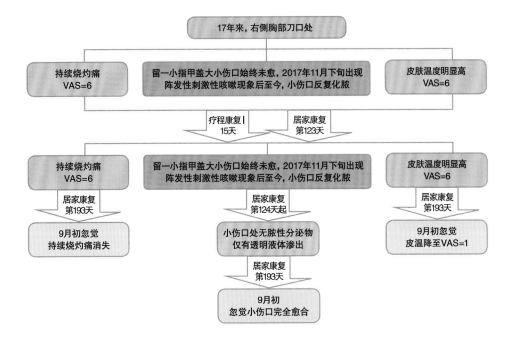

【排病反应】

日 期	疗程康复Ⅰ&居家康复期间排病反应（2019年2月8日–3月28日）
2月8日	五官超短波治疗眼部结束后，右眼眶下方轻微麻痒感，持续约5分钟后消失。
2月10日	22:00就寝前第2次排便，成形、少量、不粘马桶（之前大便很规律，每天晨起1次、成形、适量、不粘马桶）。
2月11–15日	11日晨起头后枕部持续性发胀发闷VAS=4（与1971年翻车致脑震荡时症状相似），总想闭目养神； 12日晨起降至VAS=3；13日晨起降至VAS=2；14日晨起降至VAS=1；15日晨起消失； 11日晨起大便较康复治疗前稍有干燥，至16日晨起大便不再干燥，恢复如常。

日　期	疗程康复 ｜ & 居家康复期间排病反应（2019年2月8日–3月28日）
2月20日–3月28日	20日17:00多忽觉后背左侧肝脏反射区和心脏反射区持续性岔气样疼痛VAS=10,似别筋感,只敢出气不敢吸气,局部拉伸、拍打及场效应治疗后逐渐降至VAS=4; 21日咳嗽时左侧肝区和心区岔气样疼痛VAS=4,咳嗽停止后降至VAS=2,但局部压痛VAS=7; 22日咳嗽时后背左侧肝区和心区岔气样疼痛延伸至左肋区VAS=5,咳嗽停止后降至VAS=3,但局部压痛VAS=8;因咳嗽症状渐重而就诊中国医学科学院肿瘤医院,确诊肺部真菌感染后开始连续口服抗真菌药物,28天后咳嗽症状减轻60%,后背左侧肝区和心区岔气样疼痛基本消失
2月20日	夜晚睡眠期间因翻身疼痛而醒来4次,之后可继续入睡。 追溯:2018年11月曾有过类似现象发生,急诊协和医院诊断左侧肺炎,输液治疗10天后此类现象未再出现过。
2月22日	晨起和午饭后各排便1次,均成形、适量、不粘马桶。
2月27日–3月7日	夜间咽干现象较之前明显加重,之前每晚夜间起夜后总共只需喝半杯水,现每晚起夜后总共需要喝2杯水。
3月8–23日	8–23日期间,夜间咽干现象较之前有所减轻,每晚起夜后总共需要喝1杯水; 11–13日期间,白天喝水量较之前增加3~4杯; 13日晨起咳嗽时痰中有三个小米粒大小的暗红色血块 　（追溯:1个月前晨起咳嗽偶尔有痰中带血丝现象）; 14–19日期间,每天晨起的第一口痰中均有1~3个小米粒大小的暗红色血块; 16–22日期间,不经意间转头时偶有右侧颞顶部瞬间不适感VAS=7(似头晕又不晕),之后未觉其他不适。

103

激发人体自愈力临床案例汇编

日 期	居家康复 & 疗程康复 II 期间排病反应（2019年6月8日-10月29日）	
6月8-15日	双手整个手掌及十指持续性发胀（右手VAS=6，左手VAS=5）	
6月16-24日	双手整个手掌及十指持续性发胀（右手VAS=5，左手VAS=4）	双手掌指关节及指指关节持续性疼痛VAS=5
6月25日-7月3日	双手整个手掌及十指持续性发胀（右手VAS=4，左手VAS=3）	
7月4-15日	双手整个手掌及十指持续性发胀（右手VAS=3，左手VAS=2）	
7月16-30日	双手整个手掌及十指持续性发胀（右手VAS=2，左手VAS=1）	
7月31日-8月2日	双手整个手掌及十指持续性发胀（右手VAS=2，左手VAS=1）	双手掌指关节及指指关节持续性疼痛VAS=9同时伴剧烈腰痛VAS=9，口服三天止痛药
8月3-6日	双手整个手掌及十指持续性发胀（右手VAS=2，左手VAS=1）	双手掌指关节及指指关节持续性疼痛VAS=5
8月7-11日	双手整个手掌及十指持续性发胀（右手VAS=1，左手VAS=0）	双手掌指关节及指指关节持续性疼痛VAS=3间断性加重至VAS=9
8月12日-9月12日	双手整个手掌及十指持续性发胀（右手VAS=0，左手VAS=0）	双手掌指关节及指指关节持续性疼痛VAS=1~2间断性加重至VAS=5
9月13日-10月14日	9月13日起，双手拇指、食指、中指的指指关节持续性疼痛VAS=7~8，其余四指无症状；10月2日起降至VAS=5；10月10日起降至VAS=3；14日起降至VAS=0。	
10月15日	晨起双手拇指、食指、中指的指指关节发胀VAS=4；14:00后出现持续性胀痛VAS=4，次日晨起消失。	
10月22日	16:15牙龈持续性疼痛增至VAS=8，且出现左侧上牙疼痛VAS=8及左侧面颊部疼痛VAS=5；21:00就寝时，左侧颞顶部疼痛VAS=8，口服双氯芬酸钠缓释片75mg（3片），40多分钟疼痛减轻后渐入眠。	
10月23日	19:00牙龈痛增至VAS=5，同时上牙痛VAS=6及左面颊部痛VAS=5，牙龈发痒增至VAS=5；按压合谷穴和足三里15分钟后，左上牙疼痛降至VAS=3、左面颊部疼痛降至VAS=2；	
10月24日	18:00牙龈痛增至VAS=6，同时上牙痛VAS=7及左面颊部痛VAS=6，牙龈发痒VAS=5，左颞顶部痛VAS=5；按压合谷穴和足三里按压15分钟后左上牙疼痛降至VAS=3、左面颊及左颞顶部疼痛降至VAS=2	
10月25-26日	18:00牙龈痛增至VAS=6，同时上牙痛增至VAS=7、左面颊部痛VAS=6、左颞顶部痛VAS=5；按压合谷穴和足三里按压15分钟后，左上牙疼痛降至VAS=3、左面颊及左颞顶部疼痛降至VAS=2。	
10月27-29日	27日晨起牙龈持续性疼痛伴发痒消失、左面颊及左颞顶部疼痛消失；27日晨起仅余左上牙疼痛VAS=3，且于29日晨起消失；28日16:30出现右颞顶部疼痛VAS=8，测量血压148/90，随即加服降压药，当晚就寝时右颞顶部疼痛基本消失。	

激发人体自愈力临床案例汇编

《灵枢·经脉》

黄帝曰：人始生，先成精，

精成而脑髓生，骨为干，

脉为营，筋为刚，肉为墙，

皮肤坚而毛发长，

谷入于胃，脉道以通，

血气乃行。

雷公曰：愿卒闻经脉之始也。

黄帝曰：经脉者，

所以能决死生、处百病、

调虚实，不可不通。

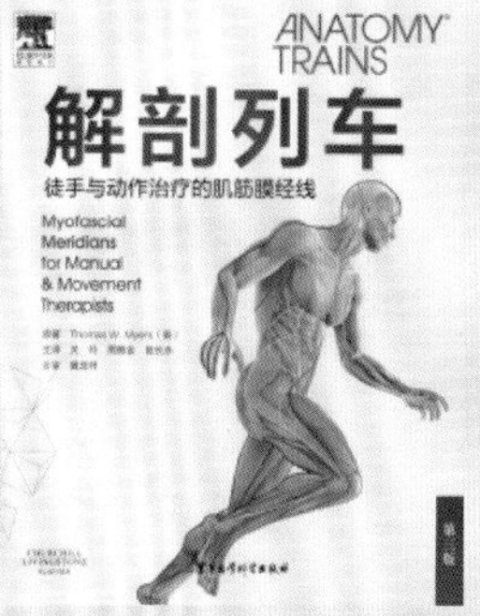

……

黄帝内经

105

在细胞间充满了结缔组织纤维、黏性基质和细胞间液，这些成分（实际上随时都进行着物质交换）与血浆、淋巴十分相似。血浆被压出毛细血管后，称作组织间液，必须穿过结缔组织基质的阻挡（既有纤维又有胶），才能将养分和信号分子传递至目标细胞。纤维网越密，基质的水分越少，这项任务就越难完成。

将养分运送到目标细胞的难易程度决定于：1.纤维基质的密度，2.基质的黏稠度。如果纤维的密度高，或者基质过干而黏稠，那么细胞就不会得到充分的滋养。运动和推拿治疗的一项基本目的就是打开它们，使养分能畅通的到达细胞，使细胞代谢的废物能顺利的排出。当然，纤维和基质状态部分是基因、营养及锻炼状况所决定的。但当局部过紧、外伤或缺乏运动也会通过纤维和胶性基质形成"阻塞"，从而影响局部。不管通过何种手段，一旦此结被打开，细胞交换就恢复了自由，细胞的运行不再只局限于新陈代谢水平，即从生存模式恢复到社交模式，重新具有了收缩、分泌、传递功能。Paracelsus说，"世上只有一种病，名字叫阻塞"。

案例15

55天来，颈部两侧莫名"小鼓包"，
超声检查未见明显异常

VAS疼痛评分尺
（评分原则：就高不就低）

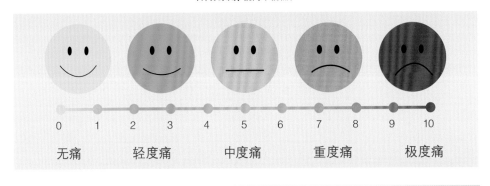

病症程度对应评分色

患者信息： 女性　54岁

就诊日期： 2018年12月17日

就诊原因： 今年10月23日晨起洗脸时，忽然发现颈部两侧莫名"小鼓包"，25日至我院全面查体，颈部超声未见局部明显异常，医生建议定期复查超声，但心里总有些忐忑。

病症程度	至今55天来	颈部两侧 "小鼓包" 始终存在，不疼不痒

2018年10月23日 晨起洗脸时,忽然发现颈部两侧莫名"小鼓包",25日至我院全面查体,颈部超声未见局部明显异常,医生建议定期复查超声。

2018年10月25日体检 甲状腺弥漫性病变、甲状腺结节;血脂异常(低密度脂蛋白胆固醇4.07mmol/L)。

颅内空蝶鞍;右侧颈动脉硬化;双侧乳腺增生;慢性浅表性胃炎、血肿瘤标记物CA72-4偏高。

轻度脂肪肝;子宫多发肌瘤、部分伴钙化;慢性宫颈炎;颈椎退行性改变、颈5~7退行性椎间盘病;腰椎轻度退行性变、腰椎骨质疏松、腰3椎体向前轻度滑移;银屑病……

其他发现:餐后2小时血糖偏高、血尿素偏高、血红细胞计数偏低、血清铁偏高……

2018年12月17日就诊时 颈部两侧"小鼓包"至今存在55天,不痛不痒。

今年夏天起,左中指末端指节(第3指节)的左侧骨节稍有增大,就诊当地医院风湿科,化验结果未见异常,之后因天气变冷而十指第2、3指节持续性疼痛VAS=3,至今很少沾凉水。

今日仍觉十指第2、3指节持续性疼痛VAS=3。

(追溯18~19岁一年期间居住环境非常潮湿;30岁起,双手触摸冷水后,十指末端指节疼痛VAS=7~8;严重VAS=10时,晚上睡觉不敢将双手置于被外;24年来,冬春季天气寒冷时,双手发凉略发僵,劳累后十指较明显发僵发胀。)

【相关信息】

1. 平日情绪状态：爱生气、遇事好打抱不平。

2. 睡眠习惯：无午睡习惯；近五年来每晚约22:00入睡，多数情况下约半小时入眠，起夜2~3次，如厕后很快再次入睡。

3. 排便习惯：五年前长期便秘，之后常吃酵素，每早可排便一次，成形、适量、不粘马桶。

4. 既往史：

（1）自小身体偏弱，小时候经常上呼吸道感染或肺部发炎。

（2）20多岁起，腹部、背部和四肢散发性红疹伴发痒，严重时掉皮屑，后确诊银屑病，至今仍间断出现前述病症。

（3）30岁起，劳累后腰部酸胀痛，症状轻时VAS=8，休息后酸胀痛反而增加，下地活动后酸胀痛却能减轻；症状重时VAS=10，腰部似折断感，须手法按摩方可缓解；10多年前曾有一次症状严重并伴胸椎小关节错位，手法复位后好转，错位现象至今未再发生。

（4）33岁时，连续几天睡眠较差后会出现前额部头痛伴睁眼费力VAS=3~10，此现象间断持续约10年后基本消失；2017年（51岁）春季，无诱因再次出现前额部头痛伴睁眼费力VAS=10（感觉血往上涌，眼睛发胀）急诊当地医院，脑部CT检查未见异常；之后就诊中医，口服汤药3个月，症状缓解不明显；再之后逐渐自行消失。

（5）2000年9月末（34岁），不明原因出现上下楼梯时双膝关节疼痛VAS=10（左膝尤甚），几天后双膝痛自行消失活动自如；2016年冬天（50岁），三亚游玩结束回到家后的第2天，再次出现双膝关节持续性疼痛VAS=8~10，上楼梯困难VAS=7，影响夜间睡眠，局部对症处理约1年后，双膝症状基本消失。

（6）45岁时，查体发现子宫肌瘤明显增大，随后行宫腔镜手术摘除子宫肌瘤（术前术后均无临床症状）。

（7）49岁起，左肩总有进凉风感VAS=5（开车时尤甚），局部覆以围巾可缓解，此现象持续至今。

【疗效分揽】

■ 2018年12月17日–2019年1月9日疗程康复治疗期间疗效一览表

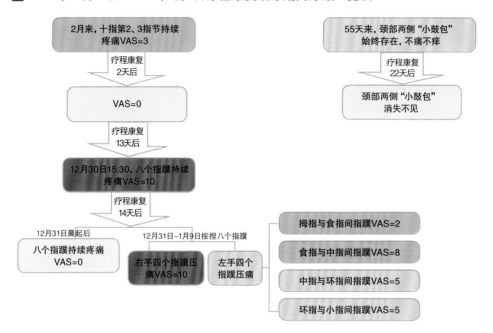

【排病反应】

日 期	疗程康复治疗期间排病反应（2018年12月17日–2019年1月9日）
12月17日	20:00即觉困意，21:00入眠，2:30起夜如厕后很快再次入睡； 3:59醒来，未如厕，很快再次入睡至6:20尿意憋醒（与之前起夜情况不同）。
2018年12月18日 –2019年1月7日	治疗期间排便次数明显增多，具体描述如下： 18日共排便2次：早餐前第1次排便（成形、适量、不粘马桶）； 　　　　　　　　　早餐后第2次排便（不成形、适量、不粘马桶）； 午休躺卧时，下腹部持续不适感（似拉肚子）VAS=6，起身欲蹲厕，但消失不见，躺卧复现，午睡醒 　　　后此感消失。 14:40脏腑手法诊治后，再次出现躺卧时下腹部持续不适感（似拉肚子）VAS=8，起身后降至 　　　VAS=3，蹲厕又无便，此感持续至21:00左右消失。 20日共排便5次：早餐前第1次排便（成形、适量、不粘马桶）； 　　　　　　　　　早餐后第2~3次排便（成形、适量、不粘马桶）； 　　　　　　　　　上午治疗前第4次排便（成形、适量、不粘马桶）； 　　　　　　　　　20:00第5次排便（不成形、适量、不粘马桶）。 21日共排便2次：早餐前第1次排便（成形、适量、不粘马桶）； 　　　　　　　　　早餐后第2次排便（不成形、多量、不粘马桶）。 22日共排便3次：早餐前、下午和晚上各排便1次，均成形、适量、不粘马桶。

日　期	疗程康复治疗期间排病反应（2018年12月17日–2019年1月9日）

2018年12月18日－2019年1月7日

23日共排便2次：早餐前第1次排便（成形、适量、不粘马桶）；
21:00第2次排便（成形、适量、不粘马桶、排便稍困难VAS=2）

28日共排便3次：早餐前第1~2次排便、早餐后第3次排便，均成形、少量、不粘马桶。

30日共排便2次：早餐前后各排便1次，均成形、少量、不粘马桶。

31日共排便3次：早餐前、早餐后和午餐后各排便1次，均成形、少量、不粘马桶。

2019年1月1日共排便2次：早餐前和晚饭后各排便1次，均成形、适量、不粘马桶。

1月5日共排便2次：早餐前第1次排便（成形、适量、不粘马桶）；
下午第2次排便（成形、量多、不粘马桶）。

1月7日共排便4次：早餐前、中午、下午、和晚上各排便1次，均成形、适量、不粘马桶。

2018年12月18日－2019年1月9日

18日–2019年1月1日期间，场效应治疗部位（后背五脏反射区）均比较潮湿；
1月2日后潮湿程度日趋减轻……

18日当晚场效应治疗骶尾部时，局部发痒VAS=8，场效应治疗结束约20分钟后骶尾部发痒感消失；

19日中午场效应治疗骶尾部时，局部发痒VAS=10，场效应治疗结束约30分钟后骶尾部发痒感消失；

20日晚上双腘窝、骶尾部场效应治疗时局部极度发痒VAS=10伴硬结（似风疙瘩），治疗结束涂抹艾草膏后消失；

21日晚上双腘窝、骶尾部场效应治疗时局部发痒VAS=8伴硬结（似风疙瘩），治疗结束涂抹艾草膏后消失；

22日晚上双腘窝、骶尾部场效应治疗时局部发痒VAS=5伴硬结（似风疙瘩），治疗结束涂抹艾草膏后消失；

23日晚上双腘窝、骶尾部场效应治疗时局部未觉发痒VAS=0，硬结亦未出现。

19日晨起不断咳痰，第1口为黄色黏痰，之后均为白色黏痰；

20日晨起咳白色黏痰，量较昨日稍有减少；上午治疗结束回宾馆午休30分钟后咳醒，又咳出少量白色黏痰；

21–23日全天咳少量白色黏痰（咳痰频次上午多、午后少）；

24–29日全天咳大量白色黏痰（咳痰频次上午多、午后少）；

29日晚上几乎一夜未眠，干咳数次、每次持续约几分钟；

30日全天咳少量白色黏痰（咳痰频次上午多、午后少）；30日晚上干咳数次、每次持续约几分钟；

31日全天咳少量白色黏痰（咳痰频次上午多、午后少）；

2019年1月1日全天咳少量白色黏痰（咳痰频次上午多、午后少）；

2日全天咳大量白色黏痰（咳痰频次上午多、午后少）；

3–4日全天咳大量白色黏稠痰（咳痰频次上午多、午后少）；

5–6日全天咳痰较多，多为白色黏痰，间或有黄色黏痰；

7–9日全天咳少量白色黏痰（咳痰频次上午多、午后少）。

12月19–26日	12月19–26日期间，在未多喝水的情况下出现尿频现象，具体描述如下： 19日早餐后尿频（约15分钟1次，每次量多），持续至下午手法治疗后恢复如常； 21日尿频，仅上午就小便7~8次，且每次量多；下午尿频现象好转； 22日上午尿频，平均每30分钟小便一次，且每次量多； 23日白天一整天尿频，平均每30分钟小便一次，且每次量多； 24日上午尿频，平均每30分钟小便一次，但每次量不多； 25日上午平均每小时小便一次，但每次量不多； 26日上午平均每小时小便一次，且每次量多。
2018年12月19日 –2019年1月9日	19日脏腑手法治疗后约1小时左右（16:10），左腘窝持续疼痛VAS=10伴步行受限VAS=8，回宾馆局部场效应治疗后好转； 20日晨起左腘窝持续疼痛降至VAS=5；上午脏腑手法诊治后降至VAS=2，约30分钟后又增至VAS=10； 午休后因左腘窝持续疼痛VAS=10而不能步行。 21日晨起左腘窝持续疼痛VAS=7步行尚可；15:00脏腑手法诊治后，仍为VAS=7。 22日晨起左腘窝持续疼痛VAS=4，23日晨起消失； 24日上午结束治疗回宾馆后，左腘窝持续疼痛复现VAS=4，25日晨起消失； 25日上午脏腑手法诊治后，左腘窝持续疼痛复现VAS=7，全天持续； 26日晨起转为左腘窝步行痛VAS=8，上午腰腿手法诊治后降至VAS=3，但所有理疗结束后又增至VAS=8，27日晨起消失； 27~30日左腘窝无痛，步行如常； 31日晨起左腘窝外侧持续疼痛VAS=3，次日晨起消失； 2019年1月1日久坐站起时，因左腘窝外侧疼痛VAS=10而难以迈步，局部按揉后方可迈步； 1月2日坐位站起时，左腘窝外侧疼痛伴步行时左小腿外侧间断性别筋感VAS=6； 上午治疗结束后，左腘窝外侧疼痛增至VAS=7但左小腿外侧间断性别筋感降至VAS=2； 回宾馆午休2小时后，步行时左小腿外侧间断性别筋感VAS=2消失。 3日午餐后步行时左小腿外侧间断性别筋感复现VAS=7，持续至睡前，次日晨起消失； 4日下午坐位站起时，感觉左腘窝费力VAS=7，步行后消失； 5日持续站立时左腘窝外侧痛VAS=5； 6日步行时左腘窝外侧间断性别筋感VAS=5； 7日步行时左腘窝外侧间断性别筋感VAS=4，上午脏腑手法诊治后降至VAS=1； 8日步行时左腘窝外侧间断性别筋感VAS=1，上午脏腑手法诊治后消失VAS=0； 9日步行时左腘窝外侧间断性别筋感VAS=1，上午脏腑手法诊治后仍为VAS=1。

111

20日午休后出现后背肝胆反射区至后颈部大面积疼痛VAS=8

（追溯：之前有过类似现象，均为过度劳累后发生）；

21日晨起后背肝胆反射区至后颈部大面积疼痛VAS=10、浑身出虚汗；

15:00脏腑手法诊治后降至VAS=5、浑身不再出虚汗；

22～23日周末两天在宾馆休息，并场效应多部位多次治疗后背脏腑反射区，未觉明显疼痛；

24日晨起后背脾脏反射区至后颈部区域挺背时僵痛感VAS=3；

上午脏腑手法诊治后增至VAS=5，持续至睡前；

25日后背脾脏反射区至后颈部区域挺背时僵痛感：脾区VAS=7、肝区VAS=8、心区VAS=9、

肺区VAS=5；上午脏腑手法诊治后：脾区VAS=7、肝区VAS=7、心区VAS=5、肺区VAS=5。

26日后背脾脏反射区至后颈部区域挺背时僵痛感：脾区VAS=6、肝区VAS=7、心区VAS=8、

肺区VAS=4；上午脏腑手法诊治后：脾区VAS=7、肝区VAS=7、心区VAS=5、肺区VAS=5。

2018年12月20日
–2019年1月9日

27日后背脾脏反射区至后颈部区域挺背时僵痛感：脾区VAS=3、肝区VAS=6、心区VAS=3、

肺区VAS=0；上午腰腿手法诊治后：脾区VAS=3、肝区VAS=6、心区VAS=3、肺区VAS=0。

28日后背脾脏反射区至心脏反射区挺背时僵痛感：脾区VAS=8、肝区VAS=6、心区VAS=3；

上午脏腑手法诊治后：脾区VAS=4、肝区VAS=3、心区VAS=1。

29日后背脾脏反射区至心脏反射区挺背时僵痛感：脾区VAS=8、肝区VAS=8、心区VAS=3；

上午腰腿手法诊治后：脾区VAS=4、肝区VAS=6、心区VAS=3。

30日–2019年1月1日：节日期间后背脾脏反射区至心脏反射区挺背时僵痛感有明显减轻，

脾区VAS=0、肝区VAS=2、心区VAS=3。

2–4日后背心脏反射区挺背时僵痛感VAS=4；

5日后背心脏反射区挺背时僵痛感VAS=2；

6日后背心脏反射区挺背时僵痛感VAS=2；

7日后背心脏反射区挺背时僵痛感VAS=2；

8日后背心脏反射区挺背时僵痛感VAS=2；

9日后背心脏反射区挺背时僵痛感VAS=3。

激发人体自愈力临床案例汇编

20日午休后，前额部头痛头晕伴睁眼费力VAS=7，持续至睡前；

21日晨起，前额部头痛头晕伴睁眼费力VAS=10，

　　15:00脏腑手法诊治后VAS=0，但理疗结束后头痛头晕伴睁眼费力复现VAS=4。

22日晨起，前额部头痛VAS=5、头晕VAS=3，持续到10:00均增至VAS=8，直至睡前；

23日晨起，双上眼睑浮肿伴睁眼费力VAS=10，持续至11:00降至VAS=4；

　　全天前额部头痛VAS=3、头晕VAS=4；

24日晨起，双上眼睑浮肿伴睁眼费力VAS=8，全天持续；

　　前额部头痛VAS=5、头晕VAS=3，上午脏腑手法诊治后均降至VAS=2；

25日晨起，双上眼睑浮肿伴睁眼费力VAS=4，全天持续；

　　前额部头痛VAS=3、头晕VAS=3，全天基本持续存在；

26–27日晨起，双上眼睑浮肿伴睁眼费力VAS=3，全天持续；

　　前额部头痛VAS=3、头晕VAS=3，全天基本持续存在；

28日晨起，双上眼睑浮肿伴睁眼费力VAS=8、前额部头痛VAS=2、头晕VAS=8，上午脏腑手法

　　诊治后均减轻50%；

29日晨起，双上眼睑浮肿伴睁眼费力VAS=9、前额部头痛VAS=4、头晕VAS=5，上午脏腑手法

　　诊治后均减轻80%；

30日晨起，双上眼睑浮肿伴睁眼费力VAS=9、前额部头痛VAS=6、头晕VAS=5，全天基本持续存在；

31日晨起，双上眼睑浮肿伴睁眼费力VAS=7、前额部头痛VAS=5、头晕VAS=4，全天基本持续存在；

2019年1月1日晨起，双上眼睑浮肿伴睁眼费力VAS=7，至20:00后降至VAS=4；

2018年12月20日
–2019年1月9日

　　前额部头痛VAS=4，蹲起时增至VAS=10，稍站立后即可缓解至VAS=4；

　　头晕VAS=3，全天间断存在；

2日晨起，双上眼睑浮肿伴睁眼费力VAS=5，午后缓解；

　　前额部头痛VAS=3、头晕VAS=3，全天间断存在；

3日晨起，双上眼睑浮肿伴睁眼费力VAS=4，午后缓解；

　　前额部头痛VAS=7、头晕VAS=7，全天间断存在；

4日晨起，双上眼睑浮肿伴睁眼费力VAS=8，午后缓解；

　　前额部头痛VAS=3、头晕VAS=4，全天间断存在；

5日晨起，双上眼睑浮肿伴睁眼费力VAS=6，午后缓解；

　　前额部头痛VAS=3、头晕VAS=3，全天间断存在；

6日晨起，双上眼睑浮肿伴睁眼费力（左VAS=8、右VAS=4）午后缓解；

　　前额部头痛VAS=3头晕VAS=2，间断存在；

7日晨起，双上眼睑浮肿伴睁眼费力（左VAS=5、右VAS=3）午后缓解；

　　前额部头痛VAS=6头晕VAS=0，间断存在；

8日晨起，双上眼睑浮肿伴睁眼费力（左VAS=6、右VAS=4）午后缓解；

　　前额部头痛VAS=3头晕VAS=3，间断存在；

9日晨起，双上眼睑浮肿伴睁眼费力（左VAS=4、右VAS=2）午后缓解；

　　前额部头痛VAS=3头晕VAS=0，间断存在。

1月2日追溯：2017年春季，无诱因出现前额疼痛伴睁眼费力VAS=10（感觉血往上涌，眼睛发胀），急诊当地医院，脑部CT检查未见异常；之后就诊中医口服汤药3个月，症状缓解不明显；再之后逐渐自行消失。

113

2018年12月20日－2019年1月9日

20日早晨前往医院坐地铁转换车站时，忽觉心脏不适VAS=3，到达科室后心脏不适感增至VAS=10；腰腿手法诊治中，心脏不适感消失；约30分钟后又复现VAS=5，回宾馆午休时场效应置于后背心脏反射区后逐渐消失。

21日晨起，身体极度困乏VAS=10，

14:20出地铁上台阶时，忽觉心慌VAS=10、全身乏力VAS=10伴出虚汗；

15:00脏腑手法诊治后，心慌感降至VAS=4、全身乏力伴出虚汗消失；但理疗结束后心慌感复现VAS=6，乏力感复现VAS=3。

22日晨起即觉心慌VAS=3，至10:00增至VAS=8，持续至睡前；

23日晨起即觉心慌VAS=3，全天持续；

24日走路时间断性心慌感VAS=9伴出虚汗，上午脏腑手法诊治后，走路时心慌感消失VAS=0，但仍出虚汗；

25日走路时间断性心慌感VAS=10伴出虚汗，上午脏腑手法诊治后，走路时心慌感消失VAS=0，但仍出虚汗；

26日走路时间断性心慌感VAS=10伴出虚汗，上午腰腿手法诊治后，走路时心慌感消失VAS=0，但仍出虚汗；

27日走路时间断性心慌感VAS=3伴出虚汗，上午腰腿手法诊治后，走路时心慌感消失VAS=0，不出虚汗；

28日走路时间断性心慌感VAS=9伴出虚汗，上午脏腑手法诊治后，走路时心慌感消失VAS=0，但仍出虚汗；

29日走路时间断性心慌感VAS=5伴出虚汗，上午腰腿手法诊治后，走路时心慌感消失VAS=0，但仍出虚汗；

30日－2019年1月3日走路时间断性心慌感VAS=3；

4日走路时间断性心慌感VAS=4；5日VAS=5；6日VAS=4；

7-9日走路时间断性心慌感VAS=2。

12月23-30日

23日晨起后，右足大趾本节（第1跖趾关节）步行痛VAS=5；

24日晨起后，右足大趾本节步行痛VAS=8，左足大趾本节步行痛VAS=2；

上午脏腑手法诊治后，右足大趾本节步行痛降至VAS=2、左足大趾本节步行痛消失VAS=0；

25日晨起后，右足大趾本节步行痛VAS=8，上午脏腑手法诊治后降至VAS=1；

26日晨起后，右足大趾本节及足跟内侧步行痛VAS=8，全天持续；

27日晨起后，右足大趾本节及足跟内侧步行痛VAS=4，全天持续；

28日晨起后，右足大趾本节及足跟内侧步行痛VAS=3，全天持续；

29日晨起后，右足大趾本节及足跟内侧步行痛VAS=2，全天持续；

30日晨起后，右足大趾本节及足跟内侧步行痛VAS=1，全天持续；

31日晨起后，右足大趾本节及足跟内侧步行痛VAS=0。

激发人体自愈力临床案例汇编

日 期	疗程康复治疗期间排病反应（2018年12月17日–2019年1月9日）
12月26–29日	26日午饭后双下肢发沉致步行困难VAS=10，泡浴半小时后降至VAS=5； 27日午饭后双下肢发沉致步行困难VAS=6，持续至睡前； 28日午饭后双下肢疼痛VAS=8致步行困难VAS=5，场效应治疗双下肢后侧时，局部潮湿发痒 　　VAS=10，忍不住抓挠后风疙瘩立现，持续约1h后消失；场效应治疗双大腿内侧上段时发 　　痒VAS=3，持续约20分钟后消失；场效应治疗双足底后局部明显潮湿； 29日午饭后未再出现。
2018年12月30日 –2019年1月9日	30日15:30左右八个指蹼持续疼痛VAS=10、理疗后局部出汗较多，持续疼痛降至VAS=4； 31日晨起，主观不觉八个指蹼持续疼痛，但按捏局部有明显压痛，至2019年1月9日疗程治疗结 　　束时：右手四个指蹼压痛均为VAS=10；左手大拇指与食指间指蹼压痛VAS=2、食指与中指 　　间指蹼压痛VAS=8、中指与环指间指蹼和环指与小指间指蹼压痛VAS=5。
2019年1月3–9日	3日晨起，持续性咽痛不适伴异物感VAS=7，音频电治疗后降至VAS=4； 4日晨起，持续性咽痛不适伴异物感VAS=8，音频电治疗后降至VAS=5； 5–6日，晨起持续性咽痛不适伴异物感VAS=6，场效应治疗后降至VAS=4； 7日晨起，持续性咽部不适伴异物感VAS=6，音频电治疗后降至VAS=3； 8日晨起，咽部不适伴异物感时轻时重VAS=3~9，音频电治疗后降至VAS=1~4； 9日晨起，咽部间断性不适伴异物感VAS=5，音频电治疗后降至VAS=2。
2019年1月7日	忽觉持续五年之久的左肩总有进凉风感消失，不再怕风。 忽觉双手温热，不再发凉、略发僵。（追溯：24年来冬春季天气寒冷时双手发凉、略发僵，劳累后十 　　指较明显发僵发胀）
2019年1月8–9日	8日16:00左右出现间断性气短VAS=8~10现象（追溯：十几年前生气或睡眠差时亦有此现象，时好 　　时坏一段时间后可自行消失） 9日间断性气短VAS=4~5。

《素问·生气通天论》

阳气者,

大怒则形色绝而血菀于上,

使人薄厥。

有伤于筋纵,其若不容。

汗出偏沮,使人偏枯。

汗出见湿,乃生痤痱。

高粱之变,足生大丁。

受如持虚,劳汗当风,

寒薄为皶,郁乃痤。

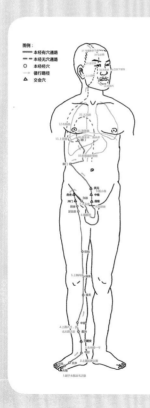

图例:
—— 本经有穴通路
--- 本经无穴通路
○ 本经经穴
△ 交会穴

足厥阴肝经循行路径

　　起于大趾丛毛之际,上循足跗上廉,去内踝一寸,上踝八寸,交出太阴之后,上腘内廉,循股阴,入毛中,环阴器,抵小腹,挟胃,属肝络胆,上贯膈,布胁肋,循喉咙之后,上入颃颡,连目系,上出额,与督脉会于巅。其支者,从目系下颊里,环唇内。其支者:复从肝别贯膈,上注肺。

　　　　　　——摘自《灵枢·经脉》

2年来每天凌晨一两点睡觉，近20天来右肩胛内侧明显疼痛

VAS疼痛评分尺
（评分原则：就高不就低）

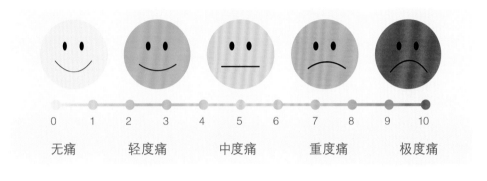

| 0 | 1 | 2 | 3 | 4 | 5 | 6 | 7 | 8 | 9 | 10 |

| 无痛 | 轻度痛 | 中度痛 | 重度痛 | 极度痛 |

| 0~1 | 2~3 | 4~6 | 7~8 | 9~10 |

病症程度对应评分色

患者信息： 女性　37岁

就诊日期： 2018年6月1日

就诊原因： 两年来每天凌晨一两点睡觉，近一年常觉身体疲乏无力、精神倦怠。近半年来，月经周期虽然规律，但每次月经量稀少。近20天来，整个后背僵硬不适伴右肩胛内侧明显疼痛。

| 病症程度 | ▶ | 近半年来 | 月经周期虽然规律，但每次月经量稀少 |
| | | 近20天来 | 整个后背僵硬不适VAS=6
右肩胛内侧明显疼痛VAS=7 |

近2年来 因工作需要而每天凌晨一两点睡觉，早晨7~8点左右起床，能保证5小时的睡眠；无午休时间。

近1年来 经常感觉身体疲乏无力、精神倦怠VAS=2~4。

胃肠功能差：早起空腹状态下，若情绪不稳定则会引发胃痛VAS=4，需服用吗丁啉和颠茄片三天方能缓解。

快到饭点无饿感，胃口欠佳，三餐饭量偏少、易胃肠胀气。

不出差时，每天排便1次，但排便略有困难VAS=1~2；

遇出差等外部环境改变时，则2~3天排便1次，排便困难VAS=3~4。

近半年来 月经周期虽然规律，但每次月经量稀少、经期短2~3天。

发生两次睡前头痛伴双膝发冷、晨醒后前胸后背出汗现象，最近一次发生时间为前天（5月30日）。

近20天来 整个后背僵硬不适VAS=6伴右肩胛内侧持续性疼痛VAS=7；并感觉头脑混沌不清晰VAS=3~4、记忆力似有减退，有时言不达意，情绪容易激动。

【相关信息】

1. 平日情绪状态：焦虑、易怒（与工作压力大有关）

2. 家族史：姥爷——74岁因胃癌病逝；

　　　　　姥姥——76岁因胃癌病逝，并多年糖尿病、高血压病史；

　　　　　母亲——44岁因胰头癌病逝。

3. 既往史：从小心律不齐，且平日心率90~100次/分。

【疗效统揽】

患 者 现 有 病 症	VAS疼痛评分 0-无痛 ——————→ 10-疼痛难以忍受		
	0~1 · 2~3 · 4~6 · 7~8 · 9~10		
	治疗前评分		治疗后评分
1年来，常感身体疲乏无力、精神倦怠 VAS=2~4	VAS=4		VAS=0
1年来，快到饭点无饿感、胃口欠佳、三餐饭量偏少、胃肠易胀气	同前		到饭点想吃饭 胃口好，吃饭香 未再出现胃肠易胀气
1年来，不出差时每天排便1次，排便困难 VAS=1~2	VAS=2		每早七点准时排便 大便通畅
半年来，月经周期虽然规律，但每次月经量稀少，经期短2~3天	同前		月经量明显增多 （似20多岁时状态） 经期5~7天
20天来，整个后背僵硬不适	VAS=6		VAS=0
20天来，右肩胛内侧持续疼痛	VAS=7		VAS=0
20天来，感觉头脑混沌不清晰VAS=3~4	VAS=4		完全消失 VAS=0

【疗效分揽】

■ 2018年6月1日~7月5日间断性康复治疗期间疗效一览表

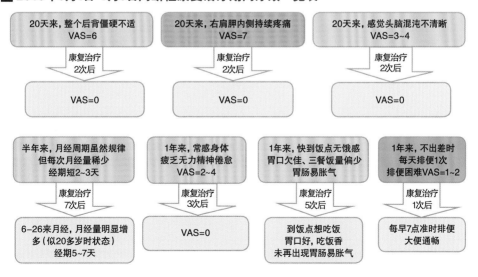

【排病反应】

日　期	疗程康复治疗期间排病反应（6月1日–7月5日）
6月3~4日	3日7:00左右起床后，右肩胛内侧疼痛VAS=7，持续至4日凌晨3:00左右入睡时仍存在； 4日晨起后，右肩胛内侧疼痛VAS=4，持续至下午手法治疗后消失。
6月4日	手法治疗后浑身发热、头脑清晰，但出现腰部酸胀痛VAS=3~5和骶尾部疼痛VAS=3，持续至次日晨起消失。
6月7日	7日晨起后，右肩胛区不适VAS=4，持续至晚上就寝时仍存在；次日晨起消失。
6月9~10日	周末两天困倦缺觉，两天睡眠时间近40小时。
6月12日	15:00起，右肩胛区不适VAS=3，持续约4小时后消失。
6月23日	生大气致呼吸困难VAS=3~4，大哭一场后逐渐消失。
6月25日	14:00左右，忽觉左颞顶部头痛VAS=6，至当晚就寝时仍存在，但不影响入睡，次日晨起消失。
7月1日	因间断性小腹痛VAS=3而排便3次，便后小腹痛消失。
7月2~4日	大便次数仍多（2~3次），但不伴小腹痛。

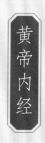

《素问·生气通天论》

阳气者，烦劳则张精绝，

辟积于夏，使人煎厥。

目盲不可以视，耳闭不可以听。

溃溃乎若坏都，汩汩乎不可止。

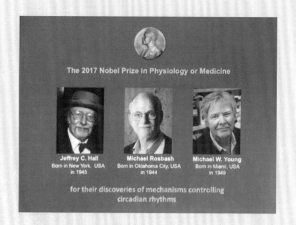

2017年诺贝尔生理学或医学奖授予杰弗理·霍尔（Jeffrey C Hall）、迈克尔·罗斯巴希（Michael Rosbash）、迈克尔·杨（Michael W Young）。

三位科学家的获奖理由是因为发现了控制昼夜节律的分子机制，解释了许多动植物和人类是如何让生物节律适应昼夜变换的。简而言之，他们研究的就是我们平常所说的"生物钟"！

三位科学家通过精密的实验得出以下结论：

1. 熬夜会打破人体精妙的时钟，疾病葡萄而来。

2. 由于熬夜缺乏睡眠，神经突触部分被星形胶质细胞大量吞噬。

3. 调节节律的关键基因失效后，会促使肿瘤发生。

6年来0:00~1:00就寝，今年发现子宫内膜息肉，医生建议宫腔镜手术

VAS疼痛评分尺

（评分原则：就高不就低）

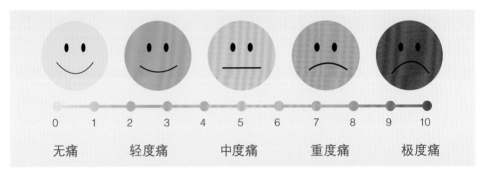

| 0 | 1 | 2 | 3 | 4 | 5 | 6 | 7 | 8 | 9 | 10 |

| 无痛 | 轻度痛 | 中度痛 | 重度痛 | 极度痛 |

| 0~1 | 2~3 | 4~6 | 7~8 | 9~10 |

病症程度对应评分色

患者信息： 女性　28岁

就诊日期： 2019年11月2日

就诊原因： 今年5月因月经干净4~5天后，阴道再次少量出血2~3天而就诊当地医院妇科，超声示盆腔积液、子宫内膜回声不均伴内膜面可疑高回声（13mm×6mm），医生建议宫腔镜手术清除子宫内膜息肉，因对手术稍有恐惧而未及时采纳。但症状至今依旧。

| 病症程度 | ▶ | 近半年来 | 月经干净4~5天后，阴道再次少量出血2~3天 |

近半年来 月经干净4~5天后, 阴道再次少量出血2~3天, 具体病程如下:

5月: 因月经干净4~5天后, 阴道再次少量出血2~3天而就诊当地医院妇科, 超声示盆腔积液、子宫内膜回声不均伴内膜面可疑高回声(13mm×6mm), 医生建议宫腔镜手术清除子宫内膜息肉。因对手术稍有恐惧而未采纳。

6月: 月经干净4~5天后, 阴道再次少量出血2~3天。

7月: 月经干净4~5天后, 阴道再次少量出血2~3天。

8月: 月经如常, 无症状, 自认为可能与本月较之前早睡有关(0:00之前就寝)。

9月: 月经干净4~5天后, 阴道再次少量出血2~3天。

10月: 在自我感觉疲劳的情况下徒步旅游, 导致月经提前1周, 且月经干净4~5天后, 阴道再次少量出血2~3天。

月经史: 12岁初潮, 月经周期多为28天, 经期5~7天。

4年前起, 有痛经VAS=3现象, 若平日注意保暖或适度运动则痛经程度可降至VAS=1。

生育史: 无

【相关信息】

1. 睡眠情况: 平日9:00闹钟叫醒, 晨起精神良好, 无午睡习惯。

   自参加工作6年来, 每晚多在0:00~1:00就寝, 15分钟内可入眠, 一觉天亮; 近2年来, 加班比较频繁, 偶尔会因小腹持续性疼痛VAS=4而夜里醒来, 醒后很快再次迷糊入睡。

偶尔还因左腰部持续性酸痛VAS=2~3连带小腿外侧持续性酸痛VAS=1~2而夜里醒来，翻身后可很快再次入睡。

最近两个月，因加班熬夜而晨起后仍觉困倦VAS=3，约半小时后困倦感消失。

2. 平日情绪状态：平日性情温和，但工作积压太多时难免烦躁。

3. 运动习惯：每周两次普拉提，每次1小时；

　　　　　　　工作不忙时保证晚饭后步行约2小时。

4. 过敏史：螨虫过敏；

触摸钱或灰尘较多的书籍后，不小心触及皮肤则会发痒VAS=3，清洁双手、离开此类环境后症状消失。

5. 既往史：

（1）上幼儿园前比较容易生病，偶尔服用抗生素；

（2）3~8岁期间，双前臂、双小腿、面部、腹部经常起荨麻疹，2~3天后自行消退；

（3）7~8岁期间，在学校跑步或剧烈运动后偶尔会感觉心跳很快，且肉眼可见心脏处明显起伏；

（4）13~18岁期间，每年1~2次不明原因发热（体温可达40度），输抗生素治愈或自行好转；

（5）25岁查体时发现贫血：2017年血红蛋白曾一度低至70g/L，2018年12月查血红蛋白94g/L；

（6）27岁查体时发现甲状腺弥漫性病变。

【疗效统揽】

患 者 现 有 病 症	VAS疼痛评分	0~无痛 ————————→ 10~疼痛难以忍受				
		0~1	2~3	4~6	7~8	9~10
	治疗前评分	治疗后评分				
半年来，月经干净4~5天后，阴道再次少量出血2~3天，医生建议宫腔镜手术。	同前	未再出现				

2019年5月31日 妇科超声检查	2020年5月21日 妇科超声检查	2020年6月24日 妇科超声检查
内膜线居中，厚12mm，内膜回声不均，内膜面隐约显示13mm×6mm的高回声，边界尚清尚规则。	内膜线居中，厚8mm，回声欠均匀。	内膜线居中，厚11mm，回声均匀。
诊断意见： 子宫内膜回声不均伴内膜面可疑高回声（内膜息肉？），请结合临床 盆腔积液	诊断意见： 子宫内膜回声欠均 右卵巢囊肿 盆腔少量积液	诊断意见： 右卵巢囊肿 盆腔积液

【排病反应】

日 期	疗程康复治疗期间排病反应（6月1日~7月5日）
2月22日	全天出现3~4次肚脐下四横指左旁开三横指处（水道穴）疼痛VAS=3~4，每次持续约2~3分钟后消失。
3月14日	22:10 肚脐下五横指左旁开两横指处（归来穴）间断性疼痛VAS=2~3，持续约2小时后消失。
3月15日	12:30 左侧归来穴及其周围小片区域间断性疼痛VAS=2~3，持续约1.5小时后消失。
4月14日	13:00 肚脐下五横指左旁开四横指处（子宫穴）间断性疼痛VAS=3~3.5，持续约1小时后消失。
4月27日	12:00 右侧子宫穴处岔气样刺痛VAS~3，持续约5分钟后消失。
4月28日	20:00 左侧子宫穴处刺痛VAS=3，持续约5分钟后消失； 23:30 左侧子宫穴处间断性刺痛VAS~3~4，持续至0:40消失； 0:40 欲起床如厕，刚下地迈步即觉肚脐正下方五横指处（中极穴）岔气样刺痛VAS=4，走几步后降到VAS=2，又至1:00左右完全消失。
5月5日	11:30 右侧子宫穴处疼痛VAS=2，持续约1分钟后消失。
5月13日	20:00 肚脐下五横指右旁开五横指处疼痛VAS=2，持续约15秒后消失。
5月14日	23:00 左侧子宫穴处间断性疼痛VAS=2~4，持续约1.5小时后消失。
5月16日	11:00 肚脐下五横指左旁开五横指处间断性疼痛VAS~2~3，持续约1小时后消失。

《素问·五藏生成》

诸脉者，皆属于目；诸髓者，皆属于脑；

诸筋者，皆属于节；诸血者，皆属于心；

诸气者，皆属于肺。此四支八溪之朝夕也。

故人卧血归于肝，肝受血而能视，足受血而能步，

掌受血而能握，指受血而能摄。

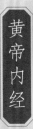

126

学艾灸

微信号：xueaijiu

功能介绍　　一个靠谱的，有原创的艾灸公众号！跟着我们可以深入学到经络穴位知识，及各种艾灸方法。

帐号主体　　蕲春县将象和艾草科技有限公司

水道穴（属足阳明胃经）：位于脐中下3寸，距前正中线2寸。具有利水消肿、调经止痛，清湿热、利膀胱之作用；水即水液，道即道路，穴位深部相当于小肠并靠近膀胱，属下焦，为水道之所出，善治各种水肿病，故名水道。

归来穴（属足阳明胃经）：位于脐中下4寸，距前正中线2寸。具有活血化瘀、调经止痛，调血室、温下焦之作用；善治子宫脱垂、奔豚、疝气等症；有返本归根、理复还纳之功，故名归来。

子宫穴（属经外奇穴）：位于脐中下4寸，中极穴旁开3寸。具有调经理气、升提下陷之作用，本穴内应于子宫，常配伍中极、归来治疗妇科病症。

中极穴（属任脉）：亦是膀胱之募穴，是脾经、肾经、肝经、任脉之交会穴，位于脐中下4寸，前正中线上。具益肾兴阳、通经止带、补肾培元之功效，有助气化、调胞宫、利湿热之作用；中即中间，极即最，本穴位于人身上下左右之最中间，故名中极。

5年来每天凌晨1点左右就寝，近1个月来双眼胀痛干涩

VAS疼痛评分尺
（评分原则：就高不就低）

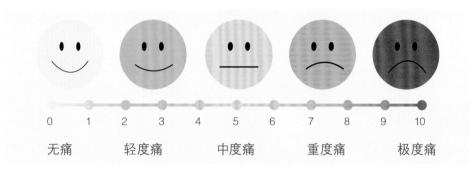

| 0 | 1 | 2 | 3 | 4 | 5 | 6 | 7 | 8 | 9 | 10 |

| 无痛 | 轻度痛 | 中度痛 | 重度痛 | 极度痛 |

| 0~1 | 2~3 | 4~6 | 7~8 | 9~10 |

病症程度对应评分色

患者信息： 男性　41岁

就诊日期： 2018年5月31日

就诊原因： 五年来每天凌晨1点左右就寝；近两年时常感觉身体疲乏、精力不济；近半年每周坚持健身和游泳1~2次，但仍觉身体疲乏、精力不济；近一个月来，双眼经常发胀干涩伴疼痛。

病症程度		
	近两年来	时常感觉身体疲乏、精力不济VAS=3~5
		双眼经常发胀VAS=6
	近一个月来	双眼经常干涩VAS=4
		双眼经常疼痛VAS=3

近5年来 因工作原因而习惯每天凌晨一点左右睡觉,不易入睡、多梦、易醒;

早晨7点左右起床,能保证5小时的睡眠;中午有时能午休1小时。

近2年来 经常感觉身体疲乏无力、精力不济VAS=3~5;

下午需要依赖浓茶刺激,方可保持较为清醒、正常的工作状态;

近半年每周坚持健身和游泳1~2次,但仍觉身体疲乏、精力不济VAS=3~5。

近一个月来 双眼经常发胀VAS=6、干涩VAS=4、疼痛VAS=3。

【相关信息】

1. 平日情绪状态: 焦虑、易怒(应与工作压力大有关)

2. 饮酒频次: 2~3次/周,每次平均2~3两。

3. 既往史: 无

患者现有病症	VAS疼痛评分 0-无痛 ⟶ 10-疼痛难以忍受	
	治疗前评分	治疗后评分
2年来，时常感觉身体疲乏、精力不济 VAS=3~5 因此而下午需要依赖浓茶刺激方可保持清醒、正常的工作状态	VAS=5	状态良好，不喝浓茶仍可头脑清醒地工作
1个月来，双眼经常发胀	VAS=6	VAS=0
1个月来，双眼经常干涩	VAS=4	VAS=0
1个月来，双眼经常疼痛	VAS=3	VAS=0

129

【医参静思】

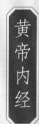

《灵枢·脉度》

五脏常内阅于上七窍也。

故肺气通于鼻，肺和则鼻能知香臭矣。

心气通于舌，心和则舌能知五味矣。

肝气通于目，肝和则目能辨五色矣。

脾气通于口，脾和则口能知五谷矣。

肾气通于耳，肾和则耳能闻五音矣。

五脏不和，则七窍不通；

六腑不和，则留为痈。

《素问·四气调神大论》

阴阳四时者，万物之始终也，

生死之本也。

逆之则灾害生，

从之则苛疾不起，是谓得道。

道者圣人行之，愚者佩之。

从阴阳则生，逆之则死。

从之则治，逆之则乱。

反顺为逆，是谓内格。

是故圣人不治已病，治未病。

不治已乱，治未乱，此之谓也。

夫病已成而后药之，

乱一成而后治之，

譬犹渴而穿井，

斗而铸锥，不亦晚乎。

《灵枢·逆顺》

上工，刺其未生者也；

其次，刺其未盛者也；

其次，刺其已衰者也。

下工，刺其方袭者也；

与其形之盛者也；

与其病之与脉相逆者也。

故曰：

方其盛也，勿敢毁伤，

刺其已衰，事必大昌。

故曰：

上工治未病，不治已病，此之谓也。

黄帝内经

案例19

常年运动自觉身体状态良好，
但久坐后腰部发僵

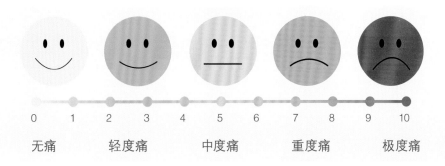

VAS疼痛评分尺
（评分原则：就高不就低）

| 0 | 1 | 2 | 3 | 4 | 5 | 6 | 7 | 8 | 9 | 10 |

无痛　　　轻度痛　　　中度痛　　　重度痛　　　极度痛

| 0~1 | 2~3 | 4~6 | 7~8 | 9~10 |

病症程度对应评分色

患者信息： 男性　60岁

就诊日期： 2018年11月12日

就诊原因： 自2005年起，至今保持运动习惯13年，自觉身体状态良好。除37岁确诊高血压服药至今外，身体仅有些小恙（比如：9年来，久坐后腰部有些发僵，活动后缓解）。

病症程度	九年来	久坐后腰部发僵VAS=2~3，活动后缓解

1995年（37岁） 先确诊高血压，至今长期服用降压药；

后确诊高脂血症，间断性服用降脂药：服用1个月后复查血生化，若血脂正常则停药，一般停药3个月后再次复查血生化，若异常则再次用药1个月……如此循环，现血脂正常。

2005年起 保持规律性游泳习惯至2016年。

2009年（51岁） 因久坐后腰部僵硬而就医，发现腰4~5椎间盘轻度突出伴脊柱轻度侧弯，至今不能久坐、不能提重物。

2016年（58岁） 查体发现前列腺肥大，未治疗。

2016年起 保持规律性跑步（4次/周，5公里/次）至今，其间会参加一些全国马拉松赛事。

2016年起 坚持每天敲打经络，年轻时即有的便秘情况有好转，大便形成规律：2次/日（晨起1次、13:00左右1次）

2017年起 间断性代茶饮（决明子、金银花、菊花等）至今。

【相关信息】

1. 家族史:

  (1) 父系: 父亲——70岁时因肺癌病逝（有多年高血压病史）;

  (2) 母系: 母亲——45岁确诊帕金森综合征,55岁病逝;

    外婆——97岁无疾而终。

2. 既往史: 先天脾大。

3. 睡眠习惯: 无午睡习惯;

    十年来23:00就寝,入睡快,有时4:00左右起夜1次;

    次日5:30起床（今年10月31日退休前）;

    次日7:00起床（今年10月31日退休后）。

4. 平日情绪平和,比较注重养生。

【疗效统揽】

患 者 现 有 病 症	VAS疼痛评分 0-无痛 ——————→ 10-疼痛难以忍受	
	0~1　2~3　4~6　7~8　9~10	
	治疗前评分	治疗后评分
9年来,久坐后腰部发僵VAS=2~3,活动后缓解	VAS=2~3	逐渐减轻至未再出现 VAS=0
10年多来,有时凌晨4:00左右起夜一次	同前	25天的康复期间 共有4晚起夜1次
康复期间参加全程马拉松赛事后发现心、肝、肺的结构和功能评分均受影响较大,故建议患者在患有高血压等慢性疾病的基础上,不宜养成长期进行高强度运动锻炼的习惯	患者认为 坚持长跑身心受益	患者接受 适度运动理念

134

男性运动习惯保持者

		1	2	3	4	5
出生日期		1978年3月	1978年10月	1981年11月	1982年4月	1983年12月
运动情况		每天慢跑1小时 坚持22年至今	每天慢跑和上肢力量训练30分钟左右 坚持21年至今	每天慢跑和上肢力量训练1小时左右 坚持20年至今	每天慢跑和上肢力量训练30分钟左右 坚持20年至今	2012年开始参加马拉松赛至今7年(具体情况见下页)
睡眠情况	午睡情况	基本每天午休30~60分钟	基本每天午休30~60分钟	有时午休	有时午休	基本每天13:30~15:00午休
	激睡时间	23:00	0:30	23:30~0:00	0:00后	23:00后
	入睡情况	15分钟内入眠	30~60分钟入眠	15分钟内入眠	15分钟内入眠	30分钟内入眠
	其他情况	六年来5:30准时醒来 如厕后无法再次入睡	偶尔入睡夜 如厕后入睡仍较困难	不起夜 一觉天亮	基本不起夜 一觉天亮	不起夜 一觉天亮
脏腑手法治诊日期		2018-10-30	2018-10-31	2018-11-01	2018-11-06	2019-10-11
主要病症描述		2012年起,睡眠期间一旦被吵醒,很难再次入睡;2012年起,因经常加班而双眼干涩不适;2017年11月起,现某一姿势保持超半小时后,颈两侧酸痛VAS=2,活动后缓解;2017年12月自觉呼吸费力VAS=2,持续约1个月后腰部发酸不适;近期久站1小时后腰部发酸不适VAS=3,活动后消失	高中时起,即入睡较困难,睡眠较轻,易被吵醒;2012年起,间断性耳鸣;2013年起,左续偶尔上楼梯时无力感VAS=7;2015年起,持续性耳鸣;2016年起,查体发现右肾单发囊肿;	2012年起,双小腿前侧静脉轻度曲张;2016年集训期间 因久坐7(不能直腰),腰痛VAS=7(不能直腰),之后注意避免久坐,至今偶尔腰痛;2018年7月起参加马拉松,右膝外侧痛VAS=4,之后剧烈运动后易出现。	2007年起,左小腿前侧静脉加重且久站久行后左小腿胀痛;2016年起 久坐或久站后易直腰痛,活动后逐渐缓解;2017年起,久坐后易痛VAS=3~4;2018年 曾连续两天出现加班超过凌晨3:00时心悸、头闷易醒,觉后消失。	2011年3~6月 劳累后右髋疼痛VAS=5,休息后消失;2014年11月因腰2~3、腰5~骶1椎间盘突出症较重而经10次疗程性理疗后治愈,之后偶尔腰痛不适;近几年来参加马拉松比赛后右髋痛VAS=7,当晚休息后次日晨起消失;2019年春季 诊断过敏性鼻炎,之后每天一天晨起流少量清涕、早饭后消失
既往史		无	从小至今脚冰凉	20年前从二楼坠落致严重腰痛,跛行半年后自愈	2017年左膝前叉韧带断裂修补术后	自小皮肤较常人稍偏松,自小右臀皮下一小脂肪瘤
五脏协运示意图						

运动习惯保持者5

2012年： 开始参加马拉松，当年参加的次数尚不多，平日主要以健身房跑步为主；

2013~2014年： 逐渐开始频繁长跑；

2015~2018年： 每周长跑3~4次，每次5~10公里，偶尔跑到20公里。2015年参加1次半马和1次全马；
2016年参加1次半马；2017年参加1次国际长跑越野赛（50公里）；2018年参加2次半马和1次全马。
四年里，每年季节交替时都很容易感冒，但一周左右均可自愈。

2019年起： 每周长跑3~4次，偶尔跑10公里左右，目前参加了1次全马和1次半马。

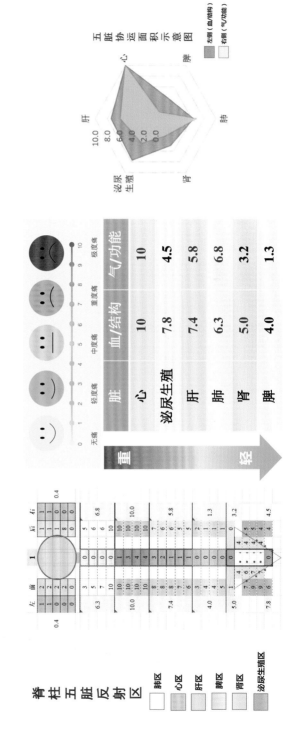

激发人体自愈力临床案例汇编

135

黄帝内经

《素问·上古天真论》

余闻上古之人，春秋皆度百岁，而动作不衰；

今时之人，年半百而动作皆衰者，

时世异耶，人将失之耶。

岐伯对曰：上古之人，其知道者，

法于阴阳，和于术数，

食饮有节，起居有常，不妄作劳，

故能形与神俱，而尽终其天年，

度百岁乃去。

今时之人不然也，以酒为浆，

以妄为常，醉以入房，

以欲竭其精，以耗散其真，

不知持满，不时御神，务快其心，

逆于生乐，起居无节，

故半百而衰也。

出生入死。

生之徒，十有三；死之徒，十有三；

而民生生，动皆之死地亦十有三。

夫何故也？以其生生也。

——摘自《道德经第五十章》

物极则反，命曰环流。

——摘自《鹖冠子·环流》

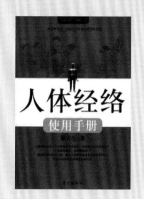

◆ 强烈的运动之后一定要保证充分的休息，否则就会对身体造成损耗

◆ 大强度训练会造成身体疲劳

◆ 过量运动促使机体新陈代谢加速，体内耗氧量急剧增加，产生大量"活性氧"而使人易衰老

◆ 过激烈或超量的运动会加剧身体一些器官的磨损和一些生理功能的失调，甚至缩短寿命

◆ 美国一家保险公司曾对6000名已故运动员的资料进行统计，平均寿命仅50岁

◆ 德国、美国生理学家研究发现，过多或过量的运动会使体内各器官供血供氧失去平衡，导致大脑早衰、扰乱内分泌系统，使免疫机制受损

◆ 大强度运动后经络系统处于抑制状态，免疫水平下降

◆ 发明"增氧健身法"的法国健美专家肯库伯说"运动一旦超过'收益递减'极限，人体免疫系统将受损，并丧失抵抗各种传染与非传染性疾病的能力"

◆ 乌龟为什么寿命可达177年？因为它每分钟心跳6次，心脏一生跳动约5.6亿次

◆ 科学家发现所有哺乳动物（人除外）一生的心跳次数基本相同（约7.3亿次左右），而人的一生总心跳次数约为25亿~30亿次，心跳越快，死得越快，而剧烈运动会使心跳明显增快

案例20

呕吐伴腹痛反复发作，医生建议摘除胆囊

VAS疼痛评分尺
（评分原则：就高不就低）

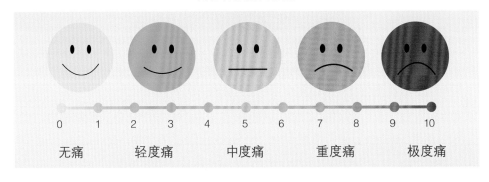

| 0 | 1 | 2 | 3 | 4 | 5 | 6 | 7 | 8 | 9 | 10 |

| 无痛 | 轻度痛 | 中度痛 | 重度痛 | 极度痛 |

| 0~1 | 2~3 | 4~6 | 7~8 | 9~10 |

病症程度对应评分色

患者信息： 男性 10岁

就诊日期： 2018年11月28日

就诊原因： 今年5月至今，出现五次不同程度的呕吐伴腹痛症状，11月26日就诊当地市附属医院，超声示胆总管上段扩张、肝内胆管普遍轻度扩张、胆囊内胆汁淤积；核磁示胆总管下段局限性变细，其上方胆总管及肝内外胆管扩张、胆囊体积增大。医生建议行胆囊摘除术。

| 病症程度 | ▶ | **8个月来** | 出现五次不同程度的呕吐伴腹痛VAS=2~6 |

母亲代诉为主:

2018年5月28日 晚上吃西瓜后出现腹痛VAS=5, 未就医。

5月29日 晨起早餐食用牛肉馅包子后呕吐, 因上课而未及时就医;

当晚放学后再次呕吐伴腹痛VAS=5, 就诊当地某医院, 抗炎治疗后呕吐停止、腹痛减轻至VAS=2;

回家后再次呕吐伴腹痛VAS=4, 急诊当地儿童医院, 因血生化示肝功能异常而住院治疗;

6月3日 肝功能恢复正常, 症状亦消失, 出院回家。

2018年11月18日 不明原因再次腹痛VAS=5, 口服健胃消食片后腹痛缓解;

11月21日 放学时再次不明原因腹痛VAS=5, 局部热水袋温敷后腹痛消失;

11月23日 下午体育课时再次不明原因腹痛VAS=6, 就诊当地儿童医院, 超声检查未见胃部异常;

11月26日 就诊当地市附属医院, 超声示胆总管上段扩张、肝内胆管普遍轻度扩张、胆囊内胆汁淤积;

11月27日 轻度腹痛VAS=2伴浑身无力, 就诊当地医学影像诊断中心中山部, 核磁示胆总管下段局限性变细, 其上方胆总管及肝内外胆管扩张、胆囊体积增大; 当晚口服复方单通胶囊1粒, 医生建议行胆囊摘除术;

11月28日 晨起腹痛消失, 身体舒适; 下午赶至北京; 患儿主诉: 从今年4月份起, 即觉浑身没劲VAS=3~4, 虽能跑步, 但速度远不如从前。

【相关信息】

1. 其他异常情况:出生至今,左侧颈部始终有一肉眼可见的淋巴结;

   2017年秋季起,头顶部两侧出现少量大块头皮屑,之后逐渐增多;

   2018年夏天,因头皮屑问题就诊当地医院皮肤科,局部使用中药类清洗剂和涂抹剂后消失,停药后复现至今。

2. 母亲孕期情况:38岁时第二次怀孕,自然流产后服用抗生素等药物;

   两个月后再次怀孕(患儿本人),孕期状态良好,经常吃海鲜(尤其爱吃螃蟹)。

3. 运动习惯:无

4. 既往史:出生20天时,因黄疸住院治疗,10天后治愈出院;

   之后体健,很少生病。

5. 家族史:

   (1)父系:爷爷——现70岁,胆结石多年,目前无临床症状;

   奶奶——现70岁,糖尿病10年;

   父亲——现48岁,胆囊切除3年。

   (2)母系:姥爷——现83岁,老年痴呆9年;

   姥姥——现80岁,除颈椎病外,无慢性病;

   母亲——现48岁,除颈椎病外,无慢性病。

【疗效统揽】

患 者 现 有 病 症	VAS疼痛评分 0-无痛 ——→ 10-疼痛难以忍受	
	0~1　2~3　4~6　7~8　9-10	
	治疗前评分	治疗后评分
8个月来，感觉浑身没劲VAS=3~4，虽能跑步，但速度远不如从前	VAS=4	浑身有劲，跑步如常 VAS=0
出生至今，左侧颈部始终有一肉眼可见的淋巴结	同前	左颈部淋巴结 肉眼不可见
自去年秋季至今，头顶部两侧较多大块头皮屑	同前	未再出现

141

检查日期	2018-11-26	2019-03-28	2019-07-11	2019-08-22
超声检查结果追踪	超声提示：胆总管中上段扩张 肝内胆管普遍轻度扩张 胆囊内胆汁瘀积	超声提示：肝外胆管上段略宽 胆囊腔内较多点絮状回声 请结合临床病史	超声提示：肝外胆管上段略宽	超声提示：肝外胆管略增宽 胆囊腔内少许点状回声

检查日期	2018-11-27	2019-02-13
核磁检查结果追踪	诊断意见：胆总管下段局限性变细，其上方胆总管及肝内外胆管扩张，请结合临床，胆囊体积增大，请结合临床。	影像学诊断：上腹部平扫+MRCP未见明显异常。

【排病反应】

日 期	治疗期间排病反应（2018年11月28日－2019年3月31日）		
11月28日		开始使用场效应治疗胸背下段（肝反射区）+ 腰骶部（脾肾反射区），每个部位30分钟/次	
12月4-11日		肝反射区持续发痒，以右侧明显VAS=4	
12月12-19日		肝反射区持续发痒，以右侧明显VAS=5	
12月20-25日	场效应治疗时	肝反射区持续发痒，以右侧明显VAS=4	治疗结束约15分钟后发痒感消失
12月26-27日		肝反射区持续发痒，以右侧明显VAS=5	
12月28-31日		肝反射区持续发痒，以右侧明显VAS=4	
1月1-2日		肝反射区持续发痒，以左侧明显VAS=5	
1月3-5日		肝反射区持续发痒VAS=4	
1月6-7日		肝反射区持续发痒VAS=3，肾反射区持续发痒VAS=5	
1月8日		肝反射区持续发痒VAS=3，肾反射区持续发痒VAS=4	
1月9-10日	场效应治疗时	肝反射区持续发痒VAS=3，肾反射区持续发痒VAS=3	治疗结束约15分钟后发痒感消失
1月11-14日		肝反射区持续发痒VAS=3，肾反射区持续发痒VAS=4	
1月15日-3月7日		肝反射区持续发痒VAS=2~3，肾反射区持续发痒VAS=2~3	
3月8-14日		肝反射区持续发痒VAS=2，肾反射区持续发痒VAS=2	
3月15-31日		肝、肾反射区持续发痒现象消失	

142

《素问·阴阳离合论》

太阳为开，阳明为阖，少阳为枢。

三经者，不得相失也。搏而勿浮，命曰一阳。

……

太阴为开，厥阴为阖，少阴为枢。

三经者，不得相失也。搏而勿沉，命曰一阴。

……

黄帝内经

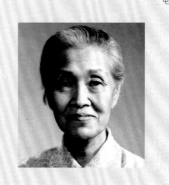

"万婴之母" 林巧稚
中国妇科、产科医生和医学科学家
中国现代妇产科学奠基人之一

　　"治病救人"，治了病就可以救人吗？可不一定，有的人得到了生命却失掉了幸福，好大夫要考虑全面，要为病人的幸福想办法。

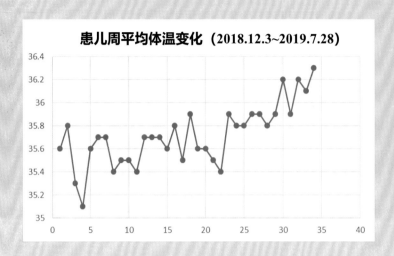

患儿周平均体温变化 (2018.12.3~2019.7.28)

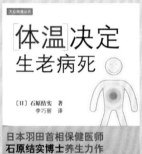

一旦身体冰冷,血液循环会变差,体内细胞的代谢也会变差,体温每下降1度,代谢就会减少约12%,免疫力也会降低30%。

治胃病引发心脏病症

VAS疼痛评分尺

（评分原则：就高不就低）

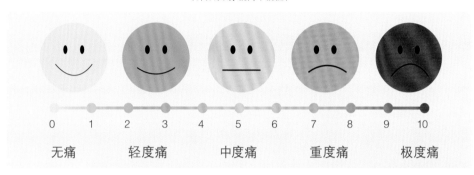

| 0 | 1 | 2 | 3 | 4 | 5 | 6 | 7 | 8 | 9 | 10 |

| 无痛 | 轻度痛 | 中度痛 | 重度痛 | 极度痛 |

| 0~1 | 2~3 | 4~6 | 7~8 | 9~10 |

病症程度对应评分色

患者信息： 男性 31岁

就诊日期： 2019年1月14日

就诊原因： 2016年首次出现肠胃不适症状，在外就餐易腹泻。2017年上半年，饭后即觉胃部和腹部外围一圈不蠕动感伴持续性腹胀；10月份服用麦卢卡蜂蜜一个月后，症状消失；12月初只要喝蜂蜜水就会呕吐，呕吐后感觉身体虚弱，随停服蜂蜜水；12月底症状复现。2018年初起，连服健脾丸3个月后症状完全消失；至10月症状复现，且持续腹胀程度较前有所加重，口服枫蓼肠胃康颗粒、复方嗜酸乳杆菌片各两盒，病症程度虽有缓解，但始终存在。2019年1月10日就诊我院消化科，胃镜检查示慢性浅表性胃炎。

病症程度	▶	就诊时	胃部和腹部外围一圈燥热不适VAS=4

2016年 首次出现肠胃不适症状，且在外就餐易腹泻。

2017年上半年 吃饭至七八成饱后，即刻感觉胃部和腹部外围一圈不蠕动，同时伴持续性腹胀VAS=4。

10月初 开始服用麦卢卡蜂蜜，一个月后排便顺畅，腹胀感消失。

12月 月初只要喝蜂蜜水就会呕吐，呕吐后感觉身体虚弱，随停服蜂蜜水；月底又饭后即觉胃部和腹部外围一圈不蠕动，伴持续性腹胀VAS=4。

2018年初 开始服用健脾丸，连续服用三个月后，上述症状全部消失，且持续半年多感觉良好。

2018年10月 再次出现饭后即刻感觉胃部和腹部外围一圈不蠕动，同时连续性腹胀程度有所加重（VAS=4~8）；之后的三个多月时间里，除前述症状外，还曾因出现过一次外出就餐后浑身无力、恶心、头部昏沉等类似食物中毒症状，呕吐6次后症状明显缓解，再之后就诊校内医院，遵医嘱口服枫蓼肠胃康颗粒、复方嗜酸乳杆菌片各两盒，之后仍觉恶心伴胃部烧灼痛VAS=3~4；停药后，症状呈持续性减轻趋势，但始终未能完全消失。

2019年1月10日 就诊我院消化科，行胃肠镜检查，示慢性浅表性胃炎；

10-13日期间 胃部始终不适，有时伴恶心或烧灼痛；

14日就诊时 胃部和腹部外围一圈燥热不适VAS=4。

1月14-23日 治疗前到饭点想吃东西，但因吃完后会胃部不适而吃得很少，治疗后一日三餐可以吃到七八成饱。

疗程康复治疗结束后，胃部情况好转50%，且身心状态较治疗前好很多，尤其晨起感觉心情愉悦；

1月24日-2月26日 期间回家过年，胃部状况保持较好，且可以正常吃肉，但偶尔就寝较晚。

2月27日-3月12日 近两周症状又开始反复：

每晚22:00就寝，但因腹部胀气、肠蠕动频繁而一般至0:00左右方可入眠，3月9日晚因此至2:00方入眠。

3月4日 换新食堂进餐后再次出现胃痛VAS=4，持续约2小时后消失；

之后至今，每隔一天会出现一次胃痛（无时间规律，但多为饭后），每次持续约1~2小时消失。

3月4-12日 偶尔轻咳VAS=2。

3月9日18:00左右 忽觉心前区秒痛VAS=5；

【客观情况】

第1个疗程康复治疗结束后，叮嘱患者2月下旬开学返校后及时进行下一个疗程康复治疗，但因患者遇到种种原因而未能实施；等患者3月12日提出医治诉求时，病人预约已太满，虽有医者仁心，但受限于一己之力单薄，无暇同时顾及太多病患，只能尽量保证基本每周手法诊治一次，期间见缝插针地为其医治。

故后面的康复治疗显得有些没有章程，且因其排病反应比较杂乱，很难像其他病例那样以规律性表格体现。

3月12日–6月27日　间断性康复治疗结束后，饭量恢复到生病前的70％，有食欲，吃饭香；更多的排病反应主要表现在心脏方面。在您**6月28日–8月3日**出差期间，身体大致情况如下：

身体疲惫感由6月28日的VAS=5逐渐降至8月1日的VAS=3；

小腹不适感由6月28日的VAS=4逐渐降至8月1日的VAS=2；

7月5日　心脏冰痛面积扩大，似冰融化开来，但冰痛程度仍保持不变VAS=2~3；

7月8日　上午场效应治疗后背心脏反射区时忽觉心脏冰痛感完全消失，但转变为心脏间断性酸痛VAS=6~7；

7月21日　上午场效应治疗后背心脏反射区时忽觉有热流涌入心脏VAS=6，感觉很舒适；

7月22日起　心脏内温热感范围呈逐渐增大趋势；

7月26–27日　连续两天感觉心脏、肺脏和胃部有气往下走，走至腹股沟时有阻力，通至双足时全身舒适；

7月28日　与家人生气而导致心脏疼痛感增至VAS=5~6，身体其他情况尚可，无太大变化；但至8月1日时身体不适程度明显增加；经自我心情调适后，2日起身体不适程度趋于缓解；

8月4日　现感觉小腹不适感VAS=1；身体疲惫感VAS=4；左膏肓穴持续酸痛VAS=2，右膏肓穴持续酸痛VAS=3；

躯干和四肢间歇性酸痛VAS=2~3。

【客观情况】

因后期预约病人如约而来，仍只能尽量保证基本每周手法诊治一次。

【相关信息】

1. 睡眠习惯：无午睡习惯；多在23:00-0:00就寝，有时加班至03:00，约1小时入眠，不起夜；8:00自然醒，晨起精神尚可，从小到大基本没有体会过精神振奋、精力充沛的感觉。

2. 排便习惯：1~2天大便1次，时间多在起床后，排便顺畅，5分钟内完成，大便大多成形、色黄、不粘马桶。

3. 饮食习惯：快到饭点无饿感；饭量随饭菜可口程度可多可少（饭菜可口时一顿可吃三个人的量，饭菜不可口时可以不吃）。

4. 运动习惯：平日基本不动，突击健身一个月，之后又基本不动，平均每半年健身一个月。

5. 平日情绪状态：自认为比较平和；路歇尔全色测试为黑色和灰色。

6. 既往史：13岁时，曾患慢性阑尾炎，口服消炎药后缓解；16岁时，因家庭原因导致神经性头痛，口服中药1个月效果欠佳，之后刻意不思虑过多即可避免发作；同年起，时常有心脏发僵感VAS=1~2，自觉与情绪变化关系密切；19岁时，某晚0:00后熬夜状态时，忽觉心脏发僵伴紧缩压榨感VAS=10，持续约几分钟后缓解；之后的七年时间里，会因莫名的情绪低落而出现心脏发僵伴紧缩压榨感，轻则VAS=3~4，重则VAS=8~10；起初3~5个月发作1次，每次持续1~2天缓解；后逐渐发展至3~5发作1次，每次持续3~5天缓解；最严重时，曾三个月期间只有3~4天无症状；再之后又逐渐转变成3~5个月发作1次，每次持续1~2天缓解；直到27岁（2015年）后，心脏发僵伴紧缩压榨感很少出现；26岁时，因一次较严重的上呼吸道感染而输消炎药2周，之后确诊咽炎，口服含激素类脱敏药三个月后咽炎症状无明显改善；随口服羊胎素，服用剂量为常规剂量的3倍（早晚各1次，5粒/次），几天后症状明显减轻；期间停药仍有反复，间断性服用羊胎素数次后基本痊愈，至今未再复发。

【疗效统揽】

患者现有病症	VAS疼痛评分 0-无痛 ——→ 10-疼痛难以忍受	
	0~1　2~3　4~6　7~8　9~10	
	治疗前评分	治疗后评分
2016年开始经常肠胃不适VAS=3~8 2019年1月14日首次就诊时,仅胃部和腹部外围一圈燥热不适VAS=4	VAS=4	VAS=0
3月12日就诊时症状,早餐后开始持续性腹胀VAS=4	VAS=4	VAS=0
3月13日出现心脏持续性疼痛VAS=2~3(似又不似针扎样钝痛)16:30-19:00期间心脏规律性阵痛VAS=6~9,每次持续约数十秒	VAS=6~9	4月4日起心脏间歇性疼痛 VAS=1~2 (排病反应中)
4月13~26日心脏间歇性无规律性疼痛VAS=3~9(针刺样酸痛) 4月27日-6月10日心脏持续性疼痛VAS=1~5	VAS=1~9	排病反应中
4月19日起场效应治疗后背心肺反射区时感觉心肺内寒凉VAS=8 4月21日起,场效应治疗时心脏内持续性冰凉感VAS=10	VAS=8~10	6月25日起,场效应治疗时,感觉心脏冰VAS=3、痛VAS=2、酸VAS=4 (排病反应中)
8月4日就诊时,身体持续性疲惫感	VAS=4	VAS=0
自觉心脏下半部分温热,但上半部分感觉不到温热	同前	自觉心脏整体温热舒适
8月13日起,因突发事件而较为奔波劳累 8月29日起食欲较差,饭量减少约50%	同前	胃口好 饭量恢复至100%

【病症主诉1疗效分揽】

■ 1月14–23日疗程康复 | 治疗期间疗效一览表

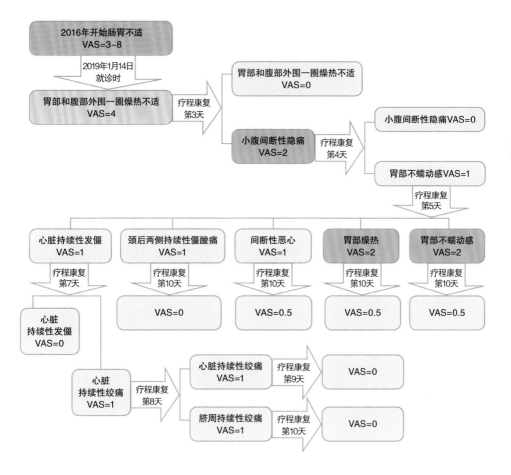

■ 3月12日–4月12日康复治疗期间主要病症疗效一览表 – 1

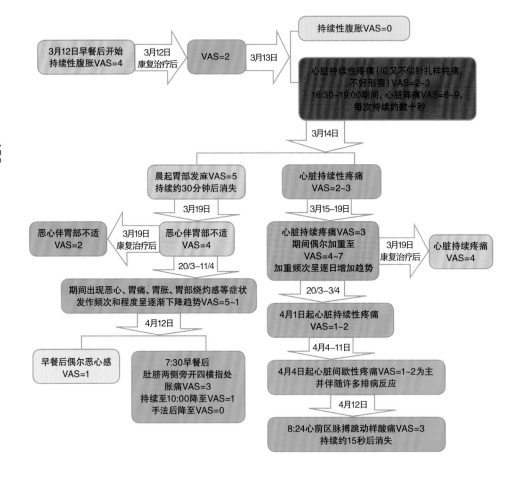

152

■ 4月13日–6月27日康复治疗期间主要病症疗效一览表 – 2

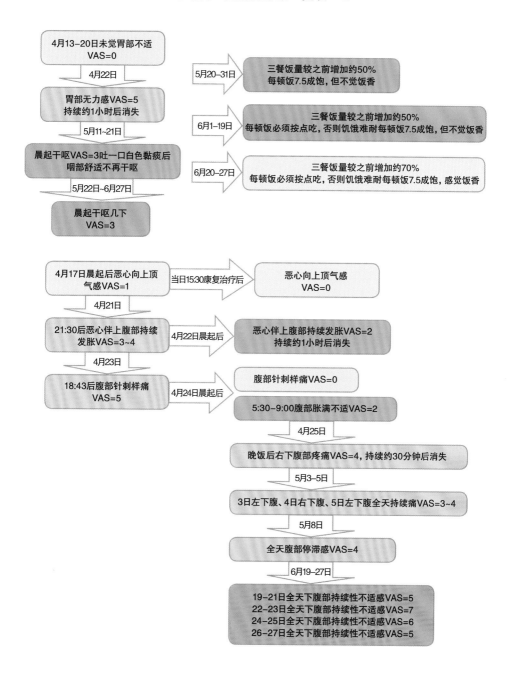

4月13日–6月27日康复治疗期间主要病症疗效一览表 – 3

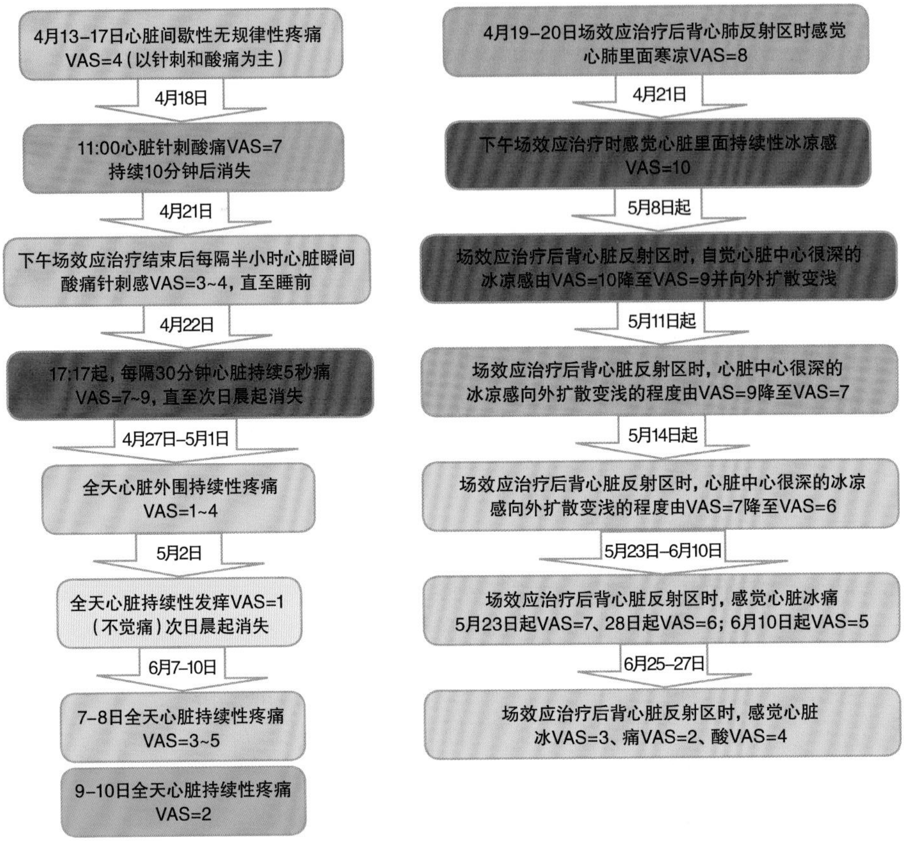
4月13–17日心脏间歇性无规律性疼痛
VAS=4（以针刺和酸痛为主）
4月18日
11:00心脏针刺酸痛VAS=7
持续10分钟后消失
4月21日
下午场效应治疗结束后每隔半小时心脏瞬间
酸痛针刺感VAS=3~4，直至睡前
4月22日
17:17起，每隔30分钟心脏持续5秒痛
VAS=7~9，直至次日晨起消失
4月27日–5月1日
全天心脏外围持续性疼痛
VAS=1~4
5月2日
全天心脏持续性发痒VAS=1
（不觉痛）次日晨起消失
6月7–10日
7–8日全天心脏持续性疼痛
VAS=3~5
9–10日全天心脏持续性疼痛
VAS=2
4月19–20日场效应治疗后背心肺反射区时感觉
心肺里面寒凉VAS=8
4月21日
下午场效应治疗时感觉心脏里面持续性冰凉感
VAS=10
5月8日起
场效应治疗后背心脏反射区时，自觉心脏中心很深的
冰凉感由VAS=10降至VAS=9并向外扩散变浅
5月11日起
场效应治疗后背心脏反射区时，心脏中心很深的
冰凉感向外扩散变浅的程度由VAS=9降至VAS=7
5月14日起
场效应治疗后背心脏反射区时，心脏中心很深的冰凉
感向外扩散变浅的程度由VAS=7降至VAS=6
5月23日–6月10日
场效应治疗后背心脏反射区时，感觉心脏冰痛
5月23日起VAS=7、28日起VAS=6；6月10日起VAS=5
6月25–27日
场效应治疗后背心脏反射区时，感觉心脏
冰VAS=3、痛VAS=2、酸VAS=4

【病症主诉3疗效分揽】

8月4日–9月25日康复治疗期间主要病症疗效一览表

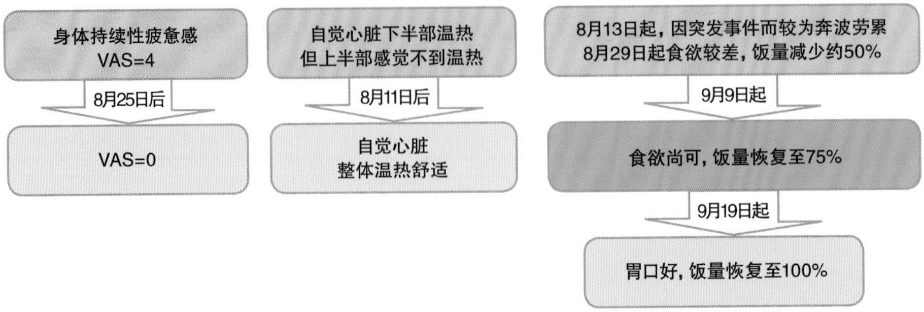
身体持续性疲惫感
VAS=4
8月25日后
VAS=0
自觉心脏下半部温热
但上半部感觉不到温热
8月11日后
自觉心脏
整体温热舒适
8月13日起，因突发事件而较为奔波劳累
8月29日起食欲较差，饭量减少约50%
9月9日起
食欲尚可，饭量恢复至75%
9月19日起
胃口好，饭量恢复至100%

【病症主诉1治疗期间排病反应】

日 期	疗程康复丨治疗期间排病反应（1月14日-1月23日）
1月14日	超短波治疗结束后打嗝数次；温热磁治疗时胃肠蠕动明显加快； 23:00就寝时，场效应治疗后背心脏反射区时局部持续性发痒VAS=4，但不影响睡眠，随后入眠。
1月15日	12:00食堂吃面条，14:00小腹痛VAS=3，随即腹泻2次；之后小腹间断性轻微隐痛VAS=1~2； 当晚洗浴搓澡时被发现后背左侧心肺反射区散在红疹，偶伴痒感VAS=2，持续至次日晨起消失。
1月17日	12:30忽觉左侧枕骨下线天柱穴附近瞬间针扎感VAS=7，至22:00就寝时共发作5次； 16:00左右总觉口渴想喝水，至22:00就寝前共喝了4杯水，且始感觉腹部有气流往下顺； 22:00就寝时颈后两侧（膀胱经）持续性僵痛VAS=5，次日晨起仍存在。
1月18日	午饭在外吃椰子鸡火锅后小腹痛VAS=2，有腹泻的感觉但未腹泻，之后腹部持续不适感VAS=1；
1月18-19日	白天始终感觉口渴，较平日喝量水大； 凌晨4:00左右因轻微咳嗽而醒来，但很快再次入睡。
1月20日	晨起心脏局部持续性发僵感消失，转变成持续性绞痛VAS=1； 白天口渴感较昨日减轻，但喝水量仍较平日多； 18:00晚饭后胃部秒痛VAS=8（感觉似粘在一起的地方忽然被撑开的痛），随后脐周持续性绞痛 　　　VAS=1~3，心脏持续性绞痛增至VAS=2~3，持续至次日晨起心脏持续性绞痛降至VAS=1、 　　　脐周持续性绞痛VAS=1。
1月21日	白天口渴感比较严重，较平日喝水量多； 18:00左右晚饭后胃部秒痛VAS=6（感觉仍似粘在一起的地方忽然被撑开的痛），随后脐周持续性 　　　绞痛VAS=2复现，持续至次日晨起仍为VAS=2。
1月22日	白天口渴感比较严重，较平日喝水量多； 晨起脐周持续性绞痛VAS=2，治疗后降至VAS=1。
1月23日	白天口渴感比较严重，较平日喝水量多； 晨起脐周持续性绞痛VAS=1，治疗后降至VAS=0。

【病症主诉2治疗期间排病反应】

日　期	康复治疗期间排病反应（3月12日–4月12日）
3月12日 脏腑手法诊治11	早餐后持续性腹胀VAS=4，手法后降至VAS=2，次日晨起消失； 全天偶尔轻咳VAS=2。
3月13日	心脏持续性疼痛（似又不似针扎样钝痛，不好形容）VAS=2~3；16:30–19:00心脏阵痛VAS=6~9， 每次持续约数十秒。
3月14日	心脏持续性疼痛VAS=2~3； 晨起胃部发麻VAS=5，持续约30分钟后消失，同时出现全身游走性疼痛VAS=4~7。
3月15日	心脏全天持续性疼痛VAS=2~3；22:30头顶瞬间针刺痛VAS=8。
3月16–19日	全天心脏持续性疼痛VAS=3，期间偶尔加重至VAS=4~7，加重频次呈明显增加趋势； 到18日偶尔加重频次增至7~8次，且出现持续约2小时的头痛VAS=6； 到19日偶尔加重频次增至10次。
3月13–19日	13–16日睡眠欠佳，每晚22:00就寝，但因心脏持续性疼痛而于0:00后方能逐渐入睡； 17–18日睡眠稍有好转，每晚22:00就寝，23:00左右入睡。
3月19日 脏腑手法诊治12	治疗前心脏持续性痛VAS=3，手法后降至VAS=2，超短波治疗心前区时增至VAS=6，超短波治疗 　腰骶部时增至VAS=9，最后一项温热磁治疗结束时降至VAS=4； 治疗前双腿发沉VAS=8，手法后降至VAS=4，理疗后又降至VAS=2； 治疗前咳嗽沉闷费力VAS=6，手法后降至VAS=5，理疗后降至VAS=4； 治疗前恶心伴胃部不适VAS=4，手法后降至VAS=2，理疗后仍为VAS=2。 19:00特别口渴，连续喝水450ml，除此之外身体无其他明显不适感； 当晚22:00就寝，约1小时入眠，未起夜。
3月20日	6:00–8:00期间，满腹嘈杂感VAS=2~3伴心脏针刺感VAS=1~2； 11:30–22:00期间，心脏每1~2小时出现一次锥扎样疼痛VAS=6~7，每次持续约10分钟消失。
3月21日	6:00–22:00期间，每2~3小时出现一次胃痛VAS=3，每次持续约20分钟消失； 17:20右季肋区下突然无力性酸痛感VAS=10，持续约30分钟后消失； 　间隔2分钟后复现，又持续约20分钟后消失。
3月22日	6:00晨起后，从头顶→心前区下→右肩胛下角→左侧肋骨区域游走性疼痛VAS=7~8，一个部位疼 　痛持续约10~30分钟消失后，另一个部位开始疼痛，如此循环至左侧肋骨区域后基本停止； 当晚睡前因身体原因整体计划被打乱而心情烦躁和愤怒，半夜大喊以发泄不良情绪。
3月20–22日	一日三餐可吃七八成饱，但大便次数明显增多，每天3~4次，大便不成形，又不似水样便； 连续三日睡眠质量好转，但入眠仍较慢（约1小时），未起夜； 轻咳无痰VAS=2的发作频次较之前稍有增加。

日 期	康复治疗期间排病反应（3月12日–4月12日）
3月23日 脏腑手法诊治13	晨起感觉心情欠佳、浑身无力VAS=4、心脏持续性疼痛VAS=1； 治疗后心情好转、浑身无力感降至VAS=1，但心脏持续性疼痛增至VAS=3。

3月24–26日	24–26日：睡眠质量好，30分钟内入眠，未起夜；感觉说话底气足，较最初治疗前增加了4倍之多。
	24–26日：全天心脏持续性疼痛VAS=1~2；
	24–26日，6:00晨起后，10秒胃痛VAS=5，之后的2个小时内共发生三次胃痛VAS=5，每次均持续
	    约10秒后消失；
	24日全天少食多餐共5顿，每顿饭后满腹嘈杂感VAS=3，持续约3小时后降至VAS=1；
	25–26日全天3顿饭，每顿饭后满腹嘈杂感VAS=3，持续3小时后降至VAS=1；
	24–25日轻咳无痰的现象偶尔发生；
	26日轻咳无痰现象有变化：上午每隔30分钟因气管发痒VAS=5而轻咳两声后发痒感消失；
	                午饭前因气管发痒VAS=5而轻咳致欲呕吐VAS=7；
	                午饭后每隔15分钟因气管发痒VAS=5而轻咳两声后发痒感消失。

3月25日	14:00外出办事，步行约20分钟后出现双腿无力感VAS=5，随取消办事计划，返回家中休息。
3月26日 脏腑手法诊治14	治疗前心脏持续性疼痛VAS=1~2，治疗后无变化； 治疗前轻咳无痰现象频发，治疗后无变化。
3月27–31日	27–29日全天消化系统持续性症状：恶心VAS=3~5+胃痛VAS=2~3+满腹嘈杂感VAS=1~2； 30–31日全天消化系统持续性症状：恶心VAS=2~3+胃痛VAS=1~2+满腹嘈杂感VAS=1~2； 27–31日全天心脏持续性疼痛VAS=2~4。

4月1–4日
脏腑手法诊治
15–18次
	4月1日消化系统持续性症状：恶心VAS=3+胃痛VAS=2+满腹嘈杂感VAS=2，手法后均降至
	    VAS=1；心脏持续性疼痛VAS=2，手法后降至VAS=1；
	4月2日：早餐前后恶心感VAS=4；
	      午餐前后胃痛VAS=1；午餐前恶心感VAS=1~2，午餐后增至VAS=3；
	      晚餐前后胃痛VAS=1；晚餐前恶心感VAS=1~2，晚餐后增至VAS=3；
	      晚餐后腹部停滞感，约3小时后消失。
	      心脏持续性疼痛VAS=1~2。
	4月3日：晨起出现嗳气现象，之后全天平均约3小时嗳气一次，每次嗳气2下；
	      三餐前后胃痛VAS=1；早餐前恶心感VAS=1，早餐后增至VAS=4；
	      午餐和晚餐前恶心感VAS=1，午餐和晚餐后增至VAS=3；
	      两餐后腹部停滞感，约2小时后消失；
	      心脏持续性疼痛VAS=1~2；
	      17:30左侧章门穴向下发散至左大腿外侧膝以上区域刺痛VAS=7，持续约10秒后消失；
	      刺痛消失的同时，出现脐周疼痛VAS=2~3，感觉似拉肚子，持续至21:00就寝时仍存在。

日　期	康复治疗期间排病反应（3月12日–4月12日）
4月4–5日	全天心脏间歇性疼痛VAS=1，发作频次无规律；
4月4–7日	4月4日下午开始出现排气较多现象，之后的5~7全天均排气较多 　　（追溯：之前的16年里几乎很少排气）。
4月5日	早餐前出现恶心感VAS=2和脐周痛VAS=3，持续至早餐后恶心感和脐周痛均增至VAS=4并伴有 　　间歇性胃部烧灼感VAS=5，持续至11:15后前述症状消失，转变成胃部不适感VAS=1，直至次 　　日晨起消失； 10:30忽觉右肩至小拇指一条线（小肠经）的瞬间痛感VAS=5； 12:00又觉右肩至小拇指一条线（小肠经）的瞬间僵感VAS=2； 12:25起，出现5次右肩胛冈下肌处（天宗穴，属小肠经）间歇性发酸VAS=5（每次间隔5秒），同时 　　伴右肩冈上肌瞬间痛VAS=3； 13:00忽觉左膝内侧似脉搏跳动样疼痛VAS=3，持续约1分钟后消失。
4月6日	晨起即觉心脏疼痛VAS=2，持续至16:50时瞬间增至VAS=5，随后又降至VAS=2，持续至22:00就 　　寝时仍存在； 全天持续性恶心感VAS=1，次日晨起消失； 16:00起，出现10次右肘内侧至小拇指（心经）间歇性疼痛VAS=6，每次间隔2秒。
4月7日	全天排便三次：早餐前排便1次（成形、适量、不粘马桶）； 　　　　　　　　16:00和20:00各水样便一次， 7:00出现一次心脏疼痛VAS=2，持续约20秒后消失，之后全天未再出现； 7:00出现间歇性胃部胀痛VAS=2（感觉有气在食管内上不来下不去），持续至13:00仍存在，口服5 　　粒羊胎素胶囊后消失。
4月8日 脏腑手法诊治19次	治疗前身体没有明显不适，治疗后偶有恶心感VAS=2； 19:00后背心脏反射区发痒VAS=4，同时发现局部散在少量小疹子，发痒感VAS=4持续至次日 　　晨起仍存在； 19:30起，左肩胛骨内侧出现3次瞬间针扎样痛VAS=6； 21:30就寝，沾枕即着，未起夜。
4月9日 脏腑手法诊治20次	晨起后背心脏反射区仍发痒VAS=4，持续至上午手法后消失； 晨起即觉恶心VAS=2，持续至上午手法后消失，但同时出现胃至食管咽喉段持续性发胀感 　　VAS=2，咳嗽后感觉气体排出时可缓解，此状态持续至就寝前仍存在； 9:30起，心脏出现3次瞬间针扎样痛VAS=6； 上午治疗回家途中11:44忽觉心脏持续约5秒的酸痛感VAS=5； 12:39起，心脏出现11次间歇性针刺样痛VAS=6，每次持续约5秒； 17:40起，左肩胛骨内侧出现3次间歇性针刺样痛VAS=3，每次持续约5秒； 18:12左肩胛骨内侧持续约10秒的疼痛感VAS=3； 22:00就寝，约15分钟入眠，3:20因咽部发痒VAS=5而咳醒，未如厕，很快再次入眠。

4月10日
脏腑手法诊治21次

全天三次水样便：早餐前2次（第1次多量、第2次适量），早餐后第3次少量水样便；

早餐前恶心感VAS=1伴胃胀VAS=1，持续至早餐后恶心感VAS=1伴胃胀VAS=3，11:20手法后消失；

12:25起，腰4棘突下右旁开3.5寸处（腰眼穴，属经外奇穴）不同程度持续性酸痛VAS=3~6；

次日5:30因右腰眼痛VAS=5而醒来；

整个下午右胸前心脏处偶尔轻微刺痛感VAS=0.5，持续至睡前仍存在；

22:00明显嗳气伴肛门排气，持续约半小时后消失；

23:00就寝，很快入眠，睡眠期间因翻身时右腰眼酸痛而疼醒5次，疼醒后均可很快再次入睡。

4月11日
脏腑手法诊治22次

5:30因右腰眼酸痛VAS=5而醒来，11:20治疗结束时，右腰眼酸痛降至VAS=3，直至睡前仍存在；

5:30醒来即出现明显的嗳气伴肛门排气现象，全天上下通气现象持续明显；

6:30左季肋区针刺样痛VAS=4，持续约3分钟后消失；

7:00右侧胸前第4肋近胸骨处刺痛VAS=2，持续约2分钟后消失；

随即左侧胸前第4肋近胸骨处刺痛VAS=2，持续约2分钟后消失；

随即脐周胀痛VAS=5，持续约2小时后降至VAS=1；

脐周胀痛的同时（7:11）出现2次心脏瞬间疼痛VAS=6；

8:13左季肋区下疼痛VAS=6，持续约10分钟后消失；

9:15右季肋区下疼痛VAS=5，持续约2分钟后消失；9:23左季肋区下出现4次瞬间疼痛VAS=4；

11:23右胸外侧腋下八横指处脉搏跳动样酸痛VAS=5，持续约1分钟后消失；

14:33左臀部环跳穴及其周围持续约10秒的发酸感VAS=5；

23:00就寝，很快入眠，3:15莫名睁眼醒来，未如厕，翻身即睡。

4月9–11日

晨起后和晚上睡前完成揉腹作业，手压脐部时，感觉脐部脉搏样跳痛VAS=4~6。

4月12日
脏腑手法诊治23次

5:30自然醒，一起床即开始明显地上下通气现象，全天持续；早餐后偶尔恶心感VAS=1；

7:30早餐后肚脐两侧旁开四横指处胀痛VAS=3，持续至10:00降至VAS=1，手法后消失；

9:11脐周数次瞬间发热感VAS=3，感觉舒适；

8:17右章门穴处酸痛VAS=5，持续约15秒后消失；紧接着右髋外侧酸痛VAS=3，持续约1分钟后消失；

8:24心前区脉搏跳动样酸痛VAS=3，持续约15秒后消失；

8:43右乳头直下四横指处瞬间酸痛VAS=6，同时伴左背外侧近腋处发酸VAS=1，持续约1分钟后消失；紧接着右背外侧近腋处发酸VAS=1持续约2分钟后消失；

9:38左腰眼酸痛VAS=1、右腰眼酸痛VAS=2，持续至10:30手法后消失；

10:05左臀部环跳穴及其向上区域发酸VAS=1、右骶髂关节发酸VAS=1，持续约1分钟后消失；

4月10–12日

近三日感觉每日小便量较之前增加30%（相当于每天平均增加2~3次的小便次数）。

此现象持续至16日基本恢复如常。21:30就寝，沾枕即着，未起夜。

160

4月13–15日上下通气现象明显，16日起基本如常。

13–17日未觉胃部不适；16日晚腹泻3次。

17日晨起左侧天枢穴痛VAS=4，早餐后局部场效应治疗后降至VAS=2，但同时出现恶心伴有
向上顶气感VAS=1，偶尔嗝气；15:30脏腑手法诊治后前述症状消失。

早餐前后各腹泻1次（量多），并伴有全身乏力感VAS=4；15:30脏腑手法诊治结束后全身乏
力感降至VAS=2。

18日凌晨2:00腹泻一次后再次入睡，入睡前触摸胃部中央至小腹部中央冰凉感VAS=4；
早餐前后各排便1次（不成形少量不粘马桶）；
9:23场效应治疗腹部时持续5秒的无力伴抽筋感VAS=7，随后背部心脏反射区脉搏样跳痛
VAS=4，持续2分钟后消失。

19日总有饥饿感，全天吃饭4顿。

21日21:30恶心伴上腹部发胀VAS=3~4，持续至次日晨起降至VAS=2。

22日6:46胃部无力感VAS=5、恶心伴上腹部发胀VAS=2，持续约1小时后消失。

23日凌晨4:00腹泻1次（量多）；18:43腹部针刺样痛VAS=5，持续至次日晨起消失。

21:30左侧卧位就寝时感觉脾胃区后侧痛VAS=3，同时伴左侧中指和环指腹侧至肘部至心脏
处疼痛VAS=3~4，不影响入睡，次日晨起消失。

24日5:30排便后仍觉腹部胀满不适VAS=2，持续至9:00消失。

4月13日–6月27日
胃肠排病反应
（1）

25日全天未排便，饭量有所增加；晚饭后右下腹部疼痛VAS=4，持续约30分钟后消失。

27日晨起腹泻（量多、粘马桶）。

5月1–2日16:00出现要拉肚子又未真正拉肚子现象，持续约2分钟后消失。

3日全天胃口欠佳，三顿饭以粥为主；左下腹部疼痛VAS=3，持续至睡前仍存在，次日晨起消失。

4日全天胃口好转，三顿饭以面食为主；右下腹部疼痛VAS=3~4，持续至睡前仍存在；
次日晨起消失。

5日全天胃口尚可，三顿饭以面食为主；左下腹部疼痛VAS=3~4，持续至次日晨起消失。

6日晨起干呕（程度VAS=3），吐出一口白色黏痰后感觉咽部舒适，不再干呕；
晨起肚脐左下方疼痛VAS=4，持续至12:00后降至VAS=1，持续至睡前。

7日晚饭吃极少量鱼肉后未觉胃部不适
（之前很长一段时间因吃少量肉仍会胃部不适而一直未敢吃肉）。

8日晨起腹部停滞感VAS=4、双腿外侧酸痛VAS=7伴全身无力感VAS=3，全天基本场效应治疗。

9日晨起即觉腹部停滞感VAS=2、双腿外侧酸痛VAS=3伴全身无力感VAS=1，场效应治疗一上午
后逐渐缓解或消失。

10日晨起即觉腹部停滞感VAS=1、双腿外侧酸痛VAS=2伴全身无力感VAS=3，场效应治疗一上午
后逐渐缓解或消失。

11日晨起未觉腹部停滞感VAS=0、双腿外侧酸痛VAS=2伴全身无力感VAS=3，场效应治疗一上午
后逐渐缓解或消失。

11–21日晨起干呕VAS=3，吐出一口白色黏痰后感觉咽部舒适，不再干呕；

22日–6月27日晨起干呕VAS=3几下。

**4月13日-6月27日
胃肠排病反应
（2）**

5月14日10:30感觉饥饿，随吃一大碗面条；16:00又觉饥饿，适量饮用酸奶后17:00晚餐。

19日晚饭饭量较之前增加50%，吃了4两米饭、半个大馒头和两小盘菜后感觉7.5成饱。

20日晨起整个后背酸痛VAS=1伴胃部无力感VAS=1，喝杯热水后，前述症状逐渐消失；

20-21三餐饭量较之前增加50%，每顿饭7.5成饱，有食欲。

22日晨起整个腹部胀滞感VAS=3，口服3粒羊胎素+场效应治疗后，至13:00降至VAS=0.5；

　　　三餐饭量较之前增加约50%，每顿饭7.5成饱，但感觉食欲不如前几天。

25日17:30晚饭后感觉胃肠不适VAS=3，持续至22:00睡前仍存在，次日晨起消失。

29-31胃肠不适感VAS=2全天存在。

6月1-19三餐饭量依然保持较之前增加约50%的状态，但每顿饭必须按点吃，过时15-30分钟则

　　　饥饿难耐，每顿饭吃7.5成饱但不觉饭香。

6日晨起腹部不适VAS=4，场效应局部治疗30分钟后降至VAS=3，间隔30分钟后又增至VAS=4，

　　　场效应局部治疗后再降至VAS=3，如此循环三次后已至22:00就寝时间，此时腹部不适感

　　　VAS=3。

19-21日全天下腹部持续性不适感VAS=5；

22-23日全天下腹部持续性不适感VAS=7；

24-25日全天下腹部持续性不适感VAS=6；

26-27日全天下腹部持续性不适感VAS=5。

20-27日三餐饭量增加约70%的状态，每顿饭必须按点吃，每顿饭吃到7.5成饱，感觉吃饭香，

　　　有味道。

**4月13日-6月27日
心脏排病反应
（1）**

4月13-17日心脏会伴随其他经络排病反应而出现间歇性无规律性疼痛感VAS=4（以针刺和酸
　　　痛为主）。

4月18日11:00心脏针刺酸痛VAS=7，持续10分钟后消失；

　　　14:00背部心脏右侧反射区到右手环指腹侧和小指腹侧发酸VAS=3~7，持续约1h消失；

　　　15:00背部心脏左侧反射区到左手环指背侧和小指背侧酸痛感VAS=8，持续至15:30时转

　　　　　变为自两侧头部至拇指、食指、环指和小指的背侧四条线对称性酸痛VAS=7，紧接

　　　　　着15:33转变成背部心脏反射区右下方瞬间痛VAS=9，之后背部心脏反射区右

　　　　　后上瞬间痛VAS=9，之后前述四条线对称性酸痛VAS=7直至16:08逐渐消失；

　　　17:41后背心脏反射区右侧针扎样痛VAS=7，持续1分钟后消失。

4月19~20日场效应治疗后背心肺反射区时感觉心肺里面寒凉VAS=8；

4月21日11:51心脏瞬间无力感VAS=5伴精神恍惚，随后左腋下深层与表皮同时疼痛VAS=5，持续

　　　至22:00就寝时仍存在；

　　　下午场效应治疗时感觉心脏里面持续性冰凉感VAS=10，治疗结束后每隔半小时心脏瞬

　　　间酸痛针刺感VAS=3~4（19:51心脏瞬间酸痛针刺可达VAS=7），持续至次日晨起仍

　　　觉心脏疼痛VAS=2。

22日6:00醒后仍觉左腋下深层与表皮同时疼痛VAS=5，持续至14:50脏腑手法诊治过程中缓解至

　　　VAS=3，次日晨起消失。

4月22日6:00即觉心脏疼痛VAS=2，左腋后侧麻痛VAS=1，直至14:50脏腑手法诊治中逐渐消失；
17:17起几乎每隔30分钟心脏持续5秒痛VAS=7~9，直至23日晨起消失。

4月25日下午出现相对有规律的心脏间断性疼痛VAS=3（疼痛1分钟、间歇1分钟，如此交替，直至
睡前仍存在）。

26日全天心脏不规律的间断性疼痛VAS=3~4（骤然发生，长则3~5分钟，短则30秒），直至睡
前仍存在。

27日-30日全天心脏外围持续性疼痛VAS=1~4。

4月30日脏腑手法诊治后背右侧肝脏反射区时出现发胀现象VAS=4

（追溯：8岁之后因父母吵架而总是担心，10岁因父母工作忙碌而被送去私立小学住宿学习，之后
自觉缺乏温暖感，情绪处理能力偏差，但仍觉有快乐的事情；14岁之后容易因为各种事情而发火，
发火之后情绪可恢复如常，但与父亲之间的关系始终处于压抑状态，基本没有任何快乐或顺畅的
沟通。16岁时基本不愿与任何人交流，所有情绪只是自我消化，并开始出现心脏疼痛VAS=4~5；
19岁时心脏疼痛加重至VAS=10，此状态持续至20岁时自我意识到心理问题严重，但不知道该如
何与人沟通交流；23岁在英国读书期间结识一位中国好友，当情绪不稳定时，好友会一直开导，少
则3h，多则12h进行沟通，由此逐渐开始与人、与社会学会正常沟通交流；24岁回国，27岁时忽然
某一天自觉心脏疼痛不再持续存在，转变为间断性发生；29岁时心脏疼痛基本表现为有不良情
绪时才会仍引发心脏疼痛VAS=3~4，一般24小时之内可自我调整，并完全消失；30岁时遇到不
愉快的事情时也基本很少主观感受到心脏疼痛。自觉心理问题已经痊愈，能自我控制和疏解不良
情绪。）

4月13日-6月27日
心脏排病反应
（2）

5月1日全天心脏外围持续性疼痛VAS=1~3；

2日晨起后转变为全天心脏持续性发痒VAS=1（不觉痛），持续至3日晨起消失。

6日14:44心脏瞬间针刺样痛VAS=3。

8日场效应治疗后背心脏反射区时，自觉心脏中心很深的冰凉感由原来的VAS=10降至VAS=9
并向外扩散变浅。

10-11日傍晚主观感觉心脏明显地大幅度跳动两下。

11日19:00~21:30睡前心脏针刺样痛VAS=1~2。

场效应治疗后背心脏反射区时，心脏中心很深的冰凉感向外扩散变浅的程度由VAS=9
降至VAS=7。

12日21:30准备就寝时整个右手臂肺经段和小肠经段酸痛VAS=4，持续至次日晨起消失；
21:30准备就寝时心脏痛VAS=5，持续至入眠，次日晨起消失。

13日7:56心脏刺痛VAS=5，持续5分钟后消失。

14日场效应治疗后背心脏反射区时，心脏中心很深的冰凉感向外扩散变浅的程度由VAS=7
降至VAS=6。

15日场效应治疗后背心脏反射区时，局部疼痛VAS=4~5，治疗结束后仍然疼痛VAS=4~5，
持续至21:30就寝时仍存在。

16日16:00心脏发酸VAS=4，持续约10分钟后消失。

19日9:00心脏疼痛VAS=2~3，场效应治疗后背心脏反射区2小时后降至VAS=1，又持续
至13:00消失。

21日11:00心脏疼痛VAS=4，持续15秒后消失。

4月13日–6月27日 心脏排病反应（3）

5月22日7:29心脏针扎样酸痛VAS=4，持续15秒后消失；

场效应治疗后背心脏反射区时，心脏中心很深的冰凉感向外扩散变浅的程度由VAS=6降至VAS=5。

23–27日场效应治疗后背心脏反射区时感觉心脏冰凉VAS=7，治疗结束后约20分钟消失。

25日6:37心脏针刺样痛VAS=3，持续到11:00消失。

28–31日场效应治疗后背心脏反射区时感觉心脏冰凉VAS=6，治疗结束后约20分钟消失。

31日22:00就寝时心脏疼痛VAS=7，同时伴有想拉肚子又拉不出来的感觉，不影响入眠。

6月1–9日场效应治疗后背心脏反射区时感觉心脏冰凉VAS=6，治疗结束后约15分钟消失。

2日21:00心脏疼痛VAS=4，持续至22:00就寝时仍存在，不影响入眠。

6日白天每间隔10~30分钟发作一次心脏疼痛VAS=3~5，每次发作持续约10–30分钟，如此持续至17:30之后转为持续存在。

7–8日全天持续性心脏疼痛VAS=3~5，直至睡前仍存在。

9–10日全天持续性心脏疼痛VAS=2，直至睡前仍存在。

10日场效应治疗后背心脏反射区时感觉心脏冰凉VAS=5，治疗结束后约15分钟消失。

11–13日场效应治疗后背心脏反射区时感觉心脏冰VAS=3、痛VAS=5、酸VAS=6。

14–17日场效应治疗后背心脏反射区时感觉心脏冰VAS=2、痛VAS=4、酸VAS=5。

17日晚餐多食后~19日场效应治疗后背心脏反射区时又觉心脏冰痛VAS=6。

20–24日场效应治疗后背心脏反射区时感觉心脏冰痛VAS=5。

25–27日场效应治疗后背心脏反射区时感觉心脏冰VAS=3、痛VAS=2、酸VAS=4。

4月17日~6月27日 其他排病反应（1）

4月17–21日困倦伴全身乏力VAS=4；22日困倦伴全身无力感VAS=5；23日精神状态较之前有好转。

5月7日起床后自觉浑身乏力VAS=5，整个后背酸痛VAS=2，场效应治疗后逐渐缓解。

6月17日晚餐多食后，18日晨起即觉全身疲惫感VAS=8，之后全天持续；

19–21日全天全身疲惫感VAS=6；

22–24日全天全身疲惫感VAS=7；

25日全天全身疲惫感VAS=6，26日降至VAS=5，27日降至VAS=4。

4月19日–6月27日 其他排病反应（2）

4月19日白天平均约30分钟出现一次全身多部位游走性酸痛VAS=1~4，每次持续约3分钟消失。

20日白天平均约1小时出现一次全身多部位游走性酸痛VAS=1~3，每次持续约2分钟消失。

23日白天平均约1小时出现一次全身多部位游走性酸痛VAS=2~4，每次持续约2分钟消失。

24日白天平均约1小时出现一次全身多部位游走性酸痛VAS=2~3，每次持续约2分钟消失。

25日白天出现7次全身多部位游走性酸痛VAS=2~3，每次持续约2分钟消失。

26日白天出现5次全身多部位游走性酸痛VAS=1~2，每次持续约2分钟消失。

5月3–5日晨起心脏附近→双大腿外侧→双手4、5指腹侧→后背规律性游走性疼痛VAS=4，持续约2分钟后消失。

22日白天每间隔半小时出现一次全身不定位疼痛VAS=4~5，每次持续约15秒消失，并感觉全身乏力VAS=3~4。

23日白天每间隔一小时出现一次全身不定位疼痛VAS=3~4，每次持续约15秒消失，未觉全身乏力。

6月3–5日白天每间隔一小时出现一次全身不定位疼痛VAS=3~4，每次持续约15秒消失。

6月6–15日白天每间隔一小时出现一次全身不定位疼痛VAS=2~3，每次持续约15秒消失。

6月16–21日白天每间隔一小时出现一次全身不定位疼痛VAS=3~4，每次持续约15秒消失。

6月22–27日白天全身持续性不定位酸痛VAS=4~6。

4月20日凌晨3:00因左大腿前面和外侧面疼痛VAS=8而醒来，之后继续入睡。

　21日18:00整个后背僵痛VAS=3，持续至22日14:50脏腑手法诊治中逐渐消失。

　23日晚左侧卧位就寝时感觉脾胃区后侧痛VAS=3，左手中指和环指腹侧至肘部再至心脏段
　　疼痛VAS=3~4，次日晨起消失。

　24日7:21左手中指和环指腹侧至肘部段瞬间疼痛VAS=5，连续发作3次。

　26日20:30舌根发凉VAS=6，之后持续存在至29日降至VAS=4，30日降至VAS=2；

5月1日起仅于晨起半小时内和睡前感觉舌根发凉VAS=3~4，持续至18日晨起消失。

　6日14:00右脚第2~3足趾间沿足背向上至小腿胫骨前疼痛VAS=3，持续约1分钟后消失；

　　17:24左季肋区渐密渐重性疼痛VAS=1~4，持续约5分钟后消失；

　　22:00阳穴右旁开三横指处跳动感VAS=5，持续至22:15就寝时仍存在，次日晨起消失。

　7日14:00左阳穴右旁开三横指处瞬间刺痛VAS=5三下后消失。

　8日晨起即觉腹部停滞感VAS=4、双侧季肋区酸痛VAS=7、全身无力感VAS=3，全天基本都
　　在场效应治疗以缓解症状。

　9日晨起即觉腹部停滞感VAS=2、双侧季肋区酸痛VAS=3、全身无力感VAS=1，整个上午都
　　在场效应治疗以缓解症状。

　10日晨起即觉腹部停滞感VAS=1、双侧季肋区酸痛VAS=2、全身无力感VAS=3，整个上午都
　　在场效应治疗以缓解症状。

　11日晨起即觉腹部停滞感VAS=0、双侧季肋区酸痛VAS=2、全身无力感VAS=3，整个上午
　　都在场效应治疗以缓解症状。

4月20日–6月27日
其他排病反应
（3）

　　6:00左小腿胃经段发酸VAS=6，持续至午后消失；

　　19:00左小腿胃经段再次发酸VAS=7，持续至21:00消失；

　　21:00左前臂小肠经段发酸VAS=5，持续至21:30就寝时仍存在，次日晨起未觉。

　12日13:48第6胸椎棘突下左旁开2横指处针刺样痛VAS=6，持续2分钟后消失；

　　20:26第6胸椎棘突下左旁开2横指处针刺样痛VAS=6，持续2分钟后消失；

　　21:30准备就寝时整个右手臂的肺经段和小肠经段酸痛VAS=4，持续次日晨起消失。

　13日5:30双肩的冈上肌中央至臂臑穴段发酸VAS=5~7，持续约30分钟后消失；

　　10:52腰第4棘突下右旁开三横指处伴右大腿风市穴至其上5cm段针刺样痛VAS=5，持续
　　　约5分钟后消失；

　　17:00第6胸椎棘突下右旁开2横指处针刺样痛VAS=5，持续5分钟后消失；

　　17:09右大腿前膝上六横指往上约10cm的胃经段疼痛VAS=5，持续5分钟后消失；

　　17:09左冈上肌中央至臂臑穴段疼痛VAS=5，持续约5分钟后消失。、

　14日5:30左肩冈上肌中央至臂臑穴段发酸VAS=3~4，持续约3.5小时后消失；

　　19:19第6胸椎棘突下左旁开2横指处针扎样痛VAS=3，持续5秒后消失。

　16日16:32左跟腱上平内踝处疼痛VAS=3，持续约10分钟后消失。

　18日8:00右环跳穴发酸VAS=4、左环跳穴发酸VAS=1，持续至12:00消失；

　　10:28第6胸椎棘突右旁开2横指处酸痛VAS=2，持续约30秒后消失；

　　10:30右肩至手腕背侧大肠经段酸痛VAS=4，持续约3分钟后消失；

　　19:00第6胸椎棘突右旁开2横指处酸痛VAS=2，持续约20分钟后消失；

　　20:36胸部右侧第6肋距正中线2横指处疼痛VAS=4，持续约15分钟后消失；

　19日14:30右小腿内侧髌骨下4横指至内踝的肝经段发酸VAS=3，持续约30分钟后消失；

　　17:19第4腰椎棘突下左旁开2横指处疼痛VAS=2~3，持续1小时后消失。

　20日9:00第6胸椎棘突下左旁开2横指处疼痛VAS=3，持续约15分钟后消失；

　　13:30第6胸椎右旁开2横指处疼痛VAS=3，持续约15分钟后消失；

　　19:31胸部右侧第6肋距正中线2横指处疼痛VAS=4，持续约15分钟后消失。

**4月20日-6月27日
其他排病反应
（3）**

21日8:04胸部左侧第6肋距正中线2横指处疼痛VAS=6，持续约10秒后消失；

16:00胸部右侧第6肋距正中线2横指处疼痛VAS=4，持续约15秒后消失；

16:30右肩至手腕背侧大肠经段酸痛VAS=3，持续至次日晨起消失；

21:30第4腰椎棘突下左右旁开2横指处疼痛VAS=4，持续约30秒后消失。

24日21:00双脚内外踝均发酸VAS=3~4，持续至21:30就寝时仍存在，次日晨起消失。

6月5日16:36左手腕太渊穴针扎样痛VAS=8，持续约15秒后消失；

16:36右手腕背侧中点至外关段发酸VAS=1，持续至次日晨起消失；

9日18:00全身酸痛VAS=3~6，直至22:00就寝时仍存在，次日晨起消失。

14日15:00双侧腹股沟中点疼痛（左VAS=5、右VAS=3），持续约1小时后消失；

15日15:00双侧腹股沟中点疼痛（左VAS=4、右VAS=2），持续约1小时后消失；

19:51左侧腹股沟中点疼痛VAS=4，持续约1小时后消失；

19:51右侧肩胛骨疼痛VAS=4，持续约1小时后消失。

24-26日三天共发生六次左手劳宫穴（握拳时当中指尖处）、右少府穴（握拳时当小指尖处）、右列缺穴（桡骨茎突上方，腕横纹1.5寸）疼痛VAS=4~5，每次持续约3分钟后消失。

**4月23日-6月27日
其他排病反应
（4）**

4月23日14:00后开始较密集型咳白色黏性凉痰（平均约10分钟咳痰一次），此现象直至28日；

29日咳痰明显减少，但感觉痰不易咳出，口水变多；此现象持续至5月1日；

5月2日晨起剧烈阵咳约20秒，咳至干呕状态，吐出痰后感觉咽部舒适，全天共发生3次；

此现象持续至5月5日；

6日全天平均约45分钟咳白色黏痰一次；

7-8日全天平均约1小时咳白色黏痰一次；

9-10日全天平均约2小时咳白色黏痰一次；

11-13日咳痰现象较集中在刚起床时和21:30就寝前，全天咳痰频次80余次；

14-17日咳痰现象较集中在刚起床时和21:30就寝前，全天咳痰频次60余次；

18-19日咳痰现象较集中在刚起床时和21:30就寝前，全天咳痰频次80余次；

20-24日咳痰现象较集中在刚起床时和21:30就寝前，全天咳痰频次60余次；

25-27日咳痰现象较集中在刚起床时和21:30就寝前，全天咳痰频次50余次；

28-31日咳痰现象较集中在刚起床时和21:30就寝前，全天咳痰频次40余次；

6月1-5日咳痰现象较集中在刚起床时和21:30就寝前，全天咳痰频次20余次；

6月6-13日咳痰现象集中在三餐后，全天咳痰频次20余次；

6月14-27日咳痰现象集中在三餐后和睡前，全天咳痰频次40余次。

【病症主诉3治疗期间排病反应】

日 期	康复治疗期间排病反应（8月4日-9月25日）
8月4日 脏腑手法诊治 第36次	就诊时：身体疲惫感VAS=4；小腹不适感VAS=1； 　　　左膏肓穴持续酸痛VAS=2，右膏肓穴持续酸痛VAS=3； 　　　躯干和四肢间歇性酸痛VAS=2~3。 下午脏腑手法诊治后均明显缓解。
8月5-9日	5-9日：身体疲惫感仍为VAS=4；躯干酸痛感基本消失；四肢仍间歇性酸痛VAS=4~6； 　　　自觉心脏下半部温热但上半部感觉不到温热； 　　　脐下2横指左旁开4横指处为腹部最堵固定点，间断性堵的程度为VAS=0~8； 　　　右髂前上棘上5横指（第10肋处）固定痛点，间歇性疼痛的程度为VAS=0~7； 　　　左肩至肘部的三焦经段持续性酸痛VAS=6、左右膏肓穴持续性疼痛VAS=4； 　　　每天场效治疗完喝热水后，感觉身体经络运行（膀胱经头背段、大肠经、脾经、小肠经）。 9日：午餐和晚餐后前胸后背出汗较多；晚上泡脚后，足穴按摩左脚太冲穴时剧痛VAS=10。
8月10日 脏腑手法诊治 第37次	就诊时：身体疲惫感VAS=4；四肢间歇性酸痛VAS=4~6； 　　　左右膏肓穴持续酸痛VAS=4；左肩至肘部的三焦经段持续性酸痛VAS=6； 　　　脐下2横指左旁开4横指处是腹部最堵点，间断性堵感VAS=0~2； 　　　右髂前上棘上5横指（第10肋处）固定痛点，间歇性疼痛的程度为VAS=0~2； 下午脏腑手法诊治后均明显缓解或消失。
8月11-17日	11日起自觉心脏整体温热舒适。 13日：晚上因家中有事而紧急发脾气而出现第7胸椎右旁开2横指处（膈俞穴）持续性麻VAS=8胀VAS=7痛VAS=6酸VAS=4，此症状持续至17日中午与朋友沟通交流思想，郁结打开后完全消失。 13-17日：便秘状态。
8月18日 脏腑手法诊治 第38次	晨起早餐前后各排便一次（成形、不干燥、多量、不粘马桶）。 就诊时：晨起即觉第11胸椎左旁开4横指处向下至第4腰椎左旁开4横指处区域酸痛VAS=1伴堵 　　　感VAS=3；第11胸椎右旁开4横指处向下至第4腰椎右旁开4横指处区域堵感VAS=1； 上午脏腑手法诊治后消失。
8月19-25日	本周从早到晚奔波于家中事务，心力交瘁，至今事务未果，甚是辛劳，每早晨起必干呕，食疗方难以保证。
8月26日 脏腑手法诊治 第39次	就诊时：晨起干呕，但未觉身心疲惫。 上午脏腑手法诊治后嗳气几下，身体舒缓很多。 因事务繁多，思虑较重，夜间3:00多醒来如厕后难以再次入眠。
8月27-28日	27日因事务繁多，思虑较重，夜间3:00多醒来如厕后难以再次入眠。 28日夜间3:00多仍醒来，但如厕约30分钟可再次入眠。

日 期	康复治疗期间排病反应（8月4日~9月25日）
8月29日 脏腑手法诊治 第40次	就诊时：食欲较差，饭量减少约50%。 上午手法诊治后嗳气几下，身体舒缓很多。夜间3:00多仍醒来，但如厕后约30分钟可再次入眠。
8月30日~9月1日	食欲较差，饭量减少约50%；可暂时放下工作，以静养身体休息为主； 31日起不再起夜，一觉天亮。
9月2日 脏腑手法诊治 第41次	就诊时：食欲较差，饭量减少约50%。 下午脏腑手法诊治后嗳气几下，身体舒缓。 19:05头两侧颞顶部酸痛VAS=6，持续至次日晨起降至VAS=2。
9月3~7日	3日：晨起头两侧颞顶部酸痛VAS=2，持续至午睡醒后完全消失； 　　19:00再次出现头两侧颞顶部酸痛VAS=3，持续至次日晨起消失。 3~7日：食欲尚可，但饭量仍处于较前减少约50%的状态。 4~7日：忙于工作，想事情多时仍会感觉头两侧颞顶部酸痛VAS=3~6，但睡一觉醒来可明显缓 　　解或消失。
9月8日 脏腑手法诊治 第42次	就诊时：精神良好，食欲尚可，但饭量仍处于较前减少约50%的状态。 上午脏腑手法诊治后嗳气几下，身心舒适。
9月9~11日	近3天未觉头痛，饭量恢复到之前的70%，期间仍会因一些事情而生气，但心情可很快调适好， 余无其他无不适。
9月12日 脏腑手法诊治 第43次	就诊时：感觉尚好。 下午脏腑手法诊治后嗳气两下，身体舒缓。
9月13~17日	近5天饭量恢复到之前的80%，情绪尚稳定，基本无不适感。
9月18日 脏腑手法诊治 第44次	就诊时：感觉良好。 上午手法诊治后嗳气三下，身体舒缓。
9月19~24日	食欲好，饭量完全恢复，近6天生气发脾气一次、加班熬夜至凌晨两三点一次，身体无主观不适。
9月25日 脏腑手法诊治 第45次	就诊时：感觉良好。 上午手法诊治后未嗳气，身体舒缓。

167

《素问·举痛论》

百病生于气也，怒则气上，

喜则气缓，悲则气消，

恐则气下，寒则气收，

炅则气泄，惊则气乱，

劳则气耗，思则气结。

黄帝内经

《般若波罗蜜多心经》

观自在菩萨，行深般若波罗蜜多时，照见五蕴皆空，度一切苦厄。舍利子，色不异空，空不异色，色即是空，空即是色。受想行识，亦复如是。舍利子，是诸法空相，不生不灭，不垢不净，不增不减，是故空中无色，无受想行识，无眼耳鼻舌身意，无色声香味触法，无眼界，乃至无意识界，无无明，亦无无明尽，乃至无老死，亦无老死尽。无苦集灭道，无智亦无得，以无所得故。菩提萨埵，依般若波罗蜜多故，心无挂碍。无挂碍故，无有恐怖，远离颠倒梦想，究竟涅槃。三世诸佛，依般若波罗蜜多故，得阿耨多罗三藐三菩提。故知般若波罗蜜多，是大神咒，是大明咒，是无上咒，是无等等咒。能除一切苦，真实不虚。故说般若波罗蜜多咒。即说咒曰：揭谛揭谛，波罗揭谛，波罗僧揭谛，菩提萨婆诃。

2300年前，亚里士多德曾说，世人不分男女，都以追求幸福为人生最高目标。幸福并非瞬间发生；它与运气或概率无关，用钱买不到，也不能仗恃权势巧取豪夺；它不受外在事物操纵，而是取决于我们对外界事物的阐释。我们对自己的观感、从生活中得到的快乐，归根结底直接取决于心灵如何过滤与阐释日常体验。我们快乐与否，端视内心是否和谐，与我们控制宇宙的能力毫无关系。

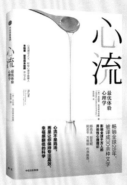

2300年前，古希腊哲人狄奥根尼打着灯笼也找不到一个诚实的人，今天要找到一个幸福的人，恐怕更加困难。这种普遍的"病态"并非直接由外界因素引起。不满的根源存乎一心，自己的问题唯有依靠自己解决。文化后盾曾经发生过作用，宗教、爱国主义、民族传统及社会阶级塑造的习俗也曾提供过秩序，但当越来越多的人陷入残酷的混沌时，一切都失效了。

内在秩序的缺失，表现在某些人所谓的存在焦虑或存在恐惧等主观状况上。童年或许令人痛苦，青春期或许令人困惑，但对大多数人而言，痛苦与困惑的背后，至少还有一个长大后一切都会好转的希望，而这种希望使目标变得有意义。

意识并无神秘之处，它跟人类其他行为一样都属于生理作用，凭借着构造复杂的神经系统运作，而神经系统乃是由染色体中的蛋白质分子指挥主导的。同时，意识的运作并不完全受制于生物规律，它在很多时候能够自主。换言之，意识已超越了基因控制，发展出独立行动的能力。

意识的功能是搜集组织内外的一切资讯，加以评估后，由身体做出适当反应。它可谓各种知觉、感觉、观念转换的中枢，并且就各种资讯排定先后次序。

历经无数个黑暗世纪的进化，人类的神经系统已发展得极其复杂，甚至能改变自己的状态。人类与动物的最大差别在于神经系统过于发达。感知和摄取更多的信息，无疑有利于人类生存。对外部情况不感知，当然更危险，但感知更多往往也更苦恼。常言说，无知无畏。反之，多知多畏，多知多忧。

10年来，因胃食管返流致饭后烧心症状频发

VAS疼痛评分尺

（评分原则：就高不就低）

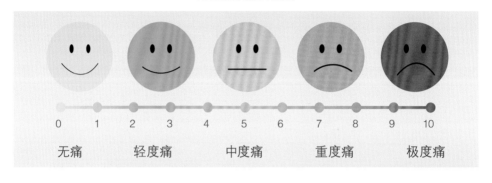

| 0~1 | 2~3 | 4~6 | 7~8 | 9~10 |

病症程度对应评分色

患者信息： 男性　45岁

就诊日期： 2019年7月8日

就诊原因： 近十年来因胃食管返流致烧心症状频发VAS=6~8而不再食辣，十年内每年自行服用奥美拉唑肠溶胶囊一个月后停药（因担心癌变），期间曾就诊多位中医名家服用汤剂，但效果不甚理想。

| 病症程度 | 近十年来 | 因胃食管返流致烧心症状频发VAS=6~8 |

2004年9月 饮酒过量后首次出现胃食管返流性烧灼痛（烧心）VAS=4，之后间断性偶尔发生，未就医

十年来 三餐吃完1小时后，烧心VAS=6~8；

因烧心症状频发而不再食辣，每年自行服用奥美拉唑肠溶胶囊1个月后停药（因担心癌变）；

口渴时喜喝温水，更喜水微烫，水温稍微偏凉则易引发胃部不适甚至腹泻因饭后烧心而午休不能入眠；晚上睡眠质量亦很差，晨起后总觉精神萎靡、浑身没劲VAS=7；

手心爱出凉汗，出凉汗后感觉手冰凉VAS=6；

脚心爱出凉汗，出凉汗后感觉脚冰凉VAS=8；

全天咳痰20次左右，为白色黏性大块清痰，且午餐后和晚餐后会立即咳1~2口痰，感觉痰咸VAS=6~8。

八年来 三餐吃完1小时后，烧心VAS=6~8伴胃胀VAS=4~8。

五年来 吃饭不觉饭香，进食吞咽痛（似刀片刮食管）VAS=4。

四年前 出现呛咳现象，行胃镜检查示食管裂孔疝；

于2017年行胃底折叠术、食管裂孔疝修补术，术后呛咳现象消失，但烧心症状依旧。

三年来 睡前因口干VAS=7、舌干VAS=5而须少量饮水；

步行时整条左腿后侧持续性酸痛伴短筋感VAS=4，并因此而总想拉伸左腿。

两年来 午餐只能吃半碗米饭

（五年前，虽不觉饭香但可吃下两碗米饭）。

171

2018年起 大便过程困难VAS=5，耗时约30分钟，大便黏腻或干燥成结（有时呈颗粒状）不规律性交替出现，大便黏腻时有未排尽感，且便后仍觉小腹不适VAS=4。

2018年7月起 步行时右髂前上棘处持续性酸痛VAS=4；走路没劲；瞬时记忆较前减退60%。

2019年1月起 因无食欲而不想晚餐，但因担心烧心症状加重而少量进食（含主食）。

【病症主诉2：2019-7-8】

2004年7月 因装修劳累又没能及时饮水致前列腺炎，之后劳累或生气常诱发症状

八年来 小便量较之前减少约40%、且颜色很黄、有少量泡沫。

五年来 小便有进食食物的相应气味VAS=4。

三年来 喝水或啤酒喝到感觉撑2小时后仍无小便意识，加之不觉口渴而基本很少喝水。

【相关信息】

1. 睡眠习惯: 2010年以前, 基本12:30-13:30午睡; 2010年以后, 因午餐后烧心症状较重VAS=8而不能入眠;

   2005年~至今, 一般都在0:00-0:30就寝, 30分钟内自然入眠, 不起夜早晨5:00~6:00自然醒, 2010年以前, 醒后精神良好; 2010年以后, 晨起即觉精神萎靡浑身没劲VAS=7。

2. 饮食习惯: 28~35岁期间, 经常不吃早餐;

   36岁~至今恢复一日三餐按时用餐。

3. 平日情绪状态: 近两年来心烦易怒VAS=6~9。

4. 运动习惯: 基本以步行为主 (7000~8000步/天)

   近一个月来, 为增强体质而每天跑步3km, 但跑步后仍觉身体疲惫、浑身没劲VAS=7。

5. 饮酒史: 平日很少喝酒, 28~36岁期间偶尔喝大酒 (2~3次/年)。

6. 家族史: (1) 父系: 爷爷——50多岁因工作操劳罹患胃癌去世;

   奶奶——罹患风心病, 91岁去世;

   父亲——现76岁, 38岁确诊高血压。

   (2) 母系: 姥爷——轻度高血脂, 92岁去世;

   姥姥——轻度高血脂, 91岁去世;

   母亲——现72岁, 轻度高血脂。

7. 既往史:

   (1) 两个半月——因肺炎致心衰而住院抢救治疗, 之后每间隔两个半月肺炎一次, 经常用红霉素等抗生素;

   (2) 8个月——中耳炎、麻疹;

   (3) 2岁——水痘;

   (4) 2~6岁——经常感冒发烧 (体温多在39℃以上) 伴双侧扁桃体化脓;

   (5) 7岁——腺样体增生致反复鼻炎发作, 18岁行腺样体增生切除术;

   (6) 15岁——淋雨后致心肌炎, 住院治疗后至今未复发。

8. 手术史：

　　6岁——双侧扁桃体摘除术；

　　18岁——腺样体增生切除术；

　　36岁——右下肢静脉曲张结扎术；

　　42岁——因胃食管返流行胃底折叠术、食管裂孔疝修补术；

　　44岁——因左大腿根部静脉返流、小腿静脉曲张复发严重而行右下肢
　　　　　　静脉曲张剥离术。

【疗效统揽】

患者现有病症	VAS疼痛评分 0-无痛 ——→ 10-疼痛难以忍受	
	0~1　2~3　4~6　7~8　9~10	
	治疗前评分	治疗后评分
10年来，吃完早餐1小时后感觉烧心	VAS=6	VAS=0
8年来，吃完早餐1小时后感觉胃胀	VAS=4	VAS=0
10年来，吃完午餐和晚餐后感觉烧心	VAS=8	VAS=0
8年来，吃完午餐和晚餐后感觉胃胀	VAS=8	VAS=0
10年来，晨起即觉精神萎靡浑身没劲	VAS=7	VAS=1
10年来，因烧心而午休期间不能入眠	午休难入眠	午休睡眠好
10年来，双手心爱出凉汗，出凉汗后感觉手冰凉	VAS=6	双手心温热如常 VAS=0
10年来，双脚心爱出凉汗，出凉汗后感觉脚冰凉	VAS=8	双脚心温热如常 VAS=0
10年来，每天咳痰20次左右	每天咳痰20次左右	每天咳痰4~8次

患 者 现 有 病 症	VAS疼痛评分 0-无痛 ⟶ 10-疼痛难以忍受 0~1 2~3 4~6 7~8 9~10	
	治疗前评分	治疗后评分
10年来，每天咳白色黏稠的大块清痰	白色黏稠的大块清痰	少量白色清痰
10年来，每天午、晚餐后立即咳1~2口痰，并感觉痰咸VAS=6~8	痰咸 VAS=6~8	痰咸 VAS=4~6
8年来，每次小便量较之前减少约40%	每次小便量较之前减少约40%	每次小便量恢复如常
8年来，每次小便颜色很黄	每次小便颜色很黄	喝水少时颜色较黄 喝水多时颜色淡黄
8年来，每次小便有少量泡沫	每次小便有少量泡沫	每次小便基本无泡沫
5年来，每次小便有进食食物的相应气味	VAS=4	VAS=0
3年来，喝水或啤酒喝到感觉撑2小时后仍无小便意识	同前	喝热水后出汗或30~40分钟后自然顺畅小便
5年来，无食欲，不觉饭香	无食欲，不觉饭香	胃口开，吃饭香
5年来，进食吞咽痛似刀片刮食管VAS=4	VAS=4	VAS=0
2年来，午餐只能吃下半碗米饭	午餐只能吃下半碗米饭	午餐可吃2碗米饭（恢复之前饭量）
2年来，虽每天排便，但排便困难VAS=5，耗时约30分钟，便后仍觉小腹不适VAS=4，大便黏腻或干燥成结	排便不正常	排便恢复如常
3年来，不觉口渴，也很少喝水	不觉口渴，很少喝水	先感觉口渴 后正常喝水状态
3年来，睡前口干VAS=7，睡前舌干VAS=5	VAS=5~7	VAS=0
3年来，整条左腿后侧持续性酸痛伴短筋感	VAS=4	VAS=0
1年来，右髂前上棘处持续性酸痛	VAS=4	VAS=0
1年来，走路没劲，不自觉弯腰驼背	同前	走路有劲 且不自觉抬头挺胸
1年来，瞬时记忆较前减退约60%	同前	瞬时记忆恢复如常

175

【疗效分揽】

■ 7月8–23日疗程康复期间与7月24日–8月11居家康复期间疗效观察

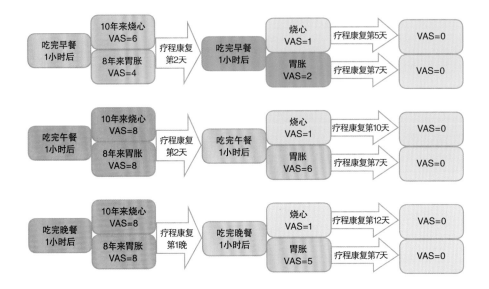

■ 7月8–23日疗程康复期间与7月24日–8月11居家康复期间疗效观察

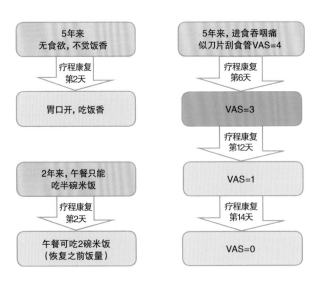

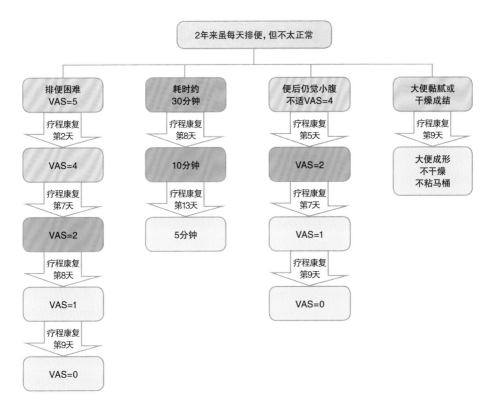

■ 7月8-23日疗程康复期间与7月24日-8月11居家康复期间疗效观察

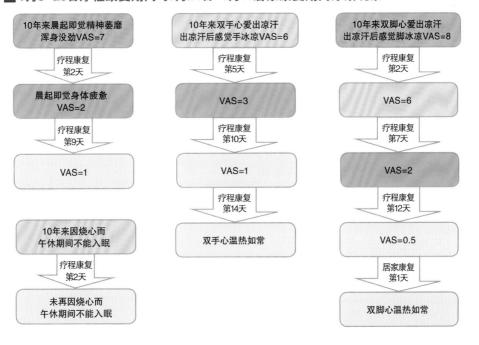

激发人体自愈力临床案例汇编

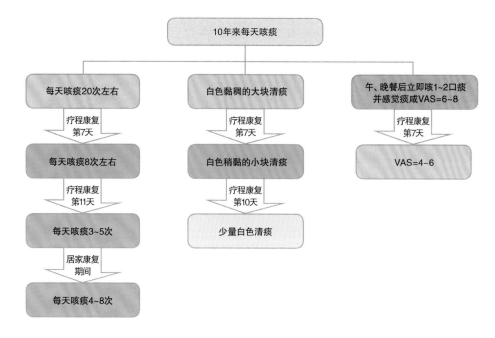

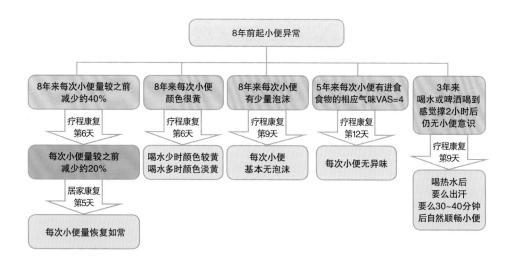

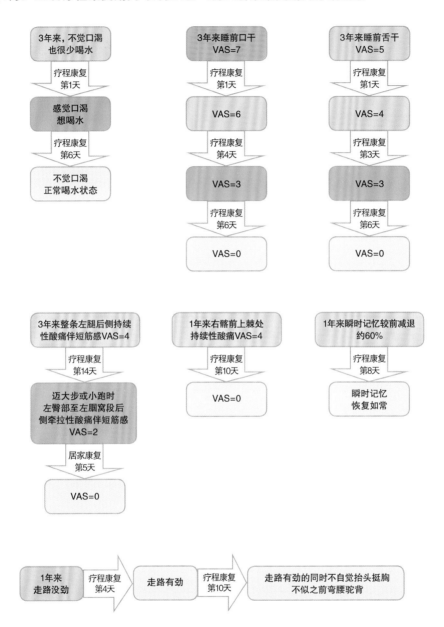

179

【排病反应】

日　期	康复治疗期间排病反应（7月8日-8月18日）
7月8-12日	8日16:00脏腑手法诊治后，双侧曲池穴处酸痛VAS=4~6，持续至12日晨起消失。
7月12-13日	12日16:00左中府穴处酸痛VAS=6，持续至13日晨起消失。
7月14-18日	14日21:00揉腹时忽觉剑突下偏左（梁门穴）处酸痛VAS=4，持续至18日晨起揉腹时消失。
7月15-17日	15日10:00左右左中府穴处酸痛VAS=2，持续至17日晨起消失。
7月20-26日	20日步行时忽觉左太白穴处酸痛VAS=3； 持续至24日降至VAS=2； 持续至25日降至VAS=1； 持续至26日晨起消失。
7月30-31日	30日22:00头右颞顶部蒙胀感VAS=2，持续至31日晨起消失。
7月30日-8月1日	30日16:10右大腿外侧风市穴至膝关节段酸痛VAS=4； 持续至8月1日降至VAS=1； 持续至8月2日晨起消失。 30日20:00左右忽觉心前区直径约±10cm碗口大小范围内持续性皮肉痛VAS=4； 持续至8月1日降至VAS=1； 持续至8月2日晨起消失。
8月6-18日	6日晨起左脚大踇趾至太白穴的脾经段出现麻木感VAS=4； 持续至11晨起降至VAS=2； 持续至12晨起降至VAS=1； 持续至13日晨起降至VAS=0.5； 持续至18日晨起消失。

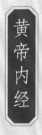

《素问·阴阳别论》

二阳之病发心脾，

有不得隐曲，

女子不月。

其传为风消，

其传为息贲者，

死不治。

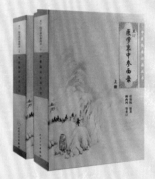

　　《易》有之"至哉坤元，万物资生"，言土德能生万物也。人之脾胃属土，即一身之坤也，故亦能资生一身。脾胃健壮，多能消化饮食，则全身自然健壮，何曾见有多饮多食，而病劳瘵者哉！《内经·阴阳别论》曰："二阳之病发心脾，有不得隐曲，女子不月。其传为风消，其传为息贲者，死不治。"夫病至于风消、息贲，劳瘵之病成矣。而名为二阳之病者，以其先不过阳明胃腑不能多纳饮食也，而原其饮食减少之故。曰发于心脾，原其发于心脾之故。曰有不得隐曲者何居？盖心为神明之府，有时心有隐曲，思想不得自遂，则心神拂郁，心血亦遂不能濡润脾土，以成过思伤脾之病，脾伤不能助胃消食，变化精液，以溉五脏，在男子已隐受其病，而尚无显征；在女子则显然有不月之病。

　　或又问：胃与大肠皆为二阳，经文既浑曰二阳，何以知其所指者专在于胃？答曰：胃为足阳明，大肠为手阳明，人之足经长、手经短，足经原可以统手经，论六经者原当以足经为主。故凡《内经》但曰某经，而不别其为手与足者，皆指足经而言，或言足经而手经亦统其中。若但言手经，则必别之曰手某经矣。经文俱在，可取而细阅也。

6岁至今经常便秘

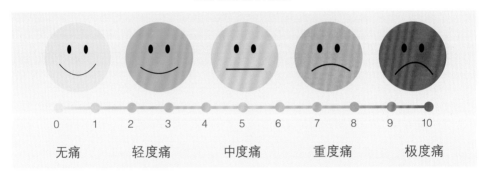

VAS疼痛评分尺
（评分原则：就高不就低）

| 0 | 1 | 2 | 3 | 4 | 5 | 6 | 7 | 8 | 9 | 10 |

| 无痛 | 轻度痛 | 中度痛 | 重度痛 | 极度痛 |

| 0~1 | 2~3 | 4~6 | 7~8 | 9~10 |

病症程度对应评分色

患者信息： 女性　43岁

就诊日期： 2020年2月26日

就诊原因： 自六岁记事起就经常便秘：2~3天排便1次，第3天仍无便意，则使用开塞露助排便（经常使用）；排便时间不固定，自行排便时间多在5:00-7:00；排便困难，耗时约20分钟；大便多为稀软便且粘马桶；自行排便后感觉腹部舒服、身体轻松；经常使用开塞露助排便，排便时小腹疼痛VAS=6，便后几分钟内仍觉小腹不适VAS=2~3。

病症程度	▶ 37年来	经常使用开塞露助排便
		排便困难VAS=5，耗时约20分钟
		开塞露助排便时小腹痛VAS=6
		开塞露助排便后几分钟内仍觉小腹不适VAS=2~3

自6岁记事起就经常便秘 2~3天大便一次,第3天仍无便意则使用开塞露助排便(经常使用);

排便时间不固定,自行排便时间多在5:00-7:00;自行排便后感觉腹部舒服、身体轻松;

排便困难VAS=5,耗时约20分钟;

常为稀软便,粘马桶;

使用开塞露助排便时小腹疼痛VAS=6,便后几分钟内仍觉小腹不适VAS=2~3。

近2个月来 偶尔于晚餐后1~2小时出现胃部酸痛VAS=2,持续约1小时后消失,至今发生3次。

近一段时间为增强体质而练习KEEP,2月23日练习不慎致颈部疼痛伴活动受限;25日加重至仰头并左右转头时疼痛伴活动受限VAS=8。

月经情况: 12岁初潮,不痛经;

12~24岁期间,月经周期35天;

24岁上班以后月经周期开始后延;

31岁时,月经周期拖至半年,随查体,脑部核磁发现脑垂体瘤,长期服用溴隐亭至34岁时,因医院当时无药而被动停药至今;

34岁停用溴隐亭后,月经周期30~32天;

去年夏天起(42岁),月经周期提前至23~25天(以23天居多),且月经量较之前减少了75%。

【相关信息】

1. 睡眠习惯：每晚22:00－22:30就寝，自36岁生孩子后至今，经常因照顾孩子而半夜醒来1~2次，可很快再次入眠。

2. 情绪状态：脾气温和，较能容忍，但偶尔有些小愤青。

3. 过敏史：自18岁当兵至今，两侧脸颊偶尔起皮疹，与季节无关，3~5天可自愈。

4. 既往史：

   （1）5岁时，曾口周发疮一次，症状比较严重，结很多厚痂，使用很多偏方后自愈。

   （2）7岁之前，因体弱多病而经常肌肉注射青霉素。

   （3）18岁时，整个面部皮疹，可整块撕掉，口服中药+外敷中药20天后痊愈。

   （4）26~28岁期间，双肘窝、双腘窝、双髂窝、右上眼睑、右手中指第二指节背侧经常反复神经性皮炎，医院常规治疗（艾洛松、皮炎平）无效，涂抹偏方后痊愈，右手中指第二指节背侧最后痊愈。

   （5）30岁时，第一次出现右膝关节绞索，未治而愈。

   （6）37岁时，第一次出现右膝关节痛伴关节腔积液和腘窝囊肿，医院针灸（每周2次）连续6周后效果欠佳；
   经人介绍去私人诊所针灸拔血罐4次后治愈。

   （7）41岁时，第二次出现右膝关节疼痛，经腰腿手法诊治联合膏药贴敷9次后治愈。

   （8）41岁查体时，发现右卵巢囊肿。

【疗效统揽】

患 者 现 有 病 症	VAS疼痛评分	0–无痛 ⟶ 10–疼痛难以忍受	
		0~1 2~3 4~6 7~8 9~10	
	治疗前评分	治疗后评分	
自6岁记事起，就经常便秘，2~3天排便1次，第3天仍无便意则使用开塞露助排便（经常使用开塞露）	同前	基本1~2天自行排便	
37年来，经常排便困难	VAS=5	VAS=0	
37年来，排便耗时约20分钟	同前	一般只需5分钟	
37年来，大便多为稀软便，经常黏腻马桶	同前	软便、微粘马桶	
1天来，仰头并向左转头时颈部疼痛伴活动受限	VAS=8	VAS=0	
1天来，仰头并向右转头时颈部疼痛伴活动受限	VAS=8	VAS=0	
8个月来，月经周期缩短至23~25天，以23天居多（之前30~32天）	同前	三月月经周期27天	

【疗效分揽】

✚ 2月26日–3月13日疗程康复& 3月14日–5月31日居家康复治疗期间疗效一览表

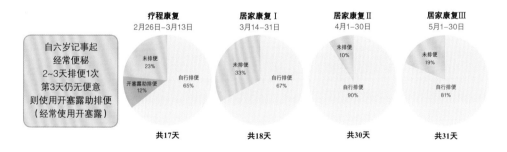

自六岁记事起
经常便秘
2~3天排便1次
第3天仍无便意
则使用开塞露助排便
（经常使用开塞露）

疗程康复
2月26日–3月13日
未排便 23%
开塞露助排便 12%
自行排便 65%
共17天

居家康复Ⅰ
3月14–31日
未排便 33%
自行排便 67%
共18天

居家康复Ⅱ
4月1–30日
未排便 10%
自行排便 90%
共30天

居家康复Ⅲ
5月1–30日
未排便 19%
自行排便 81%
共31天

■2月26日–3月13日疗程康复治疗期间疗效一览表

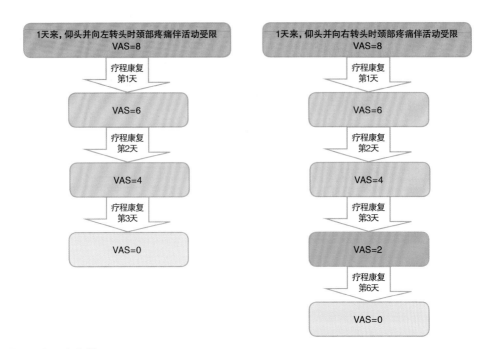

【排病反应】

日 期	疗程康复期间排病反应（2月26日–3月13日）
2月26–28日	脏腑手法诊治后嗝气较多。
2月27日	晨起后揉腹+敲带脉+敲天枢过程中稍有便意，但蹲厕10分钟未排便。
2月28日	晨起后揉腹+敲带脉+敲天枢过程中稍有便意，未蹲厕。
2月29日–3月4日	白天较频繁嗝气；15:00–19:00期间排气较多，味道较臭。
3月5日	白天嗝气较昨日减少；13:00–15:50期间排气较多，味道较臭。
3月6日	白天嗝气明显减少；13:00–15:50期间排气较多，味道较臭。
3月7日	13:00户外行走时右膝髌骨持续性酸痛VAS=3，站立时不觉酸痛； 19:00–21:00排气较多，味道较臭。
3月8日	全天在家走路少，未觉右膝髌骨酸痛VAS=0； 19:00–21:00排气较多，臭味减轻。
3月9日	上午步行时右膝髌骨持续性酸痛VAS=1.5，午后降至VAS=1，之后持续存在； 白天偶有排气，基本无味。
3月10日	晨醒时右小腿瞬间抽筋一下； 下地步行时右膝髌骨持续性酸痛消失VAS=0。

日 期	居家康复期间排病反应（3月14日–6月3日）
3月14–17日	14日13:00外出发现走路时双膝以下发沉，左膝VAS=4右膝VAS=3（左腘窝尤甚）； 15–16日全天走路时双膝以下发沉，左膝VAS=4右膝VAS=3（左腘窝尤甚） 17日全天未觉走路时双膝以下发沉VAS=0； 18日下午带孩子外出玩耍，走路时双膝以下发沉左膝VAS=2右膝VAS=1.5（左膝髌骨下方尤甚）； 19日全天未觉走路时双膝以下发沉VAS=0。
3月16–17日	16日晚23:00就寝时，右骶部发皱感VAS=4 （追溯：2009年曾有过几次，均于局部手法治疗后消失）； 17日晨起右骶部发皱感降至VAS=2，10:00脏腑手法诊治后消失； 18日晨起右骶部发皱感VAS=1，持续至23:00就寝时增至VAS=2； 19日晨起右骶部发皱感降至VAS=0.5，全天保持VAS=0.5； 20日晨起右骶部发皱感仍为VAS=0.5，11:00脏腑手法诊治后消失VAS=0。
3月23–28日	23日白天忽觉整个背部发酸VAS=2发僵VAS=1.5，之后间断性存在，持续至28日消失VAS=0。
3月30日	16:00陪孩子在外玩耍时右小腿肚酸沉感VAS=2，持续至17:30消失VAS=0。
3月31日–6月3日	3月31日发现，盘腿时左大腿外侧短筋感VAS=3，至4月2日期间保持VAS=3； 4月3–8日期间，盘腿时左大腿外侧短筋感VAS=2； 9日盘腿时左大腿外侧短筋感VAS=1，同时出现右大腿外侧短筋感VAS=2； 10–12日盘腿时左大腿外侧短筋感VAS=1，右大腿外侧短筋感VAS=1； 13日盘腿时左大腿外侧短筋感VAS=0.5，右大腿外侧短筋感VAS=0.5； 14日盘腿时左大腿外侧短筋感VAS=0.5，右大腿外侧短筋感消失VAS=0； 4月15日–6月3日期间，盘腿时左大腿外侧短筋感VAS=0.5。
5月11–13日	11日白天因生气致胃痛； 当晚未睡好，半夜2:40因右眼及右侧头部酸痛VAS=5而醒来，之后约30分钟再次入眠； 12日晨起仅余右眼眶内侧酸痛VAS=2，全天持续； 13日晨起右眼眶内侧酸痛消失VAS=0。

5月14-23日	14日晨起，骶尾部酸紧感VAS=3，全天持续； 15日晨起，骶尾部酸紧感VAS=3，17:00后增至VAS=5，持续存在； 16日晨起，骶尾部酸紧感VAS=3，13:00后增至VAS=5，持续存在； 17日晨起，骶尾部酸紧感VAS=3，13:00后增至VAS=6，持续存在； 18日晨起，骶尾部酸紧感VAS=1，20:00后增至VAS=2，持续存在； 19日晨起，骶尾部酸紧感VAS=2，全天持续； 20日晨起，骶尾部酸紧感VAS=2，午后减至VAS=1，持续存在； 21日晨起，骶尾部酸紧感降至VAS=1，全天持续； 22日晨起，骶尾部酸紧感VAS=1，全天持续； 23日晨起，骶尾部酸紧感消失VAS=0。

5月24-27日	24日20:00洗澡时，左前臂屈尺侧距离腕横纹2横指处（灵道穴，属手少阴心经）触碰时酸痛
	    VAS=1，局部按压后酸痛VAS=3，随按揉片刻；
	25日晨起，左侧灵道穴处出现拇指甲盖大小淤青，使劲压之酸痛VAS=0.5；
	    9:00发现，转手腕时右前臂屈桡侧距离手腕横纹2横指处（列缺穴，属手太阴肺经）酸痛
	        VAS=1；
	    22:15就寝时忽觉右侧睛明穴酸胀VAS=2；
	26日晨起，左侧灵道穴处仍有拇指甲盖大小淤青，使劲压之不觉酸痛VAS=0；
	    转手腕时，右侧列缺穴处仍觉酸痛VAS=1；
	    右睛明穴处压之酸胀VAS=2，至睡前按压时酸感消失VAS=0。
	27日晨起，转手腕时右侧列缺穴处不觉酸痛VAS=0。

5月30日-6月3日	5月30日22:00忽觉右眼从睛明穴至阳白穴再至率谷穴段疼痛VAS=6，持续至睡时仍存在；
	    31日晨起，右眼从睛明穴至阳白穴再至率谷穴段疼痛降至VAS=3，全天持续；
	6月1日晨起，仅余阳白穴处疼痛VAS=1，全天持续；
	    2日全天阳白穴处疼痛VAS=1；
	    3日晨起阳白穴处疼痛消失VAS=0。

美国中医师倪海厦先生在《中医判断健康的十大标准》中一段对健康排

便的阐述节选:

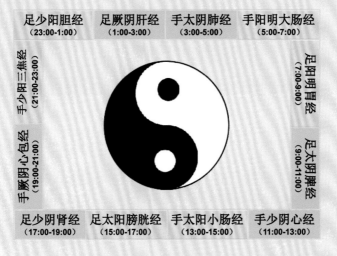

足少阳胆经 (23:00-1:00)　足厥阴肝经 (1:00-3:00)　手太阴肺经 (3:00-5:00)　手阳明大肠经 (5:00-7:00)

手少阳三焦经 (21:00-23:00)

手厥阴心包经 (19:00-21:00)

足阳明胃经 (7:00-9:00)

足太阴脾经 (9:00-11:00)

足少阴肾经 (17:00-19:00)　足太阳膀胱经 (15:00-17:00)　手太阳小肠经 (13:00-15:00)　手少阴心经 (11:00-13:00)

　　睡了一觉,人休息了,但身体可没有休息。干什么呢?排毒。毒从小便、大便、毛孔排出。因此,早晨起床后上厕所可以把一夜储积的毒气排空,身体自然健康。健康人早上起来的第一件事情就是排便。每天最起码一次,过了更年期或切除子宫没有月经的妇女,每天两次大便为佳。大便应该成形、色黄,没有不消化的食物;大便之后感觉肚子很舒服、身体很轻松,没有排不尽的感觉;大便过程应该很容易。

　　不正常的情况最常见的是不能每天大便、排便不在早上。

　　为什么非要在早上排便?因为我们的人体体检官从5:00-7:00是在大肠部门巡诊。在体检官的督促下,大肠工作特别努力,一努力就容易出成果,效率就非常高。所以中医认为5:00-7:00是最佳排便时间。要尝试自己在这个时间段去排便,一段时间之后就完全适应了。

　　3~4天大便一次或更长时间才大便一次,这就是便秘,需要就医解决。中医便秘分两种类型:①几天不大便也不觉得肚子疼:这是因为肠胃蠕动太慢、不给力;②几天不大便兼有肚子疼:这是因为肠子太干燥,移动路线不顺畅,每一次摩擦都会疼。

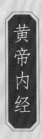

《素问·五脏别论》

脑、髓、骨、脉、胆、女子胞，

此六者，地气之所生也。

皆藏于阴而象于地，故藏而不写。

名曰奇恒之府。

胃、大肠、小肠、三焦、膀胱，

此五者，天气之所生也。

其气象天，故写而不藏。

此受五藏浊气，名曰传化之府。

此不能久留，输泻者也。

魄门亦为五藏使，水谷不得久藏。

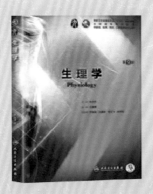

生理学
Physiology

　　人类的大肠没有重要的消化活动。大肠的主要功能在于吸收水分和无机盐，同时还为消化吸收后的食物残渣提供暂时储存的场所，并将食物残渣转变为粪便。

　　大肠的运动少而慢，对刺激的反应也较迟缓，这些特点与大肠作为粪便的暂时储存场所相适应。

　　在空腹和安静时，环形肌无规律性收缩，使结肠出现一串结肠袋，结

肠内压力升高，结肠袋内容物向前、后两个方向作短距离的位移，但并不向前推进，这种袋状往返运动有助于促进水的吸收。

进食后或副交感神经兴奋时，环形肌有规律性收缩，将一个结肠袋内容物推移到邻近肠段，这种分节推进运动如果在一段结肠上同时发生，则称为多袋推进运动。

大肠还有一种进行很快且前进很远的蠕动，称为集团蠕动。它通常始于横结肠，可将一部分肠内容物推送至降结肠或乙状结肠。集团蠕动常见于进食后，最常发生在早餐后60分钟内，可能是由胃内食糜进入十二指肠，由十二指肠-结肠反射引起。

食物残渣在结肠内停留的时间较长，一般在十余小时。正常人的直肠内通常没有粪便。当肠蠕动将粪便推入直肠时，可扩张刺激直肠壁内的感受器，冲动沿盆神经和腹下神经传至腰、骶段脊髓初级排便中枢，同时上传到大脑皮层引起便意。正常人的直肠对粪便的机械性扩张刺激具有一定的感觉阈，当达到此感觉阈时即可产生便意。若条件许可，即可发生排便反射；便意可受大脑皮层的抑制。人们若对便意经常予以制止，将使直肠对粪便的刺激逐渐失去正常的敏感性，即感觉阈升高，加之粪便在结肠内停留过久，水分吸收过多，而变得干硬，引起排便困难，这就是产生功能性便秘最常见的原因。

近2个月，工作劳累后大便溏稀伴肛门有严重的下坠感和隐痛

VAS疼痛评分尺
（评分原则：就高不就低）

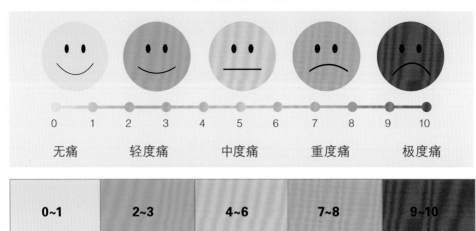

| 0 | 1 | 2 | 3 | 4 | 5 | 6 | 7 | 8 | 9 | 10 |

无痛　　轻度痛　　中度痛　　重度痛　　极度痛

| 0~1 | 2~3 | 4~6 | 7~8 | 9~10 |

病症程度对应评分色

患者信息： 女性　46岁

就诊日期： 2019年1月21日

就诊原因： 近两个月来工作劳累后大便溏稀，并伴肛门严重下坠感和隐痛……

病症程度	近两个月来	大便经常不成形，工作劳累后则会大便溏稀、粘马桶、肛门严重下坠感和隐痛VAS=10； 每天都感觉腰骶双髋酸痛乏力VAS=8、双颈肩酸痛乏力VAS=7； 每天都有轻微心悸感，工作劳累后则加重至心慌憋气VAS=5、出虚汗VAS=6； 工作劳累后还会出现午餐后腹胀VAS=8现象，持续至次日晨起消失。

2018年11月下旬 出现心悸，浑身酸痛乏力、怕冷，腿脚发凉，腹痛、腹泻、大便溏稀、脱肛伴便后肛门灼痛坠胀VAS=5，食欲差伴恶心，午餐后持续性腹胀等症状。

12月下旬 在口服中药汤剂的基础上，结合切实可行的居家康复指导调理身体。一周后，怕冷、腿脚发凉、恶心的症状消失；食欲略有好转；腹痛、腹泻、脱肛现象亦有好转，但仍觉便后肛门灼痛坠胀VAS=5；心悸、浑身酸痛乏力无改善。随停服中药，仍坚持居家康复治疗。

2019年1月21日，按预约时间就诊，并接受建议休假状态下进行康复治疗，现阶段身体状况如下：

近五年来 因入睡困难而睡前服用半片思诺思促眠；

每晚因起夜2~4次而整日头脑昏沉、发蒙VAS=4~8，紧箍样头痛VAS=7现象亦频发；

近两周来 每晚起夜2次，整日头脑昏沉感VAS=7~8，偶有紧箍样头痛VAS=7；

近两个月来 大便经常不成形，工作劳累后则会大便溏稀、粘马桶，并伴持续性肛门下坠和隐痛VAS=10；

近两个月来 每天都有轻微心悸感，工作劳累后则加重至心慌憋气VAS=5、出虚汗VAS=6；

近两个月来 腰骶、双髋酸痛VAS=8，双颈肩酸痛VAS=7，浑身乏力VAS=7~8；

近两个月来 食欲一般，工作劳累后则出现午餐后腹胀VAS=8，持续至次日晨起消失。

【相关信息】

1. 睡眠习惯：大多时间可以午休；22:30左右服用半片思诺思促眠；
   次日5:30左右起床。

2. 情绪状态：不顺心的事情较多，并因此而经常情绪比较低落。

3. 运动习惯：每天步行8000~10000步。

4. 月经史：13岁初潮，每次经期都有痛经；
   2017年6月以后至今未再有月经。

5. 生育史：顺产1胎、人流1次、药流1次。

6. 既往史：2009年2月11日确诊乳腺癌，手术后行化疗+放疗+靶向治疗+
   内分泌治疗六年之久。

【疗效统揽】

患者现有病症	VAS疼痛评分 0~无痛 ——→ 10~疼痛难以忍受 0~1　2~3　4~6　7~8　9~10	
	治疗前评分	治疗后评分
5年来，因每晚起夜较多而经常整日头脑昏沉发蒙VAS=4~8 1月21日治疗前VAS=8	VAS=8	精神良好，头脑清晰 VAS=0
5年来，因每晚起夜较多而经常出现紧箍样头痛	VAS=7	VAS=0
2个月来，每天都有轻微心悸感，工作劳累后则加重至心慌憋气VAS=5、出虚汗VAS=6	VAS=5~6	VAS=0
2个月来，食欲一般，工作劳累后出现午餐后腹胀VAS=8 持续至次日晨起消失	劳累后午餐后持续腹胀VAS=8	食欲渐好，休假状态中未出现午餐后腹胀现象
2个月来，腰骶、双髋酸痛乏力	VAS=8	VAS=0
2个月来，双侧颈肩酸痛乏力	VAS=7	VAS=0

【疗效分揽】

▣ 1月21日–2月1日疗程康复治疗期间疗效一览表

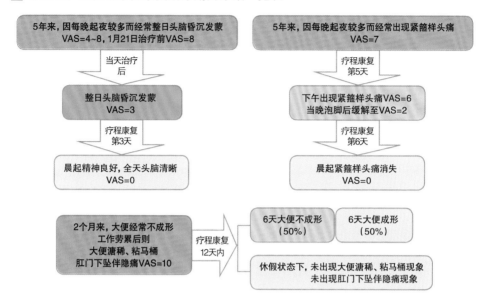

5年来，因每晚起夜较多而经常整日头脑昏沉发蒙
VAS=4~8，1月21日治疗前VAS=8

↓ 当天治疗后

整日头脑昏沉发蒙
VAS=3

↓ 疗程康复第3天

晨起精神良好，全天头脑清晰
VAS=0

5年来，因每晚起夜较多而经常出现紧箍样头痛
VAS=7

↓ 疗程康复第5天

下午出现紧箍样头痛VAS=6
当晚泡脚后缓解至VAS=2

↓ 疗程康复第6天

晨起紧箍样头痛消失
VAS=0

2个月来，大便经常不成形
工作劳累后则
大便溏稀、粘马桶
肛门下坠伴隐痛VAS=10

→ 疗程康复12天内

6天大便不成形（50%）　6天大便成形（50%）

休假状态下，未出现大便溏稀、粘马桶现象
未出现肛门下坠伴隐痛现象

▣ 1月21日–2月1日疗程康复治疗期间疗效一览表

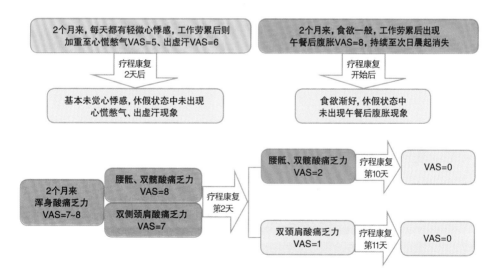

2个月来，每天都有轻微心悸感，工作劳累后则
加重至心慌憋气VAS=5、出虚汗VAS=6

↓ 疗程康复2天后

基本未觉心悸感，休假状态中未出现
心慌憋气、出虚汗现象

2个月来，食欲一般，工作劳累后出现
午餐后腹胀VAS=8，持续至次日晨起消失

↓ 疗程康复开始后

食欲渐好，休假状态中
未出现午餐后腹胀现象

2个月来
浑身酸痛乏力
VAS=7~8

腰骶、双髋酸痛乏力
VAS=8

双侧颈肩酸痛乏力
VAS=7

→ 疗程康复第2天

腰骶、双髋酸痛乏力
VAS=2 → 疗程康复第10天 → VAS=0

双颈肩酸痛乏力
VAS=1 → 疗程康复第11天 → VAS=0

备注：2月4–17日因父亲生病住院，需陪床照顾而出现：腰膝酸软VAS=3~6、周身酸痛VAS=3~6、
　　　轻微感冒等症状，坚持每天做好家庭作业，次日晨起前述症状可明显缓解或消失。

【排病反应】

日 期	治疗期间排病反应（1月21日–2月1日）
1月21日	中午午休2h，醒后感觉轻松，头部昏沉感由VAS=8降至VAS=3。
1月22日	中午午休1h，醒后感觉轻松，头部昏沉感由VAS=1降至VAS=0； 22:00忽觉右耳畔乳突及下颌和上牙处酸胀不适VAS=7，持续至23:00就寝时仍存在。
1月23日	晨起感觉体力明显恢复，右耳畔乳突及下颌和上牙处持续性酸胀不适降至VAS=4； 手法治疗前先行针灸治疗，针灸后右耳畔乳突及下颌和上牙处持续性酸胀不适VAS=4降至 VAS=3； 手法治疗后，右耳畔乳突及下颌和上牙处持续性酸胀不适VAS=3消失，转变成轻微酸痛感VAS=2； 上午较平日喝水少，但小便次数却增多；中午午睡2小时，有些睡不醒的感觉。
1月24日	晨起右耳畔乳突及下颌和上牙处主观没有明显感觉，压之轻微酸痛感VAS=3； 手法治疗后降至VAS=1。

1月25日	晨起右耳畔乳突及下颌和上牙处压之轻微酸痛感VAS=2，腰骶左侧叩击痛VAS=5，双下肢行走发
	    沉感VAS=5；
	手法治疗后右耳畔乳突及下颌和上牙处压之轻微酸痛感降至VAS=1，腰骶左侧叩击痛降至
	    VAS=2，双下肢行走发沉感降至VAS=3；
	上午较平日喝水少，但小便次数却增多；中午回家后感觉大肠蠕动活跃，排气增多。

1月27日	晨起腰骶左侧叩击痛消失。
1月28日	晨起右耳畔乳突及下颌和上牙处压之轻微酸痛感VAS=2，双下肢行走发沉感VAS=1； 手法治疗后右耳畔乳突及下颌和上牙处压之轻微酸痛感消失，双下肢行走发沉感消失； 因感觉困倦而午睡2小时，醒后想喝水，排尿次数相应稍多一些。
1月29日	晨起右耳畔乳突及下颌和上牙处压之轻微酸痛感VAS=1，双下肢行走发沉感VAS=1； 手法治疗后右耳畔乳突及下颌和上牙处压之轻微酸痛感消失，双下肢行走发沉感消失； 因感觉困倦而午睡2小时，醒后想喝水，排尿次数相应稍多一些。
1月30日	晨起右耳畔乳突及下颌和上牙处压之轻微酸痛感VAS=1，双小腿行走发沉感消失，双腿轻松， 双肩发酸发沉VAS=4； 手法治疗后右耳畔乳突及下颌和上牙处压之轻微酸痛感消失，双肩发酸发沉降至VAS=2； 治疗结束行至家中时，双肩发酸发沉感又增至VAS=5，午睡1小时后又降至VAS=2。
1月31日	晨起右耳畔乳突及下颌和上牙处压之轻微酸痛感VAS=1，双肩发酸发沉降至VAS=1； 手法治疗后右耳畔乳突及下颌和上牙处压之轻微酸痛感消失，双肩发沉感消失，发酸感仍为 VAS=1。
2月1日	晨起右耳畔乳突及下颌和上牙处压之轻微酸痛感VAS=1，双肩发酸发沉VAS=1； 手法治疗后右耳畔乳突及下颌和上牙处压之轻微酸痛感消失，双肩发沉感消失，发酸感仍为 VAS=1。

《素问·阴阳应象大论》

阴阳者，天地之道也，万物之纲纪，

变化之父母，生杀之本始，

神明之府也，治病必求于本。故积阳为天，积阴为地。

阴静阳躁，阳生阴长，阳杀阴藏。

阳化气，阴成形。寒极生热，热极生寒。

寒气生浊，热气生清。清气在下，则生飧泄。

浊气在上，则生䐜胀。此阴阳反作，病之逆从也。

《素问·调经论》

帝曰：血并于阴，气并于阳，如是血气离居，何者为实？何者为虚？

岐伯曰：血气者，喜温而恶寒，寒则泣不能流，温则消而去之，

　　　　是故气之所并为血虚，血之所并为气虚。

帝曰：人之所有者，血与气耳。今夫子乃言血并为虚，气并为虚，是无实乎？

岐伯曰：有者为实，无者为虚，故气并则无血，血并则无气，

　　　　今血与气相失，故为虚焉。

　　　　络之与孙脉俱输于经，血与气并，则为实焉。

　　　　血之与气并走于上，则为大厥，厥则暴死，气复反则生，不反则死。

　　　　奇经八脉与十二经脉就像是水库与江河的关系，奇经八脉可以储存和调节十二经脉的气血。当十二经脉气血过盛时，奇经八脉会加大储存，疏通十二经脉，以保证气血正常流通；当十二经脉气血不足时，奇经八脉则会自发补充到十二经脉循行中去。两者相互协调、相互配合，维持人体经络系统的正常运行。

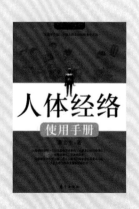

人体经络
使用手册

近半年大便非常干燥
且排便比较费力

VAS疼痛评分尺

（评分原则：就高不就低）

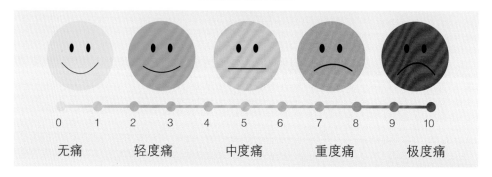

| 0 | 1 | 2 | 3 | 4 | 5 | 6 | 7 | 8 | 9 | 10 |

无痛　　　轻度痛　　　中度痛　　　重度痛　　　极度痛

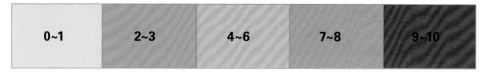

| 0~1 | 2~3 | 4~6 | 7~8 | 9~10 |

病症程度对应评分色

患者信息： 女性　36岁

就诊日期： 2020年6月16日

就诊原因： 近半年来大便非常干燥且排便比较费力，但排便时间不长（5分钟内可完成），近3个月来发现2次大便后卫生纸上有少量血丝，但未触及明显痔核。

| 病症程度 | ▶ 半年来 | 大便非常干燥VAS=8
排便比较费力VAS=8 |

激发人体自愈力临床案例汇编

近半年来大便非常干燥VAS=8且排便比较费力VAS=8, 但5分钟内可完成排便过程, 且月经期间大便略有干燥、排便比较顺畅; 近3个月来发现2次大便后卫生纸上有少量血丝, 但未触及明显痔核。

除上述主诉外, 身体还伴有其他不适症状, 叙述如下:

1. 2010年起, 夏季感觉手心发烫VAS=7, 冬季感觉手脚发凉VAS=7;

2. 2015年起, 晨起双下肢如常, 晚上下班后双小腿持续性发胀VAS=6~7, 如此反复至今年的5月, 程度降至VAS=2;

3. 2020年6月11日出现午睡时口水较多VAS=3, 睡醒后口水更多VAS=5现象。

【相关信息】

1. 排便习惯: 大学时间比较规律, 一般于早餐后8:00~9:00排便;

工作后至今排便时间无规律。

2. 情绪状态: 性格比较急躁、情绪自控力偏弱, 喜怒哀乐于面, 平日待人随和, 乐于助人, 遇事好争辩, 敢于表达。

3. 过敏史: 2015年起发现对日光比较敏感, 夏季持续室外活动3小时后, 皮肤暴露处奇痒VAS=10, 常于夜间睡眠时不自觉抓破皮肤。

4. 既往史:

(1) 3岁左右曾患麻疹, 后治愈。

(2) 6岁曾患腮腺炎, 后治愈。

【疗效统揽】

患者现有病症	VAS疼痛评分　0-无痛 ——————→ 10-疼痛难以忍受	
	0~1　2~3　4~6　7~8　9~10	
	治疗前评分	治疗后评分
近半年来,大便非常干燥VAS=8 且排便比较费力VAS=8	VAS=8	VAS=0
10年来,夏季感觉手心发烫VAS=7,冬季感觉 手脚发凉VAS=7	夏季感觉手心发烫 VAS=7	VAS=0
2015年起,晨起双下肢如常,傍晚后双小腿 持续性发胀VAS=6~7如此反复至2020年的5 月,程度降至VAS=2	VAS=2	VAS=0
6天来,午睡时口水较多VAS=3,睡醒后口水 更多VAS=5	VAS=5	VAS=0

【疗效分揽】

■ 6月16日-8月13日康复治疗期间疗效一览表

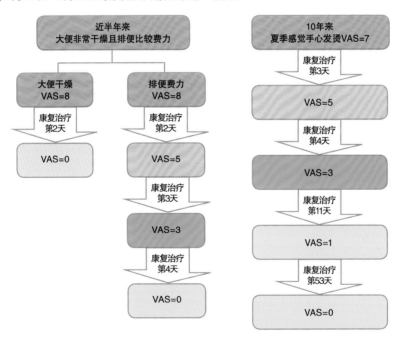

✛ 6月16日–8月13日康复治疗期间疗效一览表

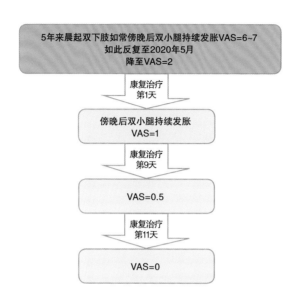

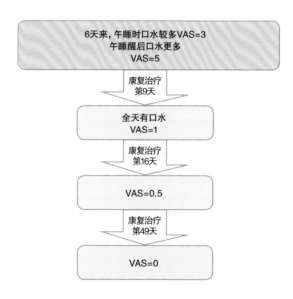

【排病反应】

日 期	6月16日-8月13日康复治疗期间排病反应
6月17日	06:20第1次排便（成形、少量、不粘马桶、不干燥、排便费力VAS=5）； 16:20第2次排便（成形、适量、不粘马桶、不干燥、排便费力VAS=0）； 　注：之前基本每天大便一次，很少一天大便2次。 22:40就寝，约1小时入眠，4:20起夜如厕后15分钟内再次入眠。 　注：之前15分钟内即可入眠，且一觉天亮。
6月17日-7月21日	6月17日起出现左侧卧位时右膝外侧持续性疼痛VAS=6，改变体位后消失； 6月30日起左侧卧位时右膝外侧持续性疼痛降至VAS=5，改变体位后消失； 7月07日起左侧卧位时右膝外侧持续性疼痛降至VAS=4，改变体位后消失； 7月13日起左侧卧位时右膝外侧持续性疼痛降至VAS=3，改变体位后消失； 7月17日左侧卧位时右膝外侧持续性疼痛降至VAS=2，改变体位后消失； 7月18日起左侧卧位时右膝外侧持续性疼痛降至VAS=1，改变体位后消失； 7月19日起左侧卧位时右膝外侧持续性疼痛降至VAS=0.5，改变体位后消失； 7月21日起前述症状完全消失VAS=0。
6月17日-7月26日	6月17日起出现如厕后蹲起时右膝外侧瞬间痛VAS=4，持续至7月17日无变化。 7月18~19日未再出现如厕后蹲起时右膝外侧瞬间痛VAS=0； 7月20日起再次出现如厕后蹲起时右膝外侧瞬间痛VAS=2，持续至26日完全消失。
6月19日	晨起感觉眼分泌物较之前增多，且颜色淡绿（之前为白色）。
6月20日	8:15第1次排便（成形、适量、不粘马桶、不干燥、不费力）； 9:30第2次排便（成形、适量、不粘马桶、不干燥、不费力）。
6月23日	23:10就寝，15分钟内入眠，4:13起夜如厕后很快再次入眠。
7月6日	今日为经期第2天，较之前经期第2天的月经量增加了15%。
7月9日	场效应治疗左大腿内侧5分钟后持续性发痒VAS=3，约20分钟后消失； 场效应治疗右大腿内侧5分钟后间断性发痒VAS=0.5，治疗结束后不再发痒，但右大腿内侧下段 　出现两块红斑，于次日晨起消失。
7月10日	场效应治疗左大腿内侧5分钟后持续性发痒VAS=1，约10分钟后消失； 场效应治疗右大腿内侧5分钟后间断性发痒VAS=1，治疗结束后不再发痒，但右大腿内侧下段 　又现两块红斑，于次日晨起消失。
7月11日	场效应治疗左大腿内侧5分钟后持续性发痒VAS=0.5，约10分钟后消失； 场效应治疗右大腿内侧5分钟后间断性发痒VAS=0.5，治疗结束后不再发痒，但右大腿内侧下段 　现两块轻微红斑，次日晨起消失。
7月12日	场效应治疗左大腿内侧5分钟后未觉发痒VAS=0； 场效应治疗右大腿内侧5分钟后间断性发痒VAS=0.5，治疗结束后不再发痒，但右大腿内侧下段 　现两块轻微红斑，次日晨起消失。

《素问·生气通天论》

因于湿,首如裹,

湿热不攘,

大筋软短,小筋弛长,

软短为拘,驰长为痿

《灵枢·五癃津液别》

水谷皆入于口,其味有五,各注其海。

津液各走其道,故三焦出气,以温肌肉,

充皮肤,为其津,

其流而不行者为液。

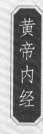

黄帝内经

唾液的分泌与调节

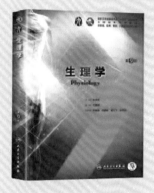

　　人的口腔内有三对大唾液腺,即腮腺、颌下腺和舌下腺,此外还有无数散在分布的小唾液腺。唾液就是由这些大小唾液腺分泌的混合液。唾液为无色无味近于中性(pH6.6~7.1)的低渗液体。唾液中水分约占99%。有机物主要为黏蛋白,还有免疫球蛋白、氨基酸、尿素、尿酸、唾液淀粉酶和溶菌酶等。

　　在安静情况下,唾液约以0.5ml/min的速度分泌,量少稀薄,称为基础分泌,其主要功能是湿润口腔。进食时唾液分泌明显增多,完全属于神经调节。神经系统对唾液分泌的调节包括条件反射和非条件反射。进食时,食物对舌、口腔和咽部黏膜的机械性、化学性和温热性刺激引起的唾液分泌为非条件反射。进食过程中,食物的形状、颜色、气味、进食环境、进食信号、甚至与食物和进食有关的第二信号(言语)等,均可引起明显的唾液分泌。"望梅止渴"是条件反射性唾液分泌的典型例子。副交感神经兴奋主要引起量多而固体成分少的稀薄唾液分泌,交感神经兴奋主要引起量少而固体成分多的黏稠唾液分泌。此外,唾液分泌还受来自下丘脑和大脑皮层的嗅觉、味觉感受区等高级中枢神经系统信号的调节。

2013年12月,中共中央文献研究室出版了6卷本《毛泽东年谱(1949–1976)》,首次披露了多条毛泽东关于中医药工作的重要论述:

1953年12月,毛泽东在听取卫生部(卫健委)副部长贺诚汇报工作时,给予中医高度评价:"我们中国如果说有东西贡献全世界,我看中医是一项。"

1954年4月21日,毛泽东审阅修改《中共中央关于加强中医工作的指示(草案)》:"我们应该有批判地接受这一部分文化遗产,去其糟粕,存其精华,把它的合理部分增加到医学中去,更好地为治疗疾病,增进人民健康服务。"

1954年6月5日,毛泽东在与时任北京医院院长周泽昭谈话:"对新来的外国东西重视了,对自己本国的东西倒轻视了。按摩,连剃头的、修脚的都能做,就看不起,不叫按摩疗法。看不起本国的东西,看不起中医,这种思想作风是很坏的,很恶劣的。第一,思想作风上要转变。要尊重我国有悠久历史的文化遗产,看得起中医,也才能学得进去。第二,要建立研究机构。不尊重,不学习,就谈不上研究。不研究,就不能提高。"

1955年4月15日,毛泽东在杭州刘庄同针灸专家朱琏谈话:"巴甫洛夫的高级神经活动学说的理论,对针灸治病的神秘提供了解释的钥匙,反过来针灸又能够给它提供丰富的实际材料,如进一步研究,一定可以发挥更大的效果,丰富与充实现代的医学。研究针灸对医学理论的改革将发生极大的作用。你们不要以为针灸是土东西,针灸不是土东西,针灸是科学的,将来世界各国都要用它。中医的经验要有西医参加整理,单靠中医本身是很难整理的。"

1956年8月24日,毛泽东接见参加第一届全国音乐周的代表,并同中国音乐家协会负责人谈话。毛泽东深刻论述了"中国化"何以必要的道理,特别是论述了外来文化(包括马克思主义)和中国传统文化相结合的基本原则。毛泽东为了印证这一原则,多处以中西医为例进行阐述,其中就蕴含着丰富而全面的"中西医结合"思想。他指出:"如果先学了西医,先学了解剖学、药物学等等,再来研究中医、中药,是可以快一点把中国的东西搞好的。""要把根本道理讲清楚:基本原理,西洋的也要学。解剖刀一定要用中国式的,讲不通。就医学来说,要以西方的近代科学来研究中国的传统医学的规律,发展中国的新医学。""你们是'西医',但是要中国化,要学到一套以后来研究中国的东西,把学的东西中国化。""应该学习外国的长处,来整理中国的,创造出中国自己的、有独特的民族风格的东西。这样道理才能讲通,也才不会丧失民族信心。"

案例26

7年来常年不出汗, 炎炎夏季憋得满脸通红、浑身燥热也不出汗

VAS疼痛评分尺

（评分原则: 就高不就低）

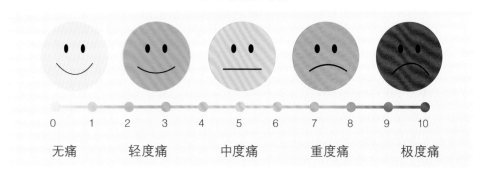

| 0~1 | 2~3 | 4~6 | 7~8 | 9~10 |

病症程度对应评分色

患者信息:	女性　49岁
就诊日期:	2019年7月24日
就诊原因:	2012年起, 常年不出汗, 炎炎夏季憋得满脸通红、浑身燥热也不出汗。除此之外, 尚有许多其他症状 (见后详述) 。

病症程度	▶	七年来	常年不出汗, 炎炎夏季憋得满脸通红、浑身燥热VAS=4也不出汗

2012年起 常年不出汗，炎炎夏季憋得满脸通红、浑身燥热VAS=4也不出汗。除此之外，尚有以下症状：

1. 1995年初生完孩子后，一上班即觉双小腿持续性发凉伴麻木VAS=4~5，之后表现为夏季只觉麻木VAS=3，冬春季发凉VAS=5伴麻木VAS=3；2015年坚持足疗一年后，冬春季双小腿发凉程度减轻至VAS=3；2016年至今表现为夏季双小腿持续性麻木VAS=3，冬春季双小腿持续性发凉伴麻木VAS=3；

2. 自25岁起（1996年），除夏季外，双脚冰凉（春秋季VAS=4~5、冬季VAS=6~7），脚心往外冒凉气，睡醒后仍觉双脚冰凉；

3. 自33岁起（2003年），某一姿势持续过久后，出现双小腿胫骨前持续性浮肿，压之有浅坑，需4分钟左右复原；

4. 自42岁起（2012年），晨起即觉浑身疲惫无力VAS=7，双下肢沉重似灌铅感VAS=8，精神尚可；2015年起一天到晚总想睡觉，醒后仍觉浑身疲惫无力VAS=7；2018年曾累到连饭都不想吃，只想睡觉；

5. 自43岁起（2013年），因腰椎间盘膨/突出、腰椎管狭窄致腰骶部连带右下肢（踝以上15cm处至大腿区域）酸沉VAS=5痛VAS=4；

6. 自44岁起（2014年），双肩持续性酸沉感VAS=4；头右侧额顶部持续性蒙沉感VAS=5；偶尔伴瞬间头晕VAS=3~4（今年上半年发生过3~4次）；

7. 自46岁起（2016年），出现口苦VAS=5，双目赤涩、视物模糊VAS=6~7，睁眼费力VAS=4~5等症状；

今年年初口苦VAS=8~9，且3~6月期间出现口干VAS=5~6现象，喝完水后亦无缓解，7月后口干现象自行消失；

8. 近7年来，因自觉身体健康状况渐差而开始有意识锻炼身体：每天除工作步行2万步之外，仍坚持晚饭后步行1万步以上；自48岁起（2018年），步行久后出现双膝前痛VAS=8、双腘窝酸困VAS=5。

【相关信息】

1. 睡眠习惯：因工作原因而每年夏季0:00后就寝，秋季22:00前就寝，冬春季23:00左右就寝；一般15分钟内入眠或沾枕即着，一觉天亮。

2. 排便习惯：因工作原因，作息时间经常不规律而导致大便习惯亦不规律；冬春秋季6:30-7:00起床后，可排便1次；今年（2019年）1月起基本隔3天排便1次，且排便时间不固定；大便一直成形，仅于今年5月份因吃中药而致大便稀软、不成形，6月底停药后恢复成形状态。

3. 饮食习惯：从小挑食，至今不吃牛羊肉；30多岁有次查体发现轻度贫血，未干预，之后自行恢复正常；

   从小爱吃甜点，感觉吃完甜点后身心愉悦；

   晚饭后喜欢吃零食，近3年基本不再吃零食；

   29岁起，每周2~3天无法保证早餐，有时是因为无食欲；

   44岁起，恢复一日三餐基本按时吃，但把吃饭当任务，因为很少觉得饭香；

   45岁起，快到饭点很少觉得饿，但因偶尔晚餐前心慌VAS=6~7而必须进食，进食30分钟后症状消失；

   平日三餐七八成饱；遇心慌或心情不好时，感觉吃了很多仍不觉饱，还想吃。

4. 平日情绪状态：脾气急躁，爱发脾气。

5. 运动习惯：年轻时经常长跑；

   近7年来，因自觉身体健康状况渐差而开始有意识锻炼身体：每天除工作步行走2万步之外，仍坚持晚饭后步行1万步以上。

6. 月经史：14岁初潮；之后至今每次来月经前1~2天腰痛VAS=3~5，偶尔伴头痛不适VAS=3；

　　近半年来月经周期不太规律，且经量较之前少。

7. 既往史：2007年查体发现多发性肝囊肿、胆壁毛糙；

　　今年（2019年）1月份起，左下眼睑连续跳1周，就诊当地眼科，诊断眼肌综合征，口服谷维素、B族等营养神经药物1个月后，出现皮肤过敏（先从下肢开始，逐渐发展至双髋、后背、腹部、双上肢）发痒挠之发红成片，当地医院输液及口服中药2月后，效果不明显；随就诊北京科学院西苑医院，连续口服中药2个月后，红斑消退、皮肤不再发痒。

8. 家族史：

　　（1）父系：爷爷——96岁时不慎跌倒，一周后离世，平素体健；

　　　　　　　奶奶——86岁时无疾而终；

　　　　　　　父亲——现76岁，体健，无慢性病。

　　（2）母系：姥爷——50多岁时因肺部疾患病故；

　　　　　　　姥姥——60多岁时病故，病因不清；

　　　　　　　母亲——现71岁；65岁时罹患肺炎，住院治愈；无其他慢性病。

　　（3）兄弟姊妹：弟弟——现46岁，体健，无慢性病。

【疗效统揽】

患者现有病症	VAS疼痛评分 0-无痛 ——→ 10-疼痛难以忍受	
	治疗前评分	治疗后评分
25年来，夏季双小腿持续性麻木	VAS=3	VAS=3
16年来，某一姿势持续过久后，双小腿胫骨前持续性浮肿 压之有浅坑，需4分钟左右复原	同前	无变化
7年来，常年不出汗，炎炎夏季憋得满脸通红浑身燥热VAS=4，也不出汗	炎炎夏季憋得满脸通红浑身燥热也不出汗	排汗正常，感觉舒适
7年来，整天感觉浑身疲惫无力	VAS=7	VAS=1
7年来，整天感觉双下肢沉重似灌铅感	VAS=8	VAS=1
6年来，因腰椎间盘膨/突出、腰椎管狭窄导致腰骶部连带右下肢（踝以上15cm处至大腿区域）发酸发沉	VAS=5	VAS=2
6年来，因腰椎间盘膨/突出、腰椎管狭窄导致腰骶部连带右下肢（踝以上15cm处至大腿区域）疼痛	VAS=4	VAS=0
5年来，双肩持续性酸沉感	VAS=4	VAS=0
5年来，头右侧额顶部持续蒙沉感	VAS=5	VAS=0
3年来，持续性口苦VAS=5~9	VAS=5~9	VAS=1
3年来，持续性双目赤涩、视物模糊	VAS=6~7	VAS=2
3年来，持续性睁眼费力	VAS=4~5	VAS=1
3年来，步行久后双腘窝酸困	VAS=5	VAS=2
1年来，步行久后左膝前痛	VAS=8	痛VAS=4 发沉VAS=3
1年来，步行久后右膝前痛	VAS=8	痛VAS=1 发沉VAS=3
半年多来，基本隔3天排便1次，排便时间不固定	隔3天排便1次 排便时间不固定	每天早餐前或早餐后排便1次

【疗效分揽】

■ 7月24日–8月2日疗程康复治疗期间疗效一览表

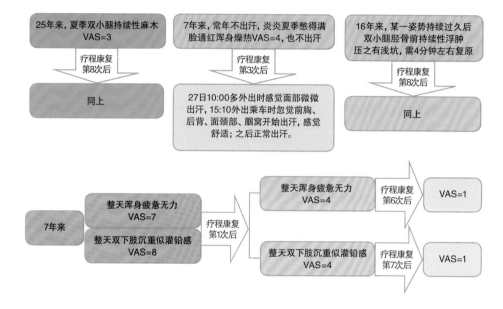

■ 7月24日–8月2日疗程康复治疗期间疗效一览表

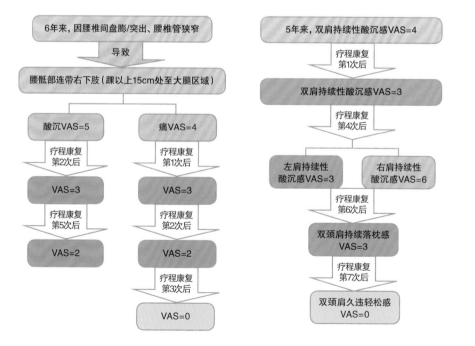

■ 7月24日–8月2日疗程康复治疗期间疗效一览表

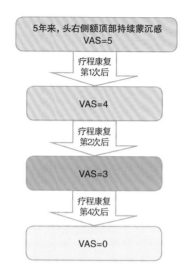

■ 7月24日–8月2日疗程康复治疗期间疗效一览表

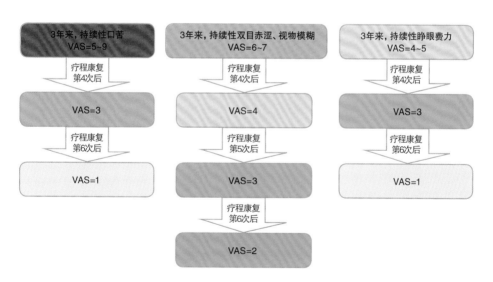

⊞ 7月24日–8月2日疗程康复治疗期间疗效一览表

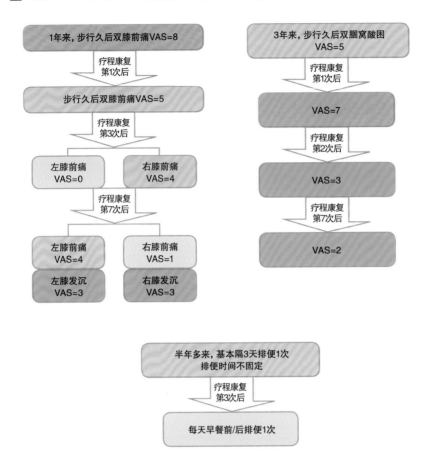

备注: 因即将结束出差任务而不能继续为患者进行康复治疗, 愿她之后的身体状况能日趋好转。

【排病反应】

日 期	治疗期间排病反应（7月24日-8月2日）
7月25-27日	25日22:50就寝时忽觉左乳头下方持续性跳痛VAS=4，不影响入睡； 26日晨起后，左乳头下方持续性跳痛降至VAS=2，且出现左乳内上象限持续性跳痛VAS=3； 　　工作忙碌后不再有此感觉，16:40治疗前也未再有此感觉； 　　23:00就寝，5分钟内入眠； 　　1:00-3:00因突发事情紧急电话处理； 　　3:00处理完后继续入睡时感觉左乳房持续性发胀VAS=3； 27日晨起后，左乳房持续性发胀感消失。
7月27日	21:00时感觉十分困倦，但因胃部不适VAS=4而很难入睡，且因白天出汗较多而喝两瓶水； 22:30再次就寝，约20分钟入眠；1:04起夜1次，如厕后很快再次入睡。
7月27日-8月1日	27日上午开始出现排气增多现象，较平日增多60%； 28~31日全天仍排气较多，较平日增多70%； 8月1日后排气明显减少，基本恢复如常。
7月27日-8月2日	27日晚饭后，胃部持续不适VAS=4； 　　19:00左右忽觉咽干不适VAS=6，随适量喝水，10余分钟后降至VAS=3； 28日午饭后，胃部隐约不适VAS=2（感觉似空心），且仍伴咽干不适VAS=3，持续至睡前仍存在； 29-31日全天，胃部隐约不适VAS=2（感觉似空心），且仍伴咽干不适VAS=3； 8月1日全天，胃部隐约不适VAS=2（感觉似空心），且仍伴咽干不适VAS=3； 8月2日晨起后，胃部隐约不适感降至VAS=1（感觉似空心），但咽干不适仍VAS=3。
7月28日-8月2日	28日晨起方觉睡觉流口水，且感觉舌中段表面不光滑且发麻VAS=3； 29日晨起未觉睡觉流口水，仍感觉舌中段表面不光滑且发麻VAS=3并向舌尖扩散至整个舌中前部发麻VAS=3； 30-31日舌中段表面不光滑、整个舌中前部发麻VAS=3现象仍持续存在； 8月1日晨起后，仍觉舌中段表面不光滑，但整个舌中前部发麻降至VAS=1； 8月2日晨起后，不觉舌中段表面不光滑，且仅觉舌前部发麻VAS=1。
7月29日	晨起即觉腰俞穴（位于骶部，后正中线上，适对骶管裂孔）痛VAS=4，持续至次日晨起消失； 14:00左右忽觉心脏向外重跳一次VAS=4，随后恢复如常； 中午来月经，量较之前多一倍。
7月31日-8月1日	7月31日晚，右下腹坠痛VAS=3，持续至8月1日9:00消失。

《素问·生气通天论》

阴之所生，本在五味，阴之五宫，伤在五味。

是故味过于酸，肝气以津，脾气乃绝。

味过于咸，大骨气劳，短肌，心气抑。

味过于甘，心气喘满，色黑，肾气不衡。

味过于苦，脾气不濡，胃气乃厚。

味过于辛，筋脉沮弛，精神乃央。

是故谨和五味，骨正筋柔，

气血以流，腠理以密，如是则骨气以精。

谨道如法，长有天命。

黄帝内经

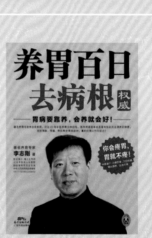

　　谁都知道吃东西的时候嘴巴最忙，可是只要食物咽进肚子里，最忙的就变成胃了。胃在忙着做什么呢？中医里说胃的作用是"主受纳、腐熟水谷、主通降"。

　　"胃主受纳"也就是说胃的作用是接纳食物。胃的形状像一个大口袋，而其在我们身体里的作用也正像是个大口袋。我们吃进来的一切食

物，不管是水、酒，还是五谷杂粮、蔬菜肉类，都得放进这个口袋里。这就是胃的"受纳"。

在"受纳"之后，胃还要"腐熟水谷"，也就是通过胃气把食物磨化、腐熟成容易吸收的糊状，对食物进行粗加工。西医认为，胃气就是胃分泌出来的胃液。

接下来是"胃主通降"，它的意思是说胃在腐熟食物之后，会把食物往下输送到小肠，把主要的消化工作移交出去。胃气这种下降的运动，降的是"浊"。如果浊气不能降下去，就会出现胃胀、便秘等症状。假如胃气不降反而升，就会出现恶心、呕吐、呃逆、嗳气等症状。

我常跟人说，年轻人别仗着身体好，想什么时候吃饭就什么时候吃饭。胃是有灵性的，它虽然任劳任怨，可即便是机器，不好好爱惜也会坏的。从我们开始吃第一口东西的时候胃就开始工作，一直到食物离开胃，平均每顿饭胃大约要工作三四个小时。所以，如果你吃东西太频繁，就相当于胃一直在辛苦劳动。

可是，假如你长时间不吃东西也不行，为了让你摄入足够的营养，当你饿着肚子的时候，胃每隔一段时间就会进行周期性收缩，提醒你该吃东西了。假如你还不吃东西，胃就会向你发出更强烈的信号——疼痛，告诉你，该补充能量了。

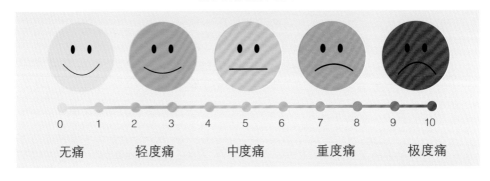

案例27

莫名入睡困难22天后出现心烦意乱
伴自汗现象，至今16天

VAS疼痛评分尺
（评分原则：就高不就低）

| 0 | 1 | 2 | 3 | 4 | 5 | 6 | 7 | 8 | 9 | 10 |

| 无痛 | 轻度痛 | 中度痛 | 重度痛 | 极度痛 |

| 0~1 | 2~3 | 4~6 | 7~8 | 9~10 |

病症程度对应评分色

患者信息： 女性　54岁

就诊日期： 2019年12月4日

就诊原因： 10月28日晚莫名出现入睡困难，随服用半片思诺思后15分钟内入眠，此状况持续至11月19日因单位遇到棘手烦心之事而出现心烦意乱伴自汗（稍微一动就全身出汗）现象，至今已持续16天。

| 病症程度 | 36天来
16天来 | 因入睡困难而服用半片思诺思助眠
心烦意乱VAS=5
稍微一动就全身出汗VAS=5（自汗） |

【病症主诉: 2019-12-4】

10月28日晚 莫名出现入睡困难,随服用半片思诺思后15分钟内入眠,此状况持续至11月19日因单位遇到棘手烦心之事而出现心烦意乱伴自汗VAS=5(稍微一动就全身出汗)现象,至今已持续16天。

除此之外尚有以下症状:

1. 16天来,白天间断性头晕VAS=5(15:00-19:00期间尤甚);

2. 30天来,卧位期间改变体位时会轻咳3~5声,咳出少量灰白色黏痰后归于平静。

【相关信息】

1. 睡眠习惯:有午休习惯;每晚一般23:00就寝,4年前起有时需借助药物促眠;很少起夜;晨起精神状态尚可。

2. 大便习惯:7年来每天排便2~3次,多为松散便,经常大便溏稀。

3. 过敏史:32年来间断性荨麻疹;

   24年前(30岁)确诊过敏性鼻炎,之后每逢过敏性鼻炎发作期必伴有大便溏稀现象;

   近十几年来每年立秋后的8~9周时间里,会因过敏性鼻炎症状较重而每天服用抗过敏药,直至症状消失。

4. 情绪状态:脾气温和,遇事生气时经常隐忍不发。

5. 月经史:14岁初潮,45岁绝经。

6. 既往史:(1)从小经常感冒发烧,经常肌肉注射青霉素或柴胡类药物,直至上大学;

   (2)32年前(22岁)起,出现胃部怕寒和间断性荨麻疹现象,至今不敢吃冷饮和水果;

   (3)子宫肌瘤13年;高血压11年(长期服药);高脂血症9年(间断性服药)。

【疗效统揽】

患者现有病症	VAS疼痛评分 0—无痛 ⟶ 10—疼痛难以忍受		
	0~1　2~3　4~6　7~8　9~10		
	治疗前评分		治疗后评分
16天来,总觉心烦意乱	VAS=5		VAS=0
16天来,稍微一动就全身出汗(自汗)	VAS=5		VAS=1
16天来,白天间断性头晕 (15:00–19:00期间尤甚)	VAS=5		VAS=1
30天来,卧位期间改变体位时会轻咳3~5声 咳出少量灰白色黏痰后归于平静	同前		完全消失
36天来,因入睡困难而服用半片思诺思15分钟 内促眠	同前		治疗期间因单位棘手烦心之事 始终无果而未敢尝试停药

【疗效分揽】

■ 12月4–20日疗程康复疗效一览表

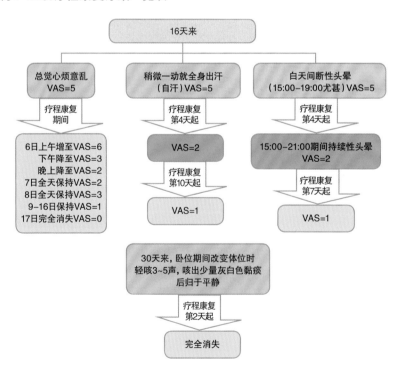

激发人体自愈力临床案例汇编

【排病反应】

日 期	疗程康复治疗期间排病反应（12月4–20日）
12月11日	9:00头右侧颞顶部天冲穴处（膀胱经与胆经交会穴）疼痛VAS=1，持续约1小时后消失。
12月12–17日	12日晚就寝前忽觉右大腿外侧股骨大转子处有一直径约11cm形如碗口大小的区域僵硬感VAS=3、疼痛感VAS=2； 13–15日前述症状持续存在； 16日晨起右大腿外侧股骨大转子处直径约11cm形如碗口大小的区域僵硬感消失VAS=0，疼痛感降至VASA=1； 17日晨起右大腿外侧股骨大转子处直径约11cm形如碗口大小的区域疼痛感消失VAS=0。

【医参静思】

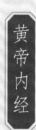

《素问·六节藏象论》

肝者，罢极之本，

魂之居也，其华在爪，

其充在筋，以生血气，

其味酸，其色苍，

此为阳中之少阳，

通于春气。

《素问·阴阳应象大论》

神在天为风，在地为木，

在体为筋，在藏为肝，

在色为苍，在音为角，

在声为呼，在变动为握，

在窍为目，在味为酸，

在志为怒。

《素问·五常政大论》

发生之纪，是谓启陈，

土疏泄，苍气达，

阳和布化，阴气乃随，

生气淳化，万物以荣。

其化生，其气美，

其政散，其令条舒……

黄帝内经

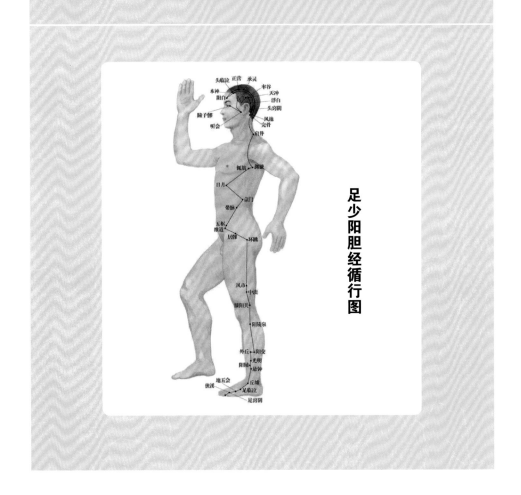

足少阳胆经循行图

案例28

2015年9月全身广泛性湿疹后逐渐入睡困难，且半夜醒后难再入眠至今

VAS疼痛评分尺

（评分原则：就高不就低）

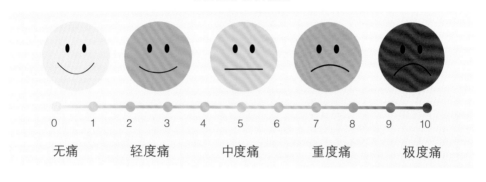

| 0~1 | 2~3 | 4~6 | 7~8 | 9~10 |

病症程度对应评分色

患者信息： 女性　34岁

就诊日期： 2020年3月16日

就诊原因： 2015年9月全身广泛性湿疹后逐渐入睡困难（1~2小时入眠），且凌晨3:00以后（4:00左右居多）因右脚心湿疹处发痒而醒来，醒后因鼻子酸痒而不停打喷嚏，之后难以再次入眠。

| 病症程度 | ▶ 四年半来 | 入睡困难（约1~2小时入眠）
凌晨3:00以后（以4:00左右居多）因右脚心湿疹处发痒VAS=6~7而醒来，醒后因鼻子酸痒VAS=7而不停打喷嚏，之后难以再次入眠。 |

2015年6月 单位外派至海南工作一年;

    9月 全身广泛性湿疹,当地医院皮肤科建议大剂量激素冲击疗法,未采纳;

    10月国庆假期 至广东省中医院就诊,口服汤药2周后,症状减轻60%~70%;此后,上夜班则会症状反复,间断性涂抹多种外用药膏(包括复方曲安奈德乳膏)以缓解症状。

2016年6月 结束外派任务回北京工作,因症状反复而继续间断性使用前述外用药膏和保湿润肤霜以缓解症状。

2017年夏天 余右肘窝、右踇趾外侧、右脚心反复湿疹,且右踇趾外侧因湿疹继发感染而红蓝光照射20次后愈。

2018年夏天 余右脚心反复湿疹,口服酵素至冬季共半年之久,但基本无效。

现今 右脚心湿疹处仍间断性发痒VAS=6,夏天尤甚VAS=7。

2015年9月 全身广泛性湿疹后逐渐入睡困难,约1~2小时入眠;

    10月 在入睡困难的基础上,凌晨3:00以后(以4:00左右居多)因右脚心湿疹处发痒VAS=6~7而醒来,醒后即而打一会儿喷嚏,右脚心湿疹处发痒约持续10~15分钟后消失,醒后无尿意不如厕,但之后难以再次入眠。

2016年1月 因长期睡眠差而出现:

    晨起精神萎靡,头晕脑胀VAS=5;

    用手心摸额头,感觉额头热VAS=5;

    眼睛经常酸涩不适VAS=5~6。

2019年冬季 因长期睡眠差而出现半夜醒后整个颈部微微出汗现象,直至2020年2月消失。

2020年2月中旬起 因长期睡眠差而出现鼻黏膜持续干燥VAS=7。

2020年3月2日 开始高压电位治疗,连续治疗至第6次后入睡时间由近期的2小时缩短至1小时,10次高压电位治疗后保持1小时入眠状态不变;但其他症状无改善。

【相关信息】

1. 大便习惯:每天自行排便1次,但时间不固定,近一年多来,多为10:30或16:00(工作不忙时);排便不困难,5分钟内完成,大便成形、适量、不粘马桶。

2. 饮食习惯:从小到大一日三餐基本按时吃;但自2011年工作起基本只按时吃早餐和午餐。

3. 情绪状态:比较宽容、与人无争,感情比较细腻、敏感。

4. 运动习惯:

   2015年每周跑步3次;

   2016-2017年每周健身房锻炼3次;

   2018年基本无规律性运动;

   2019年至今,在家通过网络授课的形式学习美腿瘦腿操(每周三次)。

5. 既往史:

   (1)小学期间,感冒发烧时遇风则前胸后背及颈部起大而成片风疹,2天左右消散;

   (2)23岁时,确诊过敏性鼻炎,一年四季均可发生,于季节冷热交替变化时症状更明显;

   (3)25岁起,久蹲后站起时感觉头晕眼花,眼前一片发黑。

6. 家族史：

（1）父系：爷爷——78岁时因淋巴癌病故；

奶奶——现86岁，曾经高血压10多年，现已停药但血压如常；

父亲——现59岁，胃病多年。

（2）母系：姥爷——78岁时因心脏病病故；

姥姥——82岁时因肺心病病故；

母亲——现57岁，55岁时曾在厨房做饭时忽然晕倒、浑身大汗淋漓，自行醒后就医未明确诊断；56岁时曾开车时突然眼前发黑，急打方向盘撞向马路障碍物而幸免，之后不敢开车。

【疗效统揽】

✚ 3月16日–4月19日疗程康复&4月20日–9月30日居家康复期间疗效一览表

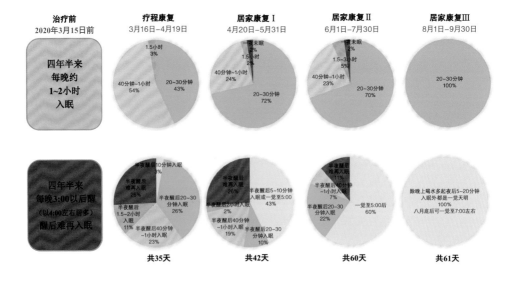

患者现有病症	VAS疼痛评分 0-无痛 ⟶ 10-疼痛难以忍受						
	0~1	2~3	4~6	7~8	9~10		
	治疗前评分				治疗后评分		
4年半来，半夜因右脚心湿疹处发痒VAS=6~7而醒来 持续约10~15分钟后痒感消失	VAS=6~7				完全消失 VAS=0		
4年半来，半夜醒来后因鼻子酸痒VAS=7而不停打喷嚏	VAS=7				完全消失 VAS=0		
3年多来，因长期睡眠差而头晕脑胀	VAS=5				VAS=0		
3年多来，因长期睡眠差而用手心摸额头感觉额头热	VAS=5				VAS=1		
3年多来，因长期睡眠差而双眼经常酸涩不适	VAS=5~6				VAS=0		
近1个月来，因长期睡眠差而出现鼻黏膜持续干燥	VAS=7				VAS=0		

225

【疗效分揽】

■ 3月16日–4月19日疗程康复&4月20日–7月30日居家康复期间疗效一览表

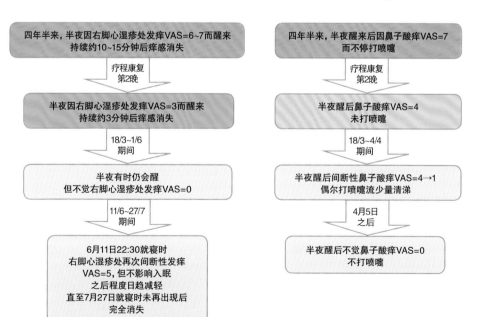

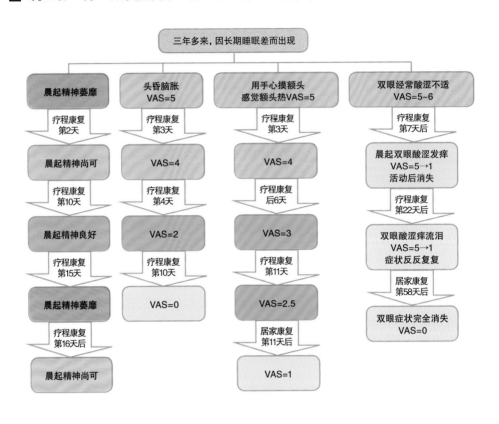

226

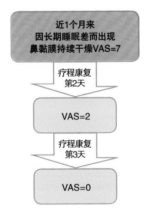

【排病反应】

日 期	疗程康复治疗期间排病反应（3月16日-4月19日）
3月31日-4月14日	3月31日半夜醒后忽觉手脚发热VAS=6，晨醒后无此感觉； 4月1-2日半夜醒后仍觉手脚发热VAS=6，晨醒后无此感觉； 3-6日半夜醒后感觉手脚发热VAS=4，晨醒后无此感觉； 7-8日半夜醒后感觉手脚发热VAS=3，晨醒后无此感觉； 9-11日半夜醒后感觉手脚发热VAS=1.5，晨醒后无此感觉； 12-13日半夜醒后感觉手脚发热VAS=1，晨醒后无此感觉； 14日半夜醒后未觉手脚发热VAS=0。
4月13-20日	4月13日晚上约50分钟入眠，4:00时因右手发麻VAS=5而醒来，持续约5分钟后消失； 17-19日晚上入眠后，均约4:00因整个右臂及手发麻VAS=5而醒来，持续约2分钟后消失； 20日23:00睡前始终肠鸣音亢进，至0:00感觉里急后重，立即蹲厕（溏稀、大量、不粘马桶）； 0:30又觉里急后重，又立即蹲厕但未排便； 之后约1h入睡期间，右手一过性发麻VAS=1。
4月18-25日	4月18日晨起即觉后背心、肺、肝反射区酸乏感VAS=5，之后持续存在； 19-20日后背心、肺、肝反射区持续性酸乏感VAS=5； 21日后背心、肺、肝反射区持续性酸乏感VAS=2； 22日后背心、肺、肝反射区持续性算乏感VAS=1.5； 23-24日后背心、肺、肝反射区持续性酸乏感VAS=0； 25日晨起又觉后背心、肺、肝反射区酸乏感VAS=1，持续至次日晨起完全消失。
4月21日	17:00忽觉左脚5个脚趾发酸VAS=2.5伴发麻VAS=5，持续约1分钟消失，随即出现左腿酸软无力感VAS=3，持续约2分钟消失 （追溯：14岁到姑姑家久住上学生活期间，经常因年龄相近的表妹莫名甩脸色而心情压抑，此状态长达五年之久； 16岁起经常感冒低热，常需输液方可治愈； 17岁时曾经有一个周末的下午从床上下地时忽然左腿酸软无力VAS=10，持续约半小时后完全消失，之后未再发生过。 2016年夏天在海南，从单位出发步行5km到达海边，途中较频繁喝脉动饮料，到海边休息片刻后，于站立姿势下打电话与朋友聊天，忽觉黑蒙，随即意识丧失，直接倒地，之后慢慢苏醒，醒后未觉任何不适。 2018年起下夜班后偶尔有早搏现象； 2020年初新年与朋友聚会喝酒致心脏早搏明显，之后未再出现。）
4月23日	21:00感觉困VAS=5，21:30就寝，约30分钟内入眠，0:16小腹瞬间绞痛VAS=4，随即起床蹲厕，大便适量、不成形、比较粘马桶；之后有困意，但未能入睡。

日 期	居家康复期间排病反应（4月20日-7月30日）
6月1-24日	6月1日晨起出现双眼周皮肤发痒VAS=3、双下眼睑发干VAS=5伴双眼流泪VAS=4，全天持续； 2日持续性双眼周皮肤发痒VAS=3、上下眼睑发干VAS=5伴双眼流泪VAS=4； 3日持续性双眼周皮肤发痒VAS=2、上下眼睑发干VAS=5伴双眼流泪VAS=4； 4日持续性双眼周皮肤发痒VAS=1、上下眼睑发干VAS=4伴双眼流泪VAS=3； 5日持续性双眼周皮肤发痒VAS=1、上下眼睑发干VAS=3伴双眼流泪VAS=2； 6-7日持续性双眼周皮肤发痒VAS=1、上下眼睑发干VAS=3伴双眼流泪VAS=1； 8日持续性双眼周皮肤发痒VAS=1、上下眼睑发干VAS=3伴双眼流泪VAS=1，另出现双下眼睑红肿VAS=4； 9日持续性双眼周皮肤发痒VAS=1、上下眼睑发干VAS=3伴双眼流泪VAS=1、双下眼睑红肿VAS=4； 10日持续性双眼周皮肤发痒VAS=1、上下眼睑发干VAS=2伴双眼流泪VAS=1、双下眼睑红肿VAS=1.5； 11-12持续性双眼周皮肤发痒VAS=1、上下眼睑发干VAS=2伴双眼流泪VAS=1、双下眼睑红肿VAS=1； 13-14持续性双眼周皮肤发痒VAS=1、上下眼睑发干VAS=2伴双眼流泪VAS=1、双下眼睑红肿VAS=4； 15日持续性双眼周皮肤发痒VAS=0.5、上下眼睑发干VAS=2伴双眼流泪VAS=0.5、双下眼睑红肿VAS=0； 16日持续性双眼周皮肤发痒VAS=0.5、上下眼睑发干VAS=2伴双眼流泪VAS=0.5、上眼睑皮肤略红VAS=1； 17日持续性双眼周皮肤发痒VAS=0、上下眼睑发干VAS=2伴双眼流泪VAS=0、上眼睑皮肤略红VAS=1； 18日持续性上下眼睑发干VAS=1、上眼睑皮肤略红VAS=1； 19日持续性上下眼睑发干VAS=0.5、上眼睑皮肤略红VAS=0； 20日持续性上下眼睑发干VAS=0.5； 21-22持续性上下眼睑发干VAS=1； 23日上午上下眼睑持续性发干VAS=1，下午减轻至VAS=0.5； 24日晨起上下眼睑持续性发干消失VAS=0。
6月8-29日	6月8日晨起后，逐渐出现因咽部间断性发痒VAS=3而干咳现象； 9-21日因咽部间断性发痒VAS=3而干咳； 22-23日偶尔因嗓子发痒VAS=3而干咳； 24日偶尔因嗓子发痒VAS=2而干咳； 25日偶尔因嗓子发痒VAS=1而干咳； 26-27日全天未觉咽部发痒而干咳； 28-29日偶尔因嗓子发痒VAS=1而干咳； 30日后未再出现。
6月11日-7月26日	6月11日22:30就寝时右脚心湿疹处再次出现间断性发痒VAS=5现象，但不影响入眠； 6月12-26日就寝时右脚心湿疹处间断性发痒VAS=5，不影响入眠； 6月27日就寝时右脚心湿疹处间断性发痒VAS=4，不影响入眠； 6月28-29日就寝时右脚心湿疹处间断性发痒VAS=3，不影响入眠； 6月30日-7月6日就寝时右脚心湿疹处间断性发痒VAS=2，不影响入眠； 7月7-26日就寝时右脚心湿疹处间断性发痒VAS=1，不影响入眠； 27日就寝时未觉右脚心湿疹处间断性发痒VAS=0。

228

激发人体自愈力临床案例汇编

《素问·宣明五气》

五气所病：心为噫。肺为咳。肝为语。脾为吞。

肾为欠、为嚏。胃为气逆、为哕、为恐。

大肠、小肠为泄。下焦溢为水。

膀胱不利为癃，不约为遗溺。胆为怒。是谓五病。

……

五藏所藏：心藏神，肺藏魄，肝藏魂，脾藏意，肾藏志，是谓五藏所藏。

五藏所主：心主脉，肺主皮，肝主筋，脾主肉，肾主骨。是谓五主。

黄帝内经

松果体因形似松果而得名，也称松果腺。松果体主要合成和分泌激素的代表是褪黑素。

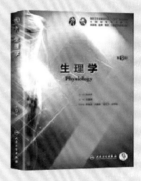

褪黑素的化学结构为5-甲氧基-N-乙酰色胺，是色氨酸的衍生物。人松果体细胞从青春期开始钙沉积，褪黑素的合成和分泌量也随年龄逐渐递减。1~3岁时约25ng/dl，而67~84岁时仅为3ng/dl。褪黑素的分泌呈现典型的昼夜节律，昼低夜高，凌晨2点达到最高峰。

褪黑素具有广泛的生理作用。对于神经系统，褪黑素的主要作用表现为镇静、催眠、镇痛、抗抑郁等。褪黑素还可清除体内自由基，调节机体的免疫功能，所以具有抗衰老作用。褪黑素对生殖和内分泌系统的功能有显著影响，对心血管、消化、呼吸、泌尿等系统也都有作用。

褪黑素的合成和分泌与光线有关，呈现出明显的昼夜节律变化，白天分泌减少，黑夜分泌增加。视交叉上核是控制褪黑素分泌昼夜节律的神经中枢，中枢内的神经元有褪黑素受体。褪黑素可作为一个内源性因子作用于视交叉上核，调整生物节律，使环境的周期与机体的生物节律保持一致。研究表明，生理剂量的褪黑素可促进睡眠。

高血压服药5个月，开始康复治疗
自行停服降压药，血压平稳

VAS疼痛评分尺
（评分原则：就高不就低）

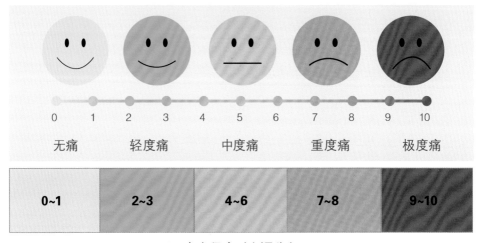

病症程度对应评分色

患者信息： 女性　44岁

就诊日期： 2020年6月8日

就诊原因： 2019年10月开始，经常于14:00–16:00期间出现自感心跳伴头晕现象，随即自测血压，高压多在140~150mmHg之间，最高可达160mmHg；低压多为90mmHg。10月16日行24小时动态血压监测后，确诊高血压。2020年1月起，开始服用降压药，现血压基本稳定在120~140/60~80mmHg之间。

病症程度	8个月前	因午后经常自感心跳伴头晕VAS=4而发现血压高，最高可达160/90mmHg
	5个月前	开始服用降压药，现血压基本稳定在120~140/60~80mmHg

【病症主诉: 2020-6-8】

2019年10月开始 经常于14:00–16:00期间出现自感心跳伴头晕VAS=4现象，随即自测血压，高压多在140~150mmHg之间，最高可达160mmHg；低压多为90mmHg。2019年10月16日行24小时动态血压监测，结果显示：

24小时血压平均值（mmHg）			
10月16日	白天（06:00）	晚间（22:00）	全天
收缩压	137	130	136
舒张压	78	75	78
正常参考值	<135/85	<120/70	<130/80

24小时血压最大值（mmHg）						
10月16日	白天（06:00）		晚间（22:00）		全天	
	收缩压	舒张压	收缩压	舒张压	收缩压	舒张压
最大值	166	93	149	95	166	95
发生时刻	18:04	16:04	0:04	0:04	18:04	0:04
全天收缩压负荷60.53%（正常参考值：<50%） 全天舒张压负荷31.58%（正常参考值：<50%）						

在心内科医生建议下，于1月份开始服用降压药：每天早餐后半小时口服半片厄贝沙坦，半月后效果欠佳；增至每天早餐后半小时口服1片，半月后效果仍欠佳。

2月中旬更换降压药：每天早餐后半小时口服用倍他乐克1片，效果仍欠佳；

3月10日更换降压药：每天早餐后半小时口服苯磺酸氨氯地平片（络活喜）1片，效果理想；

服用络活喜至6月初: 血压基本稳定在120~140/60~80mmHg之间。

预约6月8日起开始系统性康复治疗, 6月6日起自行停服络活喜, 停药后的两天来, 14:00–16:00期间血压最高130/70~80mmHg。

除此之外, 身体现有其他病症如下:

1. 16岁开始上夜班后, 经常于19:00后出现较严重的持续性腹胀, 小夜班时腹胀程度重于大夜班时; 31岁不再上夜班后, 前述腹胀症状逐渐减轻; 现今, 偶有不定时轻度腹胀现象。

2. 16~30岁期间, 睡眠尚好; 31岁后不再值夜班, 但每晚都会在凌晨2:00–3:00醒来, 无尿意, 翻身即刻再次入睡, 此状态持续至今。

3. 16岁起, 冬春季手脚冰凉VAS=6。

4. 16岁起, 双手背间断性湿疹伴发痒VAS=6~7 (右手背尤甚), 因工作原因经常肥皂洗手而导致秋冬季湿疹加重; 31岁后, 因洗手次数明显减少而湿疹减轻, 但同期出现双跟腱处间断性湿疹伴发痒VAS=5~6, 持续至今; (追溯: 母亲、哥哥、弟弟也均罹患间断性湿疹多年)。

5. 近8年来, 每年的7–10月份, 晨起即觉胸口和双乳下有汗VAS=4。

6. 近6年来, 快到饭点无饿感, 但一日三餐都基本按时吃, 可觉饭香。

7. 2015年起, 晨起双手持续性发胀VAS=5, 午后减轻至VAS=2, 持续至今。

8. 2020年3月初, 出现间断性咽部刺激性发痒VAS=5而干咳现象, 以轻咳居多, 但有时则持续很长时间干咳, 最长能持续整个下午; 至今3个月来, 共有过3~4次持续性干咳现象。

9. 2020年上半年无意中发现轻度贫血, 6月18日复查血常示: 血红蛋白测定103g/L (正常值参考: 116~155g/L)。

10. 2020年6月1日起, 左手掌劳宫穴处湿疹伴间断性发痒VAS=8, 至6月8日就诊时, 湿疹面积有所增加。

【相关信息】

1. 大便习惯：一般每天排便1次；

   5年前起，有时会排便2次，第1次排便多在8:00–9:00；

   第2次排便多在下午，有时第2次排便是因为肛周异物感VAS=4。

2. 平日情绪状态：比较急躁，办事喜欢干脆利索。

3. 月经史：13岁初潮；30岁生孩子之前的5年时间里经常痛经；

   生孩子后不再痛经，月经周期20~30天，经期7~8天，始终量多。

4. 既往史：3岁前，经常不明原因腹泻，体质较弱，头发黄而稀少；

   孕期3个月和7个月时，曾不明原因发热，最高体温达38.5度。

5. 家族史：

   （1）父系：爷爷——50岁因肺结核病逝；

   奶奶——56岁因肝癌病逝；

   父亲——50岁因结肠癌和肝癌病逝；

   叔叔——56岁因结肠癌病逝。

   （2）母系：姥爷——72岁因脑出血病逝；

   姥姥——79岁因脑血栓病逝；

   姑姥姥——现100岁，无慢性病；

   母亲——现72岁，无慢性病。

   （3）兄弟姊妹：哥哥——现46岁，30岁确诊高血压，36岁确诊结肠癌；

   弟弟——现42岁，40岁出现高血压状态，但未明确诊断。

【疗效统揽】

患者现有病症	VAS疼痛评分 0-无痛 → 10-疼痛难以忍受 0~1 2~3 4~6 7~8 9~10	
	治疗前评分	治疗后评分
2019年10月16日确诊高血压，2020年1月开始服用降压药	服用降压药期间血压 120~140/60~80mmHg	停服降压药后血压 100~140/60~90mmHg
16岁开始上夜班后，常于19:00后出现较严重的持续性腹胀；31岁不上夜班后，逐渐减轻至现今偶尔轻度腹胀	VAS=4	VAS=1
13年来，双跟腱湿疹处间断性发痒	VAS=5~6	VAS=0
8年来，每年的7~10月份晨起即觉胸口和双乳下有汗	VAS=4	未再出现 VAS=0
6年来，快到饭点无饿感，但一日三餐基本按时吃，可觉饭香	快到饭点无饿感	快到饭点有饿感
4年半来，双手持续性发胀晨起VAS=5，午后减轻至VAS=2	晨起VAS=5 午后VAS=2	极偶尔晨起VAS=0.5 8:00后VAS=0
近3个月来，因咽部间断性刺激性发痒VAS=5而干咳 以轻咳居多，理疗效果欠佳	VAS=5	完全消失 VAS=0
近一周来，左手掌劳宫穴处湿疹间断性发痒VAS=8 湿疹面积有增大趋势	VAS=8	湿疹消失 发痒VAS=0

【疗效分揽】

■ 6月8日–7月5日疗程康复丨& 7月6日–11月8日居家康复治疗期间疗效一览表

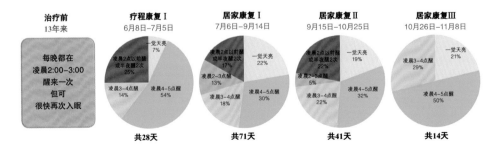

■ 6月8日–7月5日疗程康复Ⅰ&7月6日–11月8日居家康复治疗期间疗效一览表

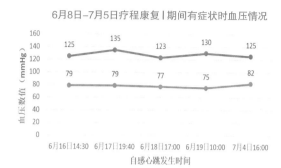

—●— 高压　—●— 低压

康复治疗前

2019年10月起

经常于4:00–16:00
自感心跳伴头晕
VAS=4
随即自测血压
高压多在
140~150mmHg
最高可达
160mmHg
低压多为
90mmHg

2020年1月起

开始服用降压药
3月10日–6月5日期间
血压基本稳定在
高压120~140mmHg
低压60~80mmHg

2020年6月6日起

自行停服降压药

6月8日–7月5日疗程康复Ⅰ期间有症状时血压情况

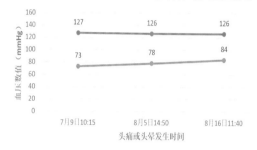

7月6日–9月14日居家康复Ⅰ期间有症状时血压情况

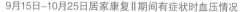

9月15日–10月25日居家康复Ⅱ期间有症状时血压情况

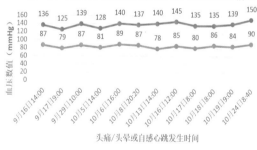

10月26日–11月8日居家康复Ⅲ期间有症状时血压情况

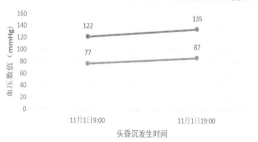

235

⊞ 6月8日–7月5日疗程康复 I & 7月6日–11月8日居家康复治疗期间疗效一览表

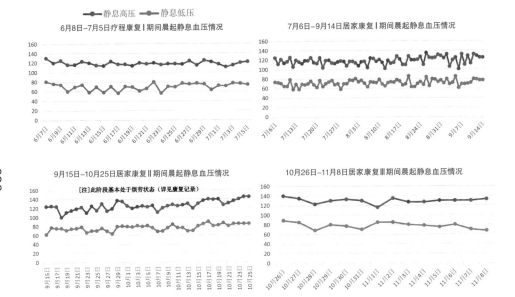

⊞ 康复治疗前后24小时动态血压测试结果比较

检查项目		检查日期	服用降压药前	康复治疗后		正常参考值
			2019-10-16	2020-11-10	2021-03-01	
24h血压平均值	白天（06:00）	收缩压（SBP）	137	134	128	<135/85mmHg
		舒张压（DBP）	78	77	73	
	晚间（22:00）	收缩压（SBP）	130	125	108	<120/70mmHg
		舒张压（DBP）	75	71	67	
	全天	收缩压（SBP）	136	132	124	<130/80mmHg
		舒张压（DBP）	78	77	72	
24h血压最大值及发生时刻	白天（06:00）	收缩压（SBP）	166（18:04）	167（10:40）	146（12:00）	<139/89mmHg
		舒张压（DBP）	93（16:04）	96（08:40）	99（12:00）	
	晚间（22:00）	收缩压（SBP）	149（00:04）	140（04:10）	114（22:00）	
		舒张压（DBP）	95（00:04）	78（03:10）	73（23:00）	
	全天	收缩压（SBP）	166（18:04）	167（10:40）	146（12:00）	
		舒张压（DBP）	95（00:04）	96（08:40）	99（12:00）	
全天收缩压负荷（%）			60.53	47.22	8	<50%
全天舒张压负荷（%）			31.58	50.00	7	<50%

✚ 6月8日–7月5日疗程康复丨&7月6日–9月14日居家康复丨期间疗效一览表

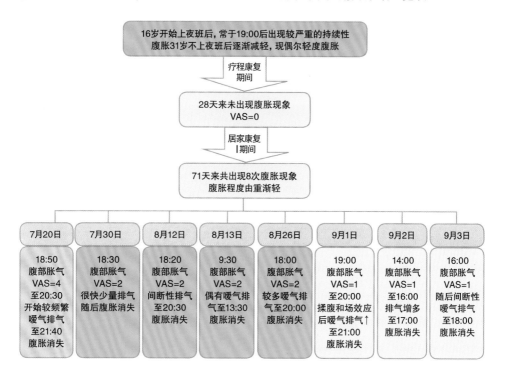

✚ 6月8日–7月5日疗程康复丨&7月6日–9月14日居家康复丨期间疗效一览表

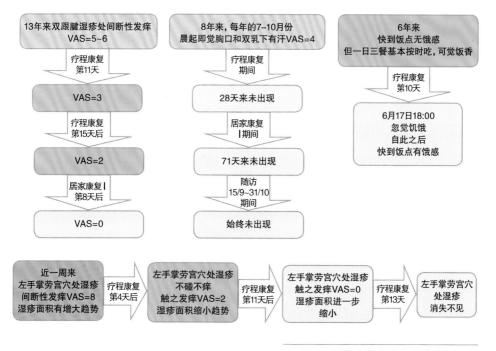

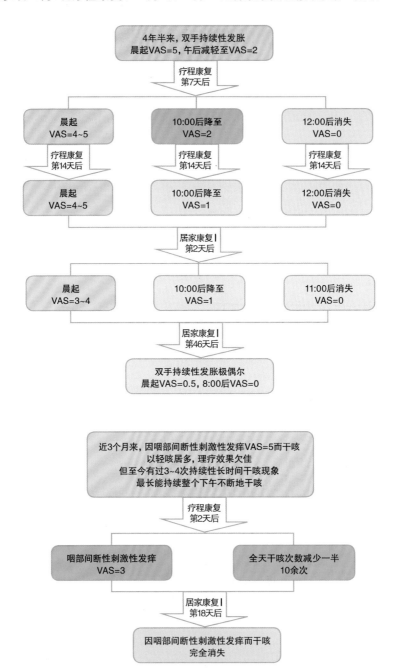

激发人体自愈力临床案例汇编

【排病反应】

日　期	疗程康复丨治疗期间排病反应 (6月8日–7月5日)
6月10日–7月5日	6月10日晚上泡脚约15分钟后, 前胸后背开始较多出汗, 泡脚结束再10分钟后出汗停止; 11–24日晚上泡脚约10分钟后, 前胸后背出汗较多, 泡脚结束再10分钟后出汗停止; 25日晚上泡脚约10分钟后, 上半身出温凉汗(不含头部, 以前胸后背和上肢出汗较多, 汗珠往下滴, 但不黏); 26–29日晚上泡脚约10分钟后, 全身(含头部)出大量温汗, 泡脚结束再10分钟后出汗停止; 30–7月1日晚上泡脚约10分钟后全身(含头部)出适量温汗致全身潮湿感(仅前胸大汗珠), 泡脚结束再10分钟后出汗停止; 7月2日晚上泡脚约10分钟后, 全身(含头部)出少量温汗, 致全身潮湿感(仅前胸小汗珠), 泡脚结束再10分钟后出汗停止; 4–5日晚上泡脚约10分钟后, 全身(含头部)大量温汗, 前胸后背大汗珠, 泡脚结束再10分钟后出汗停止。
6月11日–7月5日	6月11日早餐食疗方后, 前胸后背出汗; 12–19日早餐食疗方后, 前胸后背出汗; 20–21日早餐食疗方后, 前胸后背出凉汗, 持续约10分钟后停止; 22–26日早餐食疗方后, 前胸后背先出温汗, 5分钟后汗又发凉, 再持续约10分钟后凉汗停止; 27–30日早餐食疗方后, 前胸后背出温汗, 持续约10分钟后温汗停止; 7月1–5日早餐食疗方后, 前胸后背局部温热的潮湿感, 持续约10分钟后温热的潮湿感消散。
6月22日–7月5日	6月22日16:00–19:00肠蠕动活跃伴明显肠鸣音, 18:00–19:00排气较多, 无味; 23日午餐前后频繁嗳气; 18:00–20:00肠蠕动活跃伴明显肠鸣音, 排气较多, 无味; 24日午餐前后频繁嗳气; 17:00–19:00晚餐前后排气较多, 无味; 25日15:00–17:00排气较多, 无味; 26日午餐后嗳气较多; 17:00–19:00嗳气较多; 27日晨起嗳气较多, 午餐前肠鸣音亢进, 17:00–19:00嗳气较多; 28日午餐前肠鸣音亢进, 午餐后频繁嗳气; 29日午餐前肠鸣音亢进, 三餐前后间断性嗳气; 7月1日5:40晨起即开始肠鸣音亢进伴嗳气, 持续至9:00消失; 2日5:35晨起即开始间断性嗳气, (追溯: 自16岁起就经常间断性嗳气); 3–4日晨起嗳气明显, 午餐前肠鸣音亢进伴嗳气, 午睡醒后明显嗳气, 晚餐后偶有嗳气; 5日6:30晨起即开始肠鸣音亢进伴间断性明显嗳气, 其他时间间断性嗳气。

日期	疗程康复 | 治疗期间排病反应（6月8日-7月5日）
6月27日-7月3日	6月27-28日晨起左手小鱼际处皮肤发痒VAS=3，持续约10分钟后消失； 29日晨起左手小鱼际处皮肤发痒VAS=3，持续约20分钟后消失； 30日晨起左手小鱼际处皮肤发痒VAS=3，同时伴左手食指与中指间掌根处皮肤发痒VAS=2，持续约10分钟后消失； 7月1日晨起左手小鱼际处皮肤发痒VAS=2，同时伴左手食指与中指间掌根处皮肤发痒VAS=2，持续约10分钟后消失； 2日晨起左手小鱼际处皮肤发痒VAS=1，同时伴左手食指与中指间掌根处皮肤发痒VAS=1，持续约10分钟后消失； 16:00时左手小鱼际处皮肤发痒VAS=1，持续约15分钟后消失； 3日晨起左手劳宫穴右前方处皮肤发痒VAS=1，持续约10分钟后消失； 21:00左手劳宫穴处皮肤发痒VAS=2，持续约10分钟后消失。
6月28日-7月12日	6月28日12:00出现左颈肩疼痛不适VAS=4，之后全天持续； 29日晨起左颈肩持续性疼痛不适降至VAS=3，之后全天持续； 30日晨起左颈肩持续性疼痛不适降至VAS=2，之后全天持续； 7月1日晨起左颈肩持续性疼痛不适仍为VAS=2，10:30后降至VAS=1，之后全天持续； 2日晨起左颈肩持续性疼痛不适仍为VAS=1，全天持续； 3日晨起左颈肩持续性疼痛不适降至VAS=0.5，之后全天持续； 4日晨起症状转变成左右转头时方觉左颈肩疼痛不适VAS=0.5，之后全天持续； 5日晨起左右转头时方觉左颈肩疼痛不适VAS=0.5。
7月2-5日	7月2日7:00出现咽痛伴右上磨牙牙根痛VAS=2，持续至9:30消失； 午餐后再次咽痛VAS=2，午睡醒后消失； 7月5日13:00出现咽痛伴右上磨牙牙根痛VAS=2，持续至午睡醒后消失。
7月4日	22:00就寝时，忽觉心前区针扎样痛VAS=2，自测血压127/82mmHg，心率72次/分，不影响入睡。

240

日　期	居家康复	期间排病反应（7月6日-9月14日）
7月6日-9月14日	7月6-13日晚上泡脚约10分钟后，全身（含头部）出适量温汗，前胸后背小汗珠，泡脚结束再10分钟后出汗停止； 14-16日泡脚约10分钟后，全身潮湿感（前胸后背小汗珠），泡脚结束再10分钟后出汗停止； 17-18日晚上泡脚约10分钟后，前胸后背大汗淋漓、四肢额头潮湿，泡脚结束再10分钟后出汗停止 19-21日晚上泡脚约10分钟后，全身较多温汗（前胸后背小汗珠），泡脚结束再10分钟后出汗停止 22-9月14日晚上泡脚约10分钟后，全身少量温汗（前胸后背小汗珠），泡脚结束再10分钟后出汗停止。
7月6日-9月14日	7月6-7日三餐前后间断性嗳气； 8-16三餐前后间断性嗳气，经络敲打操和胆经操后间断性嗳气； 17三餐前后间断性嗳气现象减少，经络敲打操和胆经操后间断性嗳气现象仍较明显； 18-24三餐前后偶有嗳气，经络敲打操和胆经操后偶有嗳气； 25三餐前后基本不再嗳气，经络敲打操和胆经操后偶有嗳气； 26-29日经络敲打操和胆经操后偶有嗳气； 30日-8月1日经络敲打操和胆经操后嗳气较多； 8月2-4日经络敲打操和胆经操后嗳气较多，其他时间偶有嗳气； 5-10日经络敲打操和胆经操后偶有嗳气，其他时间偶有嗳气； 11日-9月14日，全天极偶尔嗳气。
7月6-12日	7月6-8日左右转头时方觉左颈肩疼痛不适VAS=0.5； 9日晨起左转头时不觉左颈肩疼痛不适VAS=0，仅右转头时方觉左颈肩疼痛不适VAS=0.5； 10-11日晨起仅右转头时方觉左颈肩疼痛不适VAS=0.5； 12日晨起右转头时不觉左颈肩疼痛不适VAS=0。
7月7-10日	7月7日晨起出现双大腿内侧酸痛VAS=3伴双小腿肚酸痛（左侧VAS=2右侧VAS=3），之后全天持续； 8日晨起双大腿内侧持续性酸痛降至VAS=1，双小腿肚持续性酸痛降至左侧VAS=1右侧VAS=2，至15:00后均降至VAS=0.5 9日晨起双大腿内侧持续性酸痛消失VAS=0，左小腿肚持续性酸痛亦消失VAS=0，仅余右小腿肚持续性酸痛VAS=0.5； 10日晨起右小腿肚持续性酸痛VAS=0。
7月7日	7:20出现咽痛伴右上磨牙牙根痛VAS=2，持续至8:00消失； 20:40忽觉左肩寒凉VAS=3，持续至21:50就寝时消失。
7月8日	晨起左掌心劳宫穴处皮肤发痒VAS=2，持续约5分钟后消失；
7月9日	15:00双手再次发胀（左手VAS=3，右手VAS=1），持续至16:30降至左手VAS=1右手VAS=0，之后左手发胀VAS=1持续至21:50就寝时仍存在。

241

日 期	居家康复丨期间排病反应（7月6日-9月14日）
7月11-13日	11日晨起左手掌心发痒VAS=2，持续约20分钟后消失； 13日6:29左手掌心发痒VAS=1，持续约10分钟后消失； 14:30左手掌心发痒VAS=2，持续约10分钟后消失；
7月12日	18:00左手小鱼际和手腕内尺侧、右前臂内尺侧、后枕部发际处同时发痒VAS=2，持续约20分钟后均消失。
7月13日	6:50上腹部左侧、左腋下、右上臂尺侧、右额头、左下眼睑点状刺痒感VAS=2，持续约10分钟后消失； 10:45上述部位再次出现间断性点状刺痒感VAS=2，且用手抓挠上腹部左侧时出现少量丘疹； 15:15双乳下发痒VAS=3（左侧尤甚），持续约15分钟后消失； 17:00出现全身多处游走性皮肤发痒VAS=2尤以左跟腱处和左腋下发痒明显，持续至21:40就寝时基本消失； 半夜1:10醒来时感觉双腋下发痒VAS=2，持续约10分钟后消失，随即入眠。
7月13-18日	7月13日12:00出现咽痛伴右上磨牙牙根痛VAS=2，午睡醒后消失； 19:00再次出现右上磨牙牙根痛VAS=1，持续至就寝时消失。 15日19:30右下磨牙牙根痛VAS=2，持续约30分钟后消失； 16日20:00右下磨牙牙根痛VAS=2，持续约20分钟后消失； 18日19:30右下磨牙牙根痛VAS=2，持续约30分钟后消失；
7月14日	9:00出现全身多处游走性皮肤发痒VAS=2，持续至11:00基本消失； 12:00午饭后至13:30期间小便2次，且每次量很多； 16:20全身散在部位游走性发痒VAS=2，尤以整个后背刺痒明显VAS=4，持续至17:30消失； 半夜3:05醒来，因科室病人抢救事宜而难以入眠，3:10双腋下发痒VAS=3，持续约30分钟后消失，约4:00再次入睡。
7月15日	19:30左足跟腱处、双足背、双脚腕一圈皮肤发痒VAS=2，持续至22:20消失； 21:10左腋下、左乳下、左耳前、左颈侧、左腹股沟发痒VAS=2，持续至21:50消失； 21:50左侧发痒症状消失的同时，出现右侧颈部、右肩、右上肢内外侧发痒VAS=2，持续至22:30消失。
7月16日	6:10右腋下、左掌心、左小鱼际发痒VAS=2，持续约10分钟后消失； 12:20整个后背皮肤发痒VAS=2，持续约20分钟后消失； 19:00前胸和双乳下皮肤发痒VAS=2，持续约20分钟后消失； 19:30左腋下发痒VAS=2，持续约15分钟后消失。
7月17日	9:30前胸、腹部、双上肢背侧游走性发痒VAS=2，持续约30分钟后消失； 15:00前胸、腹部、双上肢背侧游走性发痒VAS=2，持续约20分钟后消失； 17:00左腋下、颈部、左乳下和左侧腰间发痒VAS=2，持续至19:30消失； 21:00整个颈部、整个腰间、双膝前、双小腿游走性发痒VAS=2，持续约20分钟消失； 16:00和18:00不明原因分别出现两次前胸后背大汗淋漓现象，每次持续约30分钟后消失。

242

日 期	居家康复I期间排病反应（7月6日~9月14日）
7月18日	6:30左手掌心发痒VAS=2，持续约10分钟后消失； 11:00双膝前发痒VAS=2伴局部皮疹，持续约20分钟后均消失； 12:50双手背、整个腰间、右肩胛骨、左胸前游走性发痒伴局部少量皮疹，持续约15分钟后均消失； 13:20右胸前、整个颈部发痒VAS=2，持续约20分钟后消失； 18:00前胸腹部和上肢背侧游走性发痒VAS=2，持续约20分钟后消失； 21:50右腋下发痒VAS=2，持续至22:00就寝时仍存在。
7月19日	16:00整个后背至双臀发痒VAS=2伴局部皮疹，持续约20分钟后均消失。
7月20日	16:00右肩胛、右腋下发痒伴局部皮疹VAS=2，持续约30分钟后均消失。
7月20~22日	20日晨起间断性双大腿内侧酸痛VAS=1，21日晨起降至VAS=0.5，22日晨起消失。
7月22日	晨起左劳宫穴处皮肤发痒VAS=2，持续约10分钟后消失； 19:50左上臂前外侧及左腰部、左腹股沟发痒伴皮疹VAS=2，持续约20分钟后消失； 22:00腰骶部、双臀部发痒伴皮疹VAS=2，随后就寝，晨起未现。
7月23日	12:40双上臂内尺侧心经段发痒VAS=2，持续约10分钟后消失； 20:00颈前、胸前、腹部、双臀部游走性发痒VAS=2，持续约20分钟后消失。
7月24日	19:00颈前、胸前、腹部、双臀部散在性发痒VAS=2，持续约20分钟后消失。
7月25日	19:00前胸散在性发痒VAS=2，持续约20分钟后消失。
7月26日	18:00前胸散在性发痒VAS=2，持续约20分钟后消失。
7月28日	19:00左前臂内尺侧心经段、整个后背、右膝内侧游走性发痒VAS=2，持续约20分钟后消失。
8月2~3日	14:00双大腿内侧根部酸痛VAS=2，持续至3日晨起仍存在，随后于场效应治疗后逐渐消失。
8月3日	晨起即觉仰头和低头时颈部活动受限伴疼痛VAS=2，持续至16:00消失。
8月7~10日	7日晨起颈后部疼痛伴活动受限VAS=2，持续至8日晨起降至VAS=1，9日仍为VAS=1，10日晨起消失。 7日晨起声音嘶哑VAS=5（应与近期上级较频繁检查工作有关），持续至8日晨起降至VAS=2，持续至9日晨起消失。
8月10日	全天行走步数11000步，运动量与平日无太大差别； 但下午即觉全身疲惫VAS=4，且走路时双脚前脚掌酸痛发胀VAS=2，持续至19:50泡脚后消失。

243

日 期	居家康复｜期间排病反应（7月6日－9月14日）
8月11－17日	8月11日晨起刚下地步行即觉双前脚掌胀痛VAS=1，走几步后消失； 12日晨起刚下地步行前10步内双前脚掌胀痛VAS=1，10步后消失； 下午科室迎检而步行16000步，18:00感觉双前脚掌胀痛VAS=2； 20:00开始夜查房，行走至2万步，双前脚掌酸痛仍为VAS=2，至22:30就寝时仍为VAS=2 （因未回家而未能泡脚）。 13日晨起刚下地步行前5步内双前脚掌胀痛VAS=1，5步后至上午步行时均稍感双前脚掌酸胀 VAS=0.5； 午后双前脚掌酸胀感又增至VAS=1，直至晚上睡前泡脚后消失。 14日晨起刚下地步行前5步内双前脚掌胀痛VAS=1，5步后消失；午后步行时双前脚掌厚重感 VAS=1，直至泡脚后消失。 15日晨起刚下地步行前10步内双前脚掌酸胀痛VAS=1，10步后消失； 16日晨起刚下地步行前10步内双前脚掌酸胀痛VAS=1，10步后消失； 17日晨起刚下地步行前5步内双前脚掌酸胀痛VAS=1，5步后消失。
8月11日	9:00发现双袜口处皮肤有肿痕，而感知双小腿肿胀VAS=4，持续至15:00降至VAS=1，次日晨 起消失。
8月12日	晨起小便有腥味VAS=2。
8月15日	19:00忽觉左小腿肚寒凉酸痛VAS=3，场效应治疗后缓解至VAS=2，又至22:00就寝时消失。
8月16日	15:00出现左小腿肚间断性酸胀痛VAS=1，持续至20:00场效应治疗后消失。
8月23日	晨起敲打带脉和天枢穴时有痛感VAS=2，敲打后消失； 16:00双手背、双前臂外侧散在性发痒VAS=2，持续约30分钟后消失。
8月24日	晨起敲打天枢穴时有痛感VAS=2，敲打后消失； 11:00右上臂寒凉酸痛VAS=1，持续至13:00自行消失； 19:00右上臂寒凉酸痛VAS=1，场效应治疗30分钟后无缓解，直至20:00消失。
8月25日	10:00右上臂寒凉酸痛VAS=1，持续至12:00自行消失； 18:00右上臂寒凉酸痛VAS=1，场效应治疗30分钟后无缓解，直至20:30消失。
8月26日	晨起右前臂外侧酸痛VAS=1，持续至21:00场效应治疗后消失。
8月27日	09:00右上臂外侧间断性酸痛VAS=2，持续至12:00自行消失； 15:00右上臂外侧间断性酸痛VAS=2，持续至20:00场效应治疗后消失。
8月28－29日	28日14:00整个右前臂酸痛VAS=2，持续至16:00甩手功后消失； 18:00整个右前臂酸痛VAS=2，直至21:00场效应治疗后消失。 29日10:00右前臂外侧酸痛VAS=1，持续至11:00自行消失。

日 期	居家康复 I 期间排病反应（7月6日-9月14日）
8月30日	18:00左手小鱼际酸痛VAS=1，持续至19:00自行消失。
9月6-8日	6日2:00醒后感觉左颈肩酸痛VAS=2，随即入眠； 　5:00醒后仍然感觉左颈肩酸痛VAS=2，随即又入睡至7:30起床后仍存在，直至晚上场效应 　　治疗后降至VAS=1； 7日晨起后左颈肩持续性酸痛降至VAS=0.5，至10:00消失VAS=0。 8日18:00又觉左肩酸痛VAS=2，持续至20:30场效应治疗后降至VAS=1，之后持续至睡前仍为 　VAS=1。
9月9-14日	9-13日晨起腰部僵痛VAS=2，持续约30分钟后消失； 19:00腰部酸痛VAS=2，20:00场效应治疗后消失。 （追溯：10年前首次出现腰部酸痛症状，偶尔于疲劳期间间断发生，不影响日常工作生活； 　　　10年期间共出现过4~5次突然腰痛伴活动受限，始终以为是不小心扭伤腰肌所致，一般理疗 　　　一周即可逐渐消失。） 14日19:00骶椎两侧酸痛VAS=1，持续约30分钟后消失。
9月10~13日	均于21:00出现左上臂外侧酸痛VAS=1，21:40场效应治疗后消失。

日 期	居家康复 II 期间排病反应（9月15日-10月25日）
9月15日-10月13日	9月15日晨起腰骶椎两侧酸痛VAS=1，持续约30分钟后自行消失； 　16日20:30左侧腰骶酸痛VAS=1，场效应治疗后消失； 　17日晨起腰骶部两侧僵硬伴酸痛VAS=0.5，持续约30分钟后自行消失； 　18日19:00腰骶部酸痛VAS=1，场效应治疗后消失； 　19日晨起腰骶部僵痛VAS=1，持续约30分钟后自行消失； 　27日11:00腰部酸痛VAS=1，持续约1小时后自行消失； 10月2日11:00左侧腰部间断性酸痛VAS=0.5，13:00场效应治疗后消失； 　7日11:00左侧腰骶部酸痛VAS=1，持续约40分钟后自行消失； 　9日19:00收拾衣物后左颈肩和腰骶部酸痛VAS=1，场效应后治疗后消失； 　10日全天腰骶部酸痛VAS=0.5； 　11日4:00-20:00至重庆参加培训学习相关事宜，感觉全身疲惫VAS=2； 　　16:00腰骶部酸痛VAS=1，持续至睡前仍存在； 　12日全天上课，久坐后致腰骶部酸痛VAS=0.5，活动后可逐渐消失； 　13日全天上课，久坐后致颈肩部和腰骶部酸痛VAS=0.5，活动后可逐渐消失。
9月16日-10月5日	9月16日8:00双小腿、双脚酸胀VAS=1伴疲惫感VAS=2，持续约2小时后自行消失； 　17日15:00双小腿酸胀VAS=1，持续约1小时后自行消失； 　19日10:00双小腿外侧酸痛VAS=1，持续约2小时后自行消失； 10月5日全天因昨日爬山而双小腿酸痛VAS=2； 　6日上午仍觉双小腿持续性酸痛VAS=2，下午减轻至VAS=1，次日晨起消失；

日 期	居家康复Ⅱ期间排病反应（9月15日–10月25日）
9月16–24日	16日20:00双前脚掌酸痛VAS=1, 泡脚后消失（全天步数9000步, 与平时相近）; 17日10:00双前脚掌酸痛VAS=1, 持续约1小时后自行消失; 15:00双前脚掌酸胀痛VAS=1, 持续约1小时后自行消失; 18日10:00双前脚掌酸痛VAS=1, 持续约1小时后自行消失; 24日16:00双前脚掌酸痛VAS=2, 19:00泡脚后消失;
9月20日	晨起后, 在完成经络敲打操时, 拍打双侧腋下、双侧腘窝、双季肋区时感觉疼痛VAS=2, 拍打完后疼痛消失。
9月25日–10月5日	9月25–30日全天声音沙哑VAS=2; 10月1–2日全天声音沙哑VAS=1; 3–4日全天声音沙哑VAS=0.5; 5日全天声音沙哑VAS=0。
9月28日	11:00右上臂外侧酸痛VAS=2, 持续约30分钟后消失。
10月13日	17:00双腿沉重VAS=2, 持续至次日晨起消失。
10月15日	全天嗳气增多。
10月19日	14:00面部潮热VAS=1, 持续至16:30消失。
10月20日	09:00左颈肩酸痛VAS=2, 持续至11:00消失; 15:00左颈肩酸痛VAS=1、面部潮热VAS=1、双侧太阳穴痛VAS=1, 直至17:00出教室后渐消失; 19:30左颈肩酸痛VAS=2, 持续至22:30就寝时消失;
10月21日	8:00双大腿内侧酸痛VAS=1, 持续至12:00消失。
10月22日	10月12–21日一直未坚持做甩手功, 22日晨起恢复甩手功; 9:00左颈肩、双上臂外侧寒凉伴酸痛VAS=2、双大腿内侧酸痛VAS=1, 持续至12:00消失。
10月23日	8:00双大腿内侧酸痛VAS=1, 持续至12:00消失。

246

日 期	居家康复Ⅲ期间排病反应（10月26日-11月8日）
10月26日	全天排气、嗳气增多。
10月27日	全天排气、嗳气增多；昨日参加完体能测试后，全身疲惫伴酸痛VAS=2。
10月28日	全天排气、嗳气多。
10月29日	全天排气、嗳气多；21:00左颈肩酸痛VAS=1，持续约20分钟后消失。
10月30日	全天间断排气、嗳气。
11月02日	13:00腰骶部酸痛VAS=2，持续约1小时后消失； 白天脚背、脚踝、下肢皮肤间断性干痒VAS=2，至晚上发痒的同时伴有片状红疹。 追溯：自10年前开始基本每年秋季末（霜降后立冬前）开始出现上述部位皮肤间断性干痒VAS=2现象。
11月03日	16:30左颈肩酸痛VAS=2，持续约1小时后消失； 21:00腰骶部酸痛VAS=1，持续约1小时后消失； 白天脚背、内外踝、下肢皮肤间断性干痒VAS=2，至晚上发痒的同时会出现片状红疹，次日晨起红疹消失，如此循环第2天。
11月04日	6:29左颈肩酸痛VAS=1，持续约20分钟后消失； 18:40右手臂尺内侧酸麻VAS=2，持续约40分钟后消失； 白天脚背、内外踝、下肢皮肤间断性干痒VAS=2，至晚上发痒的同时会出现片状红疹，次日晨起红疹消失，如此循环第3天。
11月05日	10:00左颈肩酸痛VAS=1，持续约30分钟后消失； 17:00左上臂外侧寒凉感VAS=2，持续约2小时后消失； 白天脚背、内外踝、下肢皮肤间断性干痒VAS=2，至晚上发痒的同时会出现片状红疹，次日晨起红疹消失，如此循环第4天。
11月06日	9:00左颈肩酸痛VAS=1，持续约50分钟后消失； 15:00左上臂外侧寒凉感VAS=2，持续约2小时后消失； 白天脚背、内外踝、下肢皮肤间断性干痒VAS=2，至晚上发痒的同时会出现片状红疹，次日晨起红疹消失，如此循环第5天。
11月07日	17:00双大腿后侧酸痛VAS=2，持续约1小时后消失； 白天脚背、内外踝、下肢皮肤间断性干痒VAS=2，至晚上发痒的同时会出现片状红疹，次日晨起红疹消失，如此循环第6天。
11月08日	白天脚背、内外踝、下肢皮肤间断性干痒VAS=2，至晚上发痒的同时会出现片状红疹，次日晨起红疹消失，如此循环第7天。

《素问·阴阳应象大论》

惟贤人上配天以养头,

下象地以养足,中傍人事以养五藏。

天气通于肺,地气通于嗌,风气通于肝,雷气通于心,

谷气通于脾,雨气通于肾。

六经为川,肠胃为海,九窍为水注之气。

以天地为之阴阳,阳之汗,以天地之雨名之;

阳之气,以天地之疾风名之。暴气象雷,逆气象阳。

故治不法天之纪,不用地之理,则灾害至矣。

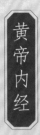

黄帝内经

《ISH2020国际高血压实践指南》

国际高血压学会(ISH)这次新颁布的指南具有简明扼要、易于使用的特点。

➤ 多次重复测量后诊室收缩压≧140mmHg或诊室舒张压≧90mmHg,可诊断高血压。

➤ 基于诊室血压的高血压分类

分 类	收缩压（mmHg）		舒张压（mmHg）
正常血压	<130	和	<85
正常高值血压	130~139	和/或	85~89
1级高血压	140~159	和/或	90~99
2级高血压	≧160	和/或	≧100

➤ 治疗后血压最佳目标:< 65岁者,≦130/80mmHg;

　　　　　　　　≧65岁者,如能耐受,< 140/90mmHg。

➤ 简化易行的高血压核心药物治疗策略……

李可 ✎编辑词条

✛添加义项 🔖同义词 收藏 ⮞分享

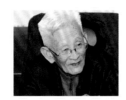

李可老中医，1930年生，2013年2月7日在山西病逝，享年83岁。山西省灵石县。毕业于西北艺专文学部。逆境学医，经全省统考取得中医本科学历。曾任灵石县中医院院长，中华全国中医学会山西分会会员，《中医药研究》特邀编委，香港《中华医药报》医事顾问，世界华人交流协会特邀研究员。

对话大医李可-中医里没有高血压　老中医点醒迷糊人 (2012-12-14 22:21:50)

标签：**杂谈**　分类：**中医治病养生**

　　田　原：这样说的话，西医和中医看来最难治愈的高血压，对您来说倒是挺轻松的？

　　李可：也不一定。这种病很复杂，因为它不是单纯的哪一部分的病，而是整体失调。所以中医治疗高血压一般不会单纯地从某个东西入手，因为血压这个概念在中医里没有啊（笑）。

　　田　原：在中医里没有血压这个概念，那么，和血压相对应的是什么，就是身体失调，阴阳失调？

　　李可：呃，这种病，一般来讲都是先天阳虚，先天阳气不足，有好些遗传因素，然后再加上后天失调。

　　人的头部啊，是阳气汇聚的地方，所以过去《内经》讲：头为诸阳之汇。阳气就汇合在这个地方。这个高血压，为什么长时间治疗不好呢，就是因为浊阴啊，（它）窃踞了这个阳气的位置。清阳不升，浊阴不降，和过去讲所谓"肝阳上亢"什么的，不是一回事。

1 经历 ✎编辑

　　1946年投身革命，在西北野战军军校文学部学习，边行军打仗边学习，同时兼任军报记者。西北解放后转入地方工作。1953年23岁蒙冤，1980年50岁平反昭雪。在逆境中自学中医，并矢志不悔。1978年经全省统考录为中医师，在灵石县人民医院工作。1983年奉命创办灵石县中医院，1992年离休，任院长近九年。

　　李可晚年多次到广东带徒传艺，分别在南方医院、广东省中医院开辟传承基地和经典病房，轰动全国。广东省中医院副院长杨志敏说，以往中医被认为是"慢郎中"，但李可让大家改变了这一传统印象。广州一个70多岁的心衰男病人，已经下了病危通知书，家属找李老试一试，用的就是破格救心汤，3天后病人居然就能下地了！此后，省中医院多名青年中医拜师李可。他还支持医院在2010年开设经典科，用中医方法治疗危急重症，被称为"中医ICU"。

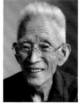

李可

2019年3月确诊左肺腺癌胸膜转移，口服克唑替尼胶囊1年多后

VAS疼痛评分尺
（评分原则：就高不就低）

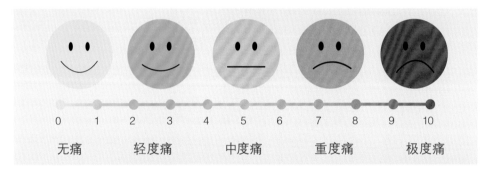

| 0 | 1 | 2 | 3 | 4 | 5 | 6 | 7 | 8 | 9 | 10 |

| 无痛 | 轻度痛 | 中度痛 | 重度痛 | 极度痛 |

| 0~1 | 2~3 | 4~6 | 7~8 | 9~10 |

病症程度对应评分色

患者信息： 女性　42岁

就诊日期： 2020年8月17日

就诊原因： 今年7月23日住院复查，7月30日颅脑MRI平扫+增强扫描示：左侧丘脑小片状异常强化，长径约为6.5mm，与2020-2-25片比较为新发病灶，结合病史考虑转移瘤可能性大。8月1日晚开始服用阿来替尼Ⅱ代靶向药；7日因阿来替尼的副反应——症状性心动过缓（日间心率基本40余次/分）而暂停该药，医生在给予氨茶碱胶囊以提高心率的同时，建议安装心脏起搏器后继续服用靶向药；8月10日患者拒绝安装心脏起搏器，并要求出院，故医生叮嘱其继续服用阿来替尼期间，密切观察心率变化及心脏不适情况，如心率持续偏低（40~50次/分），可考虑阿来替尼减量或安装心脏起搏器。

2019年3月8日确诊左肺腺癌胸膜转移，NGS法基因突变报告提示ALK基因E20A20位点融合突变；3月16日开始口服克唑替尼Ⅰ代靶向药物治疗后病情好转，用药期间曾出现味觉异常、一过性便秘及腹泻、间断性右侧胸部针刺样疼痛等不良反应。

2020年7月23日住院复查，过程如下：

7月30日：颅脑MRI平扫+增强扫描示：左侧丘脑小片状异常强化，长径约为6.5mm，与2020-2-25片比较为新发病灶，结合病史考虑转移瘤可能性大；

7月30日心电图检查示：窦性心动过缓、一度房室传导阻滞；动态心电图检查示：窦性心动过缓、房性早搏、室性早搏；

8月1日晚：开始服用阿来替尼（600mg，2次/日）Ⅱ代靶向药物；

8月7日：因阿来替尼的副反应——症状性心动过缓（日间心率基本40余次/分）而暂停该药，给予氨茶碱胶囊以提高心率的同时，医生建议安装心脏起搏器后继续服用靶向药；

8月10日：拒绝安装心脏起搏器，并要求出院，故医生叮嘱其继续服用阿来替尼期间，密切观察心率变化及心脏不适等情况，如心率持续偏低（40~50次/分），可考虑阿来替尼减量或安装心脏起搏器。

出院诊断：

1. 左肺腺癌 左侧胸膜转移 T1bN2M1a Iva期 ALK融合基因突变；

2. 轻度贫血；

3. 左侧丘脑异常强化 脑转移可能性大；

4. 双侧额叶少许缺血灶；

5. 窦性心动过缓 房性早搏 室性早搏；

出院用药：阿来替尼、氨茶碱缓释胶囊、叶酸片、参一胶囊。

除前述情况外，详细问诊后发现患者病情比较复杂，故略加整理以易于阅读

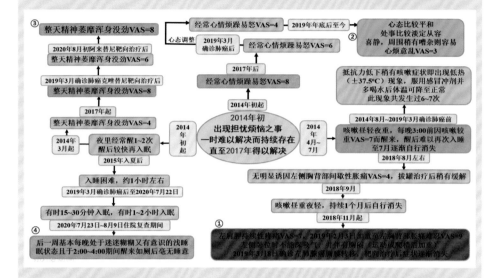

除前述症状外，身体现今尚有以下病症:

1. 8岁起至今，一年四季手脚冰凉（夏秋季VAS=5、冬春季VAS=7）；自2020年5月17日开始艾灸后，手脚冰凉的程度由夏秋季的VAS=5逐渐降低至现今的VAS=4。

2. 8岁起至今，基本处于贫血状态，血红蛋白最低时仅70g/L左右；近期住院血常规复查结果显示血红蛋白92g/L（轻度贫血）。

3. 2012年（34岁）起，不运动也出汗，夏季严重: 前胸后背出汗VAS=8，需要更换1次背心，鼻尖出汗VAS=8;

冬季稍好: 前胸后背出汗VAS=4，不需要更换背心，鼻尖出汗VAS=6;

2019年3月16日开始口服克唑替尼靶向治疗起，前胸、后背、前额、两侧太阳穴、后枕部、鼻尖易出汗VAS=7~8;

2020年8月01日开始口服阿来替尼靶向治疗后，前胸、后背、前额、两侧太阳穴、后枕部、鼻尖易出汗VAS=5~7。

4. 2012年（34岁）起，偶有便秘现象，自觉与咽痛有关，严重时6~7天不排便（期间会觉腹胀VAS=5，排便时腹胀增至VAS=7）；

大部分时间可以保证每天排便1次（以9:00左右居多），但经常排便困难VAS=5，耗时约10~15分钟。

2019年3月16日开始口服克唑替尼靶向治疗起，因药物副反应致便秘情况较频发，常需乳果糖或开塞露助排便；

2020年8月01日开始口服阿来替尼靶向治疗起，因药物副反应致便秘情况仍较频发；

8月05日起大便干燥，排便困难VAS=5、耗时约10~20分钟、便后未排尽感VAS=4。

5. 2019年3月16日开始口服克唑替尼靶向治疗起，身体容易疲劳伴乏力VAS=5~6，休息片刻即可缓解；

2020年8月01日开始口服阿来替尼靶向治疗起，身体容易疲劳伴乏力VAS=7~8，休息片刻亦可缓解；

11日起，步行400~500步即觉身体虚弱无力VAS=8；

14日起，感觉步数越走越少，身体极易疲乏而虚弱无力VAS=8；

16日起，步行50米即觉身体虚弱无力VAS=8、双下肢发沉似灌铅VAS=5。

6. 2020年4月起，双踝及双小腿胫骨前水肿，晨轻夜重（VAS=2~6），22日双肾超声检查未见明显异常；近期住院期间未出现。

7. 2020年8月11日起，双手抬臂干活不超过5分钟即觉双前臂无力VAS=5，垂下休息后即刻缓解，如此反复而基本无法做饭。

【相关信息】

1. 自小体弱多病，但较少输液打针。

2. 10岁诊断支气管炎，症状时轻时重，久治未愈。

3. 14岁初潮，不痛经，但经期前有时偏头痛VAS=2~3，2020年1月之前月经规律（周期30天，经期3~9天）；

   2020年2月18日月经后，月经周期不再规律，至今分别为53天、35天、44天、27天；且经期月经情况亦不正常。

   2020年5月15日就诊妇科门诊，妇科超声未见明显异常，诊断月经紊乱。

4. 自1997年（19岁）读大学起，经常咽痛，基本每周有2~3天感觉咽部疼痛不适，持续至2005年（27岁）后，咽痛发作频次逐渐减少至每月1次，每次持续4~5天，西瓜霜喷雾剂及中成药应用后可消失，至今基本保持每月咽痛发作一次的频率。

5. 1997年（19岁）读大学期间，经常不明原因出现22:00左右就寝时肛周发痒VAS=8现象，局部喷用药物（药名不详）可消失；

   2019年3月确诊肺癌后至12月末，每晚22:00就寝时肛周发痒VAS=8~9现象，局部涂抹皮炎平后消失；

   2020年3月曾有过连续几晚的就寝时肛周发痒VAS=8~9现象，局部涂抹皮炎平后消失。

6. 2013年（35岁）起，出现呼吸浅短细弱伴吸气费力现象，晨起VAS=2，活动后VAS=3，慢跑200米则气喘VAS=5。

7. 2016年（38岁）起，平均每月会出现2~3次快到午餐饭点时瞬间感觉浑身乏力VAS=7~8伴出虚汗VAS=6现象，进食后20分钟则消失；

   2018年发展至每月会出现3~4次此类现象；

   2019年3月确诊肺癌病休几个月后，此现象逐渐减少，至今未再出现。

8. 手术史：（1）2000年（22岁）左乳纤维腺瘤切除术；

　　　　　（2）2018年4月左腋下囊肿切除术。

9. 家族史：

　　（1）父系：爷爷——70多岁因肺气肿病故；

　　　　　　　奶奶——70多岁病故，病因不详；

　　　　　　　父亲——39岁因肺癌病故。

　　（2）母系：姥爷——未谋面，不详；

　　　　　　　姥姥——90岁因心脏病病故；

　　　　　　　母亲——现69岁，无慢性病。

　　（3）兄弟姊妹：大姐——现43岁，无慢性病。

【疗效统揽】

2020年7月23日住院复查。

报告时间：2020-07-30 10:17

检查项目
颅脑磁共振平扫+增强（新版）
临床诊断
转移性非小细胞癌；左肺腺癌胸膜转移，ALK突变；

影像描述
双侧额叶白质可见少许点片状等、稍长T1稍长T2信号，DW未见异常高信号。增强扫描左侧丘脑可见小片状异常强化，长径约为6.5毫米。透明隔间腔形成，余脑室系统形态及大小未见明显异常，脑沟、裂、池未见明显异常，中线结构无移位。颅内各大动脉及静脉窦流空信号存在。各鼻窦及乳突区未见明显异常信号。

影像诊断及建议
1、左侧丘脑异常强化，与2020-2-25片比较为新发病灶，结合病史考虑转移瘤可能性大；
2、双侧额叶少许缺血灶。

报告时间：2020-09-01 14:54

检查项目
颅脑磁共振平扫+增强（新版）
临床诊断
转移性非小细胞癌，左肺腺癌胸膜转移，ALK突变;肝功能异常，长期口服靶向药

影像描述
双侧额叶白质可见少许点片状等、稍长T1稍长T2信号，DW未见异常高信号，增强扫描脑内未见明显异常强化灶。透明隔间腔形成，余脑室系统形态及大小未见明显异常，脑沟、裂、池未见明显异常，中线结构无移位。颅内各大动脉及静脉窦流空信号存在。左侧上颌窦黏膜增厚，乳突区未见明显异常信号。

影像诊断及建议
1.脑内未见明确转移灶，原左侧丘脑异常强化灶未见显示（2020-07-29M R片），建议定期复查。
2.双侧额叶少许缺血灶。
3.左侧上颌窦炎。

2020年8月1日晚开始服用阿来替尼Ⅱ代靶向药物治疗。

8月3日心电图示：窦性心动过缓、房性早搏、室性早搏。

8月7日因阿来替尼的副反应——症状性心动过缓（日间心率基本40余次/分）而暂停靶向药，医生给予氨茶碱胶囊以提高心率。

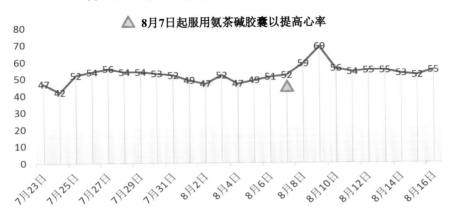

7月23日–8月16日康复治疗前晨起静息心率（次/分）

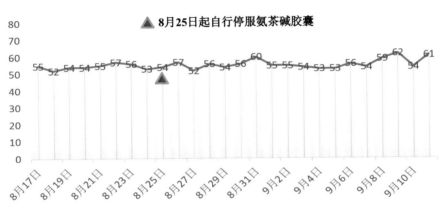

8月17日–9月11日康复期间晨起静息心率（次/分）

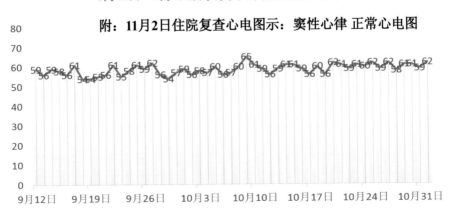

9月12日–11月1日居家康复期间晨起静息心率（次/分）

✚ 8月17日–9月11日疗程康复&9月12日–11月1日居家康复期间疗效一览表

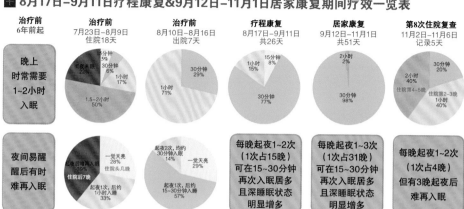

备注：长期的睡眠问题在康复治疗期间变化较大，但都趋向良好态势（详见康复记录）

【疗效统揽】

患者现有病症	VAS疼痛评分	0-无痛 ───────→ 10-疼痛难以忍受	
		0~1　2~3　4~6　7~8　9~10	
	治疗前评分	治疗后评分	
34年来，一年四季手脚冰凉，夏秋季VAS=5、冬春季VAS=7 自2020年5月17日开始艾灸，8月17日就诊时，手脚冰凉程度降至VAS=4	VAS=4	VAS=4	
34年来，基本处于长期贫血状态，血红蛋白最低时仅70g/L左右	31/7/2020复查：96g/L 轻度贫血	3/11/2020复查：82g/L 中度贫血	
2020年8月1日开始服用Ⅱ代靶向药（阿来替尼），11日起步行400~500米即觉身体虚弱无力，16日加重至步行50米即觉身体虚弱无力	VAS=8	可连续步行>3000步 而不觉身体虚弱无力	
2020年8月1日开始服用Ⅱ代靶向药（阿来替尼），11日起步行400~500米即觉身体虚弱无力，16日加重至步行50米即觉双下肢发沉似灌铅	VAS=5	步行一段路后会觉 双下肢乏力VAS=2	
4个月前，双内外踝、小腿胫骨前持续性水肿	晨轻夜重 VAS=2~6	疗程康复期间出现排病反应后 完全消失	
6天来，双手抬臂干活不到5分钟即觉双前臂无力VAS=5 垂下休息即刻缓解，如此反复而基本无法做饭	VAS=5	连续做好一顿饭 也不觉双前臂无力	
8月17日晨起即觉双肩酸痛（左肩更甚）	VAS=2	VAS=0	
8月17日晨起即觉双下肢酸痛	VAS=3	VAS=0	
8月17日手法治疗后即觉后背心脏右侧反射区持续性疼痛	VAS=2	VAS=0	

257

激发人体自愈力临床案例汇编

【疗效分揽】

✚ 8月17日–9月11日疗程康复&9月12日–11月1日居家康复期间疗效一览表

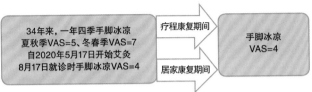

34年来，一年四季手脚冰凉
夏秋季VAS=5、冬春季VAS=7
自2020年5月17日开始艾灸
8月17日就诊时手脚冰凉VAS=4

疗程康复期间 → 手脚冰凉 VAS=4

居家康复期间

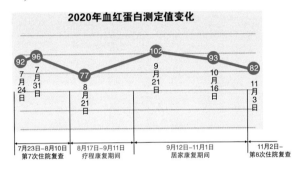

34年来
基本处于长期贫血状态
血红蛋白最低时仅70g/L左右

备注：轻度贫血：90~120g/L
　　　中度贫血：60~90g/L
　　　重度贫血：30~60g/L
　　　极重度贫血：< 30g/L

2020年血红蛋白测定值变化

92　96　77　102　93　82

7月24日　7月31日　8月21日　9月21日　10月16日　11月3日

7月23日–8月10日　第7次住院复查
8月17日–9月11日　疗程康复期间
9月12日–11月1日　居家康复期间
11月2日–　第8次住院复查

✚ 8月17日–9月11日疗程康复&9月12日–11月1日居家康复期间疗效一览表

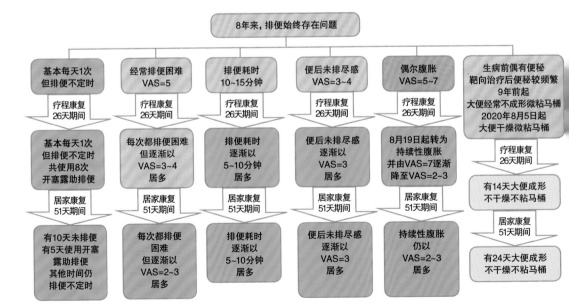

8年来，排便始终存在问题

| 基本每天1次但排便不定时 | 经常排便困难 VAS=5 | 排便耗时 10~15分钟 | 便后未排尽感 VAS=3~4 | 偶尔腹胀 VAS=5~7 | 生病前偶有便秘靶向治疗后便秘较频繁9年前起大便经常不成形微粘马桶2020年8月5日起大便干燥微粘马桶 |

疗程康复26天期间

| 基本每天1次但排便不定时共使用8次开塞露助排便 | 每次都排便困难但逐渐以VAS=3~4居多 | 排便耗时逐渐以5~10分钟居多 | 便后未排尽感逐渐以VAS=3居多 | 8月19日起转为持续性腹胀并由VAS=7逐渐降至VAS=2~3 | 有14天大便成形不干燥不粘马桶 |

居家康复51天期间

| 有10天未排便有5天使用开塞露助排便其他时间仍排便不定时 | 每次都排便困难但逐渐以VAS=2~3居多 | 排便耗时逐渐以5~10分钟居多 | 便后未排尽感逐渐以VAS=3居多 | 持续性腹胀仍以VAS=2~3居多 | 有24天大便成形不干燥不粘马桶 |

备注：11月2日开始第8次住院复查，所有食疗方案均停止，排便问题有渐重趋势（详见康复记录）

8年来，稍微一活动前胸、后背、鼻尖、前额、两侧太阳穴及后枕部即出虚汗VAS=7

疗程康复
第1天起

稍微一活动前胸、后背、鼻尖、前额、两侧太阳穴及后枕部即出虚汗VAS=3

疗程康复
第13天起

晨起活动30分钟后，前胸、后背、鼻尖、前额、两侧太阳穴及后枕部出虚汗VAS=3

疗程康复
第21天起

晨起活动50分钟后，前胸、后背、鼻尖、前额、两侧太阳穴及后枕部出虚汗VAS=2~3

居家康复
第1天起

晨起活动50分钟后，前胸、后背、鼻尖、前额、两侧太阳穴及后枕部出虚汗VAS=2（不活动不出汗）

居家康复
第21天起

晨起活动50分钟后前胸后背出汗VAS=0.5、前额和两侧太阳穴及后枕部出虚汗VAS=1、鼻尖出虚汗VAS=2（不活动不出汗）

7年来，呼吸浅短、细弱伴吸气费力

晨起VAS=1~2
活动后VAS=2~3
活动停止后逐渐恢复至VAS=1~2状态

慢跑200米则气喘
VAS=5

生病后未再慢跑过

疗程康复
第1~9天

晨起VAS=1，活动后VAS=2
活动停止后逐渐恢复至VAS=1的状态

疗程康复
第10天起

晨起VAS=0.5，活动后VAS=1
活动停止后逐渐恢复至VAS=0.5的状态

居家康复
期间

晨起VAS=1，活动后VAS=2
活动停止后逐渐恢复至VAS=1的状态

259

激发人体自愈力临床案例汇编

⊞ 8月17日–9月11日疗程康复&9月12日–11月1日居家康复期间疗效一览表

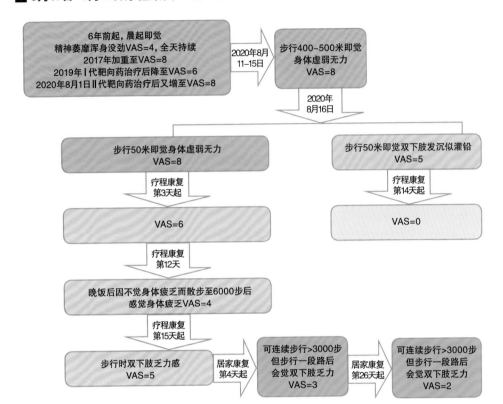

260

✚ 8月17日–9月11日疗程康复&9月12日–11月1日居家康复期间疗效一览表

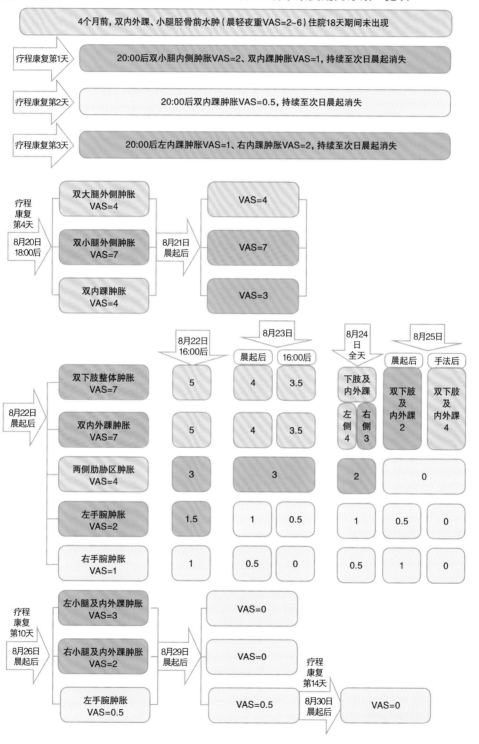

4个月前，双内外踝、小腿胫骨前水肿（晨轻夜重VAS=2~6）住院18天期间未出现

疗程康复第1天：20:00后双小腿内侧肿胀VAS=2，双内踝肿胀VAS=1，持续至次日晨起消失

疗程康复第2天：20:00后双内踝肿胀VAS=0.5，持续至次日晨起消失

疗程康复第3天：20:00后左内踝肿胀VAS=1、右内踝肿胀VAS=2，持续至次日晨起消失

疗程康复第4天 8月20日18:00后：
- 双大腿外侧肿胀 VAS=4
- 双小腿外侧肿胀 VAS=7
- 双内踝肿胀 VAS=4

8月21日晨起后：
- VAS=4
- VAS=7
- VAS=3

8月22日晨起后 → 8月22日16:00后 / 8月23日晨起后 / 16:00后 / 8月24日全天 / 8月25日晨起后 / 手法后

	8月22日16:00后	8月23日晨起后	16:00后	8月24日全天 左侧/右侧	8月25日晨起后	手法后
双下肢整体肿胀 VAS=7	5	4	3.5	下肢及内外踝 左侧4 右侧3	双下肢及内外踝 2	双下肢及内外踝 4
双内外踝肿胀 VAS=7	5	4	3.5			
两侧肋胁区肿胀 VAS=4	3	3		2	0	
左手腕肿胀 VAS=2	1.5	1	0.5	1	0.5	0
右手腕肿胀 VAS=1	1	0.5	0	0.5	1	0

疗程康复第10天 8月26日晨起后：
- 左小腿及内外踝肿胀 VAS=3
- 右小腿及内外踝肿胀 VAS=2
- 左手腕肿胀 VAS=0.5

8月29日晨起后：
- VAS=0
- VAS=0
- VAS=0.5

疗程康复第14天 8月30日晨起后：
- VAS=0

✛ 8月17日–9月11日疗程康复&9月12日–11月1日居家康复期间疗效一览表

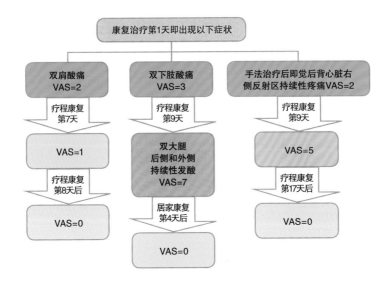

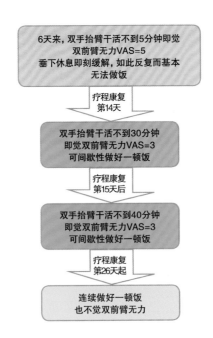

【排病反应】

日　期	疗程康复治疗疗期间多次排便情况（8月17日-9月11日）
8月20日	5:05第1次排便（成形略干燥不粘马桶、排便困难VAS=4、耗时10分钟、未排尽感VAS=2、便后腹胀VAS=5）； 8:10第2次排便（成形软便不粘马桶、排便困难VAS=3、耗时5分钟、未排尽感VAS=1.5、便后腹胀VAS=3）； 11:00第3次排便（成形较干燥不粘马桶、排便困难VAS=3、耗时5分钟、未排尽感VAS=1、便后腹胀VAS=3）； 14:00忽觉肚脐下四横指左旁开4~5横指处刺痛VAS=4，持续约30分钟后消失，18:00复现，又持续约15分钟后消失； 19:00~21:00期间总有便意，但蹲厕未排出大便。
8月27日	5:30第1次排便（成形适量不粘马桶、排便困难VAS=3、耗时10分钟、未排尽感VAS=2、便后腹胀VAS=4）； 13:30第2次排便（成形适量不粘马桶、排便困难VAS=3、耗时10分钟、未排尽感VAS=2、便后腹胀VAS=4）； 18:00第3次排便（成形适量不粘马桶、排便困难VAS=3、耗时10分钟、未排尽感VAS=2、便后腹胀VAS=3）。
8月28日	6:00第1次排便（成形适量不粘马桶、排便困难VAS=2.5、耗时5分钟、未排尽感VAS=1、便后腹胀VAS=2.5）； 18:00第2次排便（成形适量不粘马桶、排便困难VAS=3、耗时10分钟、未排尽感VAS=1、便后腹胀VAS=2）。
8月30日	8:30第1次排便（成形少量不粘马桶、排便困难VAS=4、耗时10分钟、未排尽感VAS=4、便后腹胀VAS=2）； 19:30第2次排便（成形少量不粘马桶、排便困难VAS=4、耗时10分钟、未排尽感VAS=3、便后腹胀VAS=2）。
8月31日	6:10第1次排便（成形少量不粘马桶、排便困难VAS=4、耗时5分钟、未排尽感VAS=4、便后腹胀VAS=2）； 8:30第2次排便（成形少量粘马桶、排便困难VAS=4、耗时5分钟、未排尽感VAS=4、便后腹胀VAS=2）； 17:30第3次排便（成形少量粘马桶、排便困难VAS=4、耗时5分钟、未排尽感VAS=4、便后腹胀VAS=2）。
9月1日	6:30第1次排便（成形少量不粘马桶、排便困难VAS=4、耗时5分钟、未排尽感VAS=3、便后腹胀VAS=2）； 18:00第2次排便（成形少量不粘马桶、排便困难VAS=3、耗时5分钟、未排尽感VAS=2、便后腹胀VAS=1.5）。
9月2日	8:10第1次排便（成形适量不粘马桶、排便困难VAS=3、耗时5分钟、未排尽感VAS=2、便后腹胀VAS=1）； 19:00第2次排便（成形少量不粘马桶、排便困难VAS=3、耗时5分钟、未排尽感VAS=2、便后腹胀VAS=1）。
9月10日	6:30第1次排便（成形适量不粘马桶、排便困难VAS=3、耗时8分钟、未排尽感VAS=3，便后腹胀VAS=2.5）； 14:30第2次排便（成形干燥适量不粘马桶、排便困难VAS=3、耗时10分钟、未排尽感VAS=2，便后腹胀VAS=2.5）。

日　期	康复治疗期间排病反应（8月17日–11月1日）
8月18–23日	8月18日21:40就寝时忽觉腰骶左侧疼痛VAS=3； 19日腰骶左侧持续性疼痛VAS=4，21:40就寝翻身时亦觉疼痛VAS=4； 20日腰骶左侧持续性疼痛VAS=3，21:40就寝翻身时亦觉疼痛VAS=3； 21日腰骶左侧持续性疼痛VAS=3，21:40就寝时降至VAS=2，翻身时亦觉疼痛VAS=2； 22日腰骶左侧持续性疼痛VAS=2，21:40就寝时降至VAS=1，翻身时亦觉疼痛VAS=1； 23日腰骶左侧持续性疼痛VAS=1，21:40就寝时消失VAS=0。
8月20–21日	8月20日夜间2:05醒来，醒后感觉膻中穴疼痛VAS=4，持续至次日晨起仍存在； 21日膻中穴持续性疼痛VAS=4，次日晨起消失。
8月21日	8月21日6:30忽觉左肋下刺痛VAS=4，持续10余秒后消失。
8月22日–9月18日	8月22日双眼浮肿VAS=7、双面颊及两腮浮肿VAS=8，持续至16:00降至双眼浮肿VAS=5、双面颊及两腮浮肿VAS=6； 23日双眼浮肿VAS=5、双面颊及两腮浮肿VAS=5，持续至16:00降至双眼浮肿VAS=4、双面颊及两腮浮肿VAS=4； 24日双眼浮肿VAS=4、双面颊及两腮浮肿VAS=4，全天持续； 25日双眼浮肿VAS=3、双面颊及两腮浮肿VAS=4，16:00后双面颊及两腮浮肿增至VAS=4.5，之后全天持续； 26日双眼浮肿VAS=2.5、双面颊及两腮浮肿VAS=3，19:00后双面颊及两腮浮肿增至VAS=4，之后全天持续； 27日双眼浮肿VAS=2.5、双面颊及两腮浮肿VAS=2.5，全天持续； 28日双眼浮肿VAS=2、双面颊及两腮浮肿VAS=2，18:00后均增至VAS=3，之后全天持续； 29–30日双眼浮肿VAS=1、双面颊及两腮浮肿VAS=1，全天持续； 31日双眼浮肿VAS=1、双面颊及两腮浮肿VAS=0.5，全天持续； 9月1日双眼全天浮肿VAS=0.5、双面颊及两腮浮肿消失VAS=0； 2–17日双眼浮肿VAS=0.5，全天持续； 18日双上眼浮肿消失VAS=0，仅余双眼袋浮肿VAS=0.5； 19日双眼袋浮肿VAS=0.5，之后一直持续存在。
8月23–25日	8月23日白天偶尔咳嗽时感觉右肋下隐痛VAS=2； 24日白天偶尔咳嗽时感觉右肋下隐痛VAS=1，持续至15:30基本消失，但转为两肋胁持续性发酸VAS=2； 25日白天未咳嗽，但始终感觉两肋胁持续性发酸VAS=2，手法治疗后增至VAS=3，持续至21:00消失VAS=0。
8月25–27日	8月25日晨起后较明显排气，以往没有，之后全天不定时较多排气，无味道； 26–27日晨起就有排气，之后全天不定时较少量排气，无味道； 28日晨起有排气，之后全天无较明显排气。

264

8月25日晨起即觉双侧肩胛区持续性发酸VAS=4，手法治疗后增至VAS=6，之后全天持续；

26日晨起后双侧肩胛区持续性发酸VAS=3，全天持续；

27日晨起后双侧肩胛区持续性发酸VAS=2，手法治疗后增至VAS=4，之后全天持续；

28日晨起后双侧肩胛区持续性发酸VAS=2，手法治疗后增至VAS=3，之后全天持续；

29日晨起后双侧肩胛区持续性发酸VAS=2.5，全天持续；

30日晨起后双侧肩胛区持续性发酸VAS=2，全天持续；

31日晨起后双侧肩胛区持续性发酸VAS=2，手法后增至VAS=3，之后全天持续；

8月25日–9月9日

9月1日晨起后双侧肩胛区持续酸痛VAS=3，全天持续；

2日晨起后双侧肩胛区持续酸痛VAS=2，手法后增至VAS=3，之后全天持续；

3日晨起后双侧肩胛区持续酸痛VAS=3，全天持续；

4日晨起后双侧肩胛区持续酸痛VAS=0，手法后酸VAS=2痛VAS=4，之后全天持续；

5–6日晨起后双侧肩胛区酸VAS=3痛VAS=2，全天持续；

7日全天未觉双侧肩胛区酸痛VAS=0；

8日晨起后双侧肩胛中间区域酸痛VAS=2，手法治疗后增至VAS=4，之后全天持续；

9日晨起后双侧肩胛中间区域酸痛VAS=2，18:00后完全消失。

8月25日晨起即觉双前臂内外侧持续性发酸VAS=3，手法治疗后增至VAS=5，之后全天持续；

26–27日晨起后双前臂内外侧持续性发酸VAS=4，全天持续；

28–30日晨起后双前臂内外侧持续性发酸VAS=3，全天持续；

31日晨起后双前臂内外侧持续性发酸VAS=3，手法治疗后增至VAS=4，之后全天持续；

9月1日晨起后左前臂内外侧持续性发酸VAS=3、右前臂外侧持续性酸胀VAS=4，全天持续；

2日晨起后左前臂内外侧持续性发酸VAS=3、右前臂外侧持续性酸胀VAS=4，

　　手法后左前臂内外侧持续性发酸VAS=2、右前臂外侧持续性酸胀VAS=3，全天持续；

8月25日–9月7日

3日晨起后左前臂内外侧持续性发酸VAS=3、右前臂外侧持续性酸胀VAS=3，

　　手法后左前臂内外侧持续性发酸VAS=2、右前臂外侧持续性酸胀VAS=3，全天持续；

4日晨起后左前臂内外侧持续性发酸VAS=3.5、右前臂外侧持续性酸胀VAS=3.5，

　　手法后左前臂内外持续性发酸VAS=3.5、右前臂外侧持续性酸胀VAS=2，全天持续；

5日晨起后左前臂内外侧持续性发酸VAS=3.5、右前臂外侧持续性酸胀VAS=2.5，全天持续；

6日晨起后左前臂内外侧持续性发酸VAS=2、右前臂外侧持续性酸胀VAS=2，全天持续；

7日晨起后左前臂内外侧持续性发酸VAS=1、右前臂外侧持续性酸胀VAS=1，全天持续；

8日晨起完全消失。

8月25日-9月15日

8月25日晨起即觉双上臂内外侧持续性发酸VAS=6，手法治疗后增至VAS=7，之后全天持续；

26日晨起后双上臂内外侧持续性发酸VAS=5，手法治疗后增至VAS=7，之后全天持续；

27日晨起后双上臂内外侧持续性发酸VAS=6，手法治疗后增至VAS=7，之后全天持续；

28日晨起后双上臂内外侧持续性发酸VAS=5.5，手法治疗后增至VAS=6，之后全天持续；

29日晨起后双上臂内外侧持续性发酸VAS=5，全天持续；

30日晨起后双上臂内外侧持续性发酸VAS=4，全天持续；

31日晨起后双上臂内外侧持续性发酸VAS=4，手法后增至VAS=5，之后全天持续；

9月1日晨起后未觉双上臂内外侧持续性发酸VAS=0，仅于抬臂举过头顶时感觉双上臂内侧心经段发酸VAS=5；

2日抬臂举过头顶时双上臂内侧心经段持续性发酸VAS=3，手法治疗后增至VAS=4；

3日抬臂举过头顶时双上臂内侧心经段持续性发酸VAS=2，手法治疗后增至VAS=3；

4日抬臂举过头顶时双上臂内侧心经段持续性发酸VAS=3，手法治疗后增至VAS=3.5；

5日抬臂举过头顶时双上臂内侧心经段持续性发酸VAS=3；

6-7日抬臂举过头顶时双上臂内侧心经段持续性发酸VAS=2；

8日抬臂举过头顶时双上臂内侧心经段持续性发酸VAS=1.5，手法治疗后增至VAS=2；

9日抬臂举过头顶时双上臂内侧心经段持续性发酸VAS=1.5；

10日抬臂举过头顶时双上臂内侧心经段持续性发酸VAS=1.5，手法后增至VAS=2；

11-14日抬臂举过头顶时双上臂内侧心经段持续性发酸VAS=2；

15日完全消失。

8月25日-11月1日

8月25-26日晨起抬臂平举30秒即觉双上肢无力VAS=8，手法治疗后双上肢无力抬臂VAS=10；

27日晨起无力抬臂平举VAS=7（之前尚可抬臂平举30秒），手法治疗后无力抬臂增至VAS=8；

28日晨起抬臂平举1分钟后双上肢无力感VAS=6，手法治疗后增至VAS=7；

29日抬臂平举1分钟后双上肢无力感VAS=5；

30-31日抬臂平举2分钟后双上肢无力感VAS=5；

9月1日抬臂平举1分钟后双上肢无力感VAS=5；

2-3日抬臂平举5分钟后双上肢无力感VAS=4；

4日-11月1日抬臂平举5分钟后双上肢无力感VAS=3。

8月26日-9月7日

8月26日晨起即觉后颈部及双侧颈肩持续性发酸VAS=5，手法治疗后增至VAS=6，之后持续全天；

27日晨起后，后颈部及双侧颈肩持续性发酸VAS=6，手法治疗后增至VAS=7，之后持续全天；

28日晨起后，后颈部及双侧颈肩持续性发酸VAS=5，手法治疗后增至VAS=6，之后持续全天；

29日晨起后，后颈部及双侧颈肩持续性发酸VAS=4，16:00后降至VAS=3，之后全天持续；

30日晨起后，后颈部及双侧颈肩持续性发酸VAS=3，10:00后降至VAS=2，之后全天持续；

31日晨起后，后颈部及双侧颈肩持续性发酸VAS=3，手法治疗后增至VAS=4，之后全天持续；

9月1日晨起后，后颈部及双侧颈肩持续性发酸VAS=3.5，全天持续；

2日起后，后颈部及双侧颈肩持续性发酸VAS=2，全天持续；

3日起后，后颈部及双侧颈肩持续性发酸VAS=3，全天持续；

4日起后，后颈部及双侧颈肩持续性发酸VAS=2，手法治疗后增至VAS=3，之后全天持续；

5-6日起后，后颈部及双侧颈肩持续性发酸VAS=2，全天持续；

7日起后完全消失。

8月27日–9月7日

8月27日21:00忽觉咽痛VAS=5，发现咽部左侧有1个小溃疡，右侧咽部发红；

21:30就寝时局部使用西瓜霜喷雾剂；

28日晨起后咽痛降至VAS=4，全天持续；

29日晨起咽痛VAS=5，局部刮痧后缓解至VAS=4；

30日晨起咽痛VAS=4，全天持续；

31日晨起咽痛VAS=3，全天持续；

9月1日晨起咽痛VAS=2.5，持续至22:00快睡着时忽觉右侧咽痛VAS=5伴局部发痒VAS=3而想咳嗽又咳不出，随局部揪痧，之后外涂清凉油，随后再次就寝；

2日晨起咽痛VAS=4，16:30后降至VAS=2.5，之后全天持续；

3日晨起咽痛VAS=2，14:00后降至VAS=1，之后全天持续；

4–6日晨起咽痛VAS=0.5，全天持续；

7日晨起咽痛VAS=0.5，持续至午睡醒后完全消失VAS=0。

9月1日–11月1日

9月1日晨起起身时感觉小腹部发酸无力VAS=4，之后起身时存在；

2日晨起起身时小腹部发酸无力感VAS=2，手法治疗后降至VAS=1，之后起身时VAS=1；

3–17日起身时小腹部发酸无力感VAS=0.5；

18日晨起起身时小腹部发酸感消失，仅觉无力感VAS=0.5；

19–30日起身时小腹部无力感VAS=0.5；

10月1日–11月1日起身时小腹部无力感VAS=0.5。

9月2–30日

9月2日21:30就寝翻身时感觉双腿发酸VAS=5，不影响入睡；

3日21:30就寝翻身时感觉双腿发酸VAS=4；

4日21:30就寝翻身时感觉双腿发酸VAS=4、后背肩胛区痛VAS=4.5，不影响入睡；

5–6日22:00就寝翻身时觉觉双腿发酸VAS=3、后背肩胛区疼痛VAS=4；

7日22:00就寝翻身时觉觉双腿发酸VAS=2、后背肩胛区疼痛VAS=0；

8日21:40就寝翻身时觉觉双腿发酸VAS=3、后背双侧肩胛中间区域酸痛VAS=2，可入睡；

9日21:40就寝翻身时觉觉双腿发酸伴乏力VAS=5，不影响入睡；

10–13日21:30就寝翻身时感觉双腿发酸VAS=3伴乏力VAS=2；

14日21:30就寝翻身时感觉双腿发酸VAS=0仅觉乏力VAS=2；

15–24日21:30–22:00期间就寝翻身时感觉双腿乏力VAS=2；

25日21:30就寝翻身时感觉双腿乏力VAS=4；

26–29日21:30–22:00期间就寝翻身时感觉双腿乏力VAS=3；

30日22:10就寝翻身时觉觉双腿乏力VAS=2；

10月1–2日22:10就寝翻身时感觉双腿乏力VAS=2；

3–6日就寝翻身时感觉双腿乏力VAS=1；

7日后未再出现VAS=0。

日　期	康复治疗期间排病反应（8月17日–11月1日）
9月8日	19:00脐下五横指右旁开五横指处起身、转身时牵拉痛VAS=4，持续至次日晨起消失。
9月9日	21:40就寝，30分钟内入眠，深睡眠至2:20醒，如厕后浅睡眠过程中感觉后背腰以上发热VAS=4致身体微有燥意VAS=3，伴随这种感觉浅睡眠至天亮，天亮后消失。
10月17–11月1日	10月17日19:30胃部胀痛VAS=3，用手持续按压可减轻，持续至22:00就寝仍存在； 18日晨起后胃部胀痛VAS=2，艾灸足三里并场效应治疗胃部，全天胃部间歇性胀痛VAS=2伴反酸VAS=2； 19日晨起后胃部按压有些硬，全天胃部间歇性痛VAS=2、胀VAS=3、反酸VAS=3，有时放屁很臭；10:00继续艾灸治疗； 20日早起持续性胃胀VAS=2，晚饭后VAS=3；全天间歇性胃痛VAS=1.5； 全天间歇性胃部反酸VAS=2，近饭点有饿感时增至VAS=3，进餐后降至VAS=2； 继续艾灸治疗； 21日上午间歇性胃痛VAS=1.5，午后消失VAS=0； 上午持续性胃胀VAS=2，午后降至VAS=1； 全天间歇性胃部反酸VAS=2，近饭点有饿感时增至VAS=3，进餐后降至VAS=2； 继续艾灸治疗； 22~24日全天：持续性胃胀VAS=1； 间歇性胃部反酸VAS=2，近饭点有饿感时增至VAS=3，进餐后降至VAS=2； 继续艾灸治疗； 25日–11月1日：持续性胃胀VAS=1； 间歇性胃部反酸VAS=1，近饭点有饿感时增至VAS=2，进餐后消失VAS=0； 继续艾灸治疗。

《素问·五藏别论》

拘于鬼神者，不可与言至德。

若病人想借助于巫师或鬼神宗教治病，则不可对其谈论至高的医术道理。

恶于针石者，不可与言至巧。

若病人厌恶针灸，则绝不可与其谈论巧妙的技术。

病不许治者，治之无功矣。

若病人不愿接受治疗，此病必因其无知而终不治，即使医者心发慈悲为其医治，亦会无功而返。

《素问·灵兰秘典论》

恍惚之数，生于毫厘。

人世间再庞大的数字，都是由极小的毫厘之数累积而成。

毫厘之数，起于度量。

而毫厘之数的产生，则是因为精确的度量。

千之万之，可以益大。

既有度量之精确，故而推演至千至万，亦不会出错。

推之大之，其形乃制。

因此，任何一门学问，其初始若是正确无误的，必会因日积月累而壮大，并最终形成体制。

此处文言文翻译参考倪海厦注解的《黄帝内经·素问》

有关中西医结合的网议摘抄

◆ 中西医结合是中、西医学的交叉领域，也是中国医疗卫生事业的一项工作方针。

◆ 中西医结合发轫于临床实践，以后逐渐演进为有明确发展目标和独特方法论的学术体系。

◆ 从理性上讲，是将中医逻辑思维的认识论与西医唯物求证的实验论相互融合。

◆ 从方法上讲，是将中医辨证施治与西医辨病施治在应用上相互结合。

◆ 从总体上讲，是取理论之亲和、用方法之互利，取长补短、扬优弃劣、趋利避害、围绕疗效论技艺。

◆ 医学目的的定位在于——治好病才是硬道理！

◆ 在中西医比较中，力求简单有效、低耗有用、高效无害、久用不衰的好医学。

◆ 为了人类健康事业相兼并容、协调互用、共同发展，如此才有可能产生兼取两长的真实价值和创新医学的积极意义。

后　记

　　自2018年9月梳理治疗案例开始，几易精选案例及其书写模板，直至今年5月初，才基本定型为现在呈现给读者的案例形式。于是继续奋笔疾书，又时至今日，方将本书中最重要的精选案例部分整理完毕。

　　艺无止境，医亦无止境。况科技的发展江河奔腾，一日千里。即使现在读起来感觉还拿得出手，但几年之后再次翻阅，一定难免有诟病之处，甚至认识偏颇，挂一漏万。因为在案例的整理过程中，我发现回顾整理时的想法总会与当时治疗过程思路有些出入，总会让人有心生遗憾之处，如果当时能意识到这个点，可能会效果更好！在边整理案例、边治疗患者期间，我还在聆听罗大伦讲解《道德经》的过程中，深刻懂得了"敬天爱人，无我利他"之崇高，并体会到了"起心动念"之神奇；在阅读张锡纯著作《医学衷中参西录》的过程中，始终感染于其"人生有大愿力，而后有大建树。一介寒儒，伏处草茅，无所谓建树也，而其愿力固不可没也"之精神；在阅读《黄帝内经》的过程中，有时又会忽然因为某位患者的病症而更加深刻地理解到其中一句话的某种含义……于是，太多不同时期的感悟和体会，让我逐渐意识到，知识就是海洋，我们永远有自己游不到的地方。而写书之人，一定是在他所游及之处用心良多，因此，我们的认知永远不可能全面和客观，永远只是走在力求和接近全面客观的道路上！忽然，不再纠结于前面因整理案例而心生遗憾的失落，当下心安，轻装前行。

　　现代医疗已经提升到一个很高水平，但持续加大的工作强度和高位运行的工作节奏，使人们的身体容易处于亚健康状态，这样或那样的慢性疾病长期伴随工作生活。有人会寻求西医减轻病痛，有人会借助中医摆脱困扰。2020年初，突如其来的新

冠肺炎疫情，使中西医结合治疗的优势重新进入人们视野。在不断关注疫情和自学中医期间，我逐渐认识到，其实不论西医还是中医，只要始终秉持仁心良善，以一颗红心、一双慧眼，本着"治好病才是硬道理"的决心和"取其精华去其糟粕"的耐心，在医治患者过程中多观察、多思考、多交流、多借鉴，一定会让患者远离病痛、尽早康复。

近几年，在受益于中西医理论与实践相结合的深刻体会和影响下，作为一名康复医务工作者，我更加有信心做好自己，并在今后的临床实践和不断学习之路上，始终如一地努力践行心中诺言——敬天爱人、大道至简，以人为本、以病为师，造福病家、无问西东，匠心得法、扬之惠民。

2020年11月12日于北京

激发人体自愈力

临床案例汇编

郭燕梅◎著

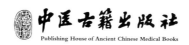

中医古籍出版社
Publishing House of Ancient Chinese Medical Books

30个临床案例康复记录

目录

左腿麻木伴走路发沉19天

康复记录

【疗程康复记录】

3月2-16日疗程康复治疗期间疗效观察

腰腿手法诊治（主）	1	2	3	4	5	6	7	8	9	10	11
家庭作业（辅）	揉腹+鳄鱼式呼吸+弓箭步下蹲+泡脚与穴位按摩										
物理因子（主）	《仲元恒康医用冷敷贴》										
治疗日期 / 现有症状	3-2	3-5	3-6	3-7	3-8	3-9	3-12	3-13	3-14	3-15	3-16

19天来

现有症状	3-2	3-5	3-6	3-7	3-8	3-9	3-12	3-13	3-14	3-15	3-16
左大腿根至左脚麻木VAS=6	6		左大腿中段至左脚麻木 4			左小腿至左脚麻木 3			左踝至左脚麻木 2		
左腿走路发沉VAS=6	4		3	2		1	0				
左腿步行控制力下降VAS=4	3	2	1			0					

激发人体自愈力临床案例汇编

【居家康复记录】

3月17日–5月18日居家康复治疗期间疗效观察

家庭作业（主）	揉腹+鳄鱼式呼吸+弓箭步下蹲+泡脚与穴位按摩					
物理因子（主）	仲元恒康医用冷敷贴					
腰腿手法诊治（辅）	1 （3月25日）	2 （4月1日）	3 （4月8日）	4 （4月16日）	5 （5月3日）	6 （5月18日）
治疗日期 ╱ 余留症状	家庭作业1 3月17–25日	家庭作业2 3月26–4月1日	家庭作业3 4月2–8日	家庭作业4 4月9–16日	家庭作业5 4月17–5月3日	家庭作业6 5月4日–18日
左踝至左脚麻木 VAS=2	左踝至左脚麻木					0
	1~1.5	0.5~1	0~0.5	0~0.3		

疗程康复治疗

3月2日
第1次腰腿手法诊治

3月16日
第11次腰腿手法诊治

腰腿手法诊治压痛值变化

痛→血瘀

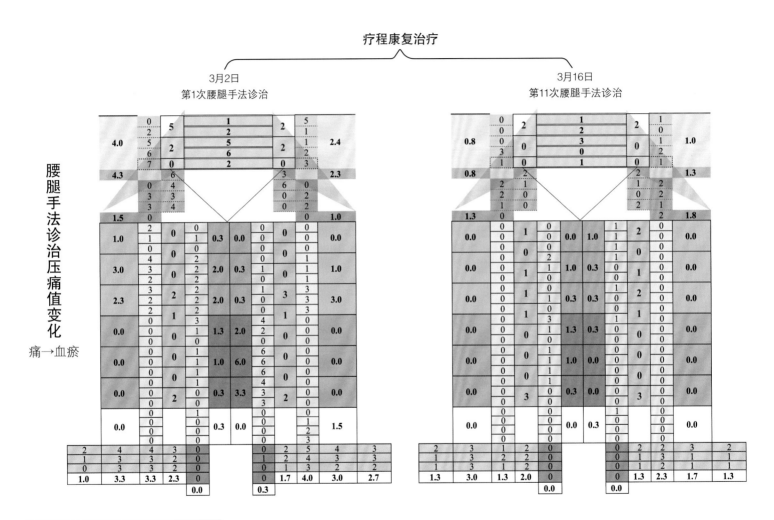

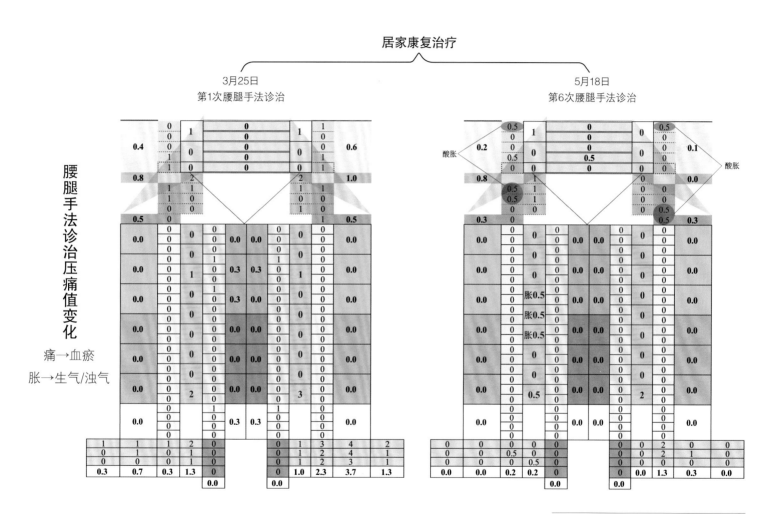

居家康复治疗

3月25日
第1次腰腿手法诊治

5月18日
第6次腰腿手法诊治

腰腿手法诊治压痛值变化

痛→血瘀

胀→生气/浊气

案例02

急性腰痛举步维艰

康复记录

【疗程康复记录】

7月21-30日疗程康复治疗期间疗效观察

物理因子（主）	超短波+中频电疗												
家庭作业（辅）	1. 卧床休息为主，体会趴卧、仰卧、侧卧、坐位、弯腰、下蹲等动作要领　2. 鳄鱼式呼吸训练					1. 鳄鱼式呼吸训练　2. 循序渐进练习：利用体内束腰行走、T-W伸展、船式、平板支撑　3. 劳逸结合，保证午休，22:00-23:00就寝							

腰腿手法诊治（先主后辅）	1		2				3						4
治疗日期 / 现有症状	07-21		07-22		07-23	07-24	07-25		07-26	07-27	07-28	07-29	07-30
	手法前	手法后	手法前	手法后			手法前	手法后					
腰骶部剧痛VAS=9	9	7	6	3	第4腰椎右侧痛VAS=10 / 第2腰椎左侧痛VAS=10	7 / 3	6	4	3	3	0	0	0
双大腿前侧麻VAS=4	4	0			0								
双小腿发胀VAS=4	4	4	4	2	3	2	2	0	0				
22日晨起出现双小腿发沉VAS=3				2	2		0						
翻身起床困难VAS=9	9	4	4	0	0								
蹲起如厕困难VAS=9	9	4	4	2	0								
站立困难VAS=8	8	5	5	2	0								
行走困难VAS=8	8	4	3	3	0								
坐位困难VAS=8	8	4	4	2	0								

（左侧纵列：当日清晨醒后）

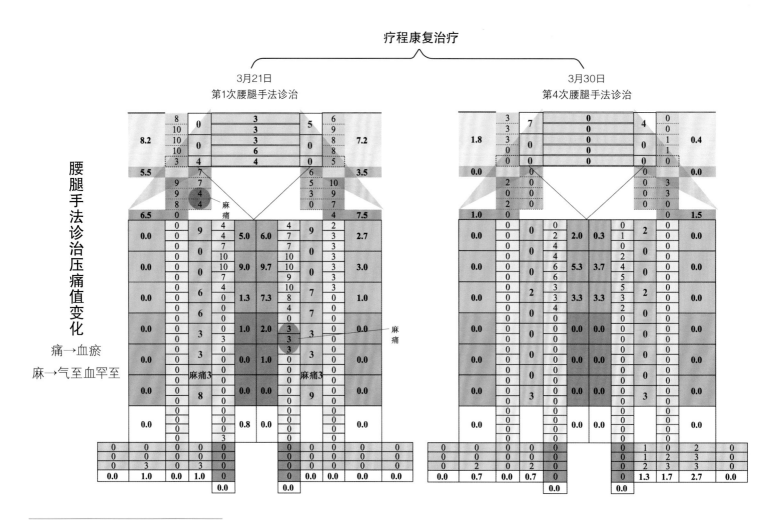

腰腿手法诊治压痛值变化

痛→血瘀

麻→气至血罕至

治疗过半，患者提出其他就诊诉求，但因即将结束出差任务而仅能给予脏腑手法诊治1次，以了解其身体相应情况。病症主诉如下：

自小至今经常爱发脾气。6年前起，一发脾气就浑身发抖VAS=2、心跳加快VAS=4，自觉心脏揪成一团，1小时左右方可缓解。

2015年1月某天，在室内打扫卫生时忽觉浑身没劲VAS=10，喘气费力VAS=8，随就诊解放军第304医院急诊科，血压、心电图、血生化、血常规等检查结果均正常，30分钟后症状自行消失；之后就诊协和医院心内科，检查结果亦正常。

2017年3月3日，散步回屋后忽觉浑身没劲VAS=10，喘气费力VAS=8，随就诊当地医院，高压和低压均低于正常（具体不详），但其他检查结果均正常，30分钟后症状自行消失。

2015–2017年期间，在西医查不出原因的情况下，多次就诊不同的中医名家，每次均口服中药2个月，但收效甚微。

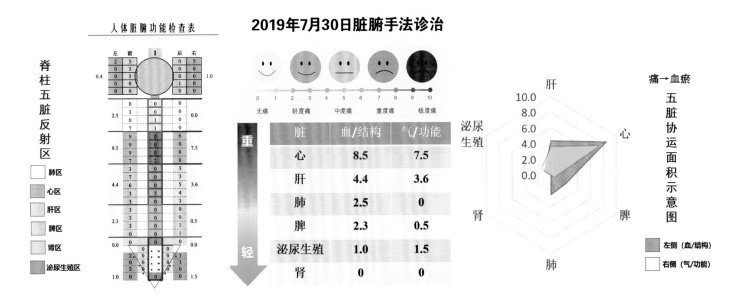

2019年7月30日脏腑手法诊治

脏	血/结构	气/功能
心	8.5	7.5
肝	4.4	3.6
肺	2.5	0
脾	2.3	0.5
泌尿生殖	1.0	1.5
肾	0	0

5年来，双髋关节疼痛呈渐重趋势

康复记录

【疗程康复记录】

2018年10月6–15日疗程康复治疗期间疗效观察

腰腿手法诊治（主）	1	2	3	4	5	6	7	8	9	10
物理因子（主）	医院治疗项目：超短波+肢体压力循环泵									
	居家治疗项目：场效应									
家庭作业（辅）	揉腹+鳄鱼式呼吸+股四头肌静力性收缩练习+晚上泡脚加足穴按摩									
治疗日期 ＼ 现有症状	10-06	10-07	10-08	10-09	10-10	10-11	10-12	10-13	10-14	10-15
近3个月来 — 连续行走>40分钟或连续抱孩子>20分钟后腰部酸累VAS=6	住酒店无须抱孩子，连续行走控制在30分钟以内，故治疗期间未出现腰部酸累症状									
双侧髋关节疼痛VAS=0	治疗后身体开始出现以下一系列排病反应									
6日首次手法治疗后 — 行走时右臀部持续性隐痛VAS=3		3	2	行走时右臀部持续性不适VAS=2		0				
自觉走路姿势别扭VAS=4		3	3	1	0.5	0				
6日场效应治疗后 — 腰骶部、双大腿内外侧、腘窝处场效应治疗时出汗较多					出汗明显减少	不再出汗				
					双膝持续性发凉VAS=6	4	2			
7日治疗结束后		浑身疲乏感VAS=5	3	2	0					
12日晨起							行走时左臀部持续性不适VAS=2 / 疼痛VAS=4		行走时左臀部持续性不适VAS=2	

激发人体自愈力临床案例汇编

【居家康复记录】

2018年10月16日–2019年11月14日居家康复治疗期间疗效观察 – 1

家庭作业（主）	在完成常规健身计划的基础上，根据工作特点额外完成俯卧后抬腿+利用体内束腰行走+脊柱健康保健操	
物理因子（主）	场效应	
腰腿+脏腑手法诊治（辅）	1（11月25日）	2（12月31日）
治疗日期 / 余留症状	家庭作业1 10月16~11月25日	家庭作业2 11月26~12月31日
行走时左臀部持续性不适感 VAS=2	10月16日晨起，降至VAS=1 10月26日晨起，降至VAS=0	12月10–16日期间因下雪降温而髋部不适VAS=1 其他时间如常VAS=0
双膝持续性发凉VAS=2	10月18日晨起，降至VAS=1 10月26日晨起，降至VAS=0	VAS=0
疗程治疗期间，未出现连续行走>40分钟或连续抱孩子>20分钟后腰部酸累VAS=6现象	持续抱孩子< 20分钟，连续行走< 30分钟 腰部酸累VAS=0	持续抱孩子> 30分钟，连续行走> 40分钟 偶有腰部酸累VAS=1
其他排病反应	10月28日：午餐和晚餐前不明原因出现胃部不适VAS=2，食热饭后症状消失	11月26日开始食疗方（姜枣水冲鸡蛋） 12月2日空腹时胃部疼痛不适降至VAS=3，饱腹后缓解
	11月20日：晨起大便溏稀；午餐前胃部疼痛VAS=4，食热饭后降至VAS=1；晚餐前再次胃部疼痛VAS=4，食热饭后降至VAS=1，但半小时后又增至VAS=4，并出现腹痛VAS=5伴腹泻症状； 11月25日：复诊时，前述胃部症状持续存在	12月 3–9日，空腹时胃部疼痛不适降至VAS=1，饱腹后消失； 10–16日，空腹时胃部偶有不适VAS=1，饱腹后消失； 17日后，未在出现胃部症状； 此阶段居家康复期间腹痛腹泻现象未再出现

【居家康复记录】

2018年10月16日-2019年11月14日居家康复治疗期间疗效观察 – 2

家庭作业（主）	食疗方+前期居家康复计划	
物理因子（主）	场效应	
腰腿+脏腑手法诊治（辅）	3（5月2日）	4（11月14日）
治疗日期 余留症状	家庭作业1 2019年1月1日–5月2日	家庭作业2 5月3日–11月14日
髋部症状VAS=0	VAS=0	6月起单位开放中央空调，感觉室内较冷； 8月初，腰部中央持续性酸乏VAS=4、左髋持续性酸痛VAS=3、小腿后侧发胀VAS=2伴乏力VAS=3； 9月中旬单位空调关闭后：上述症状基本缓解，但经期前2~3天仍会出现腰部中央持续性酸累VAS=3，左髋持续性酸痛VAS=2；经期则腰部中央持续性酸累增至VAS=4，左髋持续性酸痛VAS=2； 10月起，夜晚睡眠期间，翻身时感觉左髋发僵不灵活VAS=3；晨起时左髋发僵不灵活VAS=3，起床活动后消失
偶有腰部酸累VAS=1	4月7日后，因连阴雨而有时腰部酸累VAS=3	
胃部症状VAS=0	3月因饮食不洁致急性胃炎，肌肉注射6542后痉挛解除，口服7天雷贝拉唑钠肠溶片后，偶尔嗳气至5月2日复诊	工作一直非常忙碌，因此而经常脾气急躁，只有国庆放假期间急躁情绪稍有缓和，但假期结束上班后依然容易急躁；期间受凉后会有胃胀VAS=3伴嗳气VAS=3现象

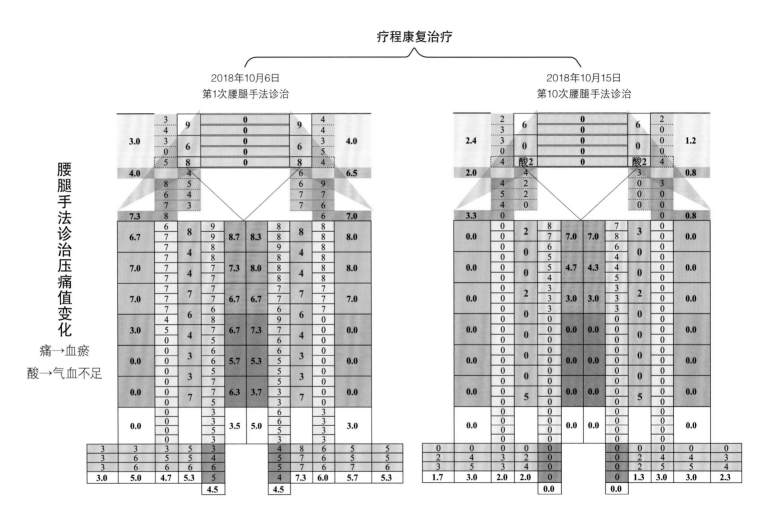

疗程康复治疗

2018年10月6日
第1次腰腿手法诊治

2018年10月15日
第10次腰腿手法诊治

腰腿手法诊治压痛值变化

痛→血瘀

酸→气血不足

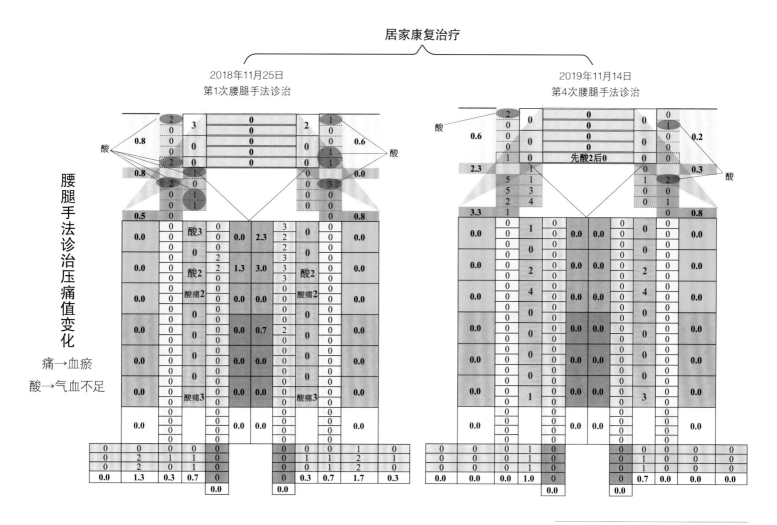

居家康复治疗

2018年11月25日
第1次腰腿手法诊治

2019年11月14日
第4次腰腿手法诊治

腰腿手法诊治压痛值变化

痛→血瘀
酸→气血不足

【居家康复记录】

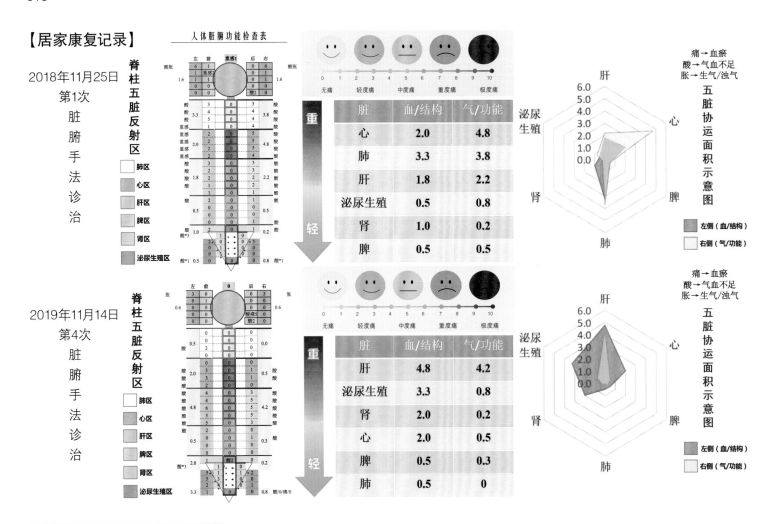

人体脏腑功能检查表

2018年11月25日
第1次
脏
腑
手
法
诊
治

脊柱五脏反射区

脏	血/结构	气/功能
心	2.0	4.8
肺	3.3	3.8
肝	1.8	2.2
泌尿生殖	0.5	0.8
肾	1.0	0.2
脾	0.5	0.5

痛→血瘀
酸→气血不足
胀→生气/浊气

五脏协运面积示意图

左侧（血/结构）
右侧（气/功能）

2019年11月14日
第4次
脏
腑
手
法
诊
治

脊柱五脏反射区

脏	血/结构	气/功能
肝	4.8	4.2
泌尿生殖	3.3	0.8
肾	2.0	0.2
心	2.0	0.5
脾	0.5	0.3
肺	0.5	0

痛→血瘀
酸→气血不足
胀→生气/浊气

五脏协运面积示意图

左侧（血/结构）
右侧（气/功能）

案例04

左髋关节偶尔活动受限1月余

康复记录

【疗程康复记录】

2018年3月21–4月12日疗程康复治疗期间疗效观察

腰腿手法诊治（主）			1	2	3	4	5	6	7	8	9	10
物理因子（主）			仲元恒康医用冷敷贴+ 场效应									
家庭作业（辅）			揉腹+鳄鱼式呼吸+泡脚与足穴按摩									
症状		日期	3–21	3–22	3–26	3–28	3–30	4–2	4–4	4–8	4–10	4–12
近1周来	坐位站起时左髋活动受限发作频次2~3次/周		25日晚发作1次				4月1日发作1次		7日晚发作1次		12日发作1次	
发作时情况	左大腿根部持续别筋感VAS=10		7				7		4		左大腿根部瞬间别筋感VAS=1	
	无法立刻迈步，局部按揉敲打几分钟后可迈步		无法立刻迈步，局部按揉敲打几分钟后方可迈步						局部按揉敲打数下即可迈步		可立即迈步	
近1周来	陪孙子玩耍跪行时	左大腿根别筋感VAS=6	30日晚左大腿根部别经感VAS=2					未再出现				
		右大腿根别筋感VAS=2	右大腿根部别经感VAS=0									

【居家康复记录】

2018年4月13-5月18日居家康复治疗期间疗效观察

家庭作业（主）	揉腹+鳄鱼式呼吸+穴位经络敲打操+腹横肌力量训练+股四头肌静力性收缩训练+泡脚与足穴按摩			
物理因子（主）	场效应			
腰腿手法诊治（辅）	1（4月19日）	2（4月26日）	3（5月10日）	4（5月18日）
日期 余留症状	家庭作业1 4月13-18日	家庭作业3 4月20-25日	家庭作业4 4月27日-5月9日	家庭作业5 5月11-17日
坐位站起时左髋活动受限 发作频次1次/周	14日因天气变冷 而发作1次	21日因下雨而发作1次	天气变冷2次而发作2次	蹬自行车时发作1次
左大腿根部瞬间别经感 VAS=1	3	2	1	0.5
可立即迈步	可立即迈步	可立即迈步	可立即迈步	可立即迈步

疗程康复治疗

3月21日
第1次腰腿手法诊治

4月12日
第10次腰腿手法诊治

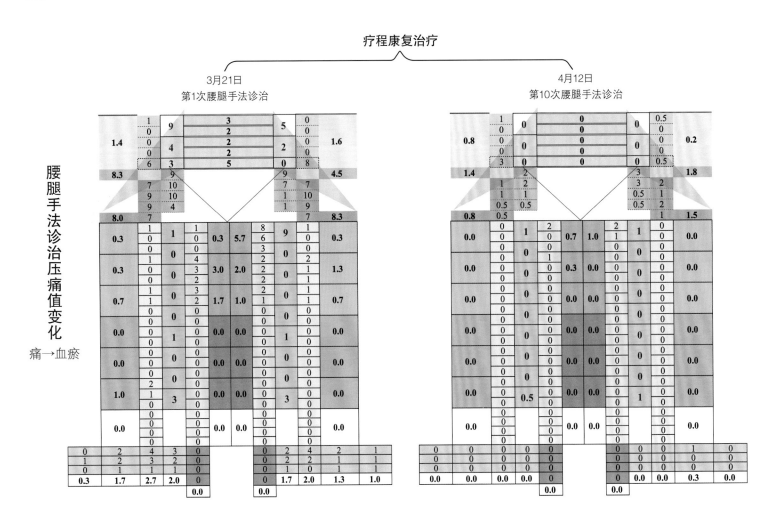

腰腿手法诊治压痛值变化

痛→血瘀

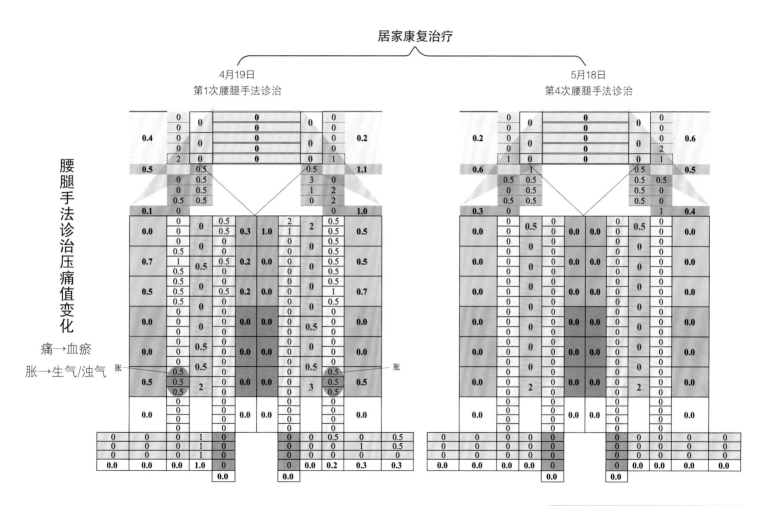

居家康复治疗

4月19日
第1次腰腿手法诊治

5月18日
第4次腰腿手法诊治

腰腿手法诊治压痛值变化

痛→血瘀

胀→生气/浊气

确诊左坐骨结节滑囊炎，医生建议局部封闭治疗

康复记录

【康复方案 l 疗程康复记录】

6月25日~7月9日康复方案 l 疗程治疗期间疗效观察

腰腿手法诊治（主）		1	2	3	4	5		6	7		8	9		10
物理因子（主）		超短波+场效应												
家庭作业（辅）		结合适宜食疗方，逐步学习和掌握利于疾病康复的健身计划相关内容，并每天按时完成												
症状 ＼ 日期		6-25	6-26	6-27	6-28	6-29	6-30	7-01	7-02	7-03	7-04	7-05	7-06	7-07	7-08	7-09
2年半来	平卧/左侧卧时左臀部持续痛 VAS=4		4			2							1			
	坐位时左臀部持续痛 VAS=2				2								1			
	阴雨天前和阴雨天坐位、仰卧位、左侧卧位左臀部持续性疼痛 VAS=4	6月30日雷暴，坐位、仰卧位、左侧卧位左臀部持续性疼痛VAS=2增至VAS=6，持续至傍晚降至VAS=2														
		7月02日阴雨，坐位、仰卧位、左侧卧位左臀部持续性疼痛VAS=2无变化														
		7月7-8日雷雨，坐位、仰卧位、左侧卧位左臀部持续性疼痛VAS=1增至VAS=4，持续半小时后降至VAS=1														

【康复方案 | 居家康复记录】

7月10日~8月20日康复方案 | 居家康复期间疗效观察

家庭作业（主）	结合适宜食疗方，每天继续坚持完成之前布置的康复健身计划相关内容		
物理因子（主）	场效应		
腰腿手法诊治（辅）	1（7月13日）	2（7月20日）	3（8月20日）
日期 余留症状	家庭作业1 7月10~13日	家庭作业2 7月14~20日	家庭作业3 7月21日~8月20日
平卧时左臀部持续痛 VAS=1	1		0
左侧卧时左臀部持续痛 VAS=1	1		1
坐位时左臀部持续痛 VAS=1	1		坐硬座椅时左臀部持续痛VAS=0 坐软沙发时左臀部持续痛VAS=1
阴雨天前和阴雨天 坐位、仰卧位、左侧卧位 左臀部持续性疼痛VAS=4	7月11日大雨 坐位、仰卧位、左侧卧位 左臀部持续性痛VAS=1增至VAS=2 持续约半小时后降至VAS=1	近期持续阴雨，7月19日 坐位、仰卧位、左侧卧位 左臀部持续性痛VAS=1增至VAS=3 持续约3小时后降至VAS=1	阴雨天时 坐软沙发、左侧卧位 左臀部持续性疼痛VAS=1 无变化

【康复方案Ⅱ疗程康复记录】

8月21日~9月12日康复方案Ⅱ疗程治疗期间疗效观察

脏腑手法诊治（主）	1	2		3	4		5		6	7		8		9	10	
腰腿手法诊治（主）			1		2		3			4		5				6
物理因子（主）	场效应															
家庭作业（辅）	结合适宜食疗方，每天继续坚持完成之前布置的康复健身计划相关内容															
日期 / 余留症状	8-21	8-22	8-23	8-24	8-27	8-28	8-29	8-30	8-31	9-3	9-4	9-5	9-6	9-7	9-10	9-12
左侧卧左臀部持续痛 VAS=1	左侧卧时左臀部持续性疼痛VAS=1；阴雨天气无变化															
左侧卧时左臀部持续痛 VAS=1	坐软沙发时左臀部持续性痛VAS=1；阴雨天气无变化															
3年来 双手发干、十指指腹和双侧大小鱼际干扁	7月初症状开始改善															
	8月下旬以后，双手不觉发干、十指指腹和双侧大小鱼际明显饱满许多															
10年来 一开冰箱门即觉浑身发冷和胃痛	一开冰箱门即觉浑身发冷和胃痛								开冰箱门后，浑身不再发冷，胃部稍有不适							

【康复方案Ⅱ居家康复记录】

9月13日~11月13日康复方案Ⅱ居家康复期间疗效观察

家庭作业（主）	结合适宜食疗方，每天继续坚持完成之前布置的康复健身计划相关内容		
物理因子（主）	场效应		
脏腑+腰腿手法诊治（辅）	1（9月21日）	2（10月14日）	3（11月13日）
日期 / 余留症状	家庭作业1 9月13–21日	家庭作业2 9月22–10月14日	家庭作业3 10月15–11月13日
左侧卧时左臀部持续痛 VAS=1	0.5	0.5	
坐软沙发时左臀部持续痛 VAS=1	1	0.5	
开冰箱门后，胃部稍有不适	开冰箱门后，胃部稍有不适		开冰箱门后，未觉胃部不适

康复方案丨疗程康复治疗

6月25日
第1次腰腿手法诊治

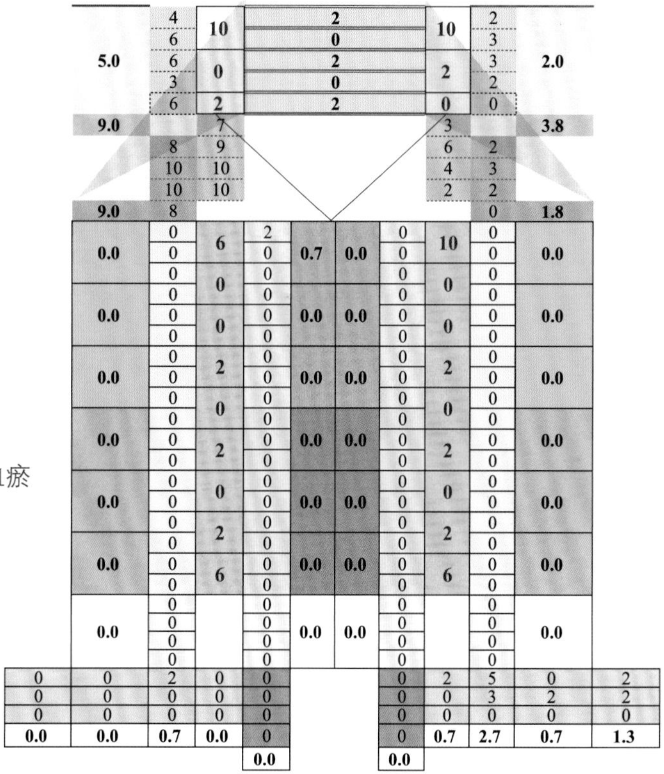

7月9日
第10次腰腿手法诊治

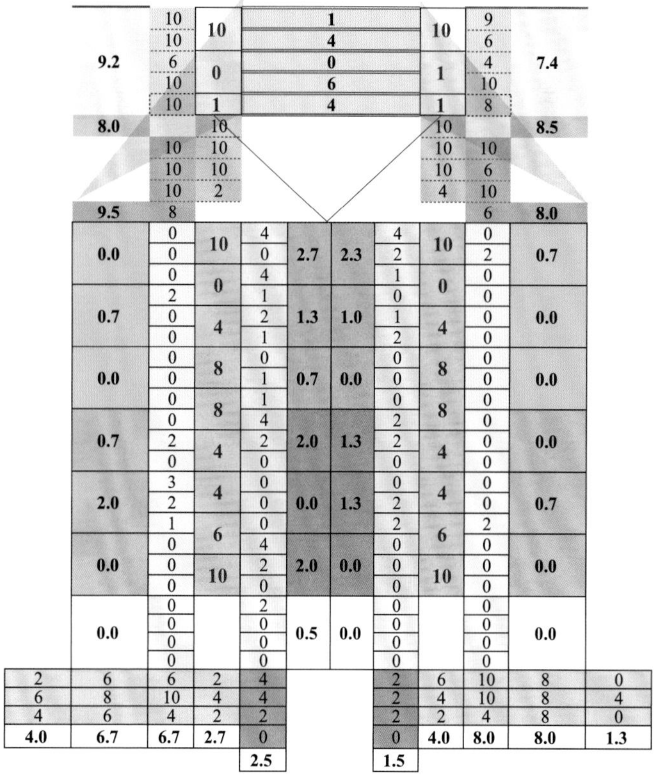

腰腿手法诊治压痛值变化

痛→血瘀

康复方案丨居家康复治疗

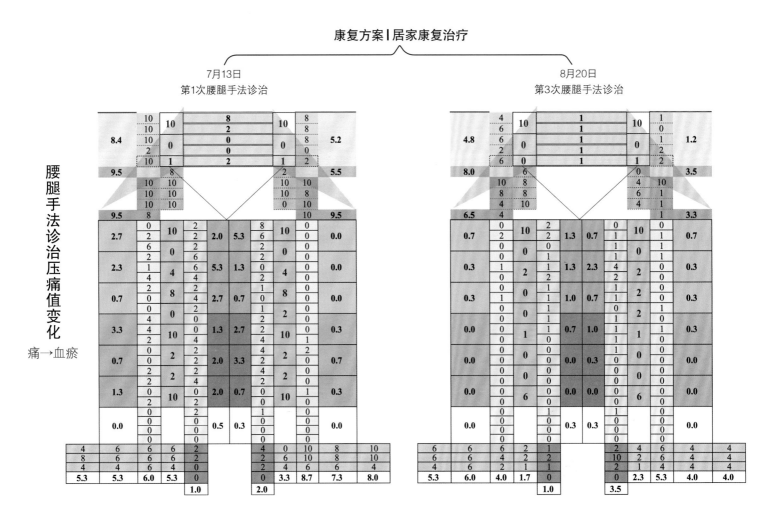

7月13日
第1次腰腿手法诊治

8月20日
第3次腰腿手法诊治

腰腿手法诊治压痛值变化

痛→血瘀

【康复方案Ⅱ疗程康复】

人体脏腑功能检查表

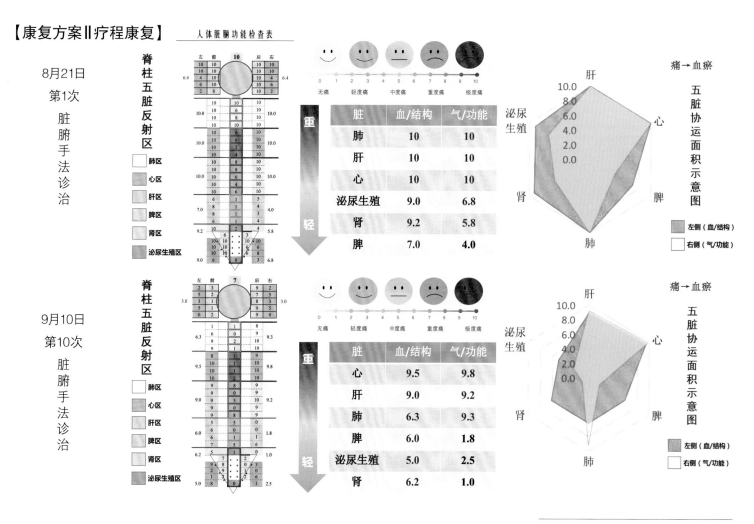

8月21日

第1次

脏腑手法诊治

脊柱五脏反射区

- 肺区
- 心区
- 肝区
- 脾区
- 肾区
- 泌尿生殖区

脏	血/结构	气/功能
肺	10	10
肝	10	10
心	10	10
泌尿生殖	9.0	6.8
肾	9.2	5.8
脾	7.0	4.0

五脏协运面积示意图

左侧（血/结构）
右侧（气/功能）

痛→血瘀

9月10日

第10次

脏腑手法诊治

脊柱五脏反射区

- 肺区
- 心区
- 肝区
- 脾区
- 肾区
- 泌尿生殖区

脏	血/结构	气/功能
心	9.5	9.8
肝	9.0	9.2
肺	6.3	9.3
脾	6.0	1.8
泌尿生殖	5.0	2.5
肾	6.2	1.0

五脏协运面积示意图

左侧（血/结构）
右侧（气/功能）

无痛　轻度痛　中度痛　重度痛　极度痛

【康复方案Ⅱ疗程康复】

8月21日–9月10日康复方案Ⅱ疗程康复期间五脏协同运作变化情况

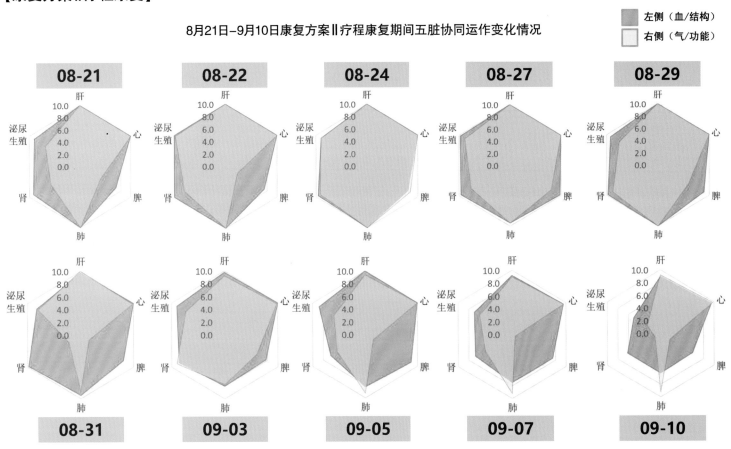

左侧（血/结构）
右侧（气/功能）

【康复方案Ⅱ疗程康复】

8月21日–9月10日康复方案Ⅱ疗程康复期间督脉水库疏通情况

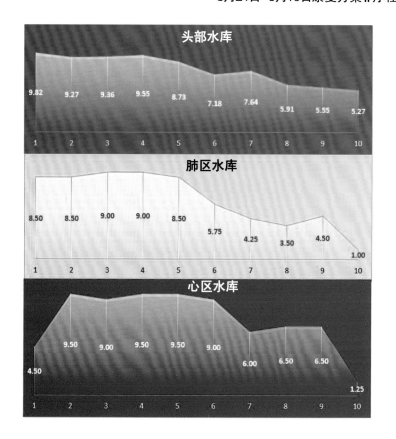

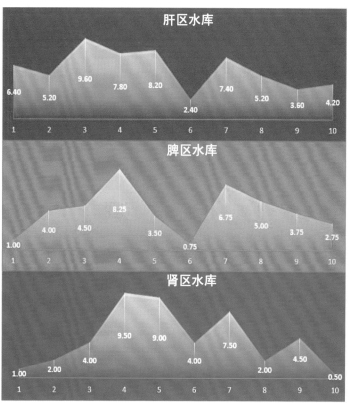

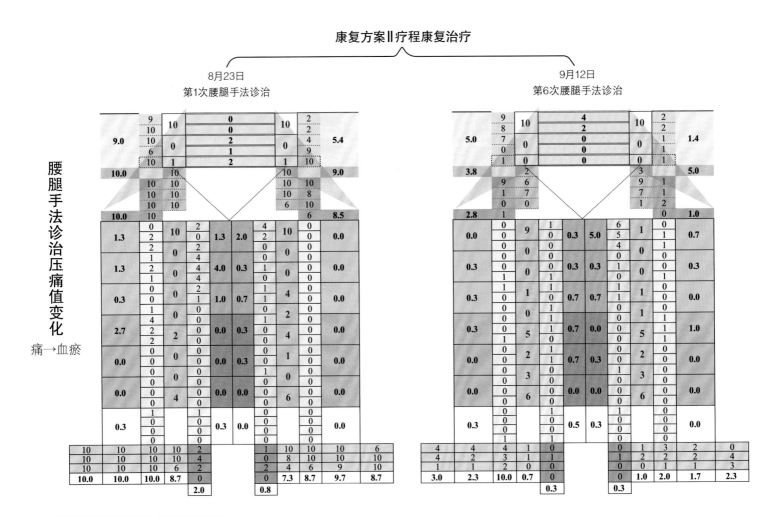

康复方案Ⅱ疗程康复治疗

腰腿手法诊治压痛值变化

痛→血瘀

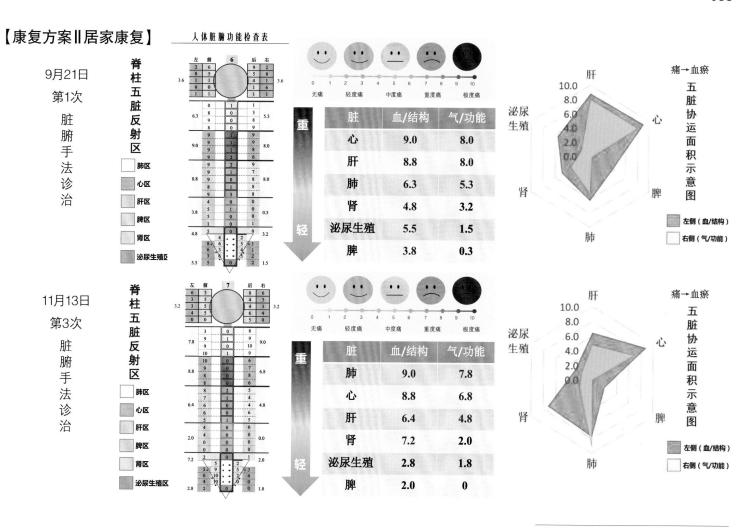

【康复方案‖居家康复】

人体脏腑功能检查表

9月21日

第1次

脏腑手法诊治

脊柱五脏反射区

□ 肺区
■ 心区
▦ 肝区
▦ 脾区
▦ 肾区
■ 泌尿生殖区

0 无痛　1 2 轻度痛　3 4 中度痛　5 6 重度痛　7 8 9 极度痛　10

重　轻

脏	血/结构	气/功能
心	9.0	8.0
肝	8.8	8.0
肺	6.3	5.3
肾	4.8	3.2
泌尿生殖	5.5	1.5
脾	3.8	0.3

痛→血瘀

五脏协运面积示意图

▦ 左侧（血/结构）
□ 右侧（气/功能）

11月13日

第3次

脏腑手法诊治

脊柱五脏反射区

□ 肺区
■ 心区
▦ 肝区
▦ 脾区
▦ 肾区
■ 泌尿生殖区

0 无痛　1 2 轻度痛　3 4 中度痛　5 6 重度痛　7 8 9 极度痛　10

重　轻

脏	血/结构	气/功能
肺	9.0	7.8
心	8.8	6.8
肝	6.4	4.8
肾	7.2	2.0
泌尿生殖	2.8	1.8
脾	2.0	0

痛→血瘀

五脏协运面积示意图

▦ 左侧（血/结构）
□ 右侧（气/功能）

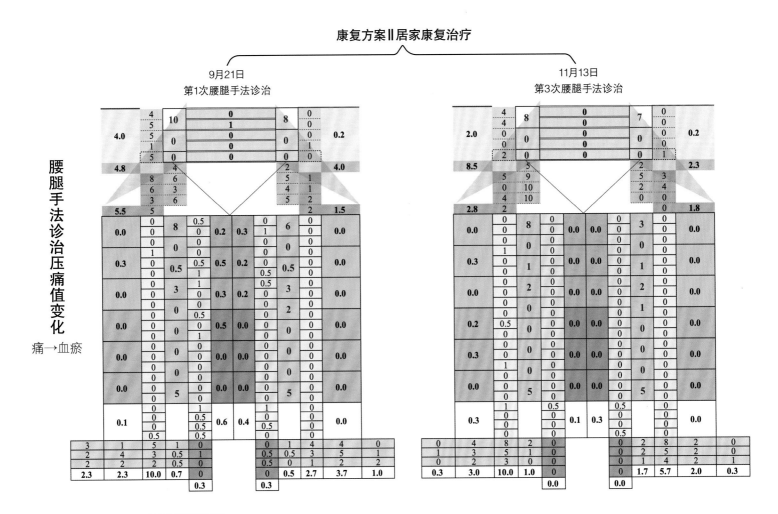

康复方案Ⅱ居家康复治疗

9月21日
第1次腰腿手法诊治

11月13日
第3次腰腿手法诊治

腰腿手法诊治压痛值变化

痛→血瘀

右膝疼痛5个月后，加重致右下肢无力似踩棉花

康复记录

【疗程康复记录】

4月24日-5月5日疗程康复治疗期间疗效观察

腰腿手法诊治（主）	1	2	3	4	5	6	7	8	9	10
物理因子（主）	场效应 + 仲元恒康医用冷敷贴									
家庭作业（辅）	揉腹+鳄鱼式呼吸									
症状 ＼ 日期	04-24	04-25	04-26	04-27	04-28	04-30	05-01	05-02	05-03	05-05
当日治疗前 — 右下肢无力似踩棉花 VAS=9	4	0								
当日治疗前 — 起床时翻身费力 VAS=8	4	2	1	0						
半年来 — 不能左侧卧位入睡	不能左侧卧位入睡							可左侧卧位入睡		
2年来 — 日常活动持续佩戴腰围	日常活动持续佩戴腰围									

【居家康复记录】

5月6日-6月13日居家康复治疗期间疗效观察

家庭作业（主）	揉腹+腹横肌力量训练+臀桥式+T-W伸展+利用体内束腰行走+股四头肌静力收缩+穴位经络敲打操+膝穴按摩操+泡脚足穴按摩					
物理因子（主）	场效应					
腰腿手法诊治（辅）	1（5月11日）	2（5月18日）	3（5月24日）	4（5月31日）	5（6月7日）	6（6月13日）
日期 余留症状	家庭作业1 5月6-11日	家庭作业2 5月12-18日	家庭作业3 5月19-24日	家庭作业4 5月25-31日	家庭作业5 6月1-7日	家庭作业6 6月8-13日
日常活动持续佩戴腰围	白天工作佩戴腰围；晚上在家尽量不用		逐渐减少白天工作佩戴腰围时间；晚上在家基本不用			彻底不用腰围

疗程康复治疗

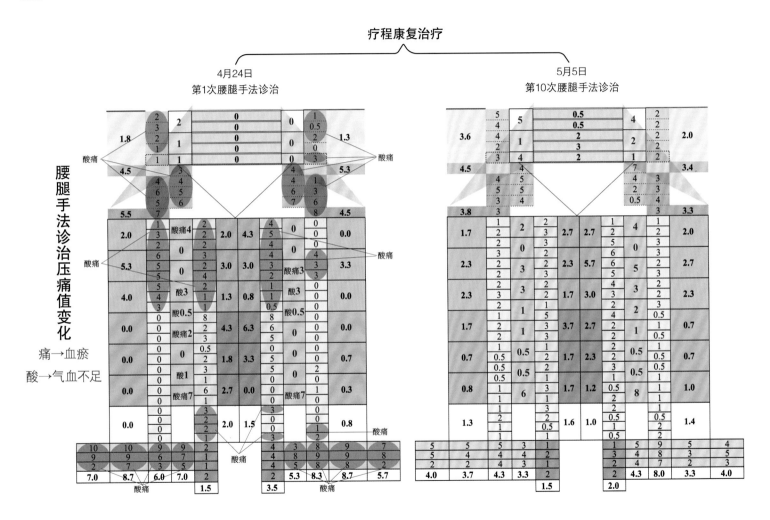

4月24日
第1次腰腿手法诊治

5月5日
第10次腰腿手法诊治

腰腿手法诊治压痛值变化

痛→血瘀

酸→气血不足

居家康复治疗

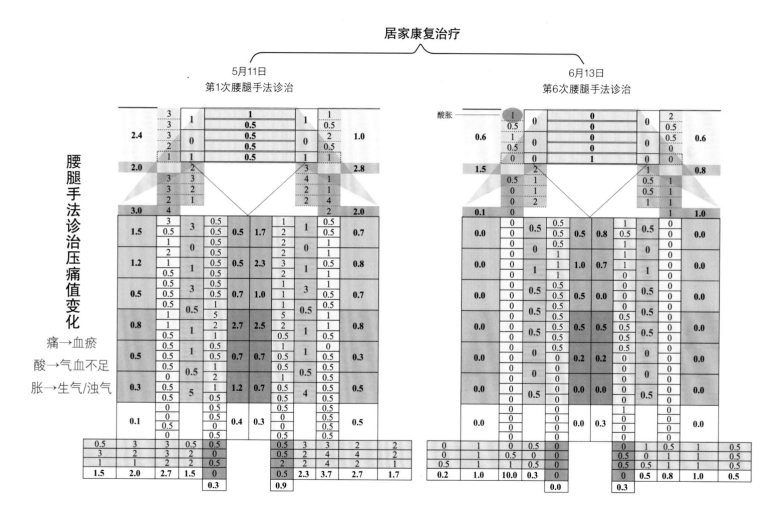

5月11日
第1次腰腿手法诊治

6月13日
第6次腰腿手法诊治

腰腿手法诊治压痛值变化

痛→血瘀

酸→气血不足

胀→生气/浊气

酸胀

案例07

46天来，夜间任何一种卧姿超过10分钟
即觉左膝内侧痛而影响睡眠

康复记录

【疗程康复记录】

2019年9月16-29日疗程康复治疗期间疗效观察 – 1

腰腿手法诊治（主）	1		2		3			4		5				6
脏腑手法诊治（主）		1		2										3
物理因子（主）	温热磁+脉冲磁+仲元恒康经络贴					经络贴		温热磁+脉冲磁+仲元恒康经络贴						
家庭作业（辅）	结合适宜食疗方,逐步学习和掌握利于疾病康复的健身计划相关内容,并每天按时完成													

症状＼日期		09-16	09-17	09-18	09-19	09-20	09-21	09-22	09-23	09-24	09-25	09-26	09-27	09-28	09-29
1年来	左膝步行痛VAS=8	手法前/手法后	手法前/手法后	手法前/手法后	手法前/手法后	手法前/手法后			手法前/手法后		手法前/手法后				手法前/手法后
		8 / 4	5 / 3	6 / 2	3 / 3	3 / 3	3	4	4 / 3	3	3 / 3	3			3 / 3
10个月来	左膝关节明显肿胀	左膝关节明显肿胀													
46天来	夜间任何一种卧姿超过10分钟即觉左膝内侧痛VAS=6	未出现	出现	未出现											
10年来	坐位10分钟、左侧卧位5分钟,即觉左股骨大转子处酸痛VAS=3改变体位后酸痛消失	坐位10分钟、左侧卧位5分钟,即觉左股骨大转子处酸痛VAS=3,改变体位后酸痛消失													

激发人体自愈力临床案例汇编

【疗程康复记录】

2019年9月16-29日疗程康复治疗期间疗效观察 – 2

腰腿手法诊治(主)	1		2	3			4		5				6
脏腑手法诊治(主)		1		2									3
物理因子(主)	温热磁+脉冲磁+仲元恒康经络贴					经络贴		温热磁+脉冲磁+仲元恒康经络贴					
家庭作业(辅)	结合适宜食疗方,逐步学习和掌握利于疾病康复的健身计划相关内容,并每天按时完成												

症状 / 日期		09-16	09-17	09-18	09-19	09-20	09-21	09-22	09-23	09-24	09-25	09-26	09-27	09-28	09-29
8年来	右耳持续蝉鸣音 VAS=3	右耳持续蝉鸣音VAS=3													
	因腰痛VAS=2~3伴双腿不宁综合征而翻来覆去约1小时方可入眠	腰痛伴双腿不宁综合征未再出现,入睡时间亦明显缩短													
		15分钟	30分钟	15分钟	15分钟	15分钟	15分钟	15分钟	15分钟	15分钟	15分钟	15分钟	15分钟	15分钟	15分钟
	平均每晚起夜2~3次	3次	4次	4次	4次	4次	4次	4次	3次	3次	3次	3次	3次	3次	3次
	四年前胆囊切除后23:00-23:30必起夜	四年前胆囊切除后23:00-23:30必起夜1次													
7年来	2012年肺癌术后牙龈色泽始终发白	2012年肺癌术后,牙龈色泽始终发白										牙龈色泽红润			
1年来	每天大便1~2次 时间不固定	7:00	7:00	11:00 15:00	13:10	12:15	12:00	12:00	未排便	19:00	未排便	12:00 19:00	12:00		6:30
	大便基本不成形(85%)	不成形	成形						未排便	成形	未排便	成形			

【居家康复记录】

2019年10月1日-2020年7月5日居家康复期间疗效观察

家庭作业（主）	结合适宜食疗方，每天按时完成家庭康复计划相关内容		
物理因子（主）	场效应		左膝关节中药湿敷 + 场效应
腰腿手法诊治（辅）	10月29日	12月9日	受新冠肺炎疫情影响而未能复诊，微信或电话沟通病情变化
脏腑手法诊治（辅）			
日期 余留症状	家庭作业1 10月1-29日	家庭作业2 10月30日-12月9日	家庭作业3 2019年12月10日-2020年7月5日
左膝步行痛VAS=3	3		2020年1月21日起降至VAS=2
左膝关节明显肿胀	左膝关节明显肿胀		12月11日起左膝关节中药湿敷； 半个月后肿胀开始减轻；至2020年2月29日期间，肿胀呈减轻趋势； 4月5日三个疗程的中药湿敷完成后，仍肉眼可见较明显肿胀
10年来，坐位约10分钟、左侧卧位约5分钟，即觉左股骨大转子处酸痛VAS=3，改变体位后，酸痛感消失			2019年12月11日起前述症状消失
8年来右耳 持续蝉鸣音VAS=3	2019年10月15日起右耳持续蝉鸣音降至VAS=2		
8年来，平均每晚起夜 2~3次	居家康复第7个月起，每晚起夜3次现象逐渐减少 居家康复第9个月起，每晚起夜2次，甚至未起夜（见下页）		

四年前胆囊切除后 23:00-23:30期间 必起夜1次		2019年居家康复			2020年居家康复					
		10月份	11月份	12月份	1月份	2月份	3月份	4月份	5月份	6月份
	天数	31	30	31	31	29	31	30	31	30
	频次	24	22	20	24	17	21	8	2	0
	占比	77%	73%	65%	77%	59%	68%	27%	6%	0%

【居家康复记录】

2019年10月1日-2020年7月5日居家康复期间起夜情况观察

居家康复第1个月 2019年10月份	居家康复第2个月 2019年11月份	居家康复第3个月 2019年12月份	居家康复第4个月 2020年1月份	居家康复第5个月 2020年2月份

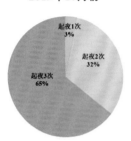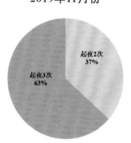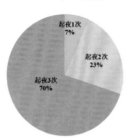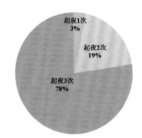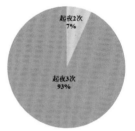

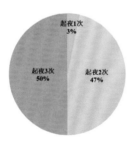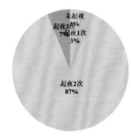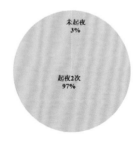

居家康复第6个月 2020年3月份	居家康复第7个月 2020年4月份	居家康复第8个月 2020年5月份	居家康复第9个月 2020年6月份

疗程康复治疗

2019年9月16日
第1次腰腿手法诊治

2019年9月29日
第6次腰腿手法诊治

腰腿手法诊治压痛值变化

痛→血瘀

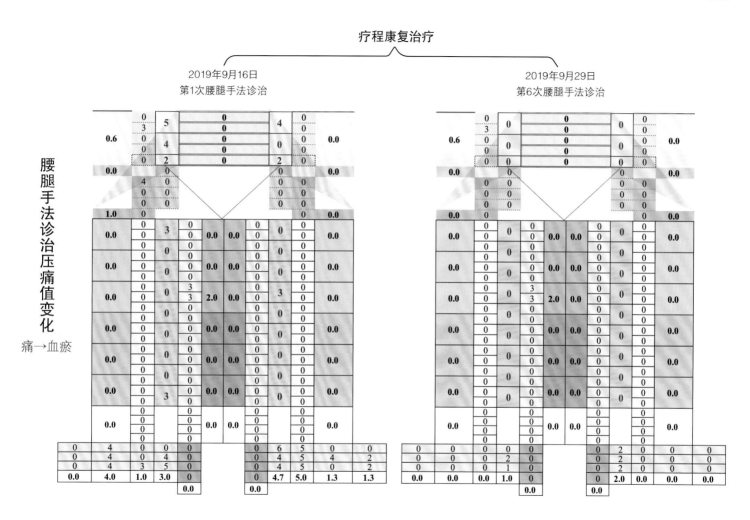

【疗程康复记录】

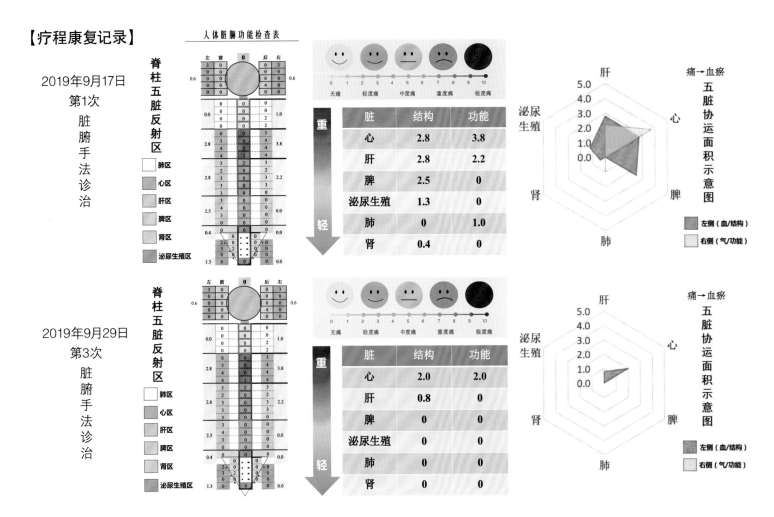

人体脏腑功能检查表

脊柱五脏反射区

肺区
心区
肝区
脾区
肾区
泌尿生殖区

2019年9月17日

第1次

脏腑手法诊治

无痛　轻度痛　中度痛　重度痛　极度痛

重

轻

脏	结构	功能
心	2.8	3.8
肝	2.8	2.2
脾	2.5	0
泌尿生殖	1.3	0
肺	0	1.0
肾	0.4	0

痛→血瘀

五脏协运面积示意图

左侧（血/结构）
右侧（气/功能）

2019年9月29日

第3次

脏腑手法诊治

重

轻

脏	结构	功能
心	2.0	2.0
肝	0.8	0
脾	0	0
泌尿生殖	0	0
肺	0	0
肾	0	0

痛→血瘀

五脏协运面积示意图

左侧（血/结构）
右侧（气/功能）

居家康复治疗

2019年10月29日
第1次腰腿手法诊治

2019年12月9日
第2次腰腿手法诊治

腰腿手法诊治压痛值变化

痛→血瘀

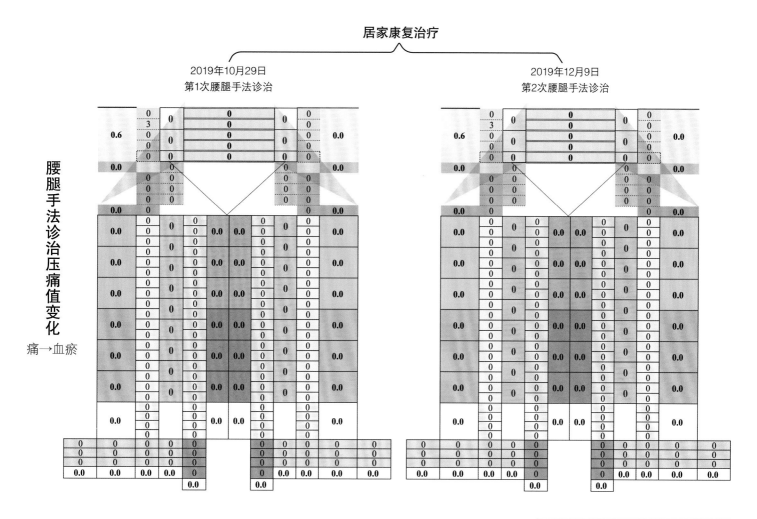

【居家康复记录】

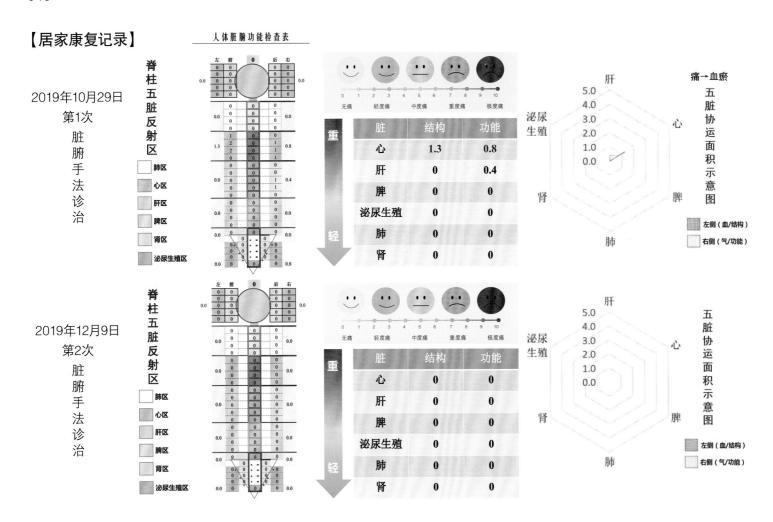

人体脏腑功能检查表

脊柱五脏反射区

2019年10月29日
第1次
脏腑手法诊治

肺区
心区
肝区
脾区
肾区
泌尿生殖区

脏	结构	功能
心	1.3	0.8
肝	0	0.4
脾	0	0
泌尿生殖	0	0
肺	0	0
肾	0	0

无痛　轻度痛　中度痛　重度痛　极度痛

痛→血瘀
五脏协运面积示意图

左侧（血/结构）
右侧（气/功能）

脊柱五脏反射区

2019年12月9日
第2次
脏腑手法诊治

肺区
心区
肝区
脾区
肾区
泌尿生殖区

脏	结构	功能
心	0	0
肝	0	0
脾	0	0
泌尿生殖	0	0
肺	0	0
肾	0	0

无痛　轻度痛　中度痛　重度痛　极度痛

五脏协运面积示意图

左侧（血/结构）
右侧（气/功能）

【疗程&居家康复记录】

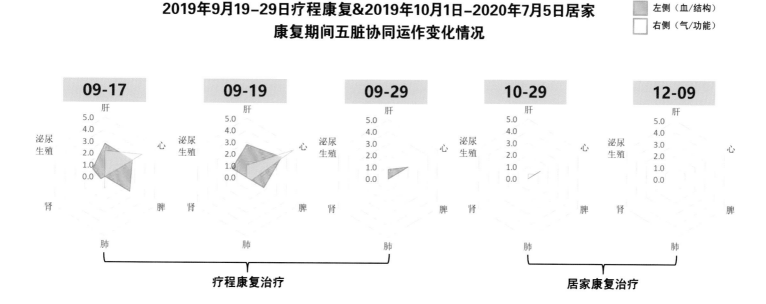

2019年9月19–29日疗程康复&2019年10月1日–2020年7月5日居家
康复期间五脏协同运作变化情况

左侧（血/结构）
右侧（气/功能）

案例08

左侧颈肩臂疼痛不适23天

康复记录

【疗程康复记录】

9月17-29日疗程康复治疗期间疗效观察

脏腑手法诊治（主）	1		2		3		4		5
物理因子（主）	场效应	超短波+干扰电+高压电位+场效应		场效应		超短波+高压电位+场效应			高压电位+场效应
家庭作业（辅）	结合适宜食疗方，逐步学习和掌握利于疾病康复的健身计划相关内容，并每天按时完成								

症状 \ 日期	09-17	09-18	09-19	09-20	09-21	09-22	09-23	09-24	09-25	09-26	09-27	09-28	09-29
左肩胛区火辣性痛 VAS=6~8（初值6）	2	2	1	0	深层隐隐不适1	0	0	0	0	0	0	0	0
低头时左肩胛区火辣性痛 VAS=8~9（初值8）	4	4	1	0	0	0	0	0	0	0	0	0	0
左肩活动时左乳牵扯痛 VAS=7~8（初值7）	0	0	0	0	0	0	0	0	0	0	0	0	0
左上臂背尺侧疼痛 VAS=6~8（初值6）	2	1	0	0	深层隐隐不适感 VAS=1		0	0	0	0	0	0	0
左前臂背桡侧肘部向下15cm段疼痛 VAS=7~8（初值7）	2	1	0	0	深层隐隐不适感 VAS=1		0	0	0	0	0	0	0
左侧颈部不适 VAS=6~8（初值6）	2	2	1	0	0	0	0	0	2	1	0		
向左侧转头困难 VAS=6~8（初值6）	2	2	1	0	0	0	0	0	0	0	0	0	0

（左肩胛区火辣性痛、低头时左肩胛区火辣性痛：火辣感消失）

23天来

【疗程康复记录】

9月17–29日疗程康复治疗期间疗效观察

脏腑手法诊治（主）		1			2			3			4			5
物理因子（主）		场效应	超短波+干扰电+高压电位+场效应			场效应		超短波+高压电位+场效应					高压电位+场效应	
家庭作业（辅）		结合适宜食疗方，逐步学习和掌握利于疾病康复的健身计划相关内容，并每天按时完成												
症状 \ 日期		09–17	09–18	09–19	09–20	09–21	09–22	09–23	09–24	09–25	09–26	09–27	09–28	09–29
近2年来	约1h入眠	15分钟	1小时	10分钟内入眠										白天结束治疗回家，未再跟踪随访
	半夜易醒1~2次	1次	1次	2次	2次	3次	2次	1次	2次	2次	2次	2次	2次	
	2:00左右居多	4:00	2:10	0:00 2:00	1:05 2:00	23:00 0:50 2:00	0:20 2:00	0:20	2:50 4:00	0:50 2:30	22:30 0:30	0:20 3:15	1:20 3:30	
	醒后基本处于蒙胧状态	醒后蒙胧状态	醒后因浑身轻松无痛而心情激动难以入眠	醒后蒙胧状态	第1次醒来如厕后很快再次入眠 第2次醒后蒙胧状态	前2次醒来如厕后很快再次入眠 第3次醒后蒙胧状态	第1次醒来如厕后很快再次入眠 第2次醒后蒙胧状态	如厕后很快再次入眠		第1次醒来如厕后很快再次入眠 第2次醒后蒙胧状态				

【疗程康复记录】

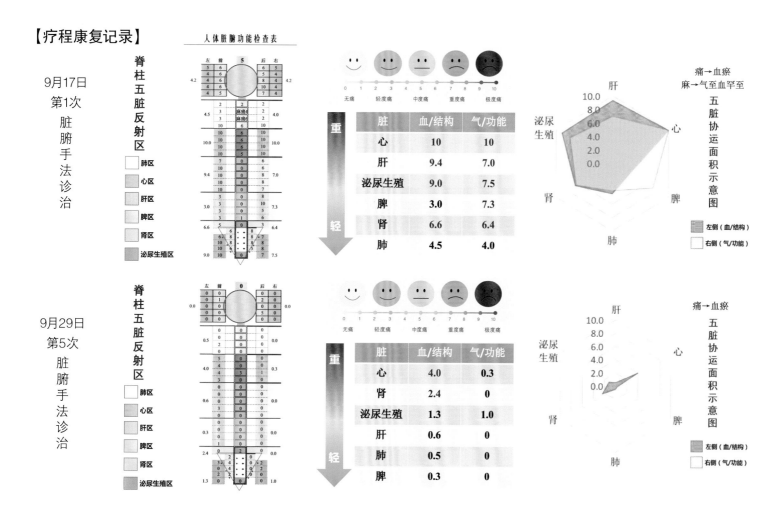

人体脏腑功能检查表

9月17日
第1次
脏
腑
手
法
诊
治

脊柱五脏反射区

肺区
心区
肝区
脾区
肾区
泌尿生殖区

无痛　轻度痛　中度痛　重度痛　极度痛

重　　　　　　　　　　　　　　　　　　轻

脏	血/结构	气/功能
心	10	10
肝	9.4	7.0
泌尿生殖	9.0	7.5
脾	3.0	7.3
肾	6.6	6.4
肺	4.5	4.0

痛→血瘀
麻→气至血罕至

五脏协运面积示意图

左侧（血/结构）
右侧（气/功能）

9月29日
第5次
脏
腑
手
法
诊
治

脊柱五脏反射区

肺区
心区
肝区
脾区
肾区
泌尿生殖区

无痛　轻度痛　中度痛　重度痛　极度痛

重　　　　　　　　　　　　　　　　　　轻

脏	血/结构	气/功能
心	4.0	0.3
肾	2.4	0
泌尿生殖	1.3	1.0
肝	0.6	0
肺	0.5	0
脾	0.3	0

痛→血瘀

五脏协运面积示意图

左侧（血/结构）
右侧（气/功能）

【疗程康复记录】

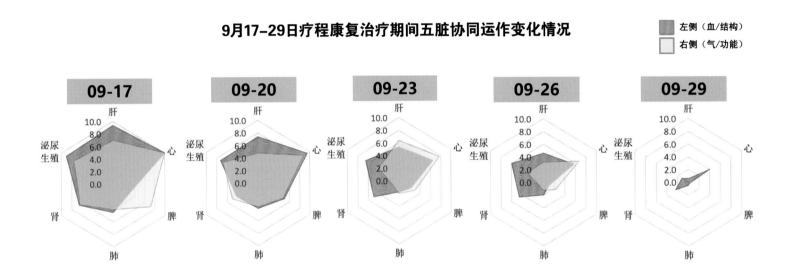

9月17–29日疗程康复治疗期间五脏协同运作变化情况

左侧（血/结构）
右侧（气/功能）

颈椎间盘突出症治疗后余留左肩背时而胀痛和
左食指持续麻木1年余

康复记录

【疗程康复记录】

9月25日–10月5日疗程康复治疗期间疗效观察

脏腑手法诊治（主）	1	2		3			4		5		6
腰腿手法诊治（主）			1		2			3		4	
物理因子（主）	超短波+温热磁+干扰电		超短波+温热磁+肢体压力循环泵								
家庭作业（辅）	逐步学习和掌握利于疾病康复的健身计划相关内容，并每天按时完成										

症状＼日期	9–25	9–26	9–27	9–28	9–29	9–30	10–1	10–2	10–3	10–4	10–5
1年多来	左肩背经常胀痛 VAS=4~8	5	左肩背酸胀痛放射至肘部 VAS=6	左肩背胀痛 VAS=3				左肩背胀痛VAS=3 / 左上肢拉痛VAS=3	左肩背胀痛VAS=4 / 左上肢拉痛VAS=1	左肩背胀痛VAS=2 / 左上肢拉痛VAS=0	左肩背胀痛 VAS=0
	左食指第2~3指节始终麻木似皮筋束缚感VAS=8	同前		左食指第3指节麻木似皮筋束缚感 5					左食指第3指节前1/2麻木似皮筋束缚感 4		3
	触摸物体时感觉似戴着棉手套	同前		触摸物体时感觉似戴着薄手套							
	26日出现左食指持续性发胀VAS=4	0		0							

注：因假期结束须回单位上班而停止康复治疗。

【疗程康复记录】

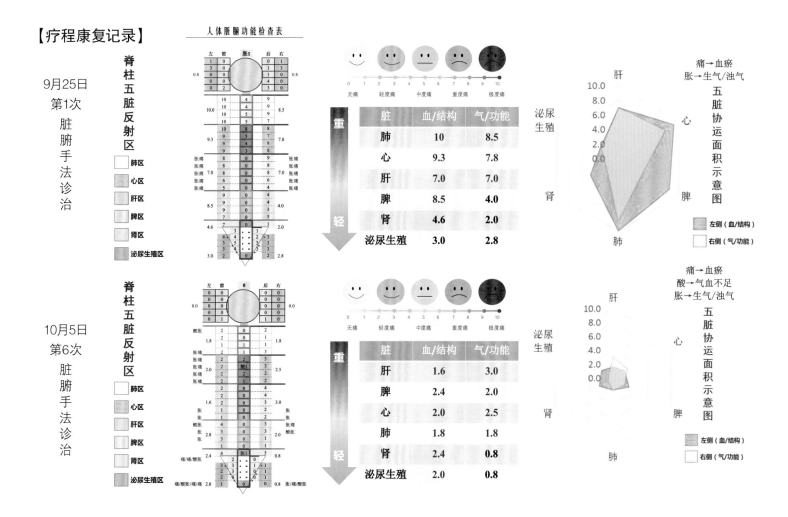

人体脏腑功能检查表

脊柱五脏反射区

9月25日
第1次

脏腑手法诊治

肺区
心区
肝区
脾区
肾区
泌尿生殖区

脏	血/结构	气/功能
肺	10	8.5
心	9.3	7.8
肝	7.0	7.0
脾	8.5	4.0
肾	4.6	2.0
泌尿生殖	3.0	2.8

痛→血瘀
胀→生气/浊气

五脏协运面积示意图

脊柱五脏反射区

10月5日
第6次

脏腑手法诊治

肺区
心区
肝区
脾区
肾区
泌尿生殖区

脏	血/结构	气/功能
肝	1.6	3.0
脾	2.4	2.0
心	2.0	2.5
肺	1.8	1.8
肾	2.4	0.8
泌尿生殖	2.0	0.8

痛→血瘀
酸→气血不足
胀→生气/浊气

五脏协运面积示意图

【疗程康复记录】

9月25–10月5日疗程康复治疗期间五脏协同运作变化情况

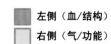

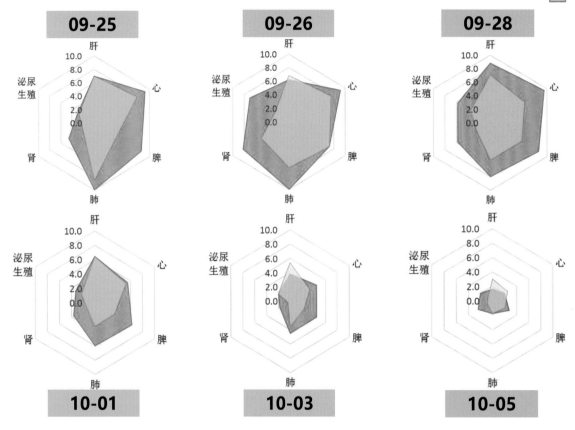

疗程康复治疗

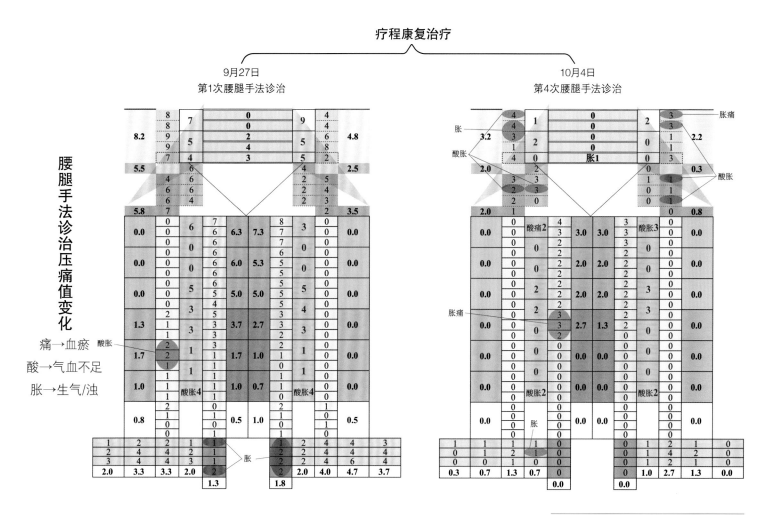

9月27日
第1次腰腿手法诊治

10月4日
第4次腰腿手法诊治

腰腿手法诊治压痛值变化

痛→血瘀
酸→气血不足
胀→生气/浊

案例10

疼痛从头到脚同时发生

康复记录

【疗程康复记录】

3月13日-4月13日疗程康复治疗期间疗效观察 – 1

颈肩手法诊治(主)	1	2		3		4		5	6		7
腰腿手法诊治(主)			1		2		3			4	
物理因子(主)	\<中频电\>		\<无\>								超短波
	\<场效应\>			\<仲元恒康医用冷敷贴\>							
家庭作业(辅)	揉腹+鳄鱼式呼吸+经络敲打操+泡脚与穴位按摩										

现有症状 ＼ 日期	3-13	3-15	3-16	3-19	3-20	3-21	3-22	3-23	3-26	3-27	3-28
整个背部疼痛难忍 VAS=10	10	9				8		7			
头部左侧颞顶区疼痛 VAS=10	10	5									8
放射至左上眼眶痛 VAS=10	10	5									胀痛6
头晕VAS=10	10	5						3			
睡前需服用止痛药助眠	同前	未服止痛药,自然入眠									
左眼球发胀VAS=8	8	5	3	0							
左眼轻微流泪 偶尔口角不自主流涎	同前	自觉持续好转中							基本消失		
双腿步行沉重似灌铅 VAS=9	9	8		7				6			
步行时外踝疼痛VAS=8	8										

3天来 / 持续步行15分钟后

持续步行15分钟后											
右膝关节腔内痛VAS=8	8					8					
发作频次较多	发作频次较多					发作频次日趋减少					

注:3月27日因担心爱人次日做心脏冠脉造影检查有风险而担忧,当晚未休息好。

　　3月28日因陪床忙碌而当晚头痛加重至VAS=8并伴左上眼眶胀痛VAS=6,但未服止痛药。

【疗程康复记录】

3月13日–4月13日疗程康复治疗期间疗效观察–2

颈肩手法诊治（主）		8	9		10	11		12		13	
腰腿手法诊治（主）	5			6			7		8		9
物理因子（主）	超短波				超短波+温热磁						
	仲元恒康医用冷敷贴										
家庭作业（辅）	揉腹+鳄鱼式呼吸+经络敲打操+泡脚与穴位按摩										

余留症状 ＼ 日期	3-29	3-30	4-2	4-3	4-4	4-8	4-9	4-10	4-11	4-12	4-13
整个背部疼痛VAS=7	6			5	3	2	0				
							但整个背部沉闷感VAS=5				
头部左侧颞顶区痛VAS=8	4	0	晨起10分服止痛药	8	平日VAS=0						
					偶尔劳累后VAS=5，休息后可消失						
左上眼眶胀痛VAS=6	3	0		6	4	5	左上眼眶胀VAS=4痛VAS=6				
头晕VAS=3	0										
双腿步行沉重VAS=6	6				5			4			
步行时双外踝痛VAS=8	8	7									
持续步行15分钟后 右膝关节腔内痛VAS=8	8										
持续步行15分钟后 发作频次日趋减少	发作频次明显减少										

【疗程康复记录】

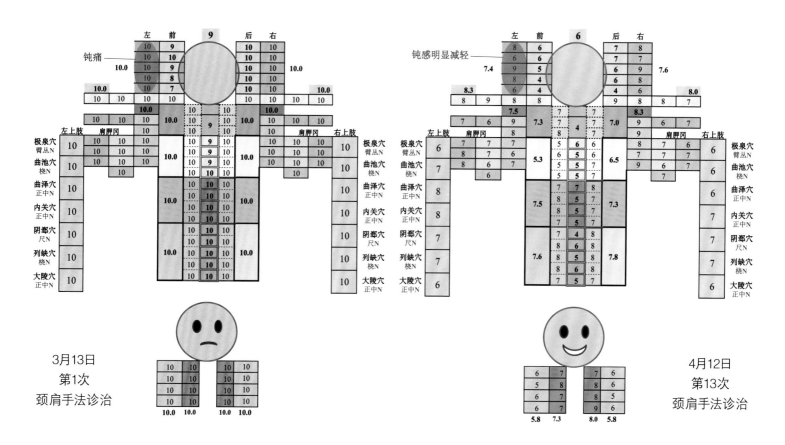

钝痛

左　前　9　后　右

3月13日
第1次
颈肩手法诊治

极泉穴 臂丛N
曲池穴 桡N
曲泽穴 正中N
内关穴 正中N
阴郄穴 尺N
列缺穴 桡N
大陵穴 正中N

左上肢　肩胛冈　右上肢

钝感明显减轻

左　前　6　后　右

4月12日
第13次
颈肩手法诊治

极泉穴 臂丛N
曲池穴 桡N
曲泽穴 正中N
内关穴 正中N
阴郄穴 尺N
列缺穴 桡N
大陵穴 正中N

左上肢　肩胛冈　右上肢

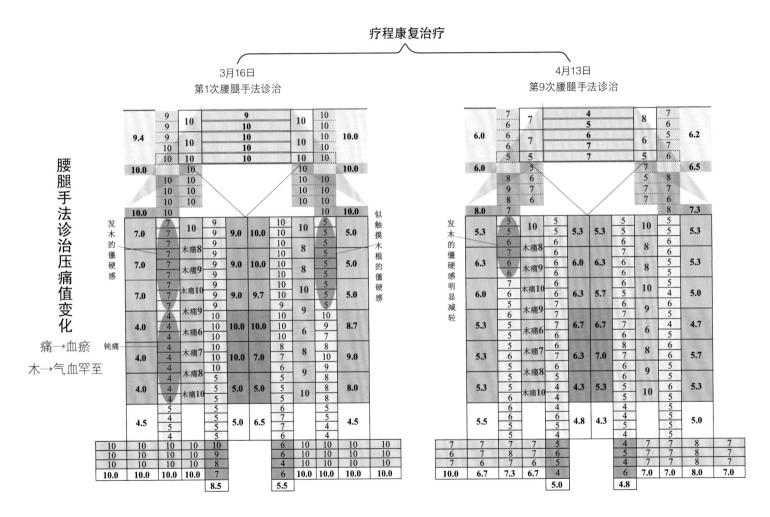

疗程康复治疗

3月16日
第1次腰腿手法诊治

4月13日
第9次腰腿手法诊治

腰腿手法诊治压痛值变化

痛→血瘀

木→气血罕至

案例11

18年来双侧颈肩背经常疼痛不适，8年来双臀部持续性酸痛

康复记录

【疗程康复记录】

5月7日-6月5日疗程康复治疗期间疗效观察 - 1

腰腿手法诊治（主）	1		2		3		4		5		6	7	8	9	10
物理因子（主）	场效应 + 仲元恒康医用冷敷贴														
家庭作业（辅）	揉腹+仰卧位膈式呼吸+俯卧后抬腿+穴位经络敲打操+泡脚与穴位按摩														
现有症状　日期	5-7		5-8		5-9		5-10		5-14		5-15	5-16	5-17	5-18	5-21
双臀部持续性酸痛 VAS=3~4	手法前	手法后	手法前	手法后	手法前	手法后	手法前	手法后	手法前	手法后	0				
	3	0	3	0	0	0	0	0	0	0					
8年来 有时伴肛门下坠感 VAS=3	0	0	0	3	3	1	2	1	0	0					
久坐后因双臀部酸痛感而心烦意乱VAS=3	0		0	2	0		0								
受凉后双臀部持续性酸痛VAS=4~5	未出现														

【疗程康复记录】

5月7日-6月5日疗程康复治疗期间疗效观察 - 2

颈肩手法诊治（主）	1	2	3	4	5	6	7	8	9	10
物理因子（主）	场效应									
家庭作业（辅）	揉腹+仰卧位膈式呼吸+脊柱健康保健操+穴位经络敲打操+泡脚与穴位按摩									
现有症状 ＼ 日期	5-22	5-24	5-25	5-28	5-29	5-30	5-31	6-1	6-4	6-5
18年来双侧颈肩背经常疼痛不适 — 现阶段 — 持续伏案工作1小时后，双侧颈肩背疼痛伴头晕VAS=3		持续伏案工作1小时后，双侧颈肩背疼痛伴头晕VAS=3				未再出现				
低头看书持续30分钟后颈肩背痛VAS=4		低头看书持续30分钟后颈肩背痛VAS=4				未再出现 日常看电脑看书也不再受限				

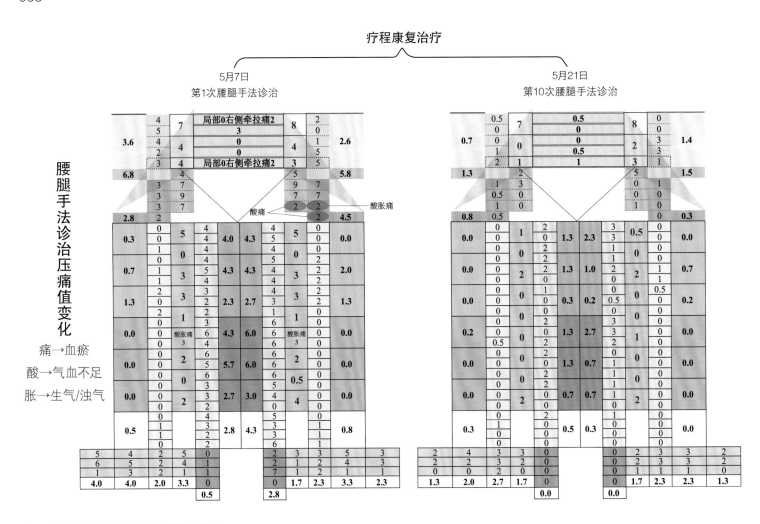

【疗程康复记录】

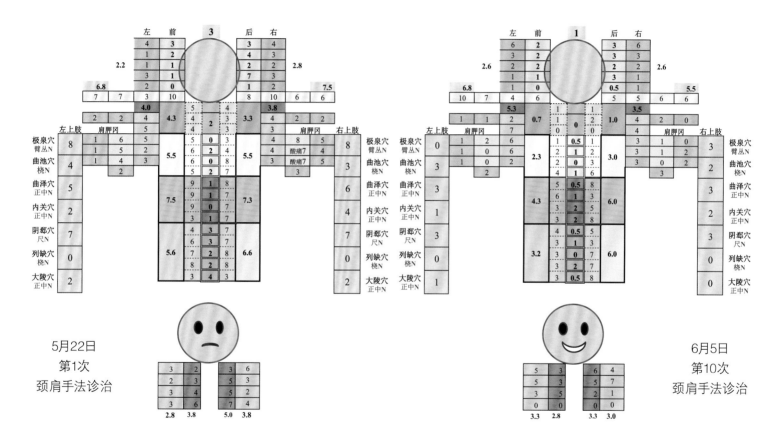

5月22日
第1次
颈肩手法诊治

6月5日
第10次
颈肩手法诊治

7年多来，头部发紧发沉似戴紧箍

康复记录

【疗程康复 I 记录】

2018年12月17日–2019年1月9日疗程康复 I 治疗期间疗效观察 – 1.1

腰腿手法诊治（主）	1	2	3	4	5		6	7	8	9	10
物理因子（主）	超短波+温热磁+场效应										
家庭作业（辅）	结合适宜食疗方，逐步学习和掌握利于疾病康复的健身计划相关内容，并每天按时完成										

现有症状 ＼ 治疗日期		12–17	12–18	12–19	12–20	12–21	12–22	12–23	12–24	12–25	12–26	12–27	12–28
7年多来	每日晨起即觉头部发紧发沉，感觉似内戴紧箍外罩钢盔VAS=7	内戴紧箍外罩钢盔	仅戴紧箍	戴棉帽感	戴单帽感	仅后枕部似大头套小头感 大头昏沉薄厚不均 小头清晰			仅后枕部持续性昏沉感				
									3		2		
		7	5	7	5	大头昏沉VAS=6			头部整体清晰范围占				
						小头清晰范围占40%			70%		80%		
	走路时头重脚轻、脚下没根似踩棉花VAS=5~7	同前	步行时感觉双腿有力、脚下有根										
6年来	持续性耳鸣进行性加重 VAS=7	7								6			
4年来	上腹部经常发胀 VAS=7~8有时伴呃逆	7	6	5	4	上腹部偶有发胀							
							4		3		2	1

【疗程康复 I 记录】

2018年12月17日–2019年1月9日疗程康复 I 治疗期间疗效观察 – 1.2

腰腿手法诊治（主）	1	2	3	4	5		6	7	8	9	10
物理因子（主）	超短波+温热磁+场效应										
家庭作业（辅）	结合适宜食疗方，逐步学习和掌握利于疾病康复的健身计划相关内容，并每天按时完成										

治疗日期 现有症状	12-17	12-18	12-19	12-20	12-21	12-22	12-23	12-24	12-25	12-26	12-27	12-28
3年来 自觉心脏间断性虚弱跳动无力VAS=8	8	7		6		5		4		3		
10年来 早饭前后各排便1次均成形适量但经常粘马桶	早餐前 / 早餐后 成形适量粘马桶 / 成形适量不粘马桶	早餐前 / 早餐后 成形多量不粘马桶	早餐前 / 早餐后 1 2	早餐后 成形少量不粘马桶	早餐后 成形少量不粘马桶	早餐后 成形适量不粘马桶	早餐后 成形适量不粘马桶	早餐后 成形适量不粘马桶	早餐后 成形适量不粘马桶	早餐后 成形适量不粘马桶	早餐后 1 2 不成形适量不粘马桶	早餐后 1 2 不成形适量不粘马桶
4:00~5:00间起夜1次	4:30	4:15	1:30	3:00	2:50	2:15	2:15	3:20	3:30	3:15	2:03	4:06

新出现的病症 （排病反应）												
	12月20日晨起出现双侧颈肩持续性不适VAS=6（右重左轻）				5		头后枕部两侧及双侧肩背僵硬不适					
							6	3		2		1
							右重左轻		左右基本一致			
	12月24日晨起即觉步行或坐卧位变换姿势时，右臀部至右下肢后侧直达脚心处持续性别筋感VAS=7，至18:00晚饭后散步时降至VAS=3							3		2		1

【疗程康复 I 记录】

2018年12月17日~2019年1月9日疗程康复 I 治疗期间疗效观察 – 2.1

脏腑手法诊治（主）	11				12	13	14			15	16	17
物理因子（主）	超短波+温热磁+场效应											
家庭作业（辅）	结合适宜食疗方，逐步学习和掌握利于疾病康复的健身计划相关内容，并每天按时完成											

治疗日期 → 现有症状	2018年			2019年								
	12-29	12-30	12-31	1-1	1-2	1-3	1-4	1-5	1-6	1-7	1-8	1-9
7年多来 每日晨起即觉头部发紧发沉，感觉似内戴紧箍外罩钢盔VAS=7	后枕部昏沉感 VAS=2	头部紧箍感 2	头部紧箍感 2	头部紧箍感 2	头部紧箍感 2	头部紧箍感 2	头部紧箍感 2	头部紧箍感 2	0	头部紧箍感 2	头部紧箍感 2	头部紧箍感 VAS=1
	头脑整体清晰	30分钟后降至1	全天2	全天2	全天2	全天2	全天2	全天2		全天2	全天2	全天1
6年来 持续性耳鸣进行性加重 VAS=7	6	6	5	5	5	4	4	4	4	4	4	4
4年来 上腹部经常发胀VAS=7~8 有时伴呃逆	上腹部偶有发胀 1	0	0	0	0	0	0	0	0	0	0	0
3年来 自觉心脏间断性虚弱、跳动无力VAS=8	3	3	3	2	2	1	0	0	0	0	0	0

【疗程康复 I 记录】

2018年12月17日~2019年1月9日疗程康复 I 治疗期间疗效观察 – 2.2

脏腑手法诊治(主)	11			12	13	14		15	16	17
物理因子(主)	超短波+温热磁+场效应									
家庭作业(辅)	结合适宜食疗方,逐步学习和掌握利于疾病康复的健身计划相关内容,并每天按时完成									

治疗日期 / 现有症状	2018年			2019年								
	12-29	12-30	12-31	1-1	1-2	1-3	1-4	1-5	1-6	1-7	1-8	1-9
10年来 早饭前后各排便1次均成形适量但经常粘马桶	早餐后	早餐后 / 上午 下午	早餐后 1 2 / 晚上	早餐前	早餐后	早餐后	早餐后	早餐后 / 下午 1 2	早餐后	早餐后 / 中午 下午	早餐后 / 午餐前后	早餐前
	成形少量不粘马桶	成形适量不粘马桶	成形少量不粘马桶	成形少量不粘马桶	成形少量不粘马桶	成形少量微粘马桶	成形少量微粘马桶	成形少量微粘马桶	成形少量不粘马桶	成形适量不粘马桶	成形适量不粘马桶	成形适量不粘马桶
4:00~5:00间起夜1次	4:00	0:08 0:47 2:30	1:25 4:17	未起夜	0:00 2:00 4:00	1:50	未起夜	2:50	未起夜	3:30	3:00	未起夜

排病反应		
12月28日起头后枕部两侧及双侧肩背僵硬不适 VAS=1	1	0
12月28日起步行或坐卧位变换姿势时,右臀部至右下肢后侧直达脚心处别筋感VAS=1	12月29日晨起步行时未觉右臀部至右下肢后侧直达脚心处别筋感VAS=0,坐卧位变换姿势时复现VAS=1	
	12月30日起完全消失	

【疗程康复l记录】

2018年12月17日~2019年1月9日疗程康复l治疗期间疗效观察 – 2.3

脏腑手法诊治（主）	11				12	13	14			15	16	17
物理因子（主）	超短波+温热磁+场效应											
家庭作业（辅）	结合适宜食疗方，逐步学习和掌握利于疾病康复的健身计划相关内容，并每天按时完成											
治疗日期	2018年			2019年								
现有症状	12-29	12-30	12-31	1-1	1-2	1-3	1-4	1-5	1-6	1-7	1-8	1-9

新出现的病症（排病反应）：

- 12月29日下午忽觉腰部及双下肢持续往外冒凉风：9、9、6、4、2、0
- 12月31日晨起即觉双脚持续往外冒凉风VAS=9：0、2、0
- 12月31日晨起即觉右中指持续发麻VAS=10：0、2、10；1月4日晨起即觉右中指持续发胀：6、0；7日晨起十指末节针扎无痛感持续至9日晨起恢复针扎痛感
- 1月1日晨起即觉左中指持续发麻VAS=10：8、0；1月4日晨起即觉左中指持续发胀：9、0
- 1月2日19:00后左拇指持续发麻VAS=10：0；9日晨起即觉十指发胀VAS=7~8
- 1月3日晨起后右拇指持续发麻VAS=10：0
- 1月4日下午上楼梯时忽觉右膝痛，且吃不上劲VAS=8：4、2、1 上楼梯时可吃劲
- 1月6日晨起双膝以下冰凉，并往外冒凉风VAS=8，泡澡后降至VAS=4
- 1月7日晨起双膝以下冰凉，并往外冒凉风VAS=8，尤以双膝和双足明显并排冷汗：0

【居家康复记录】

2019年1月10日–3月3日居家康复期间疗效观察

家庭作业（主）	结合适宜食疗方，每天按时完成家庭康复计划相关内容																			
物理因子（主）	场效应																			
治疗日期 / 现有症状	1月																			1月29日～3月3日（未详细记录）
	10	11	12	13	14	15	16	17	18	19	20	21	22	23	24	25	26	27	28	
全天头部紧箍感VAS=1	0			2	3	2				1		2		1						0~2
持续性耳鸣VAS=4	4													3						3
上楼梯时右膝痛VAS=1	同前																			同前
大便时间基本以早餐后居多 大便粘马桶现象明显减少	同前																			同前
起夜时间仍以1次居多 但起夜时间不再固定	同前																			同前
双十指有时发胀VAS=7~8 发胀时血糖和血压均有所升高	同前																			同前
新出现的病症（排病反应）	1月10日19:00左右心慌VAS=7，持续约30分钟后消失；1月12日13:00左右心慌VAS=8，持续约30分钟后消失。																			无
	背部感觉恢复（很多年来，因背部发痒而让人使劲挠背时无痛觉，现在稍使劲挠背便有痛感）																			

【疗程康复Ⅱ记录】

2019年3月4–22日疗程康复Ⅱ治疗期间疗效观察

腰腿手法诊治（主）	1	2	3	4	5		6	7	8	9	10			
物理因子（主）	超短波+干扰电+场效应							高压电位+干扰电+场效应							
家庭作业（辅）	结合适宜食疗方，每天按时完成家庭康复计划相关内容														

治疗日期 / 现有症状	3-4	3-5	3-6	3-7	3-8	3-9	3-10	3-11	3-12	3-13	3-14	3-15	3-16	3-17	3-18~22
全天头部紧箍感VAS=0~2	0	3月4日14:00左右，后枕部持续性发胀						3月11日晨起即觉后枕部持续性发沉					头顶部持续性发沉1	晨起头顶部发沉0.5活动后消失	
		9	8	4	1				1			0.5			
持续性耳鸣VAS=3	3												2		
上楼梯时右膝痛VAS=1	1				0.5					0					
双十指有时发胀VAS=7~8 发胀时血糖和血压均有所升高	十指发胀7时 血糖血压有↑			十指发胀5时 血糖血压有↑			十指发胀4时 血糖血压有↑				十指发胀3时 血糖血压有↑		2 十指发胀时血糖血压无↑		1
大便时间以早餐后居多 大便粘马桶现象明显减少	大便时间仍以早餐后居多，但无大便粘马桶现象														
起夜时间仍以1次居多 但起夜时间不再固定	19天的治疗时间里，有9晚起夜1次														
	19天的治疗时间里，有10晚未起夜														
新出现的病症（排病反应）	3月4日14:00左右，腰部持续性发沉							13日下午转为腰部间歇性发沉（晨起即觉、活动后消失；劳累后复现，休息后消失）							
	8	4	5	2		1			1			0.5			

【疗程康复 I 记录】

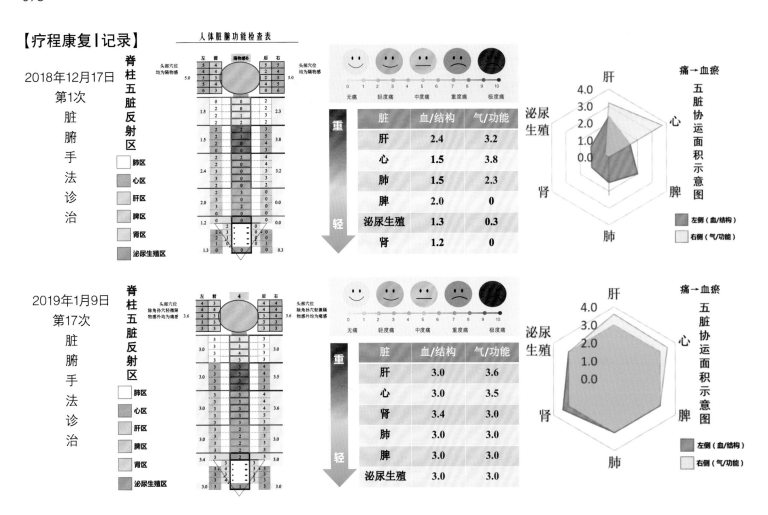

人体脏腑功能检查表

2018年12月17日
第1次
脏
腑
手
法
诊
治

脊柱五脏反射区

肺区
心区
肝区
脾区
肾区
泌尿生殖区

脏	血/结构	气/功能
肝	2.4	3.2
心	1.5	3.8
肺	1.5	2.3
脾	2.0	0
泌尿生殖	1.3	0.3
肾	1.2	0

2019年1月9日
第17次
脏
腑
手
法
诊
治

脊柱五脏反射区

肺区
心区
肝区
脾区
肾区
泌尿生殖区

脏	血/结构	气/功能
肝	3.0	3.6
心	3.0	3.5
肾	3.4	3.0
肺	3.0	3.0
脾	3.0	3.0
泌尿生殖	3.0	

【疗程康复丨记录】

左侧（血/结构）
右侧（气/功能）

2018年12月17日–2019年1月9日疗程康复丨治疗期间五脏协同运作变化情况

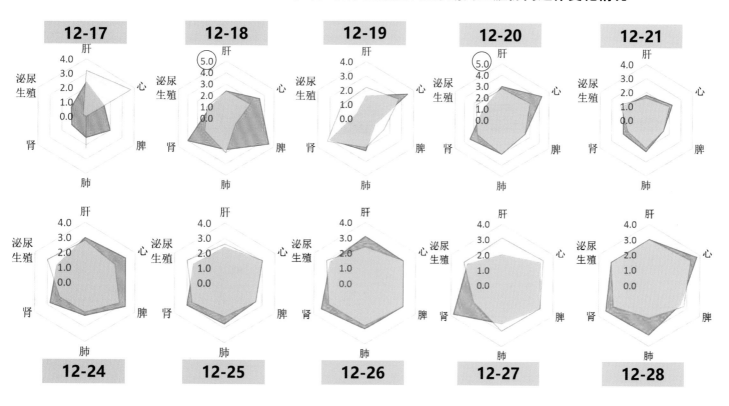

【疗程康复丨记录】

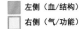

2018年12月17日–2019年1月9日疗程康复丨治疗期间五脏协同运作变化情况

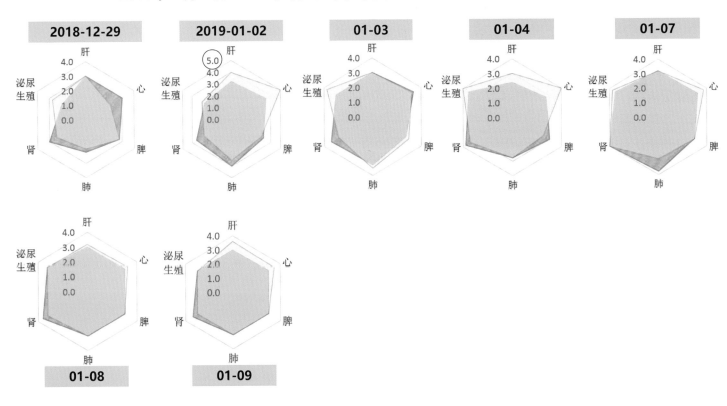

【疗程康复丨记录】

2018年12月17日–2019年1月8日康复方案丨疗程康复期间督脉水库疏通情况

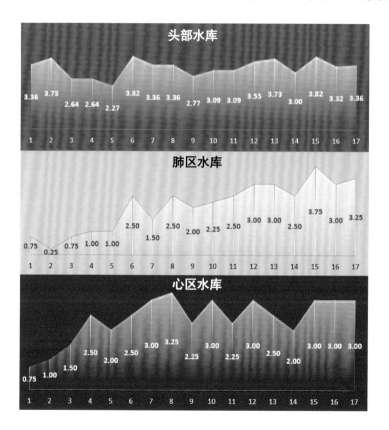

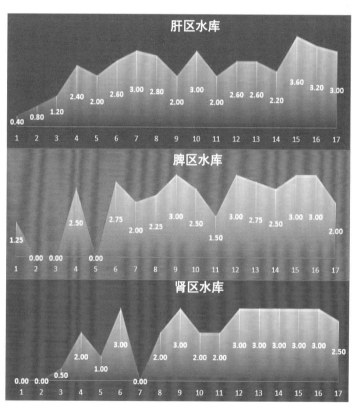

【疗程康复Ⅱ记录】

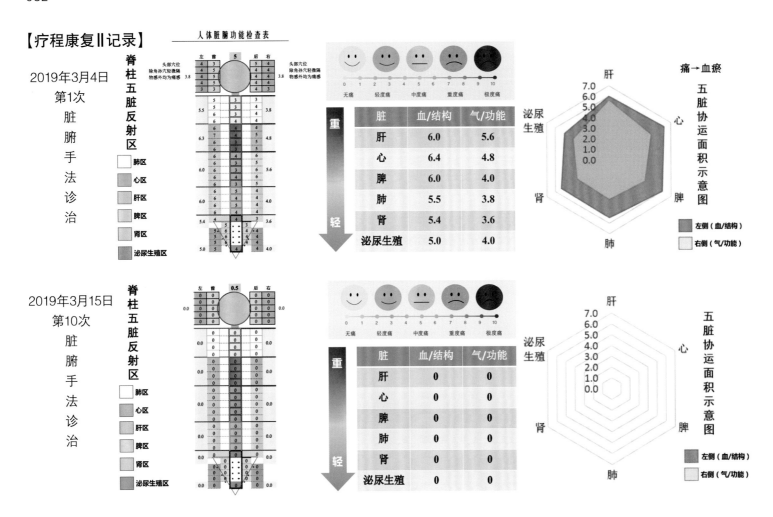

人体脏腑功能检查表

2019年3月4日第1次脏腑手法诊治

脊柱五脏反射区

肺区
心区
肝区
脾区
肾区
泌尿生殖区

脏	血/结构	气/功能
肝	6.0	5.6
心	6.4	4.8
脾	6.0	4.0
肺	5.5	3.8
肾	5.4	3.6
泌尿生殖	5.0	4.0

痛→血瘀

五脏协运面积示意图

左侧（血/结构）
右侧（气/功能）

2019年3月15日第10次脏腑手法诊治

脊柱五脏反射区

肺区
心区
肝区
脾区
肾区
泌尿生殖区

脏	血/结构	气/功能
肝	0	0
心	0	0
脾	0	0
肺	0	0
肾	0	0
泌尿生殖	0	0

五脏协运面积示意图

左侧（血/结构）
右侧（气/功能）

【疗程康复Ⅱ记录】

左侧（血/结构）
右侧（气/功能）

2019年3月4–22日疗程康复Ⅱ治疗期间五脏协同运作变化情况

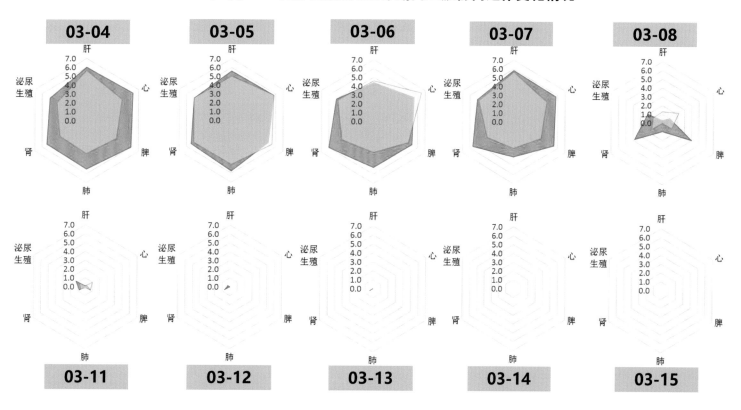

【疗程康复Ⅱ记录】

2019年3月4-22日康复方案Ⅱ疗程康复期间督脉水库疏通情况

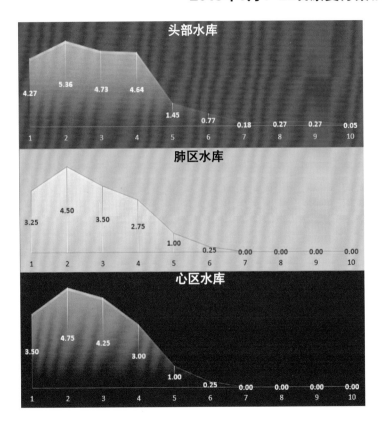

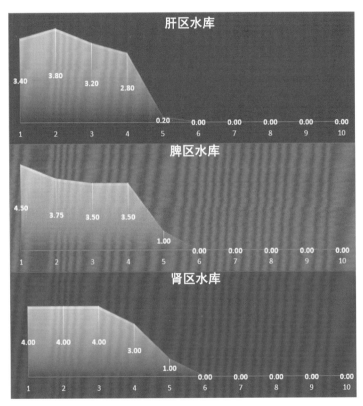

案例13

持续性头晕伴头重脚轻15个月

康复记录

【疗程康复｜记录】

10月22日–11月8日疗程康复｜治疗期间疗效观察 – 1

脏腑手法诊治(主)	1	2	3	4	5	6	7	8	9	10
腰腿手法诊治(主)	1	2	3	4						
物理因子(主)	超短波+高压电位+场效应									
家庭作业(辅)	结合适宜食疗方，逐步学习和掌握利于疾病康复的健身计划相关内容，并每天按时完成									

	治疗日期 / 现有症状	10-22	10-23	10-24	10-25	10-28	10-29	10-30	10-31	11-1	11-4	11-5	11-6	11-7	11-8
15个月来	持续性头晕伴头重脚轻感 VAS=8	5						4.5		4					
	坐位时持续性头晕 VAS=4	4								3					
2年多来	喝粥或饮食不当时，饭后半小时胃部反酸VAS=7，有时吐酸水；至今服用奥美拉唑肠溶片40天来，症状未再出现	自10月22日停服奥美拉唑肠溶片后，亦未再出现前述症状													
21个月来	一日两餐前无饥饿感 虽按时进餐但不觉饭香	同前		10月25日晚饭前忽觉饥饿感，之后一日两餐前均有饥饿感，且吃饭可觉饭香											
8个月来	主食量由过去每顿3两米饭降至每顿2两米饭	同前			10月27日起恢复主食量每顿3两米饭										
	晨起精神萎靡整天总想睡觉 全天身体疲惫感VAS=8	晨起精神萎靡		晨起精神尚可										晨起精神良好	
		8	7.5	6		5			4			3.5		3	

【疗程康复 l 记录】

10月22日-11月8日疗程康复 l 治疗期间疗效观察 – 2

脏腑手法诊治（主）	1		2		3		4		5	6	7	8	9	10
腰腿手法诊治（主）		1		2		3		4						
物理因子（主）	超短波+高压电位+场效应													
家庭作业（辅）	结合适宜食疗方，逐步学习和掌握利于疾病康复的健身计划相关内容，并每天按时完成													

现有症状 \ 治疗日期	10-22	10-23	10-24	10-25	10-28	10-29	10-30	10-31	11-1	11-4	11-5	11-6	11-7	11-8
晨起一下地即觉双小腿持续性发僵发胀VAS=6	6			5			4		0					
步行时双腿持续性发沉VAS=6	6				5						4		3	2.5
左侧颈肩全天持续性发僵发胀VAS=7	7	6		5		4.5	4		3.5		晨起3.5 / 20分钟后消失		晨起3 / 5分钟后消失	
右侧颈肩全天持续性发僵发胀VAS=7	7	6	6		5			4			晨起4 / 20分钟后消失		晨起3 / 5分钟后消失	

65天来 / 50天来

血糖持续控制不稳定	单位: mmol/L	早餐前血糖	早餐后2h血糖
	稳定时血糖	9~10	11.5~12.1
	不稳定时血糖	10~12.5	12.5~17.6
	10月21日血糖	12.3	17.4

单位: mmol/L	早餐前血糖	早餐后2h血糖
10月26日血糖	10.8	12.1
10月27日血糖	10.5	12.8
11月02日血糖	10.8	14.0
11月03日血糖	9.8	12.4

【疗程康复 | 记录】

10月22日–11月8日疗程康复 | 治疗期间疗效观察 – 3

脏腑手法诊治（主）	1		2		3		4		5	6	7	8	9	10
腰腿手法诊治（主）		1		2		3		4						
物理因子（主）	超短波+高压电位+场效应													
家庭作业（辅）	结合适宜食疗方，逐步学习和掌握利于疾病康复的健身计划相关内容，并每天按时完成													

现有症状 \ 治疗日期		10-22	10-23	10-24	10-25	10-28	10-29	10-30	10-31	11-1	11-4	11-5	11-6	11-7	11-8
15年来	每晚约1小时入眠	≈1小时		≈1.5小时							≈1~1.5小时				
15个月来	全天手脚冰凉VAS=8（感觉似冰箱的温度）	8	7	6	25日晨起感觉身体回暖，不似过去睡一觉起来感觉身体发凉										
					5		4.5		4			3			2.5
	每晚起夜2~4次，4次居多严重影响睡眠	3:00	0:30 2:00 4:00	2:00 4:00	3:00	1:30 3:50		2:00 4:00		1:30 3:35 4:50	3:40	3:10	1:00 4:00	3:15	
	起夜如厕后约40分钟再次入眠	同前	≈30分钟													
全天小便情况	小便时可闻及腥味 VAS=7	同前	小便时未再闻到腥味													
	小便轻度浑浊、泡沫多	同前	10月23日起，小便颜色淡黄、清亮，泡沫较治疗前减少了30%													
	有尿不尽感VAS=6	5	4	10月24日起，尿不尽感降至VAS=2，且每次小便量较治疗前增加了20%												
	偶有小便时疼痛 VAS=3~4	同前	未再出现小便时疼痛现象													

【疗程康复 I 记录】

10月22日–11月8日疗程康复 I 治疗期间疗效观察 – 4

脏腑手法诊治（主）	1		2		3		4		5	6	7	8	9	10
腰腿手法诊治（主）		1		2		3		4						
物理因子（主）	超短波+高压电位+场效应													
家庭作业（辅）	结合适宜食疗方,逐步学习和掌握利于疾病康复的健身计划相关内容,并每天按时完成													

	治疗日期 / 现有症状	10–22	10–23	10–24	10–25	10–28	10–29	10–30	10–31	11–1	11–4	11–5	11–6	11–7	11–8
15个月来	每天8:30–9:00期间大便一次的规律时间变为16:00–17:00	16:00	16:00	未排便	16:20	18:00	16:00	16:40	未排便	6:00自然醒,晨起即有便意,随即排便					
	大便干燥、排便困难 VAS=6 排便需15分钟左右	同前	大便不干燥、排便不困难、排便所需时间不到5分钟												
8个月来	大便颜色与之前不同 头尾黑色、中段正常黄色	同前	大便颜色为正常黄色												
65天来	视物模糊不清VAS=6	5.5				5					4.5		4		

【居家康复记录】

11月9日–12月17日居家康复期间疗效观察 – 1

家庭作业（主）	结合适宜食疗方，每天按时完成家庭康复计划相关内容		
物理因子（主）	场效应		
治疗日期 余留症状	11月9–12日	11月13–30日	12月1–17日
每晚约1~1.5小时入眠	≈1~1.5小时	≈30分钟	
每晚起夜1~2次	同前		
每晚起夜如厕后约30分钟入眠	同前		
晨起精神良好	每早8:30起床，晨起精神良好		
晨起双侧颈肩发僵发胀VAS=3 活动5分钟消失	同前		
全天身体疲惫感VAS=2~3	同前 疗程治疗期间了解了午休和良好睡眠对于缓解疲劳的重要性，并能落实；回家后因忙碌而未能坚持		
全天手脚发凉VAS=2.5	2.5	1~2	0
立位时持续性头晕伴头重脚轻感VAS=4	4		3
坐位时持续性头晕VAS=3	3		2
步行时双腿持续性发沉VAS=2.5	2.5		2
视物模糊不清VAS=4	4		3

【居家康复记录】

11月9日–12月17日居家康复期间疗效观察 – 2

家庭作业（主）	结合适宜食疗方，每天按时完成家庭康复计划相关内容		
物理因子（主）	场效应		
余留症状 ＼ 治疗日期	11月9–12日	11月13–30日	12月1–17日
全天排尿次数有减少 — 每次小便量较治疗前增加20%	同前		
每次小便的泡沫量较治疗前减少了30%	同前		
每次小便时的尿不尽感VAS=2	同前		
新出现的病症（排病反应）			12月2日起全天口干VAS=4但不觉口渴

【疗程康复Ⅱ记录】

12月18-31日疗程康复Ⅱ治疗期间疗效观察 – 1

脏腑手法诊治(主)	1	2	3			4	5	6	7	8			9	10
物理因子(主)	干扰电 + 场效应													
家庭作业(辅)	结合适宜食疗方，每天按时完成家庭康复计划相关内容													
治疗日期 现有症状	12-18	12-19	12-20	12-21	12-22	12-23	12-24	12-25	12-26	12-27	12-28	12-29	12-30	12-31
晨起精神良好	良好	尚可	晨起精神良好											
全天身体疲惫感 VAS=3	3	4	2					1						
晨起双侧颈肩发僵发胀VAS=3 活动5分钟后消失	3	2	0											
立位时持续性头晕伴头重脚轻感VAS=3	3	2	1											
坐位时持续性头晕VAS=2	2	1	0											
步行双腿持续性发沉VAS=2			2					1						
视物模糊不清VAS=3	3	2												
每晚起夜1~2次	3:00	2:00	3:00	3:30	2:25	3:00		2:25	3:05	3:30				3:40

【疗程康复Ⅱ记录】

12月18-31日疗程康复Ⅱ治疗期间疗效观察 - 2

脏腑手法诊治（主）	1	2	3			4	5	6	7	8			9	10
物理因子（主）	干扰电 + 场效应													
家庭作业（辅）	结合适宜食疗方，每天按时完成家庭康复计划相关内容													
现有症状	12-18	12-19	12-20	12-21	12-22	12-23	12-24	12-25	12-26	12-27	12-28	12-29	12-30	12-31
小便情况 每次小便量较治疗前增加20%	同前													
每次泡沫量较治疗前减少30%	同前													
每次尿不尽感VAS=2	同前													
全天口干VAS=4 但不觉口渴	4	2	1	0										

【疗程康复丨记录】

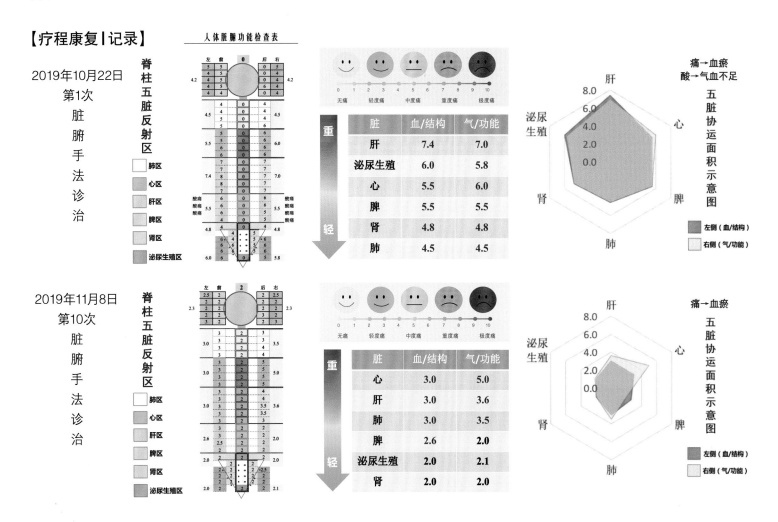

人体脏腑功能检查表

2019年10月22日
第1次
脏
腑
手
法
诊
治

脊柱五脏反射区

肺区
心区
肝区
脾区
肾区
泌尿生殖区

脏	血/结构	气/功能
肝	7.4	7.0
泌尿生殖	6.0	5.8
心	5.5	6.0
脾	5.5	5.5
肾	4.8	4.8
肺	4.5	4.5

痛→血瘀
酸→气血不足

五脏协运面积示意图

左侧（血/结构）
右侧（气/功能）

2019年11月8日
第10次
脏
腑
手
法
诊
治

脊柱五脏反射区

肺区
心区
肝区
脾区
肾区
泌尿生殖区

脏	血/结构	气/功能
心	3.0	5.0
肝	3.0	3.6
肺	3.0	3.5
脾	2.6	2.0
泌尿生殖	2.0	2.1
肾	2.0	2.0

痛→血瘀
酸→气血不足

五脏协运面积示意图

左侧（血/结构）
右侧（气/功能）

【疗程康复 | 记录】

10月22日–11月8日疗程康复 | 治疗期间五脏协同运作变化情况

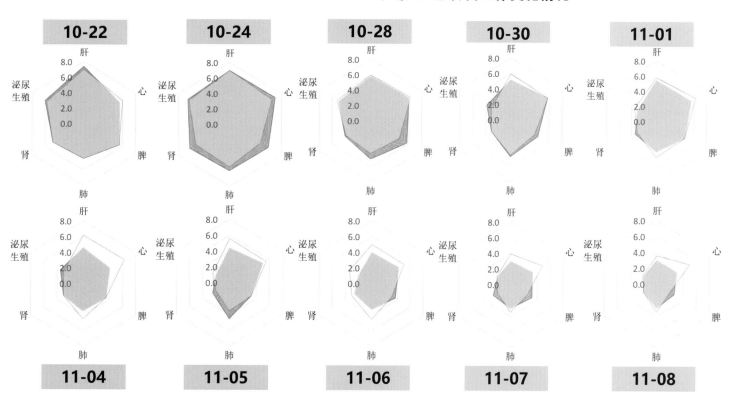

【疗程康复 I 记录】

10月22日-11月8日康复方案 I 疗程康复期间督脉水库疏通情况

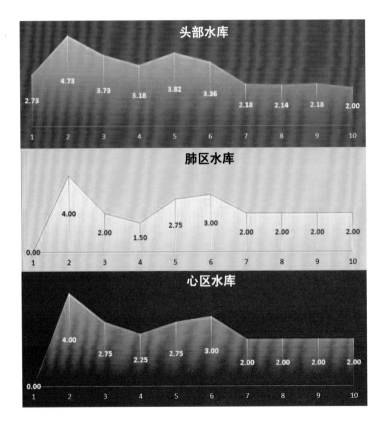
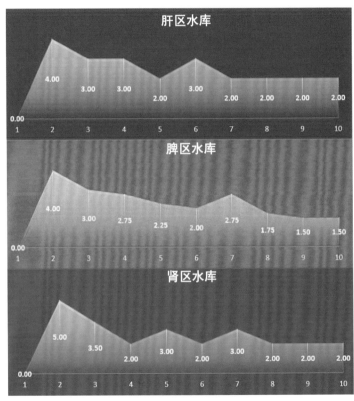

【疗程康复 | 记录】

疗程康复 | 治疗

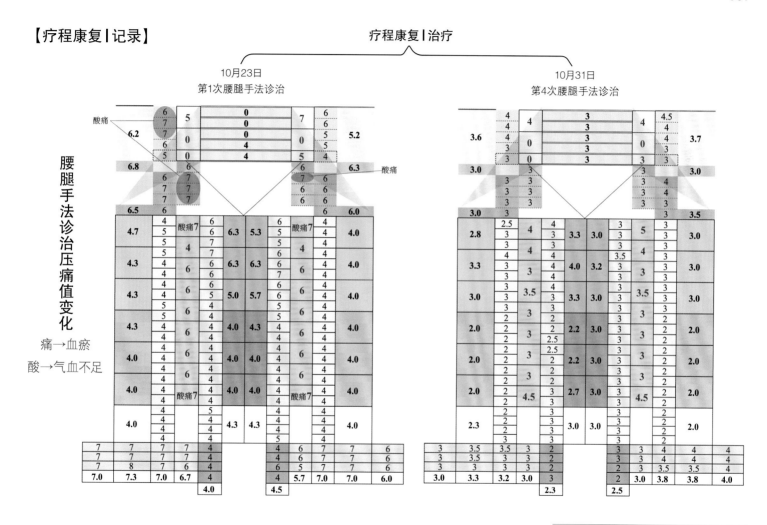

腰腿手法诊治压痛值变化

痛→血瘀
酸→气血不足

【疗程康复Ⅱ记录】

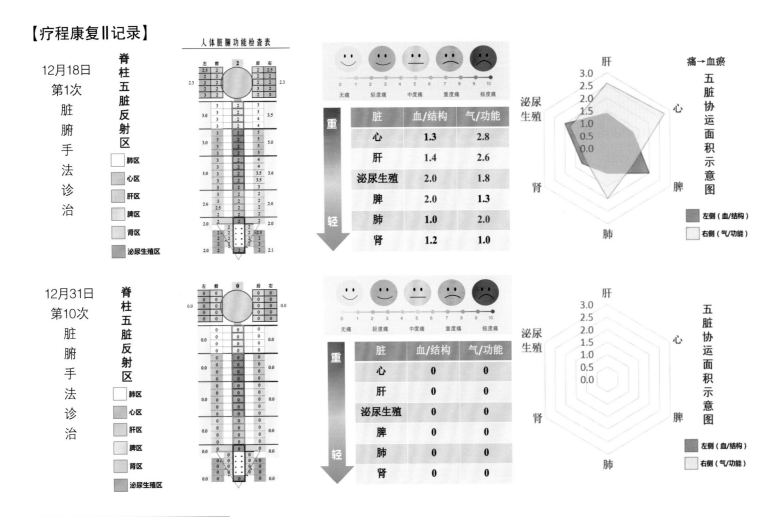

人体脏腑功能检查表

12月18日
第1次
脏
腑
手
法
诊
治

脊柱五脏反射区

肺区
心区
肝区
脾区
肾区
泌尿生殖区

痛→血疗
五脏协运面积示意图

脏	血/结构	气/功能
心	1.3	2.8
肝	1.4	2.6
泌尿生殖	2.0	1.8
脾	2.0	1.3
肺	1.0	2.0
肾	1.2	1.0

左侧（血/结构）
右侧（气/功能）

12月31日
第10次
脏
腑
手
法
诊
治

脊柱五脏反射区

肺区
心区
肝区
脾区
肾区
泌尿生殖区

五脏协运面积示意图

脏	血/结构	气/功能
心	0	0
肝	0	0
泌尿生殖	0	0
脾	0	0
肺	0	0
肾	0	0

左侧（血/结构）
右侧（气/功能）

【疗程康复 II 记录】

12月18–31日疗程康复 II 治疗期间五脏协同运作变化情况

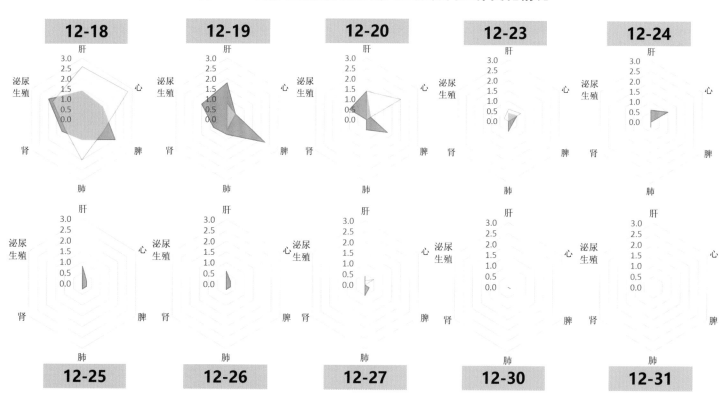

【疗程康复Ⅱ记录】

12月18–31日康复方案Ⅱ疗程康复期间督脉水库疏通情况

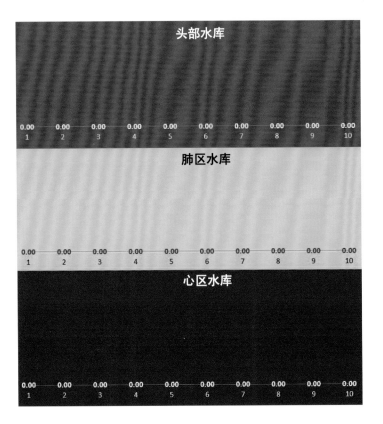

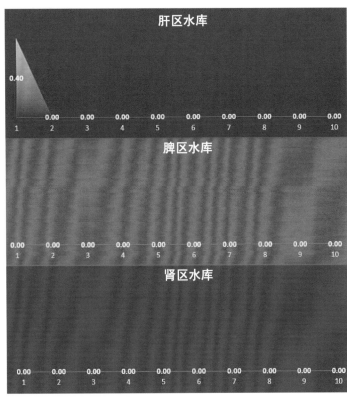

案例14

双眼视力持续下降半个月后右眼完全失明,
左眼视力仍呈下降趋势

康复记录

【疗程康复 I 记录】

2019年2月8-22日疗程康复 I 治疗期间疗效观察 – 1

脏腑手法诊治（主）	1	2	3	4	5	6	7	8	9	10
物理因子（主）	五官超短波+温热磁+场效应									
家庭作业（辅）	结合适宜食疗方，逐步学习和掌握利于疾病康复的健身计划相关内容，并每天按时完成									
治疗日期 / 现有症状	02-08	02-09	02-10	02-11	02-12	02-18	02-19	02-20	02-21	02-22
27天来 左眼视物模糊不清视力呈进行性下降趋势	同前	左眼视力未再继续下降，且呈逐渐恢复趋势								
右眼视物模糊不清、视力持续下降至10天前失明	至2月22日，右眼失明25天									
4个月来 见饭恶心、吃不下饭	同前		见饭不恶心	吃饭稍有胃口				胃口逐渐恢复中但不想吃油腻性食物和蔬菜		
左侧髋臀部及腹股沟间歇性发痒VAS=7~8，每晚就寝时发痒难忍VAS=10	左侧髋臀部及腹股沟间歇性发痒VAS=7~8，每晚22:30就寝时因发痒难忍VAS=10而时常挠破局部皮肤									
	2月21日16:00左侧髋臀部及腹股沟发热VAS=8发麻VAS=10，持续约1分钟后消失								16:00 排病反应	10:00 排病反应
	2月22日10:00左侧髋臀部及腹股沟发热VAS=8发麻VAS=10，持续约1分钟后消失									
14个月来 阵发性刺激性咳嗽夏轻冬重，近4个多月来，每天需用卫生巾应对因咳嗽导致的压力性尿失禁	同前						阵咳频次、持续时间、咳痰量较前减轻20%但仍需使用卫生巾应对压力性尿失禁			

【疗程康复 I 记录】

2019年2月8–22日疗程康复 I 治疗期间疗效观察 – 2

脏腑手法诊治（主）		1	2	3	4	5	6	7	8	9	10
物理因子（主）		五官超短波+温热磁+场效应									
家庭作业（辅）		结合适宜食疗方, 逐步学习和掌握利于疾病康复的健身计划相关内容, 并每天按时完成									
治疗日期 现有症状		02–08	02–09	02–10	02–11	02–12	02–18	02–19	02–20	02–21	02–22
近2年来	腰部中央及腰右侧持续性疼痛VAS=8 弯腰受限VAS=3	同前									
	后颈部持续性疼痛伴活动受限VAS=2~4	同前									
6年来	每晚30分钟内入眠, 但起夜4~5次, 如厕后20分钟内可再次入眠	0:00 3:00 3:40	0:30 3:00	0:10 3:20	0:00 3:00	0:00 2:00 4:00	3:20	3:50	0:20 2:10 4:00	0:10 2:00 4:00	2:00 4:00
	晨起精神尚可, 但必须午休1小时, 否则精神不济	晨起精神尚可							晨起精神尚可		晨起精神尚可
		必须午休1小时, 否则下午精神不济									
	一年四季全身自汗, 需每天更换衣服（春秋冬季1次/日、夏季2~3次/日）	每天全身自汗VAS=6, 需更换1次衣服									
12年来	过敏性哮喘比较频发	随身携带硫酸沙丁吸入喷雾剂和氯雷他定片, 遇不良性或刺激性气味有诱发哮喘发作趋势时随即用药（轻时仅喷雾剂, 重时喷雾剂+片剂）									
17年来	右侧胸部刀口 持续烧灼痛VAS=6	右侧胸部刀口及其周围皮肤始终持续性烧灼痛VAS=6									
	皮温高VAS=6	右侧胸部刀口及其周围皮肤温度明显高于左侧胸部皮温VAS=6									
	留一小指甲盖大小伤口始终未愈	2017年11月下旬出现阵发性刺激性咳嗽现象后至今, 小指甲盖大小的伤口仍反复化脓									

备注: 2月13–17日因怀疑肺转移会诊检查而未能坚持来我科康复治疗。

【居家康复记录-1】

2019年2月23日–10月9日居家康复期间疗效观察 – 1.1

家庭作业（主）	结合适宜食疗方，每天按时完成利于疾病康复的健身计划相关内容				
物理因子（主）	场效应				
脏腑手法诊治（辅）	1（3月1日）	2（3月7日）	3（3月13日）	4（3月18日）	5（3月23日）
治疗日期 / 现有症状	家庭作业1 2月23日–3月1日	家庭作业1 3月2–7日	家庭作业1 3月8–13日	家庭作业1 3月14–18日	家庭作业1 3月19–23日
左眼视力 呈逐渐恢复趋势	左眼视力恢复如常				
右眼失明25天	至3月20日，右眼失明51天				3月21日起 右眼可觉远处灯光感
	3月11–12日期间，右眼球后方间断性胀痛VAS=4				
胃口逐渐恢复中，但不想吃油腻性食物和蔬菜	胃口继续恢复中 喜欢的食物可多吃几口	一日三餐基本都能吃点（午饭可吃5个饺子或小半碗米饭/面条）	每顿饭的饭量有所增加（可吃半碗米饭或面条）	每顿饭饭量继续增加中 晚上睡前有时会觉饥饿 少吃点饭后再睡	可吃多半碗面条或米饭 晚上睡前有时会觉饥饿 少吃点饭后再睡
左侧髋臀部及腹股沟间歇性发痒VAS=7~8，每晚就寝时因发痒难忍VAS=10而经常挠破皮肤	发痒、麻、热频次降至2~3次/日，每次持续约1分钟后消失			发痒、麻、热频次降至1~2次/日 每次持续约1~2分钟后消失	
	发痒程度逐渐 由VAS=10降至VAS=6	发痒程度逐渐降至 VAS=5		发痒程度逐渐降至 VAS=4	发痒程度逐渐降至 VAS=3
	发麻程度逐渐 由VAS=10降至VAS=6	发麻程度逐渐 由VAS=6降至VAS=0	0		
	发热程度VAS=6				
阵发性刺激性咳嗽的频次、持续时间、咳痰量较前减轻了20%	变化不大，基本同前，每天仍需用卫生巾应对因咳嗽导致的压力性尿失禁				

【居家康复记录-1】

2019年2月23日-10月9日居家康复期间疗效观察 - 1.2

家庭作业（主）	结合适宜食疗方，每天按时完成利于疾病康复的健身计划相关内容				
物理因子（主）	场效应				
脏腑手法诊治（辅）	1（3月1日）	2（3月7日）	3（3月13日）	4（3月18日）	5（3月23日）
治疗日期 / 现有症状	家庭作业1 2月23日-3月1日	家庭作业1 3月2-7日	家庭作业1 3月8-13日	家庭作业1 3月14-18日	家庭作业1 3月19-23日
过敏性哮喘仍较频发	遇不良气味或刺激性气味时 需应用硫酸沙丁吸入喷雾剂和氯雷他定片的频次仍较高			遇不良气味或刺激性气味时 用硫酸沙丁吸入喷雾剂即可缓解，但频次仍较高	
腰部中央及腰右侧 持续性痛同前=8 伴弯腰受限VAS=3	同前				腰部中央及右侧 持续性酸痛VAS=6 伴弯腰受限VAS=3
后颈部仍持续性疼痛伴活动受限VAS=2~4	同前				
每晚起夜1~3次	起夜3次：5晚 起夜2次：3晚	起夜3次：1晚 起夜1~2次：5晚	起夜2次：4晚 起夜1次：2晚	每晚起夜2次	
晨起精神尚可但必须 午休1小时否则精神不济	晨起精神尚可				
	午睡30分钟，下午不觉精神不济				
每天全身自汗VAS=6 需更换1次衣服	同前		每天全身自汗VAS=5 需更换1次衣服	每天全身自汗VAS=4 需更换1次衣服	完成经络敲打操后，后背、左前胸和脖子出虚汗较多，更换1次上衣
右侧胸部刀口情况依旧	右侧胸部刀口及其周围皮肤仍持续性烧灼痛VAS=6，局部皮温仍明显高于左侧胸部皮温VAS=6				
	2017年11月下旬出现阵发性刺激性咳嗽现象后至今，小指甲盖大小的伤口仍反复化脓				

【居家康复记录–1】

2019年2月23日–10月9日居家康复期间疗效观察 – 2.1

家庭作业（主）	3月24日–4月14日：住院中国医学科学院肿瘤医院行腰椎3~5骨水泥灌注术，期间食疗方和场效应坚持完成；4月15日出院回家后：恢复全部家庭作业。（3月24日住院时体重已由治疗前的55Kg增至60Kg）				
物理因子（主）	场效应				
脏腑手法诊治（辅）	6（4月18日）	7（4月23日）	8（4月29日）	9（5月7日）	10（5月16日）
治疗日期 现有症状	家庭作业1 4月15–18日	家庭作业1 4月19–23日	家庭作业1 4月24–29日	家庭作业1 4月30–5月7日	家庭作业1 5月8–16日
右眼可觉远处灯光感	右眼有光感（可看见灯发出的淡蓝色光）				5月12日起，右眼可见地铁快速前进时电子广告栏发出的多种颜色光
可吃多半碗面条或米饭晚上睡前有时会觉饥饿少吃点饭后再睡	胃口较前更好 4月12日起，可吃1.5两米饭		胃口好，与生病前相当		
左侧髋臀部及腹股沟间歇性发痒VAS=3、发热VAS=6频次降至1~2次/日，每次持续约1~2分钟后消失	3月24日~4月14日住院期间逐渐消失（具体日期未关注）				
阵发性刺激性咳嗽的频次、持续时间、咳痰量较前减轻了20%	3月24日~4月14日中国医学科学院肿瘤医院住院，术前注射吗啡1支，术后阵发性刺激性咳嗽明显好转，出院时症状减轻80%现表现为偶尔咳嗽、基本不喘				
过敏性哮喘仍较频发仅用硫酸沙丁即可缓解	遇不良气味或刺激性气味时，仅用硫酸沙丁吸入喷雾剂即可缓解，且过敏性哮喘发作频次呈减少趋势				

【居家康复记录-1】

2019年2月23日–10月9日居家康复期间疗效观察 – 2.2

家庭作业（主）	3月24日–4月14日：住院中国医学科学院肿瘤医院行腰椎3~5骨水泥灌注术，期间食疗方和场效应坚持完成；4月15日出院回家后：恢复全部家庭作业。（3月24日住院时体重已由治疗前的55Kg增至60Kg）				
物理因子（主）	场效应				
脏腑手法诊治（辅）	6（4月18日）	7（4月23日）	8（4月29日）	9（5月7日）	10（5月16日）
治疗日期 现有症状	家庭作业1 4月15–18日	家庭作业1 4月19–23日	家庭作业1 4月24–29日	家庭作业1 4月30日–5月7日	家庭作业1 5月8–16日
腰部中央及腰右侧持续性酸痛VAS=6伴弯腰受限VAS=3	腰部中央及右侧持续性酸痛VAS=6弯腰受限VAS=3	腰部中央及右侧持续性酸痛VAS=5弯腰受限VAS=3	晨起腰部中央及右侧持续性酸痛VAS=6，活动1小时后降至VAS=4弯腰受限VAS=3		
后颈部仍持续性疼痛伴活动受限VAS=2~4	右颈肩间断性疼痛VAS=6	右颈肩间断性疼痛VAS=5	右颈肩间断性疼痛VAS=4		
每晚起夜2次	每晚起夜2次		起夜2次：2晚 起夜0~1次：4晚	起夜2次：3晚 起夜1次：5晚	每晚起夜1次时间在4:00~4:30
晨起精神尚可，午休30分钟，下午无精神不济	晨起精神尚可				
	午睡30分钟，下午不觉精神不济				
完成经络敲打操后，后背、左前胸和脖子出虚汗较多，更换1次上衣	同前				基本无自汗不需更换衣服
右侧胸部刀口情况依旧	右侧胸部刀口及其周围皮肤仍持续性烧灼痛VAS=6，局部皮温仍明显高于左侧胸部皮温VAS=6				
	2017年11月下旬出现阵发性刺激性咳嗽现象后至今，小指甲盖大小的伤口仍反复化脓				

午睡30分钟已成为日常习惯

【居家康复记录-1】

2019年2月23日-10月9日居家康复期间疗效观察 - 3.1

家庭作业（主）	结合适宜食疗方，每天按时完成利于疾病康复的健身计划相关内容				
物理因子（主）	场效应				
脏腑手法诊治（辅）	11（5月24日）	12（5月30日）	13（6月6日）	14（6月12日）	15（6月18日）
治疗日期 现有症状	家庭作业1 5月17~24日	家庭作业1 5月25~30日	家庭作业1 5月31~6月6日	家庭作业1 6月7~12日	家庭作业1 6月13~18日
右眼可见地铁快速前进时电子广告栏发出的多种颜色的光	5月23日起，右眼上方和左前方可看见距离眼睛10cm左右的物体移动，但辨别不清为何物				
	6月13日起，右眼上方和左前方可看见距离眼睛20cm左右的物体移动，但辨别不清为何物				
过敏性哮喘频次减少仅用硫酸沙丁即可缓解	遇不良气味或刺激性气味时，仅用硫酸沙丁吸入喷雾剂即可缓解，且过敏性哮喘发作频次呈继续减少趋势				
晨起腰部中央及右侧持续性酸痛VAS=6活动1h后降至VAS=4弯腰受限VAS=3	4月24日~6月9日	晨起腰部中央及右侧持续性酸痛VAS=6，活动1h后降至VAS=4；弯腰受限VAS=3			
	6月10日起	腰部中央及腰左侧持续性酸痛VAS=3			
		腰部右侧持续性酸痛VAS=8伴右大腿外侧至右外踝处间歇性发麻VAS=5			
		走路偶有打软腿现象（左腿VAS=5、右腿VAS=4）			
	6月15日起	腰部中央及腰左侧持续性酸痛VAS=3			
		腰部右侧持续性酸痛VAS=8，间断性增至VAS=9，伴右大腿外侧至右外踝处间歇性发麻VAS=5			
		右大腿内侧持续性疼痛VAS=6			
		步行时感觉右腿步行困难时，需停下来敲打右腿内外侧5~6分钟后，方可继续前行			
		走路偶有打软腿现象（左腿VAS=5、右腿VAS=4）			

【居家康复记录–1】

2019年2月23日~10月9日居家康复期间疗效观察 – 3.2

家庭作业（主）	结合适宜食疗方，每天按时完成利于疾病康复的健身计划相关内容				
物理因子（主）	场效应				
脏腑手法诊治（辅）	11（5月24日）	12（5月30日）	13（6月6日）	14（6月12日）	15（6月18日）
治疗日期 现有症状	家庭作业1 5月17–24日	家庭作业1 5月25–30日	家庭作业1 5月31日–6月6日	家庭作业1 6月7–12日	家庭作业1 6月13–18日
右颈肩间断性疼痛VAS=4	右颈肩间断性疼痛VAS=3				
每晚起夜1次 时间在4:00–4:30	每晚起夜1次 时间在4:00–4:40	每晚起夜1次 时间在4:30–4:50			
晨起精神尚可，午休30分钟，下午无精神不济	晨起精神尚可				
	午睡30分钟，下午不觉精神不济				
右侧胸部刀口情况依旧	右侧胸部刀口及其周围皮肤仍持续性烧灼痛VAS=6，局部皮温仍明显高于左侧胸部皮温VAS=6				
	2017年11月下旬出现阵发性刺激性咳嗽现象后至今，小指甲盖大小的伤口仍反复化脓				
大便情况出现变化	自2月8日开始康复治疗至6月6日，大便十分规律，与治疗前相同 每早起床即排便1次，大便成形、适量、不粘马桶			6月7日起，仍每早起床即排便1次 但不成形次数明显增多	

【居家康复记录-1】

2019年2月23日-10月9日居家康复期间疗效观察 - 4.1

家庭作业（主）	结合适宜食疗方，每天按时完成利于疾病康复的健身计划相关内容				
物理因子（主）	场效应				
手法诊治（辅）	脏腑手法诊治16 （6月25日）	脏腑手法诊治17 （8月7日）	脏腑手法诊治18 （8月15日）	腰腿手法诊治1 （9月16日）	腰腿手法诊治2 （10月9日）
治疗日期 现有症状	家庭作业16 6月19～25日	家庭作业17 6月26~8月7日	家庭作业18 8月8～15日	家庭作业19 8月16～9月16日	家庭作业20 9月17~10月9日
右眼上方和左前方可看见距离眼睛20cm左右的物体移动，但辨物困难	7月29日起，右眼上方和左前方可看见距离眼睛60cm左右的物体移动，但辨别不清为何物				
	9月16日起，右眼上方和左前方可看见距离眼睛80cm左右的物体移动，但辨别不清为何物				
过敏性哮喘频次减少 仅用硫酸沙丁即可缓解	遇不良气味或刺激性气味时，仅用硫酸沙丁吸入喷雾剂即可缓解，且过敏性哮喘发作频次已很少				
腰痛情况变化很大 腰部中央及腰左侧持续性酸痛VAS=3	6月21日起降至VAS=1；8月7日起降至VAS=0				
	6月22日起	7月15日起	9月3日起	9月24日起	
右大腿外侧至右外踝段间歇性发麻VAS=5	0		0		
右大腿内侧持续性疼痛VAS=6	2	0		0	
走路偶尔打软腿，左腿VAS=5右腿VAS=4	同前	同前	同前	未再出现	
腰右侧持续酸痛VAS=8 间断性增至VAS=9	腰右侧持续酸痛VAS=7 间断性增至VAS=8	腰右侧持续酸痛VAS=6 间断性增至VAS=9	腰右侧持续酸痛VAS=6 间断性增至VAS=9	0	
右腿步行困难时 需停下来局部敲打5~6分钟后方可继续前行	同前	未在出现	未再出现		
		右大腿前侧和外侧持续性疼痛VAS=5	右大腿前侧和外侧持续性疼痛VAS=5~6	右大腿前侧和外侧持续性疼痛VAS=2	

【居家康复记录-1】

2019年2月23日–10月9日居家康复期间疗效观察 – 4.2

家庭作业（主）	结合适宜食疗方，每天按时完成利于疾病康复的健身计划相关内容				
物理因子（主）	场效应				
手法诊治（辅）	脏腑手法诊治16（6月25日）	脏腑手法诊治17（8月7日）	脏腑手法诊治18（8月15日）	腰腿手法诊治1（9月16日）	腰腿手法诊治2（10月9日）
治疗日期 / 现有症状	家庭作业16 6月19–25日	家庭作业17 6月26日–8月7日	家庭作业18 8月8–15日	家庭作业19 8月16日–9月16日	家庭作业20 9月17日–10月9日
腰痛情况变化很大		9月17–28日、10月7–9日（共15天）双膝、双足（含踝部）自制中药粉剂湿敷（2次/日，2小时/次）		右膝发僵VAS=9 不能回弯 双膝步行和上下楼梯痛 左VAS=5 右VAS=9	右膝发僵VAS=0 正常回弯 双膝步行和上下楼梯痛 左VAS=2 右VAS=3
右颈肩间断性疼痛VAS=3	右颈肩间断性疼痛VAS=2~3			8月25日起降至VAS=0	
每晚4:30–4:50起夜1次	同前				
晨起精神尚可	晨起精神尚可			晨起精神良好	
右侧胸部刀口情况依旧	右侧胸部刀口持续性烧灼痛VAS=6，局部皮温高VAS=6			9月初忽觉刀口烧灼痛消失；局部皮温VAS=1	
右侧胸部刀口情况依旧	刀口处余留小指甲盖大小的伤口仍反复化脓	小伤口处无脓性分泌物，仅有透明液体渗出		9月初忽然发现小伤口完全愈合	
每早起床即排便1次 但不成形次数明显增多	每早起床即排便1次，但大便均不成形				

【疗程康复II记录】

2019年10月15-26日疗程康复II治疗期间疗效观察 - 1

脏腑手法诊治（主）	1	2	3	4	5			6	7	8	9	10
物理因子（主）	场效应											
	每晚双膝、双足（含踝部）自制中药粉剂湿敷1次（2小时/次）											
家庭作业（辅）	结合适宜食疗方，每天按时完成利于疾病康复的健身计划相关内容											
治疗日期 余留症状	10-15	10-16	10-17	10-18	10-19	10-20	10-21	10-22	10-23	10-24	10-25	10-26
右眼上方和左前方可看见距离眼睛80cm左右的物体移动，但辨别不清为何物	右眼上方和左前方可看见距离眼睛1m左右的物体移动，但辨别不清为何物											
过敏性哮喘频次已很少且仅用硫酸沙丁即可缓解	12天的疗程治疗期间，仅应用硫酸沙丁吸入喷雾剂2次；多数情况下遇烟味等不良气味刺激时咳嗽5~6声即缓解											
右大腿前侧和外侧持续性疼痛 VAS=2	2	0										
左膝步行和上下楼梯痛VAS=2	2	0										
右膝步行和上下楼梯痛VAS=3	2	0										
每早起床即排便1次但大便均不成形	同前											
每晚4:30-4:50起夜1次	2:30	4:50	4:40	4:40	2:30	2:30	3:40	4:30	3:00	4:30	2:30	4:30

【疗程康复II记录】

2019年10月15-26日疗程康复II治疗期间疗效观察 – 2

脏腑手法诊治（主）	1	2	3	4	5			6	7	8	9	10
物理因子（主）	场效应											
	每晚双膝、双足（含踝部）自制中药粉剂湿敷1次（2小时/次）											
家庭作业（辅）	结合适宜食疗方，每天按时完成利于疾病康复的健身计划相关内容											
余留症状 ＼ 治疗日期	10-15	10-16	10-17	10-18	10-19	10-20	10-21	10-22	10-23	10-24	10-25	10-26

新出现的病症（排病反应）

新出现的病症（排病反应）	10-15	10-16	10-17	10-18	10-19	10-20	10-21	10-22	10-23	10-24	10-25	10-26
16日晨起双脚心持续发凉VAS=6			3	2						1		
16日晨起持续性口干VAS=5			5	3	2				1		0	
17日晨起腰4棘突下及腰部右侧间断性疼痛VAS=6				5	4	3	2					
17日10:00起，左侧大鱼际持续性热痛VAS=5			3			2				0		
19日10:00起，牙龈持续性疼痛VAS=6伴发痒VAS=5						牙龈持续性疼痛VAS=6		2		牙龈持续性疼痛VAS=3		
						牙龈持续性发痒VAS=5		2		牙龈持续性发痒VAS=3		
20日晨起持续性口渴VAS=4							4	3	2	1	0	

【备注】10月7-14日期间，双膝、双足（含踝）自制中药粉剂湿敷（2次/日，2小时/次）

【居家康复记录-2】

2019年10月27日-12月1日居家康复期间疗效观察 - 1

家庭作业（主）	结合适宜食疗方，每天按时完成利于疾病康复的健身计划相关内容	
物理因子（主）	场效应	
	10月27日-11月10日期间，双膝、双足（含踝部）自制中药粉剂湿敷1~2次（2小时/次）	
治疗日期 / 余留症状	家庭作业21	
	10月27日-11月2日	11月3日-12月1日
右眼上方和左前方可见距离眼睛1m左右的物体移动，但辨别不清为何物	同前	11月3日：23:00右眼突然疼痛伴出血； 11月4日：就诊同仁医院确诊右眼球结膜下出血，口服致康胶囊止血、外用盐酸左氧氟沙星滴眼液；8~11日，溴芬酸钠滴眼液连续滴眼3天；10日出血基本吸收； 11月11日：11:30行双眼激光手术以治疗青光眼； 11月22~24日：溴芬酸钠滴眼液连续滴眼3天； 11月25日：左眼再次激光手术以治疗青光眼； 11月26~28日：硝酸毛果芸香碱滴眼液和氟米龙滴眼液，连续滴眼3天
过敏性哮喘频次已很少仅用硫酸沙丁即可缓解	36天的居家康复期间，仅用硫酸沙丁吸入喷雾剂3次；多数情况下遇烟味等不良气味刺激时咳嗽5~6声即缓解	
每早起床即排便1次但大便均不成形	同前	
每晚起夜1次但时间不固定	同前	
双脚心持续发凉VAS=1	10月29日降至VAS=0	0
腰4棘突下及腰部右侧间断性疼痛VAS=2	11月2日降至VAS=0	0

【居家康复记录-2】

2019年10月27日–12月1日居家康复期间疗效观察 – 2

家庭作业（主）	结合适宜食疗方，每天按时完成利于疾病康复的健身计划相关内容			
物理因子（主）	场效应			
	10月27日–11月10日期间，双膝、双足（含踝部）自制中药粉剂湿敷1~2次（2小时/次）			
治疗日期　　余留症状	家庭作业21			
	10月27日 ~ 11月2日		11月3日 ~ 12月1日	
牙龈持续性疼痛伴发痒 VAS=3	10月27日降至VAS=0		0	
	10月27日仅余左上牙疼痛 VAS=3	10月29日降至VAS=0		
新出现的病症（排病反应）	10月27日19:00起，左侧大鱼际持续性痛VAS=4	11月2日降至VAS=0	0	
	10月30日9:00起，右上臂外侧间歇性发痒VAS=4	11月2日降至VAS=0	0	
			11月10日18:00起 右上牙间歇性疼痛VAS=3~7	11月14日晨起降至VAS=0
			11月24日起，双膝前隐痛VAS=3，局部保暖后可消失	
			11月24日起，双膝持续性酸软VAS=4	

【疗程康复Ⅲ记录】

2019年12月2–13日疗程康复Ⅲ治疗期间疗效观察

脏腑手法诊治（主）	1	2	3	4	5			6	7	8	9	10
物理因子（主）	场效应											
	中午双膝、双足（含踝部）自制中药粉剂湿敷1次（2~3小时/次）											
家庭作业（辅）	结合适宜食疗方，每天按时完成利于疾病康复的健身计划相关内容											
治疗日期 / 余留症状	12-02	12-03	12-04	12-05	12-06	12-07	12-08	12-09	12-10	12-11	12-12	12-13
右眼上方和左前方可看见距离眼睛1m左右的物体移动，但辨别不清为何物	同前											
过敏性哮喘发作频次已很少且仅用硫酸沙丁即可缓解	12天的疗程治疗期间，未用硫酸沙丁吸入喷雾剂；遇烟味等不良气味刺激时咳嗽5~6声即可缓解											
每早起床即排便1次但大便均不成形	同前	每早起床即排便1次，大便均成形										
每晚起夜1次，但时间不固定	4:30	4:20	4:20	1:00	4:00	4:20	2:40	4:00	1:00	0:30	1:20	2:30
8天来，双膝前隐痛VAS=3局部保暖后可消失	3									2		1
8天来双膝持续性酸软VAS=4	4					3				2		
新出现的病症（排病反应）					7日晨起出现持续性口干VAS=5		4		3			
					7日晨起出现自汗VAS=5 主要部位为头颈部、前胸、后背、双腋下，全天需更换1次上衣		同前					

【居家康复记录-3】

2019年12月14-22日居家康复期间疗效观察

家庭作业（主）	结合适宜食疗方，每天按时完成利于疾病康复的健身计划相关内容								
物理因子（主）	场效应								
	中午双膝、双足（含踝部）自制中药粉剂湿敷1次（2~3小时/次）								
治疗日期 余留症状	12-14	12-15	12-16	12-17	12-18	12-19	12-20	12-21	12-22
右眼上方和左前方可看见距离眼睛1m左右的物体移动，但辨别不清为何物	同前								
过敏性哮喘未发作	9天的居家康复期间，未用硫酸沙丁吸入喷雾剂；遇烟味等不良气味刺激时咳嗽5~6声即可缓解								
每早起床即排便1次 大便均成形	5:00成形 16:00成形	6:00成形 13:00不成形	5:00 成形	5:00 成形	5:00成形 8:00不成形	5:00成形 8:00不成形	6:00 成形	6:00 成形	6:00成形 16:00成形
每晚起夜1次，但时间不固定	1:30 3:20	1:20 3:30	1:00 4:00	1:20 4:00	2:20	2:00	2:00 4:00	2:00	2:20
双膝前隐痛VAS=1 局部保暖后可消失	1								
双膝持续性酸软VAS=2	2			1					
持续性口干VAS=3	3					2			
头颈部、前胸、后背、双腋下自汗VAS=5 全天需更换1次上衣	同前								
新出现的病症 （排病反应）					18日18:00起，右肩前持续疼痛VAS=6、右冈下肌持续疼痛VAS=3、右三角肌持续疼痛VAS=5，疼痛性质表现为昼轻夜重，且因右侧卧位20余分钟后引起右肩痛而不能右侧卧位躺卧				

【疗程康复IV记录】

2019年12月23日–2010年1月10日疗程康复IV治疗期间疗效观察 – 1.1

家庭作业(主)	1	2	3	4	5
物理因子(主)	干扰电 + 场效应				
物理因子(主)	中午双膝、双足(含踝部)自制中药粉剂湿敷1次(2~3小时/次)				
物理因子(主)	结合适宜食疗方,每天按时完成利于疾病康复的健身计划相关内容				

治疗日期 / 余留症状	12-23	12-24	12-25	12-26	12-27	12-28	12-29	12-30	12-31
右眼上方和左前方可看见距离眼睛1m左右的物体移动,但辨别不清为何物	同前								
过敏性哮喘未发作	此疗程康复治疗期间,未用硫酸沙丁吸入喷雾剂;遇烟味等不良气味刺激时咳嗽5~6声即可缓解								
每天排便1~2次 大便有时不成形	6:00成形 15:00成形	6:00成形 14:00成形	5:00成形 6:00成形	5:00,7:00 9:30均成形	5:30成形 8:00成形	6:00成形 13:30成形	5:30成形 7:30成形	5:00成形 6:00成形	5:00成形
每晚起夜1~2次 时间不固定	0:30 3:00	2:00	2:20	0:30 3:00	2:40	2:30	2:10	3:00	0:30 3:00
双膝前隐痛VAS=1 局部保暖后可消失	1				0				
双膝持续性酸软VAS=1	1				0				
持续性口干VAS=2	2								
头颈部、前胸、后背、双腋下自汗VAS=5 全天需更换1次上衣	同前								

【疗程康复IV记录】

2019年12月23日–2010年1月10日疗程康复IV治疗期间疗效观察 – 1.2

家庭作业（主）	1		2		3		4		5
物理因子（主）	干扰电 + 场效应								
	中午双膝、双足（含踝部）自制中药粉剂湿敷1次（2~3小时/次）								
物理因子（主）	结合适宜食疗方，每天按时完成利于疾病康复的健身计划相关内容								
余留症状 \ 治疗日期	12–23	12–24	12–25	12–26	12–27	12–28	12–29	12–30	12–31
右肩症状 · 右肩前持续疼痛VAS=6	6	6		2			3		
右三角肌持续痛VAS=5	5	3		2					
右冈下肌持续痛VAS=3	3	1		0					
右肩痛昼轻夜重，且因右侧卧位20余分钟后引起右肩痛而不能右侧卧位躺卧	同前								
新出现的病症（排病反应）				28日15:10起，右上臂内侧自肩至肘方向15cm段持续疼痛VAS=3		3		2	

【疗程康复IV记录】

2019年12月23日–2010年1月10日疗程康复Ⅳ治疗期间疗效观察 – 2.1

家庭作业（主）		6		7		8		9		10
物理因子（主）	干扰电 + 场效应									
	1月1–2日中午双膝、双足（含踝部）自制中药粉剂湿敷1次（2~3小时/次）									
物理因子（主）	结合适宜食疗方，每天按时完成利于疾病康复的健身计划相关内容									
治疗日期 / 余留症状	2020年									
	1–01	1–02	1–03	1–04	1–05	1–06	1–07	1–08	1–09	1–10
右眼上方和左前方可看见距离眼睛1m左右的物体移动，但辨别不清为何物	同前									
过敏性哮喘未发作	此疗程康复治疗期间，未用硫酸沙丁吸入喷雾剂；遇烟味等不良气味刺激时咳嗽5~6声即可缓解									
每天排便1~3次 大便均成形	5:00 14:00	6:00	5:30 7:30 18:00	5:30 15:00	5:30 18:00	6:00	5:30 17:00	5:30 21:00	5:30 15:00	5:40
每晚起夜1~2次，时间不固定	3:10	3:00	2:40	2:20	2:00	2:30	2:00	2:10	2:20	2:30
持续性口干VAS=2	2									
头颈部、前胸、后背、双腋下自汗VAS=5 全天需更换1次上衣	5					6				

【疗程康复Ⅳ记录】

2019年12月23日–2010年1月10日疗程康复Ⅳ治疗期间疗效观察 – 2.2

家庭作业（主）		6		7		8		9		10
物理因子（主）	干扰电 + 场效应									
	1月1–2日中午双膝、双足（含踝部）自制中药粉剂湿敷1次（2~3小时/次）									
物理因子（主）	结合适宜食疗方，每天按时完成利于疾病康复的健身计划相关内容									
治疗日期 / 余留症状		2020年									
	1–01	1–02	1–03	1–04	1–05	1–06	1–07	1–08	1–09	1–10
右肩症状 右肩前持续疼痛VAS=3	2									
右三角肌持续疼痛VAS=2	0									
右肩痛昼轻夜重，且因右侧卧位20余分钟后引起右肩痛而不能右侧卧位躺卧	1月1日起，仅余右肩前持续疼痛VAS=2，可右侧卧位躺卧									
右上臂内侧自肩至肘方向15cm段持续疼痛VAS=2	0	0								
新出现的病症（排病反应）	左肩前持续疼痛VAS=4	4	3						2		
	5日凌晨4:00多翻身时忽觉		腰部中央持续酸痛VAS=2		腰部中央持续性酸困				
						2	1	2		
			腰部屈伸不利伴转身困难VAS=4		2	1	0			
	5日晨起下地		步行时双腿发沉无力VAS=3		2		1			

【居家康复记录-4】

2020年1月11日–7月31日居家康复期间疗效观察 – 1

	2020年			
家庭作业（主）	受新冠肺炎疫情影响，居家康复期间每周微信沟通病情变化，并随时调整食疗方 每天按时完成利于疾病康复的健身计划相关内容			
物理因子（主）	场效应（天气炎热期间停用，其他时间基本照旧）			
治疗日期 余留症状	2020年			
	1月11日–3月13日	3月14–25日	3月26日–5月8日	5月9日–7月31日
右眼上方和左前方可见距离眼睛1m左右的物体移动，但难辨何物	同前			
过敏性哮喘未发作 不用硫酸沙丁即可缓解	居家康复期间，未用硫酸沙丁吸入喷雾剂；遇烟味等不良气味刺激时咳嗽5~6声即可缓解			
每天排便1~2次 以2次居多，且均成形	同前	每天排便1~2次（2次居多） 晨起第1次成形第2次不成形	每天排便1~2次 以2次居多，且均成形	每天排便1~2次（2次居多） 晨起第1次成形第2次不成形
每晚起夜1次 时间多在凌晨3:00以前	1月11–23日：同前 1月24日–2月24日不起夜占55% 2月15日–3月13日不起夜占96%	不起夜占100%	不起夜占89%	不起夜占95%
持续性口干VAS=2	2	2~3	2	2
头颈部、前胸、后背、双腋下自汗 VAS=6 全天需更换1次上衣	1月24日起降至VAS=4 1月26日起降至VAS=3 1月30日起降至VAS=2 主要部位为头颈部、双腋下 全天不需更换上衣	头颈部、双腋下自汗VAS=2 全天不需更换上衣	头颈部、双腋下自汗 VAS=1~2 全天不需更换上衣	头颈部、双腋下自汗 VAS=1~2 全天不需更换上衣

【居家康复记录-4】

2020年1月11日-7月31日居家康复期间疗效观察 - 2

家庭作业（主）	受新冠肺炎疫情影响，居家康复期间每周微信沟通病情变化，并随时调整食疗方 每天按时完成利于疾病康复的健身计划相关内容			
物理因子（主）	场效应（天气炎热期间停用，其他时间基本照旧）			
治疗日期 余留症状	2020年			
	1月11日～3月13日	3月14～25日	3月26日～5月8日	5月9日～7月31日
步行时双腿发沉无力VAS=1	11日晨起降至VAS=0	0		
右肩前持续疼痛 VAS=2	2月27日17:00不慎从楼梯上摔下致右肩剧烈疼痛VAS=10，不能自由活动，各种锻炼停	3月8日起右肩痛降至VAS=6 可握筷子吃饭，但仍不能做操	3月20日起右肩痛VAS=4 大部分练习操可完成	6月5日起 右肩痛降至VAS=2
		3月15日起右肩痛降至VAS=4，但仍不能做操	3月27日起右肩痛VAS=3	
右肩前持续疼痛 VAS=2	1月23日起降至VAS=0	0	4月10日不慎跌倒致左肩痛VAS=3	0
			5月3日起降至VAS=0	
新状况			4月10日因未注意小区门口地上电线而跌倒，左膝红肿淤血痛VAS=5、脾区痛VAS=8、左肩痛VAS=3，起卧床受限	5月9日起 脾区痛VAS=0
			4月24日起左膝痛VAS=0	
			4月24日起脾区痛VAS=2	

【疗程康复Ⅰ记录】

人体脏腑功能检查表

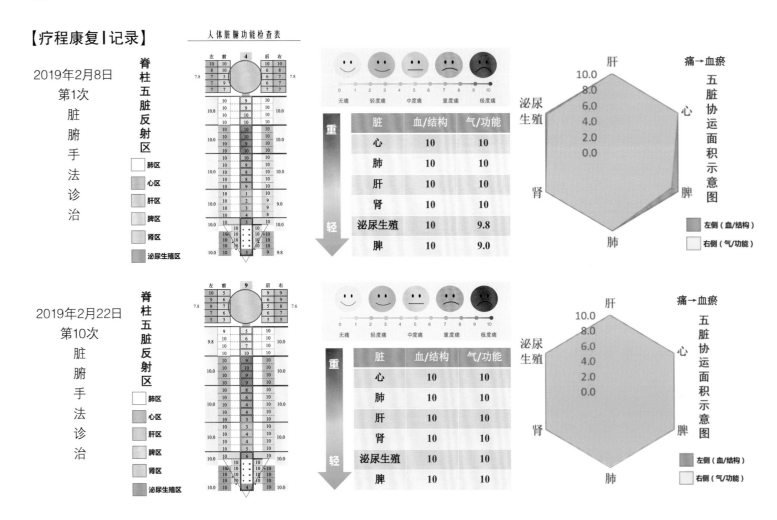

2019年2月8日
第1次
脏
腑
手
法
诊
治

脊柱五脏反射区

☐ 肺区
▨ 心区
▨ 肝区
▨ 脾区
▨ 肾区
■ 泌尿生殖区

脏	血/结构	气/功能
心	10	10
肺	10	10
肝	10	10
肾	10	10
泌尿生殖	10	9.8
脾	10	9.0

痛→血瘀
五脏协运面积示意图

■ 左侧（血/结构）
☐ 右侧（气/功能）

2019年2月22日
第10次
脏
腑
手
法
诊
治

脊柱五脏反射区

☐ 肺区
▨ 心区
▨ 肝区
▨ 脾区
▨ 肾区
■ 泌尿生殖区

脏	血/结构	气/功能
心	10	10
肺	10	10
肝	10	10
肾	10	10
泌尿生殖	10	10
脾	10	10

痛→血瘀
五脏协运面积示意图

■ 左侧（血/结构）
☐ 右侧（气/功能）

【疗程康复丨记录】

2019年2月8–22日疗程康复丨治疗期间五脏协同运作变化情况

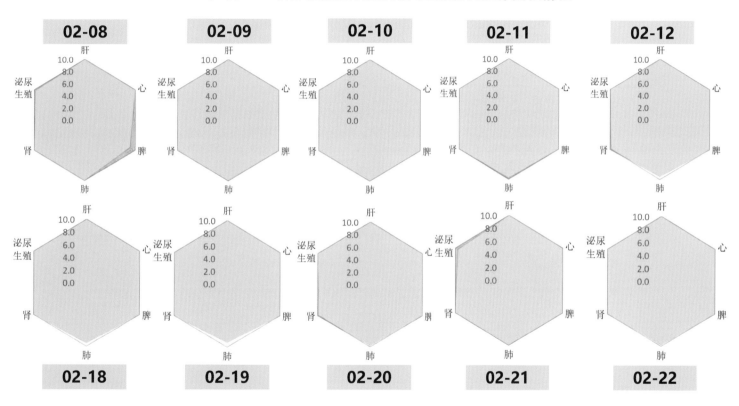

【疗程康复Ⅰ记录】

2019年2月8–22日疗程康复Ⅰ治疗期间督脉水库疏通情况

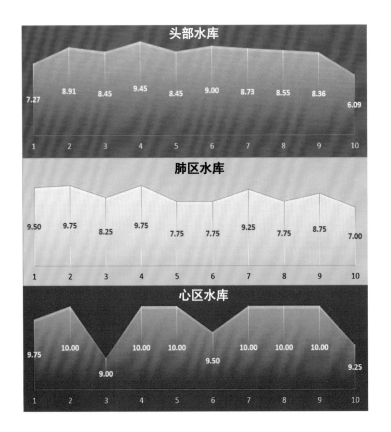

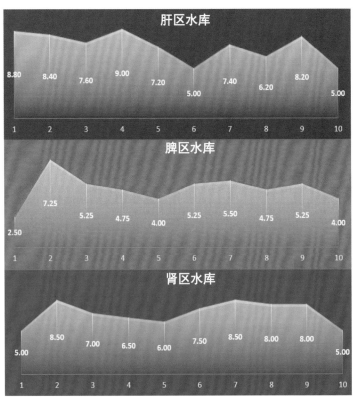

【居家康复记录 - 1】

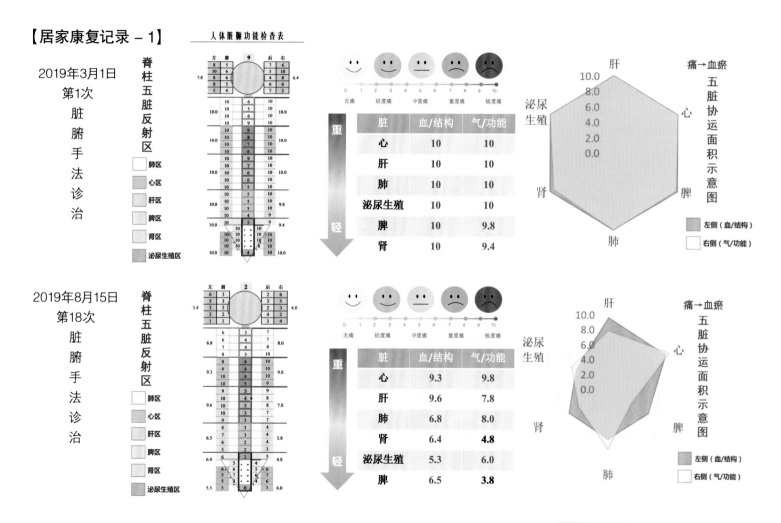

人体脏腑功能检查表

2019年3月1日
第1次
脏
腑
手
法
诊
治

脊柱五脏反射区

肺区
心区
肝区
脾区
肾区
泌尿生殖区

脏	血/结构	气/功能
心	10	10
肝	10	10
肺	10	10
泌尿生殖	10	10
脾	10	9.8
肾	10	9.4

痛→血瘀
五脏协运面积示意图

左侧（血/结构）
右侧（气/功能）

2019年8月15日
第18次
脏
腑
手
法
诊
治

脊柱五脏反射区

肺区
心区
肝区
脾区
肾区
泌尿生殖区

脏	血/结构	气/功能
心	9.3	9.8
肝	9.6	7.8
肺	6.8	8.0
肾	6.4	**4.8**
泌尿生殖	5.3	6.0
脾	6.5	**3.8**

痛→血瘀
五脏协运面积示意图

左侧（血/结构）
右侧（气/功能）

【居家康复记录 – 1】

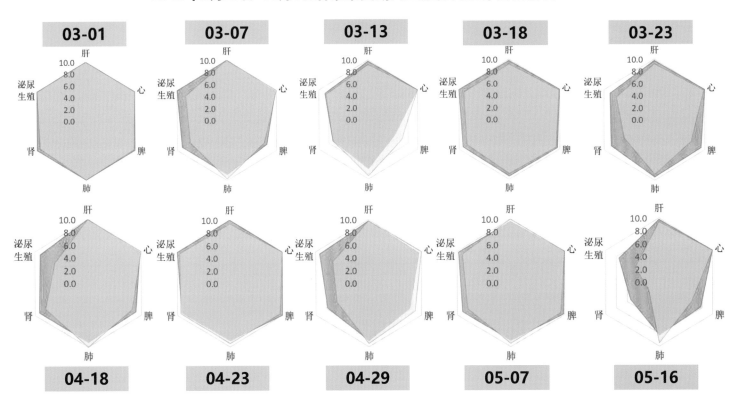

左侧（血/结构）
右侧（气/功能）

2019年2月23日–10月9日居家康复期间五脏协同运作变化情况 – 1

【居家康复记录－1】

2019年2月23日–10月9日居家康复期间五脏协同运作变化情况 – 2

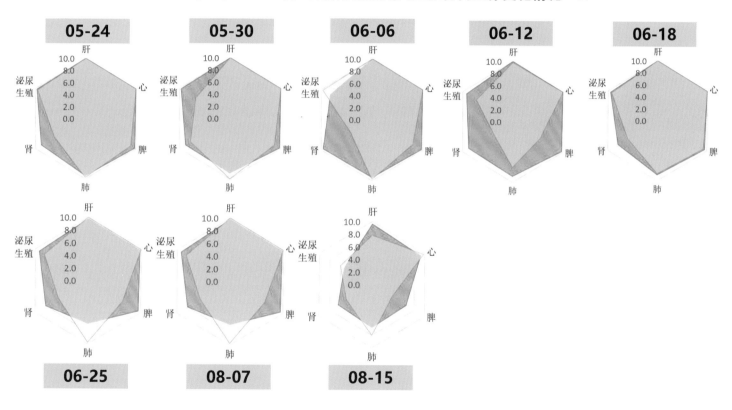

【居家康复记录 –1】

2019年2月23日–10月9日居家康复期间督脉水库疏通情况

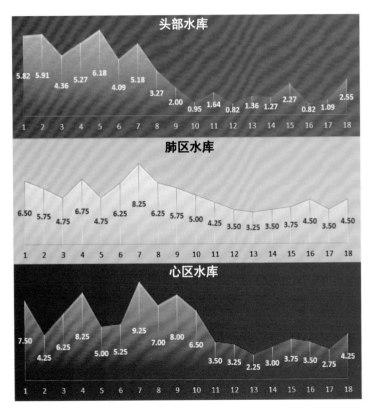

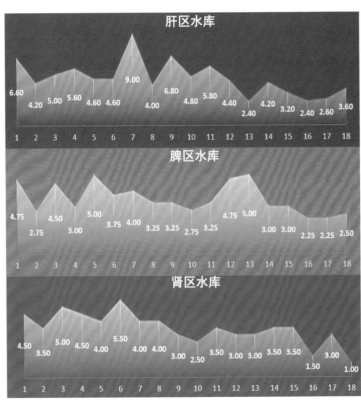

【居家康复记录 –1】

居家康复治疗

2019年9月16日
第1次腰腿手法诊治

2019年10月9日
第2次腰腿手法诊治

腰腿手法诊治压痛值变化

痛→血瘀

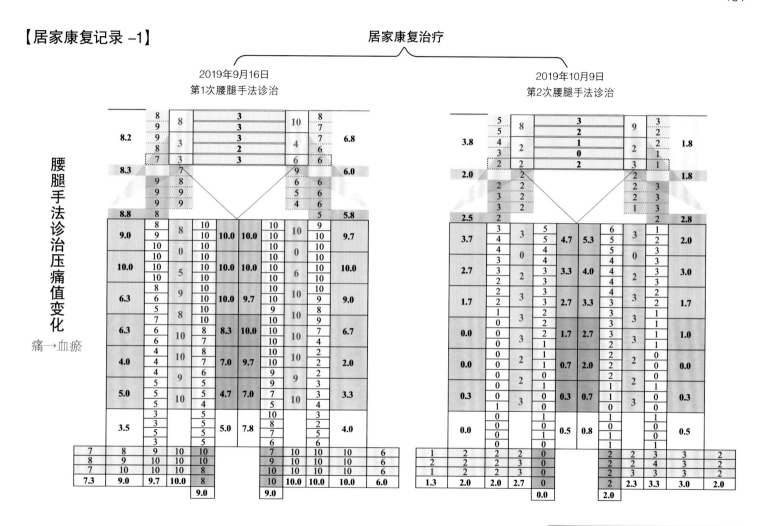

【疗程康复Ⅱ记录】

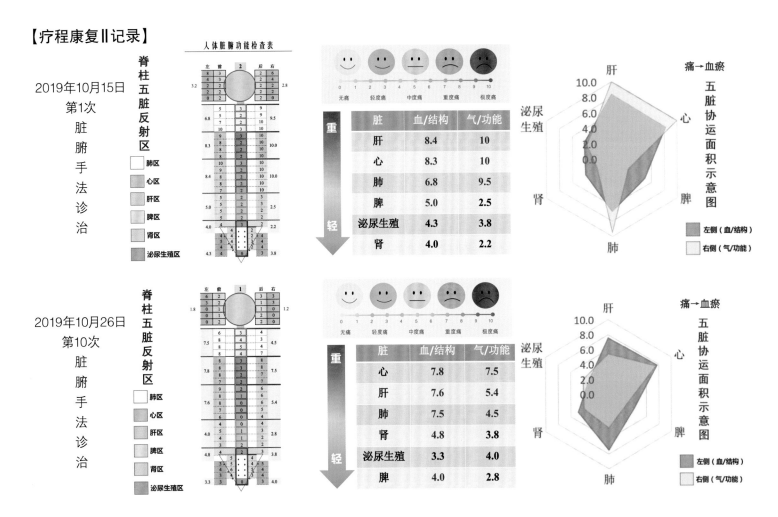

人体脏腑功能检查表

脊柱五脏反射区

2019年10月15日
第1次

脏腑手法诊治

肺区
心区
肝区
脾区
肾区
泌尿生殖区

脏	血/结构	气/功能
肝	8.4	10
心	8.3	10
肺	6.8	9.5
脾	5.0	2.5
泌尿生殖	4.3	3.8
肾	4.0	2.2

痛→血瘀

五脏协运面积示意图

左侧（血/结构）
右侧（气/功能）

脊柱五脏反射区

2019年10月26日
第10次

脏腑手法诊治

肺区
心区
肝区
脾区
肾区
泌尿生殖区

脏	血/结构	气/功能
心	7.8	7.5
肝	7.6	5.4
肺	7.5	4.5
肾	4.8	3.8
泌尿生殖	3.3	4.0
脾	4.0	2.8

痛→血瘀

五脏协运面积示意图

左侧（血/结构）
右侧（气/功能）

【疗程康复Ⅱ记录】

2019年10月15–26日疗程康复Ⅱ治疗期间五脏协同运作变化情况

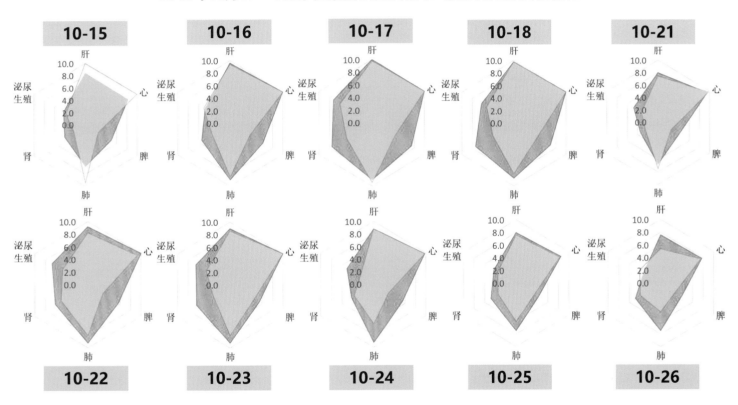

【疗程康复Ⅱ记录】

2019年10月15–26日疗程康复Ⅱ治疗期间督脉水库疏通情况

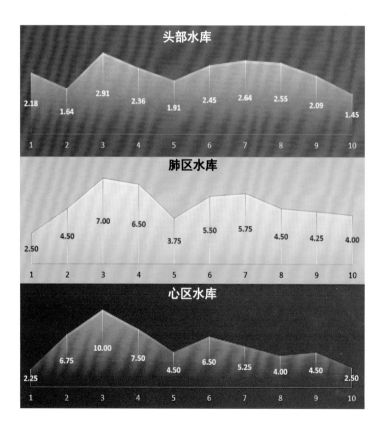

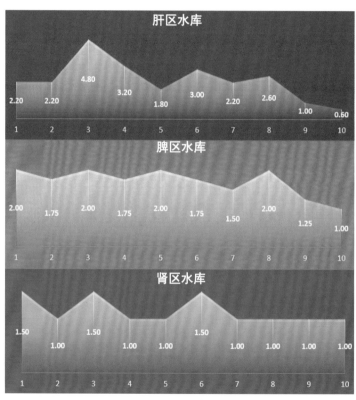

【疗程康复Ⅲ记录】

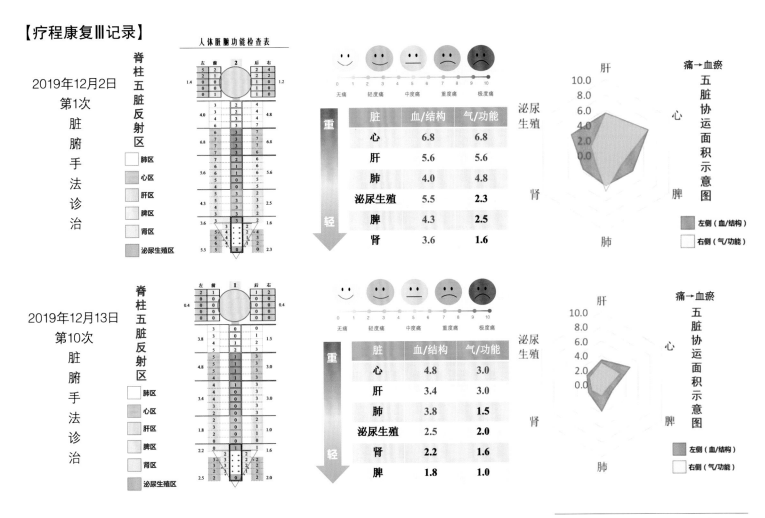

2019年12月2日
第1次
脏腑手法诊治

人体脏腑功能检查表

脊柱五脏反射区

肺区
心区
肝区
脾区
肾区
泌尿生殖区

脏	血/结构	气/功能
心	6.8	6.8
肝	5.6	5.6
肺	4.0	4.8
泌尿生殖	5.5	2.3
脾	4.3	2.5
肾	3.6	1.6

痛→血瘀
五脏协运面积示意图

左侧（血/结构）
右侧（气/功能）

2019年12月13日
第10次
脏腑手法诊治

脊柱五脏反射区

肺区
心区
肝区
脾区
肾区
泌尿生殖区

脏	血/结构	气/功能
心	4.8	3.0
肝	3.4	3.0
肺	3.8	1.5
泌尿生殖	2.5	2.0
肾	2.2	1.6
脾	1.8	1.0

痛→血瘀
五脏协运面积示意图

左侧（血/结构）
右侧（气/功能）

【疗程康复Ⅲ记录】

2019年12月2-13日疗程康复Ⅲ治疗期间五脏协同运作变化情况

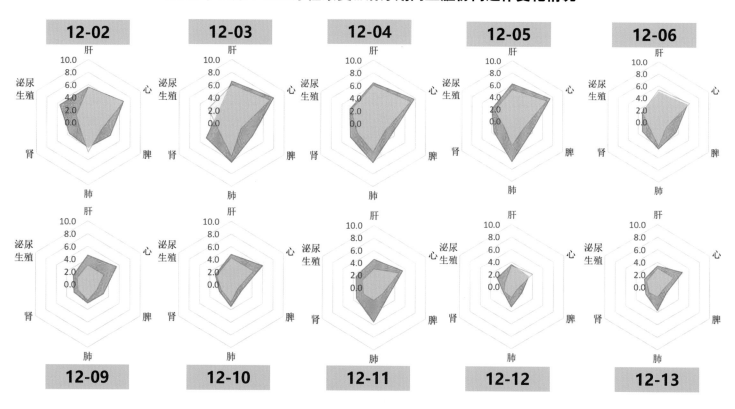

【疗程康复Ⅲ记录】

2019年12月2–13日疗程康复Ⅲ治疗期间督脉水库疏通情况

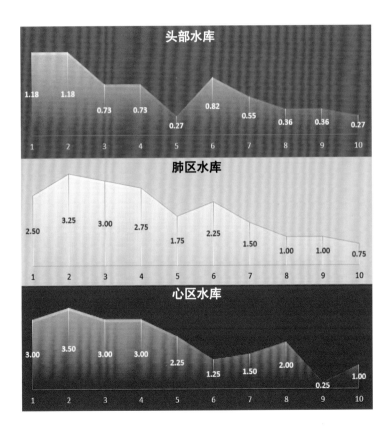

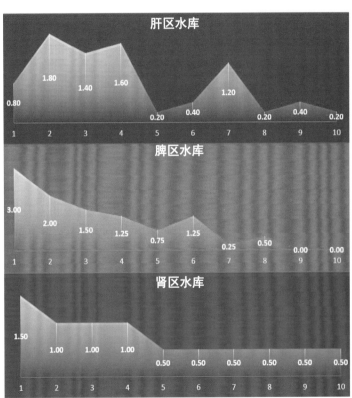

【疗程康复Ⅳ记录】

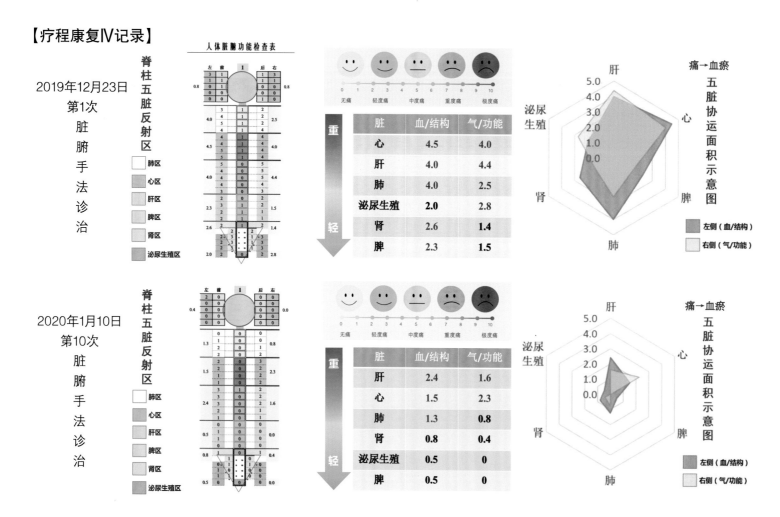

人体脏腑功能检查表

2019年12月23日 第1次 脏腑手法诊治

脊柱五脏反射区

肺区
心区
肝区
脾区
肾区
泌尿生殖区

脏	血/结构	气/功能
心	4.5	4.0
肝	4.0	4.4
肺	4.0	2.5
泌尿生殖	2.0	2.8
肾	2.6	1.4
脾	2.3	1.5

无痛 轻度痛 中度痛 重度痛 极度痛

重　轻

痛→血瘀

五脏协运面积示意图

左侧（血/结构）
右侧（气/功能）

2020年1月10日 第10次 脏腑手法诊治

脊柱五脏反射区

肺区
心区
肝区
脾区
肾区
泌尿生殖区

脏	血/结构	气/功能
肝	2.4	1.6
心	1.5	2.3
肺	1.3	0.8
肾	0.8	0.4
泌尿生殖	0.5	0
脾	0.5	0

无痛 轻度痛 中度痛 重度痛 极度痛

重　轻

痛→血瘀

五脏协运面积示意图

左侧（血/结构）
右侧（气/功能）

【疗程康复Ⅳ记录】

左侧（血/结构）
右侧（气/功能）

2019年12月23日−2020年1月10日疗程康复Ⅳ治疗期间五脏协同运作变化情况

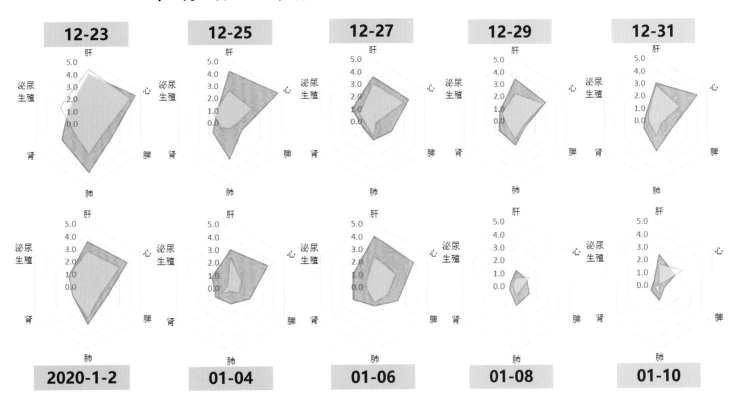

【疗程康复Ⅳ记录】

2019年12月23日–2020年1月10日疗程康复Ⅳ治疗期间督脉水库疏通情况

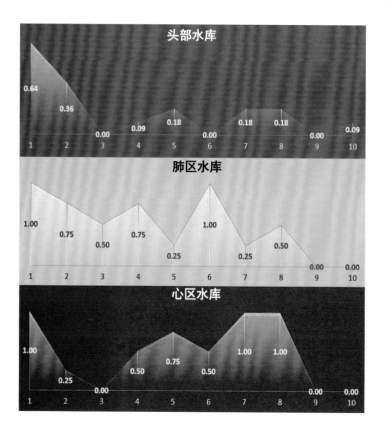

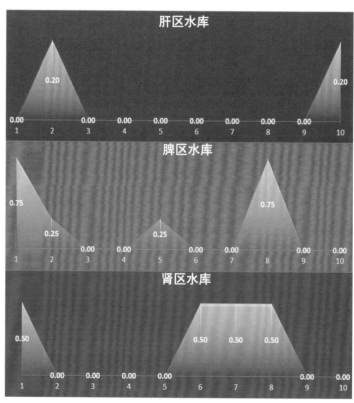

案例15

55天来，颈部两侧莫名"小鼓包"，
超声检查未见明显异常

康复记录

【疗程康复记录】

2018年12月17日–2019年1月9日疗程康复治疗期间疗效观察 – 1.1

脏腑手法诊治（主）	1	2	3		4			5	6			7
腰腿手法诊治（主）				1					2		3	
物理因子（主）	超短波+温热磁+场效应											
家庭作业（辅）	结合适宜食疗方，逐步学习和掌握利于疾病康复的健身计划相关内容，并每天按时完成											
现有症状 ＼ 治疗日期	12-17	12-18	12-19	12-20	12-21	12-22	12-23	12-24	12-25	12-26	12-24	12-28
55天来 · 颈部两侧"小鼓包"不痛不痒	同前											
2月来 · 十指第2、3指节持续性疼痛VAS=3	3		0									
24年来 · 冬春季天气寒冷时双手发凉、略发僵，劳累后十指较明显发僵发胀	同前											
5年来 · 左肩总有进凉风感VAS=5覆以围巾可缓解	5											
5年来 · 每晚起夜2~3次	2:30	4次	23:00 1:00 3:00	4:04	0:30 2:50	1:00 3:00 4:30	1:20 4:15	0:35 1:56	1:05 3:23	1:00 3:10	1:20 3:18	0:55 3:20

【疗程康复记录】

2018年12月17日–2019年1月9日疗程康复治疗期间疗效观察 – 1.2

	12-17	12-18	12-19	12-20	12-21	12-22	12-23	12-24	12-25	12-26	12-24	12-28
脏腑手法诊治（主）	1	2	3		4			5	6			7
腰腿手法诊治（主）				1						2	3	
物理因子（主）	超短波+温热磁+场效应											
家庭作业（辅）	结合适宜食疗方，逐步学习和掌握利于疾病康复的健身计划相关内容，并每天按时完成											

现有症状 / 治疗日期

现有症状	12-17	12-18	12-19	12-20	12-21	12-22	12-23	12-24	12-25	12-26	12-24	12-28
18日22:00就寝时忽觉腰部酸胀痛 VAS=8平卧尤甚			10	8	0							
19日16:10后 — 左腘窝持续疼痛 VAS=10			10	7	4	7	8	3	步行痛8	0		
步行受限VAS=8			10	5	1	5	6	1	6	0		
新出现的部分病症（排病反应） — 23日晨起后右足大趾本节（第1跖趾关节）步行痛VAS=5								8			4	3
26日午饭后 — 双下肢持续发沉 VAS=10										6	持续痛8 次日消失	
步行困难VAS=10										6	8 次日消失	
20日午休后 — 前额部持续头痛 VAS=7			晨起10 疗后4	晨起5 10点后8	3	晨起5 疗后2	3				晨起2 疗后1	
前额部持续头晕 VAS=7			晨起10 疗后4	晨起3 10点后8	4	晨起3 疗后2	3				晨起8 疗后4	
睁眼费力 VAS=7			晨起10 疗后4	0	双上眼睑浮肿伴睁眼费力 晨起10 11点后4	8	4	3			晨起8 疗后4	

【疗程康复记录】

2018年12月17日–2019年1月9日疗程康复治疗期间疗效观察 – 2.1

脏腑手法诊治(主)					8				9	10	11
腰腿手法诊治(主)	4				5		6				
物理因子(主)	超短波+温热磁+音频电+四肢循环泵+场效应										
家庭作业(辅)	结合适宜食疗方,逐步学习和掌握利于疾病康复的健身计划相关内容,并每天按时完成										

治疗日期 / 现有症状	2018年			2019年								
	12–29	12–30	12–31	1–1	1–2	1–3	1–4	1–5	1–6	1–7	1–8	1–9
颈部两侧"小鼓包"依然存在不痛不痒	同前										消失不见	
十指第2、3指节持续疼痛VAS=0持续10天		30日15:30八个指蹼持续痛VAS=10 场效应后VAS=4	31日晨起八个指蹼疼痛消失,但按捏局部则明显压痛:右手四个指蹼压痛VAS=10;左手:拇指与食指间指蹼压痛VAS=2、食指与中指间指蹼压痛VAS=8;中指与环指间指蹼压痛VAS=5、环指与小指间指蹼压痛VAS=5									
24年来冬春季天气寒冷时双手发凉、略发僵,劳累后十指较明显发僵发胀		1月7日忽觉双手温热,不再发凉、略发僵										
左肩总有进凉风感VAS=5覆以围巾可缓解	5										0	
每晚起夜2次居多	1:45 3:50	0:08 0:47 2:50	2:50 4:50	2:40	2:20 4:50	23:40 1:50	0:20	2:40	0:05 2:15 4:50	4:20	0:20 3:50	2:40
右足大趾本节(第1跖趾关节)步行痛VAS=3	2	1	0									

【疗程康复记录】

2018年12月17日–2019年1月9日疗程康复治疗期间疗效观察 – 2.2

脏腑手法诊治（主）				8						9	10	11
腰腿手法诊治（主）	4			5		6						
物理因子（主）	超短波+温热磁+音频电+四肢循环泵+场效应											
家庭作业（辅）	结合适宜食疗方，逐步学习和掌握利于疾病康复的健身计划相关内容，并每天按时完成											

治疗日期 \ 现有症状	2018年			2019年								
	12–29	12–30	12–31	1–1	1–2	1–3	1–4	1–5	1–6	1–7	1–8	1–9
28日晨起前额部持续头痛 VAS=2	晨起4	6	5	4	间断性前额部头痛						
治疗后降至VAS=1	疗后1				3	7		3		6	3	
28日晨起前额部持续头晕 VAS=8	头晕5	5	4	3	间断性前额部头痛						
治疗后降至VAS=4	疗后2				3	7	4	3	2	0	3	0
28日晨起双上眼睑浮肿伴睁眼费力VAS=8	晨起9	9	7	晨起7	晨起双上眼睑浮肿伴睁眼费力，午后缓解						
治疗后降至VAS=4	疗后2			20:00后4	5	4	8	6	左眼 8	5	6	4
									右眼 4	3	4	2
新出现的部分病症（排病反应）			1月3日晨起后	持续性咽痛不适伴异物感	VAS=7	8	6				时轻时重3~9	间断性5
				理疗后降至	VAS=4	5	4			3	1~4	2

【疗程康复记录】

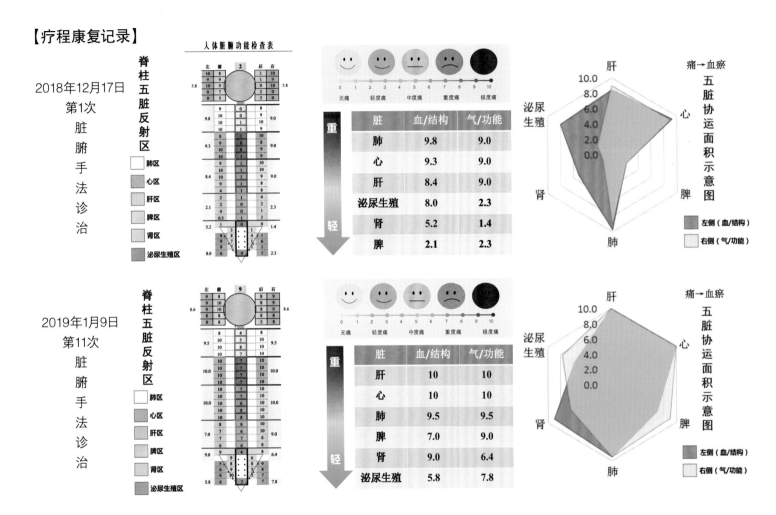

人体脏腑功能检查表

2018年12月17日 第1次
脏腑手法诊治

脊柱五脏反射区

脏	血/结构	气/功能
肺	9.8	9.0
心	9.3	9.0
肝	8.4	9.0
泌尿生殖	8.0	2.3
肾	5.2	1.4
脾	2.1	2.3

五脏协运面积示意图

2019年1月9日 第11次
脏腑手法诊治

脏	血/结构	气/功能
肝	10	10
心	10	10
肺	9.5	9.5
脾	7.0	9.0
肾	9.0	6.4
泌尿生殖	5.8	7.8

【疗程康复记录】

2018年12月17日–2019年1月9日疗程康复治疗期间五脏协同运作变化情况

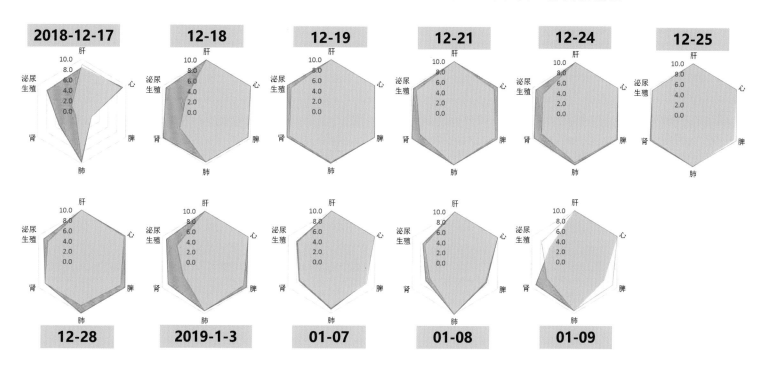

【疗程康复记录】

2018年12月17日-2019年1月9日康复方案疗程康复期间督脉水库疏通情况

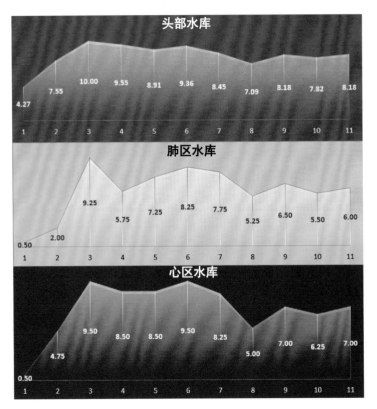

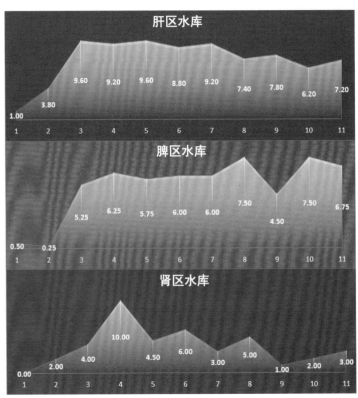

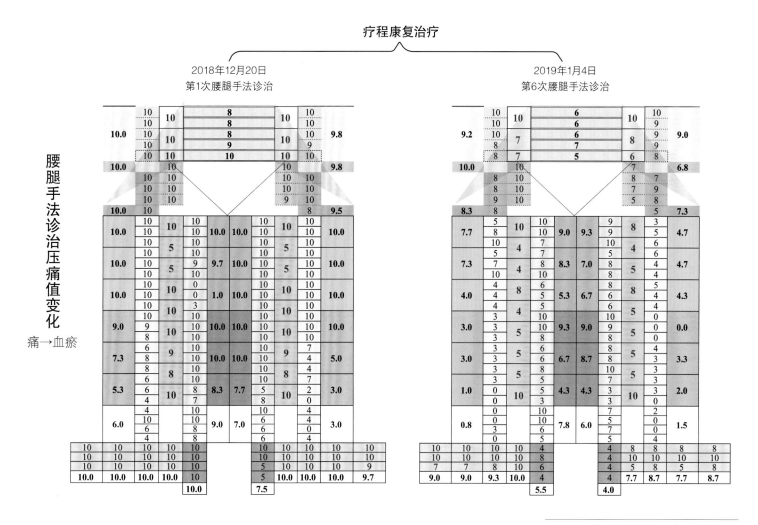

疗程康复治疗

2018年12月20日
第1次腰腿手法诊治

2019年1月4日
第6次腰腿手法诊治

腰腿手法诊治压痛值变化

痛→血瘀

案例16

2年来每天凌晨一两点睡觉，
近20天来右肩胛内侧明显疼痛

康复记录

【间断康复记录】

6月1日-7月5日间断性康复治疗期间疗效观察

家庭作业（主）	尽量早睡不熬夜，逐步学习和掌握利于疾病康复的健身计划相关内容，尽量坚持每天按时完成																	
物理因子（主）	场效应																	
脏腑手法诊治（辅）	1		2		3		4		5		6		7		8		9	
治疗日期 / 现有症状	06-01		06-04		06-08		06-13		06-14		06-20		06-21		06-26		07-05	
	手法前	手法后	手法前	手法后	手法前	手法后	手法前	手法后	手法前	手法后	手法前	手法后	手法前	手法后	手法前	手法后	手法前	手法后
20天来 整个后背僵硬不适 VAS=6	7	4	2	0	0													
右肩胛内侧持续疼痛 VAS=7	7	0	4	0	0													
感觉头脑混沌不清晰 VAS=3~4	4	0	4	0	0													
半年来 月经周期虽然规律但每次月经量稀少经期短2~3天	未来月经														6月26日来月经，月经量明显增多（似20多岁时状态）经期5~7天			
1年来 常感身体疲乏无力精神倦怠VAS=2~4	4	0	2	0	6月9~10日周末两天困倦缺觉，两天睡眠时间近40小时		0											
快到饭点无饿感胃口欠佳、三餐饭量偏少、胃肠易胀气	同前										到饭点想吃饭，胃口好，吃饭香未再出现胃肠易胀气							
近期未出差，每天排便1次，排便困难VAS=1~2	排便1次排便困难VAS=2		每日晨起7点准时排便，大便通畅 7月1日因间断性小腹痛VAS=3而排便3次，便后小腹痛消失； 7月2~4日大便次数仍多2~3次，但不伴小腹痛；5日后恢复如常															

【间断康复记录】

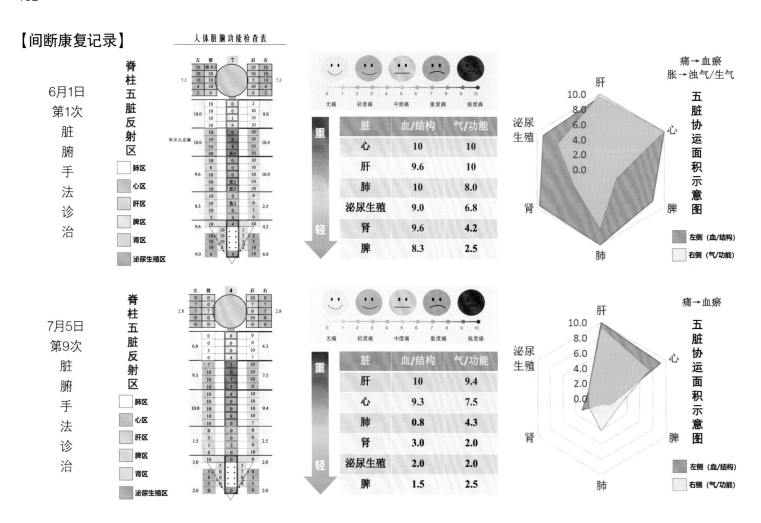

【间断康复记录】

6月1日–7月5日间断性康复治疗期间五脏协同运作变化情况

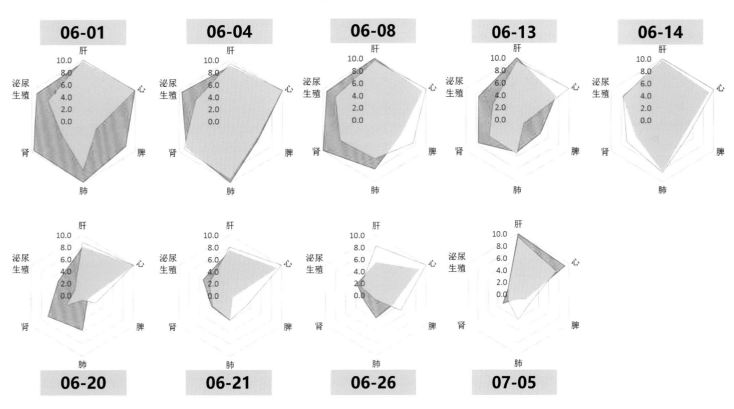

【间断康复记录】

6月1日–7月5日间断性康复治疗期间督脉水库疏通情况

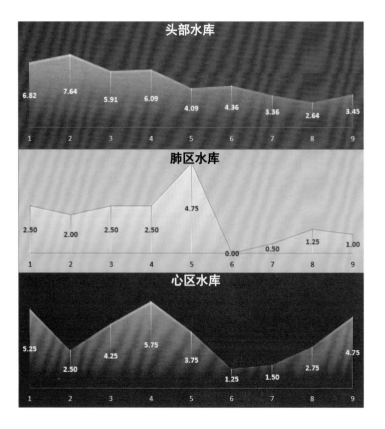

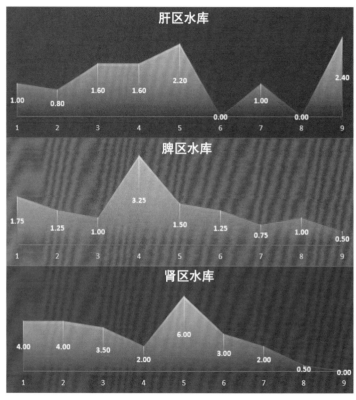

6年来0:00~1:00就寝，今年发现子宫内膜息肉，
医生建议宫腔镜手术

康复记录

【居家康复记录】

2019年11月2日–2020年5月31日居家康复治疗期间疗效观察

家庭作业（主）	尽量早睡不熬夜，结合适宜食疗方和部分家庭作业，其他健身计划依旧						
保健用药（主）	三七粉+丹参粉+西洋参粉						
物理因子（主）	场效应						
脏腑手法诊治（辅）	1（11月2日）	2（12月28日）	受疫情影响而不能复诊				
治疗日期	2019年		2020年				
现有症状	家庭作业1 11月5～30日	家庭作业2 12月1～31日	家庭作业3 1月1～31日	家庭作业4 2月1～29日	家庭作业5 3月1～31日	家庭作业6 4月1～30日	家庭作业7 5月1～31日
半年来 月经干净4~5天后，阴道再次少量出血2~3天	月经干净3天后，阴道再次少量出血1~2天（出血量较前减少80%）	每月月经干净后，未再出现阴道少量出血现象					

月经干净4~5天后，阴道再次少量出血2~3天	2月22日全天出现3~4次肚脐下四横指左旁开三横指处（水道穴）疼痛VAS=3~4，每次持续约2~3分钟后消失
	
	3月14日22:10肚脐下五横指左旁开两横指处（归来穴）间断性疼痛VAS=2~3，持续约2小时后消失；
	3月15日12:30左侧归来穴及其周围小片区域间断性疼痛VAS=2~3，持续约1.5小时后消失
	
	4月14日13:00肚脐下五横指左旁开四横指处（子宫穴）间断性疼痛VAS=3~3.5，持续约1小时后消失；
	4月27日12:00右侧子宫穴处岔气样刺痛VAS=3，持续约5分钟后消失；
	4月28日20:00左侧子宫穴处刺痛VAS=3，持续约5分钟后消失；
	      23:30左侧子宫穴处间断性刺痛VAS=3~4，持续至0:40消失；
	      0:40欲起床如厕，刚下地迈步即觉肚脐正下方五横指处（中极穴）岔气样刺痛VAS=4，走几步后降至VAS=2，又至1:00左右完全消失
	
	5月05日11:30右侧子宫穴处疼痛VAS=2，持续约1分钟后消失；
	5月13日20:00肚脐下五横指右旁开五横指处疼痛VAS=2，持续约15秒后消失；
	5月14日23:00左侧子宫穴处间断性疼痛VAS=2~4，持续约1.5小时后消失；
	5月16日11:00肚脐下五横指左旁开五横指处间断性疼痛VAS=2~3，持续约1小时后消失						

【居家康复记录】

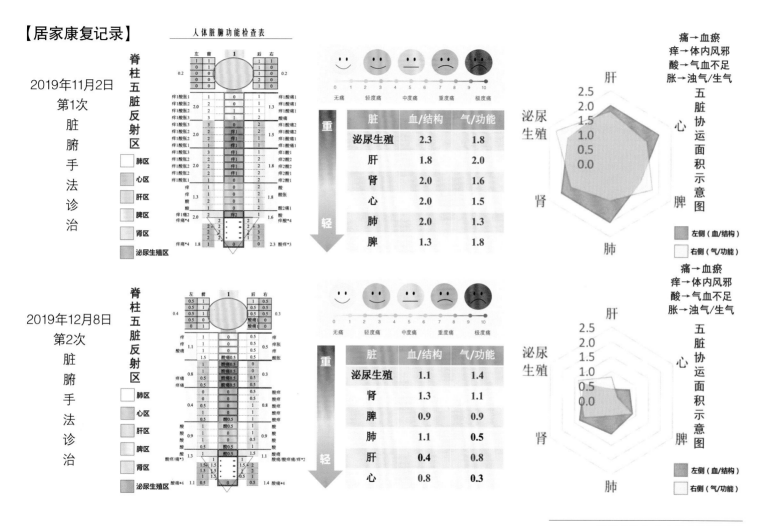

人体脏腑功能检查表

脊柱五脏反射区

2019年11月2日
第1次
脏腑手法诊治

肺区
心区
肝区
脾区
肾区
泌尿生殖区

无痛　轻度痛　中度痛　重度痛　极度痛
0　1　2　3　4　5　6　7　8　9　10

重 ⟶ 轻

脏	血/结构	气/功能
泌尿生殖	2.3	1.8
肝	1.8	2.0
肾	2.0	1.6
心	2.0	1.5
肺	2.0	1.3
脾	1.3	1.8

痛→血瘀
痒→体内风邪
酸→气血不足
胀→浊气/生气

肝　心　脾　肺　肾　泌尿生殖

五脏协运面积示意图

左侧（血/结构）
右侧（气/功能）

脊柱五脏反射区

2019年12月8日
第2次
脏腑手法诊治

肺区
心区
肝区
脾区
肾区
泌尿生殖区

无痛　轻度痛　中度痛　重度痛　极度痛
0　1　2　3　4　5　6　7　8　9　10

重 ⟶ 轻

脏	血/结构	气/功能
泌尿生殖	1.1	1.4
肾	1.3	1.1
脾	0.9	0.9
肺	1.1	0.5
肝	0.4	0.8
心	0.8	0.3

痛→血瘀
痒→体内风邪
酸→气血不足
胀→浊气/生气

肝　心　脾　肺　肾　泌尿生殖

五脏协运面积示意图

左侧（血/结构）
右侧（气/功能）

5年来每天凌晨1点左右就寝，近1个月来双眼胀痛干涩

康复记录

【间断康复记录】

2018年5月31日–7月20日间断性康复治疗期间疗效观察

家庭作业（主）			尽量早睡不熬夜，逐步学习和掌握利于疾病康复的健身计划相关内容，尽量坚持每天按时完成									
物理因子（主）			场效应									
脏腑手法诊治（辅）			1	2	3	4	5	6	7	8	9	10
现有症状　　　　治疗日期			05–31	06–04	06–06	06–07	06–12	06–19	06–21	06–28	07–10	07–20
			第5次康复治疗后小结					第10次康复治疗后小结				
2年来	时常感觉身体疲乏精力不济VAS=3~5		治疗前因身体疲乏、精力不济而下午需要依赖浓茶刺激方可保持清醒、正常工作；现不再喝浓茶，仍可头脑清醒地正常工作					状态良好	值班或加班时当晚休息不好则次日双眼极轻微胀涩痛VAS=1其他时间状态良好	9日值班当晚休息差10日双眼极轻微胀涩痛VAS=1	状态良好
			工作强度大时偶尔仍会感觉身体疲乏，但小憩片刻即可消失									
1个月来	双眼经常	发胀VAS=6	3					0			0
		干涩VAS=4	0					0			0
		疼痛VAS=3	0					0			手法后消失	0

【间断康复记录】

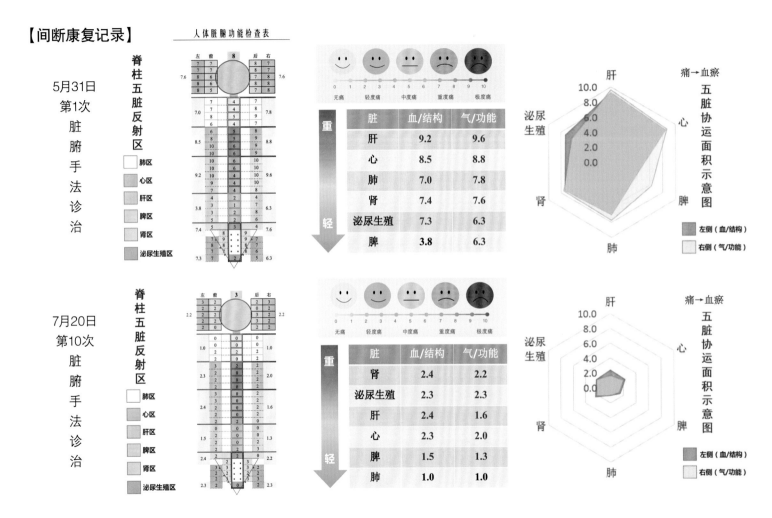

人体脏腑功能检查表

5月31日
第1次
脏腑手法诊治

脊柱五脏反射区

肺区
心区
肝区
脾区
肾区
泌尿生殖区

脏	血/结构	气/功能
肝	9.2	9.6
心	8.5	8.8
肺	7.0	7.8
肾	7.4	7.6
泌尿生殖	7.3	6.3
脾	3.8	6.3

五脏协运面积示意图

左侧（血/结构）
右侧（气/功能）

7月20日
第10次
脏腑手法诊治

脊柱五脏反射区

肺区
心区
肝区
脾区
肾区
泌尿生殖区

脏	血/结构	气/功能
肾	2.4	2.2
泌尿生殖	2.3	2.3
肝	2.4	1.6
心	2.3	2.0
脾	1.5	1.3
肺	1.0	1.0

五脏协运面积示意图

左侧（血/结构）
右侧（气/功能）

【间断康复记录】

5月31日–7月20日间断性康复治疗期间五脏协同运作变化情况

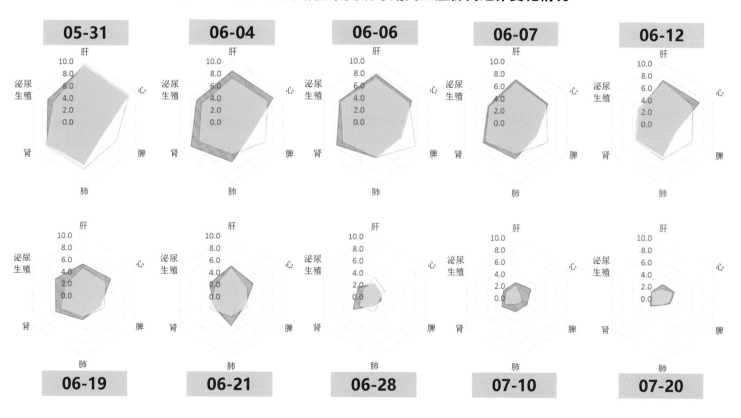

【间断康复记录】

5月31日-7月20日间断性康复治疗期间督脉水库疏通情况

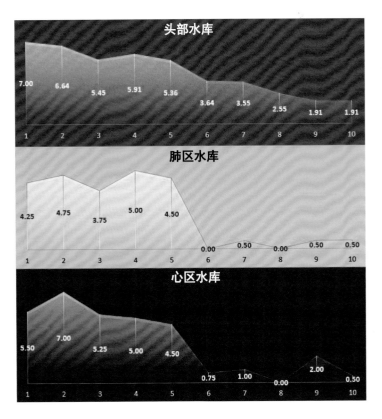

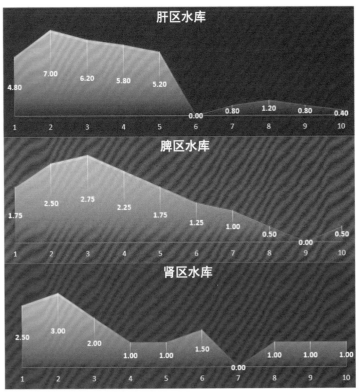

常年运动自觉身体状态良好，
但久坐后腰部发僵

康复记录

【疗程康复记录】

11月12日–12月1日疗程康复治疗期间疗效观察 – 1

脏腑手法诊治（主）	1		2	3	4		
腰腿手法诊治（主）		1					
物理因子（主）	超短波+场效应						
家庭作业（辅）	结合适宜食疗方，逐步学习和掌握利于疾病康复的健身计划相关内容，并每天按时完成						

治疗日期 现有症状	11–12	11–13	11–14	11–15	11–16	11–17	11–18
9年来	久坐后腰部发僵 VAS=2~3 活动后缓解	手法治疗后 全身轻松， 持续约1小时 后恢复如初	手法治疗后 腰部轻松感 一直持续至 次日晨起	手法治疗后 所按之处发酸 VAS=2，持续约 30分钟后 消失，之后 全身轻松感 全身轻松感 持续至 次日晨起	晨起后左侧弯腰 时右侧腰部发酸 VAS=2，手法治 疗后消失；手法 治疗后所按之处 发酸感VAS=2， 持续约30分钟 后消失。 未出现 久坐后 腰部发僵现象	未出现 久坐后腰部 发僵现象	返回上海 拟参加18日的 上海全程 马拉松赛事 未出现 久坐后 腰部发僵现象	全程马拉松后 双下肢肌肉不同 程度持续性酸痛 VAS=4~10 双侧小腿肚 酸痛明显 左侧尤甚 VAS=10 过去参加完 马拉松赛事后 腰部僵硬不能 弯曲，本次未见
10年来	有时4:00左右 起夜1次	4:10	未起夜				4:00
新出现的病症 （排病反应）	晚饭时右小腿 肚持续性发酸 VAS=3，场效应 治疗30分钟 后消失						

【疗程康复记录】

11月12日-12月1日疗程康复治疗期间疗效观察 - 2

脏腑手法诊治（主）	5	6	7	8	9		
物理因子（主）	超短波+场效应						
家庭作业（辅）	结合适宜食疗方，逐步学习和掌握利于疾病康复的健身计划相关内容，并每天按时完成						
治疗日期 / 现有症状	11-19	11-20	11-21	11-22	11-23	11-24	11-25
18日晚　4:00起夜1次	未起夜						
19日晨起后　晨起腰部微僵VAS=1 活动后消失	0	未再出现					
19日晨起后　左侧小腿肚　休息时酸痛 VAS=5	2	2	1	0.5	0		
19日晨起后　左侧小腿肚　步行时酸痛 VAS=7	5	2	1	0.5	0		
新出现的病症（排病反应）	当晚做眼保健操，刮眼眶时双眉骨酸痛 VAS=2	当晚做眼保健操，刮眼眶时双眉骨酸痛 VAS=2	当晚做眼保健操，刮眼眶时双眉骨酸痛 VAS=1	当晚做眼保健操，刮眼眶时双眉骨酸痛 VAS=1	当晚做眼保健操，刮眼眶时双眉骨酸痛 VAS=0		
				22日脏腑手法诊治时，颈后偏右侧触及一直径约3cm的圆形稍硬之物，压之酸痛VAS=4，与之前手法触及该部位时感觉明显不同			

【疗程康复记录】

11月12日–12月1日疗程康复治疗期间疗效观察 – 3

脏腑手法诊治（主）	10	11	12	13	14		
物理因子（主）	超短波+场效应						
家庭作业（辅）	结合适宜食疗方，逐步学习和掌握利于疾病康复的健身计划相关内容，并每天按时完成						
现有症状 ＼ 治疗日期	11–26	11–27	11–28	11–29	11–30	12月1~6日	
11月19–25日 未起夜	3:00	3:20	未起夜				
11月20–25日 腰部轻松无症状	同前					偶尔晨起后腰部微僵VAS=1 滚背后消失	
颈后偏右侧触及一直径约3cm 的圆形稍硬之物，压之酸痛 VAS=4	直径无变化	直径开始缩小	直径继续缩小	直径继续缩小	直径约1cm	12月6日完全消散	
	质地变软中	质地变软中	质地变软中	质地软			
	压之酸痛VAS=1	压之酸痛VAS=0	无压痛				

激发人体自愈力临床案例汇编

【疗程康复记录】

人体脏腑功能检查表

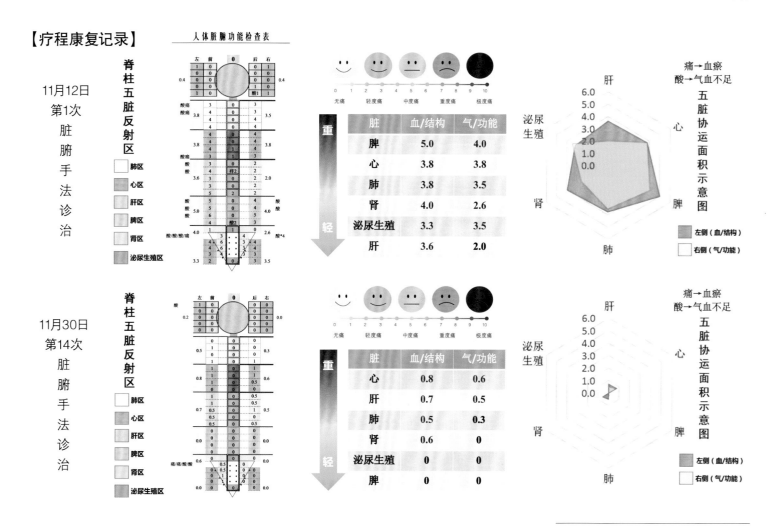

11月12日 第1次 脏腑手法诊治

脊柱五脏反射区

脏	血/结构	气/功能
脾	5.0	4.0
心	3.8	3.8
肺	3.8	3.5
肾	4.0	2.6
泌尿生殖	3.3	3.5
肝	3.6	2.0

11月30日 第14次 脏腑手法诊治

脏	血/结构	气/功能
心	0.8	0.6
肝	0.7	0.5
肺	0.5	0.3
肾	0.6	0
泌尿生殖	0	0
脾	0	0

激发人体自愈力临床案例汇编

【疗程康复记录】

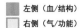

11月12日–12月1日疗程康复治疗期间五脏协同运作变化情况

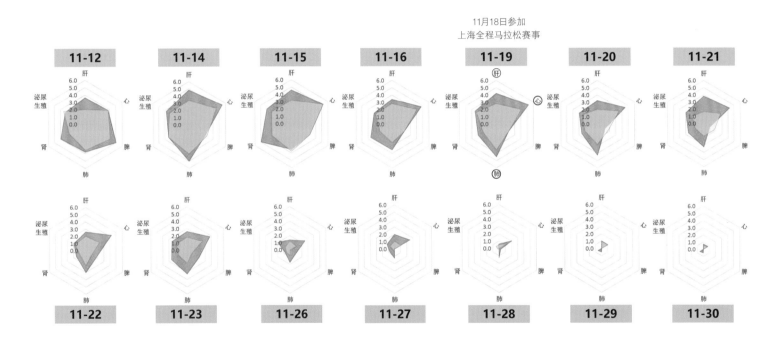

【疗程康复记录】

11月12–30日康复方案疗程康复期间督脉水库疏通情况

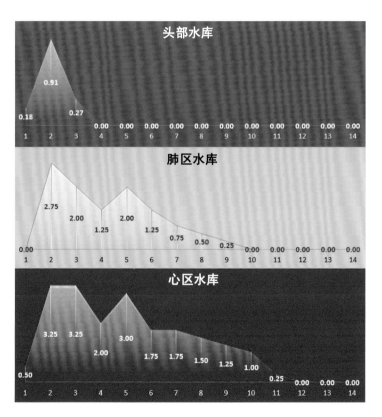

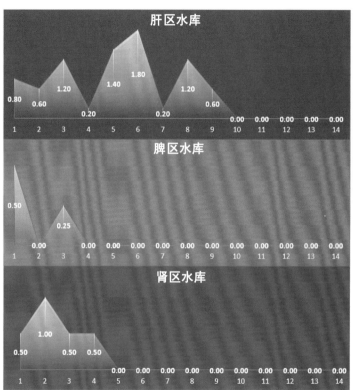

案例20

呕吐伴腹痛反复发作，医生建议摘除胆囊

康复记录

【居家康复记录】

2018年11月28日–2019年3月31日居家康复治疗期间疗效观察

家庭作业（主）	结合适宜食疗方，逐步学习和掌握利于疾病康复的健身计划相关内容，并每天按时完成			
物理因子（主）	场效应			
手法诊治（辅）	1（11月28日）	2（1月4日）	3（2月19日）	4（3月29日）
治疗日期 / 现有症状	2018年家庭作业		2019年家庭作业	
	11月28日~12月12日	12月13~31日	1月1~4日	1月5日~2月19日	2月20日~3月31日
8个月来 浑身没劲VAS=3~4 虽能跑步，但速度远不如从前	3~4	12月13日起，浑身有劲，跑步如常		
出生至今 左侧颈部始终有一肉眼可见的淋巴结	同前	12月29日，发现左侧颈部淋巴结肉眼不可见		
去年秋季至今 去年秋季起，头顶部两侧出现少量大块头皮屑，之后逐渐增多；今年夏天就诊皮肤科，局部使用中药类清洗剂和涂抹剂后消失，停药后复现至今	同前	12月29日起，头顶部两侧大块头皮屑未再出现		

【居家康复记录】

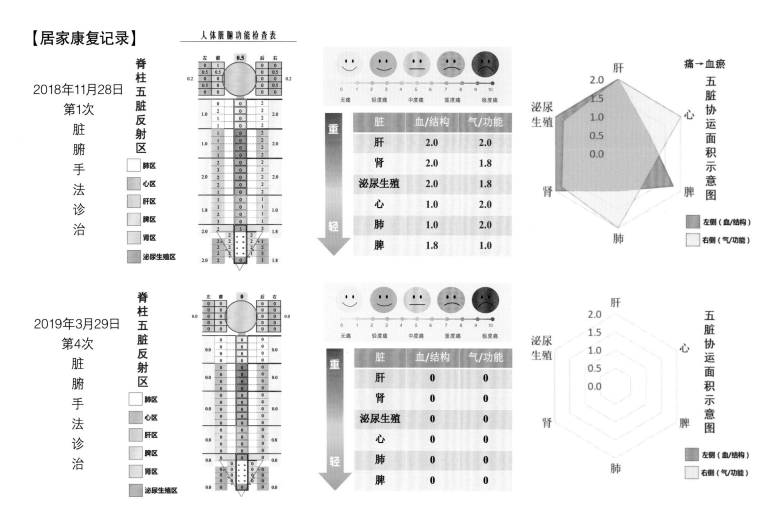

人体脏腑功能检查表

2018年11月28日
第1次
脏腑手法诊治

脊柱五脏反射区

肺区
心区
肝区
脾区
肾区
泌尿生殖区

脏	血/结构	气/功能
肝	2.0	2.0
肾	2.0	1.8
泌尿生殖	2.0	1.8
心	1.0	2.0
肺	1.0	2.0
脾	1.8	1.0

重 → 轻

痛→血瘀
五脏协运面积示意图

左侧（血/结构）
右侧（气/功能）

2019年3月29日
第4次
脏腑手法诊治

脊柱五脏反射区

肺区
心区
肝区
脾区
肾区
泌尿生殖区

脏	血/结构	气/功能
肝	0	0
肾	0	0
泌尿生殖	0	0
心	0	0
肺	0	0
脾	0	0

重 → 轻

五脏协运面积示意图

左侧（血/结构）
右侧（气/功能）

【居家康复记录】

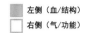

2018年11月28日–2019年3月31日居家康复治疗期间五脏协同运作变化情况

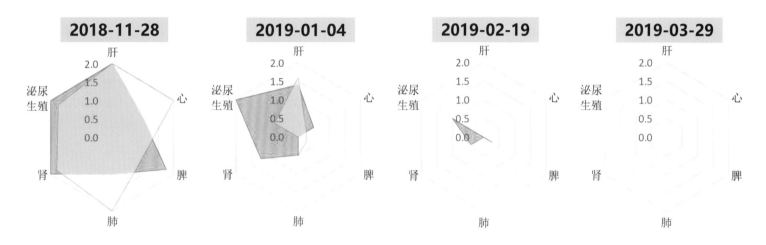

案例21

治疗胃病引发心脏病症

康复记录

【疗程康复记录】

1月14–23日疗程康复治疗期间疗效观察 – 1

脏腑手法诊治(主)		1		2		3		4		5		6		7		8		9		10	
物理因子(主)		超短波+温热磁+场效应																			
2016年起业(辅)		结合适宜食疗方,逐步学习和掌握利于疾病康复的健身计划相关内容,并每天按时完成																			
现有症状 ╲ 治疗日期		1–14		1–15		1–16		1–17		1–18		1–19		1–20		1–21		1–22		1–23	
2016年起	出现肠胃不适,在外就餐易腹泻至今呈渐重趋势	治疗		治疗		治疗		治疗		治疗		治疗		治疗		治疗		治疗		治疗	
		前	后	前	后	前	后	前	后	前	后	前	后	前	后	前	后	前	后	前	后
14日就诊时	胃部和腹部外围一圈燥热不适 VAS=4	4	1	1	1	0															
16日就诊	小腹间断性隐痛 VAS=2					2	1	0													
17日就诊	胃部不蠕动感 VAS=1							1	0	2	0	2	0	1	0	1	0	0.5	0	0.5	0
18日就诊时	胃部燥热 VAS=2									2	0	2	0	1	0	1	0	0.5	0	0.5	0
	间断性恶心 VAS=1									1	0	1	0	1	0	1	0	0.5	0	0.5	0
	颈后两侧持续性僵酸痛 VAS=1									1	0	1	0	0.5	0	0.5	0	0.5	0	0	
	心脏持续发僵感 VAS=1									1	0	1	0	0							

【疗程康复记录】

1月14–23日疗程康复治疗期间疗效观察 – 2

脏腑手法诊治（主）	1	2	3	4	5	6	7	8	9	10
物理因子（主）	超短波+温热磁+场效应									
2016年起业（辅）	结合适宜食疗方，逐步学习和掌握利于疾病康复的健身计划相关内容，并每天按时完成									
现有症状 ╲ 治疗日期	1–14	1–15	1–16	1–17	1–18	1–19	1–20	1–21	1–22	1–23
19日就诊 — 心脏偶尔阵痛VAS=4						4　0				
20日就诊 — 心脏持续性绞痛 VAS=1							1　0	0　0	0	
21日就诊 — 脐周持续性绞痛 VAS=1								1　0	2　1	1　0
许多年来 — 晨起精神尚可 从小到大基本从未感到精力充沛	尚可	极佳	良好	良好	良好	良好	良好	良好	良好	很好
近几年来 — 23:00–0:00就寝	23:00	23:00	0:00	22:00	22:00	22:30	0:00	23:30	23:30	23:30
近几年来 — 约1小时入眠	≈30分钟		≈1小时			≈30分钟				
近几年来 — 从不起夜	未起夜	未起夜	未起夜	4:10	3:20	未起夜	未起夜	4:50	未起夜	未起夜

【疗程康复记录】 人体脏腑功能检查表

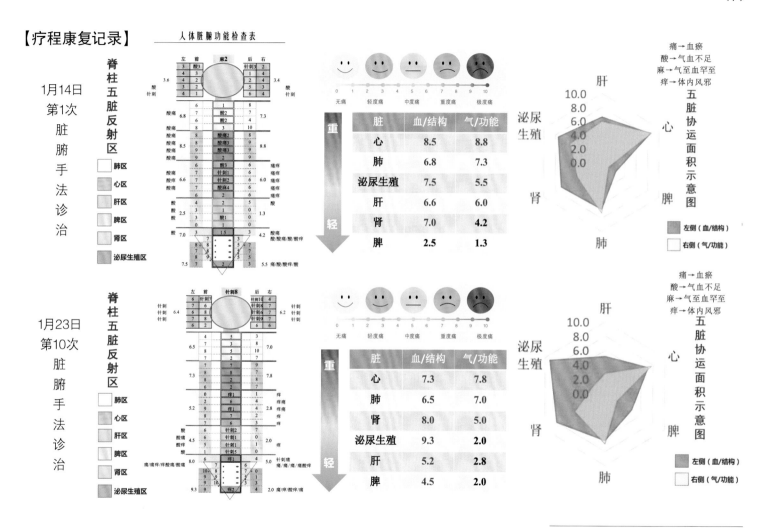

1月14日
第1次
脏
腑
手
法
诊
治

1月23日
第10次
脏
腑
手
法
诊
治

脊柱
五脏
反射区

□ 肺区
▦ 心区
▦ 肝区
▦ 脾区
▦ 肾区
▦ 泌尿生殖区

无痛　轻度痛　中度痛　重度痛　极度痛
0　1　2　3　4　5　6　7　8　9　10

重　　轻

脏	血/结构	气/功能
心	8.5	8.8
肺	6.8	7.3
泌尿生殖	7.5	5.5
肝	6.6	6.0
肾	7.0	4.2
脾	2.5	1.3

脏	血/结构	气/功能
心	7.3	7.8
肺	6.5	7.0
肾	8.0	5.0
泌尿生殖	9.3	2.0
肝	5.2	2.8
脾	4.5	2.0

痛→血瘀
酸→气血不足
麻→气至血罕至
痒→体内风邪

五脏协运面积示意图

肝　心　脾　肾　肺
泌尿生殖

10.0　8.0　6.0　4.0　2.0　0.0

▦ 左侧（血/结构）
□ 右侧（气/功能）

【疗程康复记录】

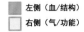

1月14–23日疗程康复治疗期间五脏协同运作变化情况

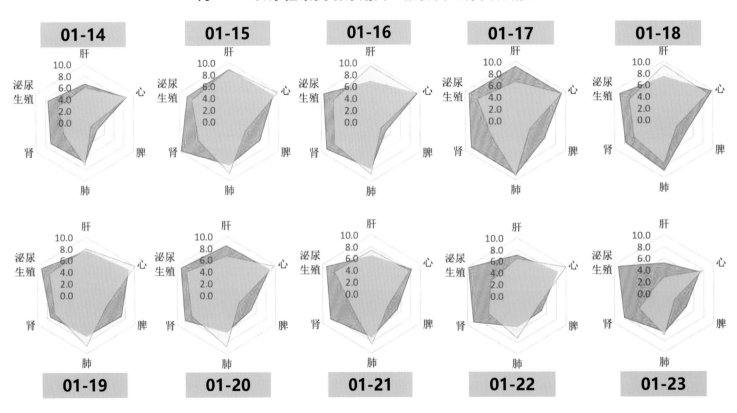

【疗程康复记录】

1月14-23日疗程康复治疗期间督脉水库疏通情况

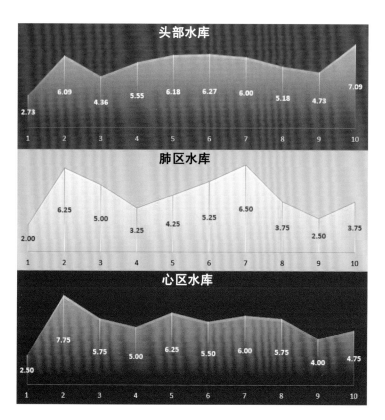

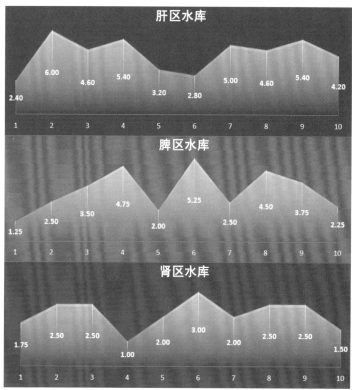

【康复记录Ⅱ-1】

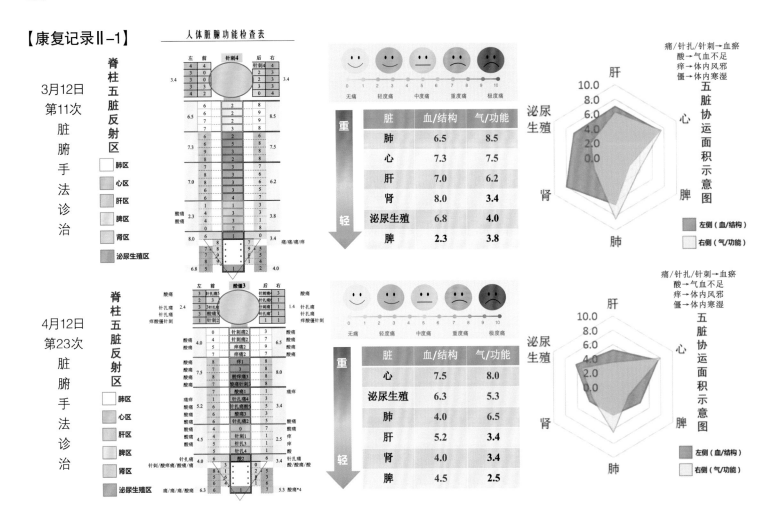

人体脏腑功能检查表

3月12日
第11次
脏腑手法诊治

脊柱五脏反射区

肺区
心区
肝区
脾区
肾区
泌尿生殖区

痛/针扎/针刺→血瘀
酸→气血不足
痒→体内风邪
僵→体内寒湿

五脏协运面积示意图

脏	血/结构	气/功能
肺	6.5	8.5
心	7.3	7.5
肝	7.0	6.2
肾	8.0	3.4
泌尿生殖	6.8	4.0
脾	2.3	3.8

左侧（血/结构）
右侧（气/功能）

4月12日
第23次
脏腑手法诊治

脊柱五脏反射区

肺区
心区
肝区
脾区
肾区
泌尿生殖区

痛/针扎/针刺→血瘀
酸→气血不足
痒→体内风邪
僵→体内寒湿

五脏协运面积示意图

脏	血/结构	气/功能
心	7.5	8.0
泌尿生殖	6.3	5.3
肺	4.0	6.5
肝	5.2	3.4
肾	4.0	3.4
脾	4.5	2.5

左侧（血/结构）
右侧（气/功能）

【康复记录Ⅱ-1】

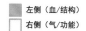

左侧（血/结构）
右侧（气/功能）

3月12日-4月12日康复治疗期间五脏协同运作变化情况

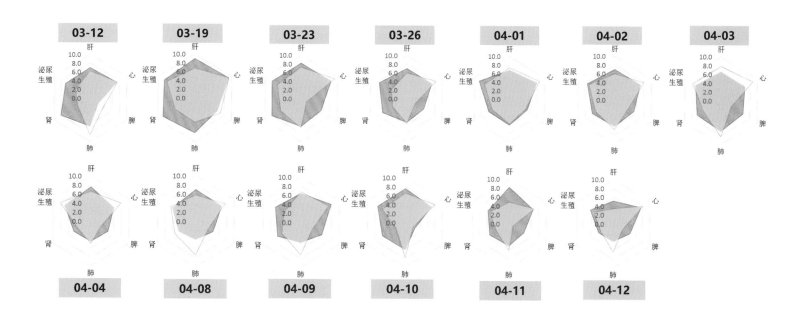

【康复记录Ⅱ-1】

3月12日~4月12日康复治疗期间督脉水库疏通情况

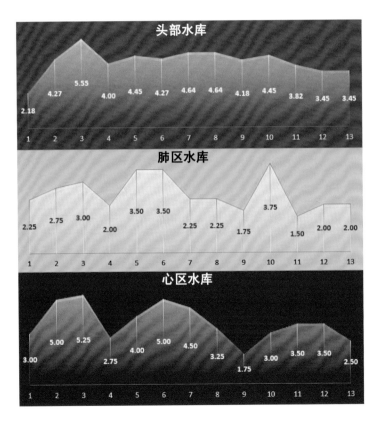

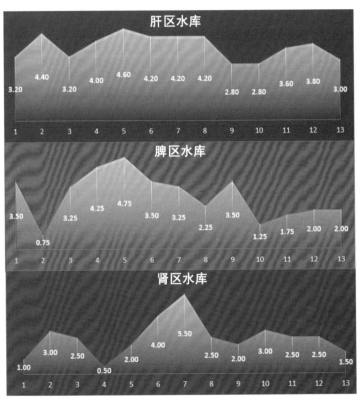

【康复记录Ⅱ-2】

人体脏腑功能检查表

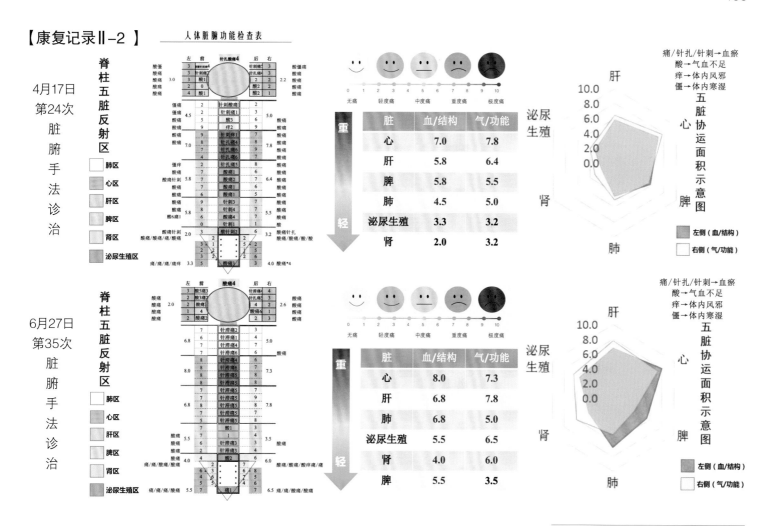

4月17日
第24次

脊柱
五脏
反射区

脏腑
手法
诊治

肺区
心区
肝区
脾区
肾区
泌尿生殖区

脏	血/结构	气/功能
心	7.0	7.8
肝	5.8	6.4
脾	5.8	5.5
肺	4.5	5.0
泌尿生殖	3.3	3.2
肾	2.0	3.2

痛/针扎/针刺→血瘀
酸→气血不足
痒→体内风邪
僵→体内寒湿

五脏协运面积示意图

左侧（血/结构）
右侧（气/功能）

6月27日
第35次

脊柱
五脏
反射区

脏腑
手法
诊治

肺区
心区
肝区
脾区
肾区
泌尿生殖区

脏	血/结构	气/功能
心	8.0	7.3
肝	6.8	7.8
肺	6.8	5.0
泌尿生殖	5.5	6.5
肾	4.0	6.0
脾	5.5	3.5

痛/针扎/针刺→血瘀
酸→气血不足
痒→体内风邪
僵→体内寒湿

五脏协运面积示意图

左侧（血/结构）
右侧（气/功能）

【康复记录Ⅱ-2】

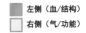

4月17日–6月27日康复治疗期间五脏协同运作变化情况

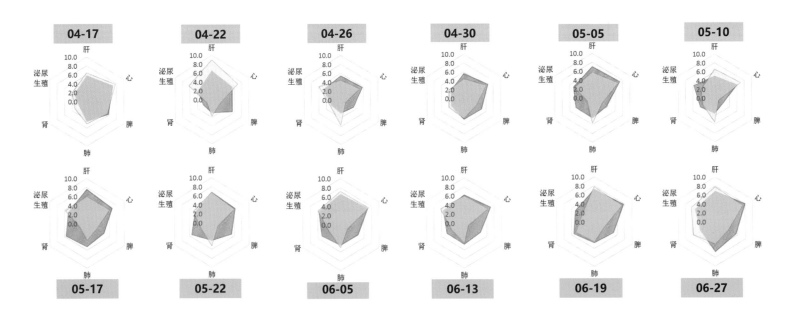

【康复记录Ⅱ-2】

4月17日-6月27日康复治疗期间督脉水库疏通情况

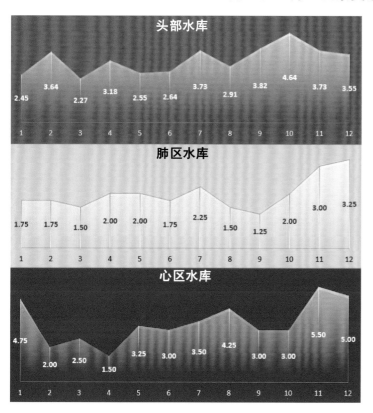

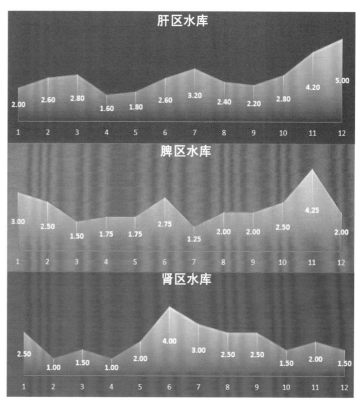

【康复记录Ⅲ】

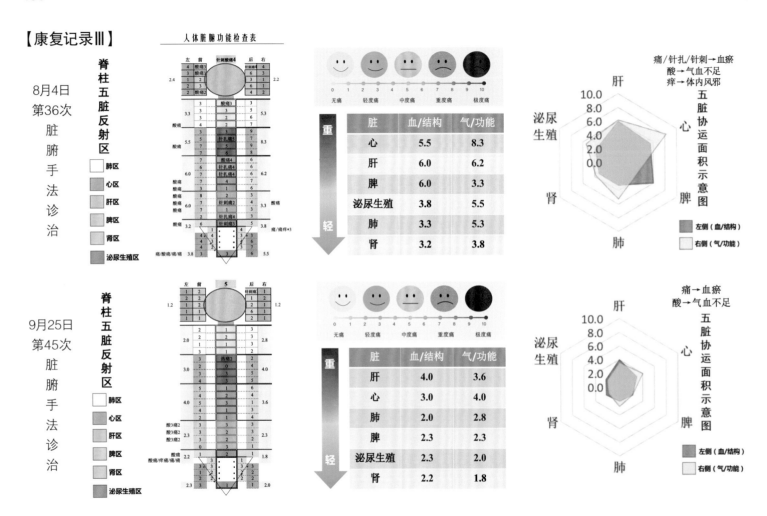

人体脏腑功能检查表

8月4日
第36次
脏腑手法诊治

脊柱五脏反射区

肺区
心区
肝区
脾区
肾区
泌尿生殖区

痛/针扎/针刺→血瘀
酸→气血不足
痒→体内风邪

五脏协运面积示意图

脏	血/结构	气/功能
心	5.5	8.3
肝	6.0	6.2
脾	6.0	3.3
泌尿生殖	3.8	5.5
肺	3.3	5.3
肾	3.2	3.8

左侧（血/结构）
右侧（气/功能）

9月25日
第45次
脏腑手法诊治

脊柱五脏反射区

肺区
心区
肝区
脾区
肾区
泌尿生殖区

痛→血瘀
酸→气血不足

五脏协运面积示意图

脏	血/结构	气/功能
肝	4.0	3.6
心	3.0	4.0
肺	2.0	2.8
脾	2.3	2.3
泌尿生殖	2.3	2.0
肾	2.2	1.8

左侧（血/结构）
右侧（气/功能）

【康复记录Ⅲ】

左侧（血/结构）
右侧（气/功能）

8月4日–9月25日康复治疗期间五脏协同运作变化情况

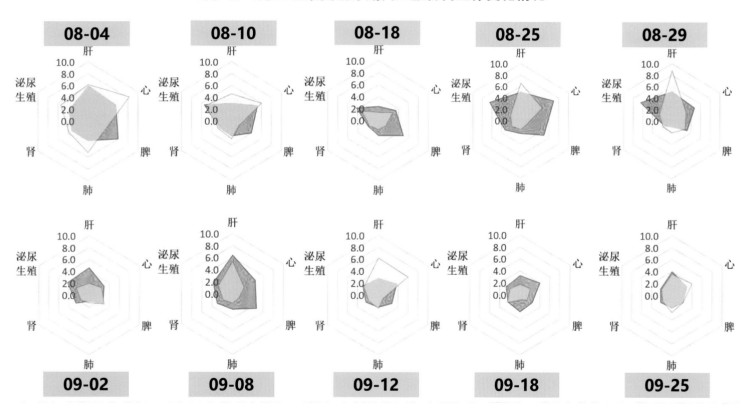

【康复记录Ⅲ】

8月4日-9月25日康复治疗期间督脉水库疏通情况

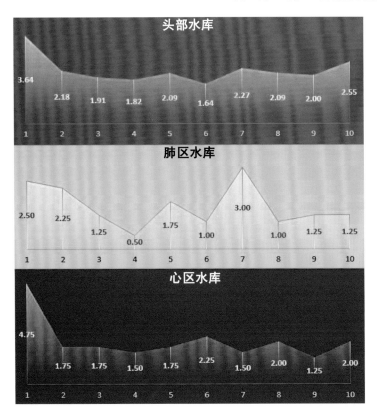

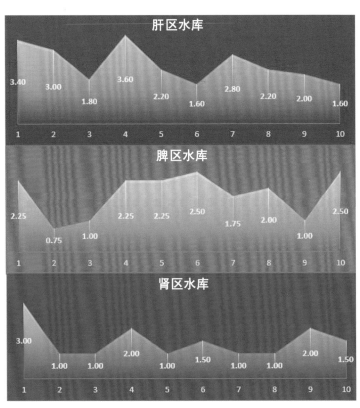

案例22

10年来，因胃食管返流致饭后烧心症状频发

康复记录

【疗程康复记录】

7月8–23日疗程康复治疗期间疗效观察 – 1

脏腑手法诊治	1				2	3	4	5	6		7	8			9	10
物理因子	无				超短波+场效应				场效应							
家庭作业	结合适宜食疗方,逐步学习和掌握利于疾病康复的健身计划相关内容,并每天按时完成															
治疗日期 现有症状	7–08	7–09	7–10	7–11	7–12	7–13	7–14	7–15	7–16	7–17	7–18	7–19	7–20	7–21	7–22	7–23
晨起即精神萎靡 浑身没劲VAS=7	7	晨起即觉身体疲惫VAS=2							晨起即觉身体疲惫VAS=1							
因烧心而午休期间 不能入眠	同前	午休可入眠														
双手心爱出凉汗 出凉汗后感觉手冰凉 VAS=6	5	4		3		VAS=2 手心爱出凉汗次数明显减少					1	0.5		VAS=0 双手心温热如常		
双脚心爱出凉汗 出凉汗后感觉 脚冰凉VAS=8	7	6		5	4		2			1		0.5				
每天咳痰 20次左右	20次左右				15次左右			8次左右			5次左右			0次	3次	5次
白色粘稠的 大块清痰	白色粘稠的大块清痰						白色稍粘的小块清痰				少量白色清痰			无痰	少量白色清痰	
午餐和晚餐后立即咳 1~2口咸痰VAS=6~8	午餐和晚餐后立即咳1~2口痰 感觉痰咸VAS=6~8				午餐和晚餐后立即咳1~2口痰,感觉痰咸VAS=4~6											

(行首列：10年来)

【疗程康复记录】

7月8-23日疗程康复治疗期间疗效观察 – 2

脏腑手法诊治			1				2	3	4	5	6		7	8		9	10
物理因子			无				超短波+场效应				场效应						
家庭作业			结合适宜食疗方，逐步学习和掌握利于疾病康复的健身计划相关内容，并每天按时完成														
现有症状 \ 治疗日期			7-08	7-09	7-10	7-11	7-12	7-13	7-14	7-15	7-16	7-17	7-18	7-19	7-20	7-21	7-22	7-23
10年来	吃完早餐1小时后	烧心 VAS=6	6	1			0											
8年来		胃胀 VAS=4	4		2		0											
10年来	吃完午餐1小时后	烧心 VAS=8	8		1		4		2		1		0		1		0	
8年来		胃胀 VAS=8	8		6		2		0				2	0		1		0
10年来	吃完晚餐1小时后	烧心 VAS=8		1			4			2			1	0	1		0	
8年来		胃胀 VAS=8			5		2		0									
8年来	每次小便	量较前减少约40%	同前				每次小便量较前减少约20%											
		颜色很黄	同前				喝水少时小便颜色较黄；喝水多时小便颜色淡黄											
		有少量泡沫	同前				每次小便基本无泡沫											

【疗程康复记录】

7月8-23日疗程康复治疗期间疗效观察 – 3

脏腑手法诊治	1				2	3	4	5	6		7	8		9	10
物理因子	无					超短波+场效应			场效应						
家庭作业	结合适宜食疗方,逐步学习和掌握利于疾病康复的健身计划相关内容,并每天按时完成														

现有症状	治疗日期	7-08	7-09	7-10	7-11	7-12	7-13	7-14	7-15	7-16	7-17	7-18	7-19	7-20	7-21	7-22	7-23
5来	进食吞咽痛 似刀片刮食管VAS=4	4						3		2			1		0		
	无食欲不觉饭香	同前	胃口开,吃饭香														
	小便有进食食物的相应气味VAS=4	同前											0				
3年来	喝水或啤酒喝到感觉撑 2小时后仍无小便意识	同前								喝热水后要么出汗要么30~40分钟后自然顺畅小便							
	不觉口渴 也很少喝水	感觉口渴,想喝水				不觉口渴,正常喝水状态											
	睡前口干VAS=7	6	5	4	3	2	0										
	睡前舌干VAS=5	4		3		2		0									

【疗程康复记录】

7月8-23日疗程康复治疗期间疗效观察 – 4

脏腑手法诊治	1				2	3	4	5	6		7	8		9	10
物理因子	无				超短波+场效应				场效应						
家庭作业	结合适宜食疗方,逐步学习和掌握利于疾病康复的健身计划相关内容,并每天按时完成														
治疗日期 现有症状	7–08	7–09	7–10	7–11	7–12	7–13	7–14	7–15	7–16	7–17	7–18	7–19	7–20	7–21	7–22	7–23
2年来 午餐只能吃下半碗米饭	同前	午餐可吃2碗米饭(恢复之前饭量)														
排便困难 VAS=5	5	4					2	1	0							
排便耗时约30分钟左右	同前								约10分钟左右					约5分钟左右		
便后仍觉小腹不适VAS=4		4			2		1		0							
大便粘腻或干燥成结不粘马桶	干燥成结				成形不干燥		成形干燥	成形干燥	成形不干燥					稀软酸味	先干后稀	
	不粘马桶				粘腻马桶				不粘马桶							

【疗程康复记录】

7月8-23日疗程康复治疗期间疗效观察 - 5

脏腑手法诊治			1			2	3	4	5	6		7	8			9	10
物理因子			无			超短波+场效应				场效应							
家庭作业			结合适宜食疗方,逐步学习和掌握利于疾病康复的健身计划相关内容,并每天按时完成														
现有症状 / 治疗日期			7-08	7-09	7-10	7-11	7-12	7-13	7-14	7-15	7-16	7-17	7-18	7-19	7-20	7-21	7-22	7-23
3年来	步行时	整条左腿后侧持续性酸痛VAS=4	同前					17:00后↓2	16:00后↑4	16:00后↓2		16:00后↓1				迈大步或小跑时左臀部至左腘窝段后侧牵拉性酸痛VAS=2		
		伴短筋感VAS=4而总想拉伸	同前					17:00后↓1	16:00后↑4	16:00后↓1		16:00后↓1					2	1
1年来	步行时	右髂前上棘处持续性酸痛VAS=4	4				17:00后↓2	16:00后↑6	16:00后↓4	16:00后↓1	19:00后↓0	0						
		走路没劲	同前					走路有劲				走路有劲的同时不自觉抬头挺胸,不似之前弯腰驼背						
		瞬时记忆较之前减退约60%	60%					40%		20%		0%(恢复如常)						

【居家康复记录】

7月24日–8月11日居家康复治疗期间疗效观察

家庭作业	结合适宜食疗方，每天按时完成利于疾病康复的健身计划相关内容																		
物理因子	场效应																		
脏腑手法诊治								1											2
治疗日期 现有症状	七月								八月										
	24	25	26	27	28	29	30	31	1	2	3	4	5	6	7	8	9	10	11
晨起即觉身体疲惫VAS=1	2	3	0.5	1															
双脚心爱出凉汗出凉汗后感觉脚冰凉VAS=0.5	双脚心温热如常VAS=0																		
每天咳痰5次	5次								6次						7~8次				
少量白色清痰	少量白色清痰																		
午餐和晚餐后会立即咳1~2口痰觉痰咸VAS=4~6	午餐和晚餐后会立即咳1~2口痰，感觉痰咸VAS=4~6																		
午餐1小时后烧心VAS=0	0.5	0									1	0	1			0			
晚餐1小时后烧心VAS=0		1			0							1				0			
晚餐1小时后胃胀VAS=0	0	1	0.5	0															
每次小便量较前减少约20%	减少约20%			每次小便量恢复如常															
迈大步或小跑时左臀部至左腘窝段后侧牵拉性酸痛VAS=2	1			迈大步或小跑时左臀部至左腘窝段后侧牵拉性酸痛VAS=0 / 弯腰手摸脚尖时左臀部至左腘窝段后侧牵拉性酸痛VAS=2															
左臀部至左腘窝段后侧伴短筋感VAS=1总想拉伸	2	1	0																
盘腿时右髂前上棘处持续性酸痛VAS=0	0	2	1			2			1	0									

【疗程康复记录】

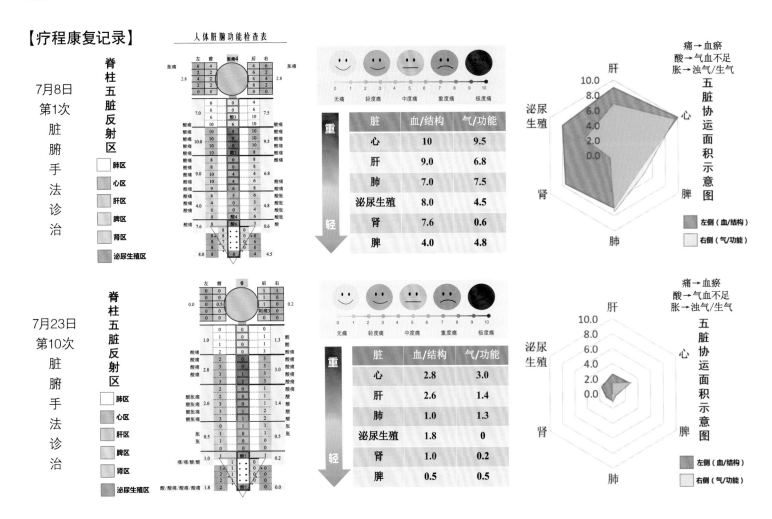

人体脏腑功能检查表

7月8日
第1次
脏
腑
手
法
诊
治

脊柱五脏反射区

脏	血/结构	气/功能
心	10	9.5
肝	9.0	6.8
肺	7.0	7.5
泌尿生殖	8.0	4.5
肾	7.6	0.6
脾	4.0	4.8

7月23日
第10次
脏
腑
手
法
诊
治

脊柱五脏反射区

脏	血/结构	气/功能
心	2.8	3.0
肝	2.6	1.4
肺	1.0	1.3
泌尿生殖	1.8	0
肾	1.0	0.2
脾	0.5	0.5

【疗程康复记录】

7月8–23日疗程康复治疗期间五脏协同运作变化情况

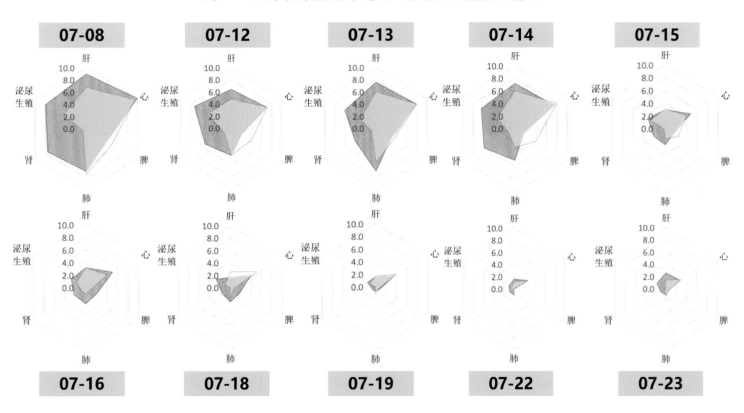

【疗程康复记录】

7月8–23日疗程康复治疗期间督脉水库疏通情况

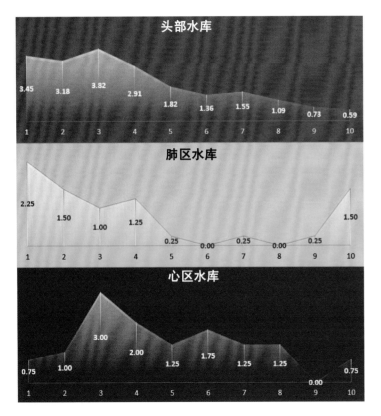

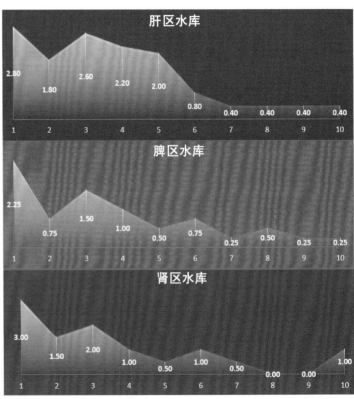

【居家康复记录】

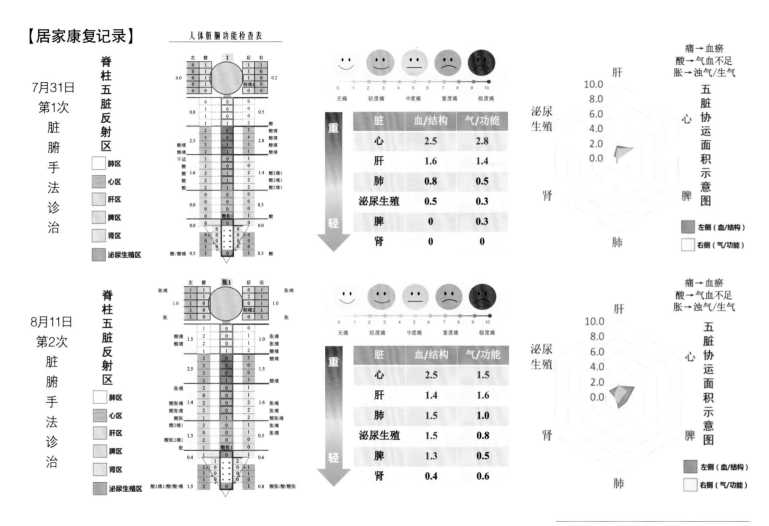

人体脏腑功能检查表

7月31日
第1次
脏
腑
手
法
诊
治

脊柱五脏反射区

脏	血/结构	气/功能
心	2.5	2.8
肝	1.6	1.4
肺	0.8	0.5
泌尿生殖	0.5	0.3
脾	0	0.3
肾	0	0

痛→血瘀
酸→气血不足
胀→浊气/生气

五脏协运面积示意图

左侧（血/结构）
右侧（气/功能）

8月11日
第2次
脏
腑
手
法
诊
治

脊柱五脏反射区

脏	血/结构	气/功能
心	2.5	1.5
肝	1.4	1.6
肺	1.5	1.0
泌尿生殖	1.5	0.8
脾	1.3	0.5
肾	0.4	0.6

痛→血瘀
酸→气血不足
胀→浊气/生气

五脏协运面积示意图

左侧（血/结构）
右侧（气/功能）

案例23

6岁至今经常便秘

康复记录

【疗程康复记录】

2月26日–3月13日疗程康复治疗期间疗效观察 – 1.1

脏腑手法诊治（主）	1	2	3	4	5	6	7	8	9	10	11	12
物理因子（主）	温热磁+干扰电+场效应											
家庭作业（辅）	结合适宜食疗方，逐步学习和掌握利于疾病康复的健身计划相关内容，并每天按时完成											
现有症状 ＼ 治疗日期	2-26	2-27	2-28	3-02	3-03	3-05	3-06	3-09	3-10	3-11	3-12	3-13
1天来 仰头并向左转头时颈部疼痛伴活动受限VAS=8	6	4	0									
1天来 仰头并向右转头时颈部疼痛伴活动受限VAS=8	6	4	2	1	0							
2个月来 偶尔于晚餐后1~2小时出现胃部酸痛VAS=2持续约1小时后消失至今发生3次	17天的治疗期间，未出现前述症状											
8个月来 月经周期提前至23~25天（以23天居多）	三月的月经周期27天											
月经量较前减少了75%	三月的月经量仍较之前减少了75%											

【疗程康复记录】

2月26日–3月13日疗程康复治疗期间疗效观察 – 2

脏腑手法诊治（主）	1	2	3	4	5	6	7	8	9	10	11	12
物理因子（主）	温热磁+干扰电+场效应											
家庭作业（辅）	结合适宜食疗方，逐步学习和掌握利于疾病康复的健身计划相关内容，并每天按时完成											
治疗日期	2-26	2-27	2-28	3-02	3-03	3-05	3-06	3-09	3-10	3-11	3-12	3-13

现有症状 / 37年来

症状	2-26	2-27	2-28	2-29	3-1	3-2	3-3	3-4	3-5	3-6	3-7	3-8	3-9	3-10	3-11	3-12	3-13
2~3天排便一次，第3天仍未排便则开塞露助排便（经常使用）	未排便	开塞露	未排便	自行排便	开塞露	未排便	自行排便	自行排便	自行排便	自行排便	自行排便	未排便	自行排便	自行排便	自行排便	自行排便	自行排便
排便时间不固定，自行排便时间多在5:00~7:30		16:00		13:00	11:00		6:20	6:20	6:20	6:40	7:30		6:50	6:40	6:40	6:40	6:40
排便困难VAS=5		0		0	0					5			3	3	0	5	0
排便耗时约20分钟		15		5	15		5	5	5	15	5		15	15	10	15	5
大便多为稀软便经常粘腻马桶		稀软粘腻		成形不粘	稀软粘腻		软便不粘	稀软粘腻	稀软粘腻	稀软粘腻	稀软粘腻		软便不粘	软便不粘	软便不粘	软便不粘	稀软粘腻
自行排便后小腹舒服身体轻松				便后小腹舒服身体轻松			便后小腹舒服身体轻松						便后小腹舒服身体轻松				
使用开塞露排便时小腹疼痛VAS=6		2															
使用开塞露排便仍觉小腹不适VAS=2~3		2															

【居家康复记录】

3月14日–5月31日居家康复治疗期间疗效观察 – 1.2

家庭作业（主）	结合适宜食疗方，每天按时完成家庭康复计划相关内容																	
物理因子（主）	场效应																	
脏腑手法诊治（辅）			1			2						3						
治疗日期 ＼ 现有症状	3-14	3-15	3-16	3-17	3-18	3-19	3-20	3-21	3-22	3-23	3-24	3-25	3-26	3-27	3-28	3-29	3-30	3-31
疗程治疗6天后基本每天自行排便		自行排便	自行排便		自行排便		自行排便	自行排便	自行排便		自行排便	自行排便	自行排便	自行排便	自行排便		自行排便	
疗程治疗6天后每天多在6:00~7:00排便		11:15	6:40		6:30		6:40	12:00	8:40 / 16:30		6:40	6:35	6:40	6:40	8:40 / 21:00		6:30 / 12:50	
偶有排便困难VAS=5		0	0		0		3				0	3	4	0	3 / 0		0	
排便耗时约5~15分钟	未排便	5	5	未排便	5	未排便	20	10	5 / 10	未排便	20	20	15	5	15 / 5	未排便	10 / 15	未排便
大便多为软便微粘马桶		软便微粘	软便微粘		软便微粘		软便微粘	软便微粘	软便微粘 / 成形微粘		软便微粘	软便微粘	成形微粘	软便微粘	成形不粘 / 成形微粘味道极臭		稀糊粘腻味道极臭 / 成形不粘	
便后小腹舒服身体轻松		便后小腹舒服身体轻松			便后身体轻松		便后小腹舒服身体轻松				便后小腹舒服身体轻松						便后身体轻松	

【居家康复记录】

3月14日-5月31日居家康复治疗期间疗效观察 - 2

家庭作业（主）	结合适宜食疗方，每天按时完成家庭康复计划相关内容														
物理因子（主）	场效应														
脏腑手法诊治（辅）	4														
排便情况 ＼ 日期	4-01	4-02	4-03	4-04	4-05	4-06	4-07	4-08	4-09	4-10	4-11	4-12	4-13	4-14	4-15
3月14日后除5天未排便外每天均自行排便	自行排便	自行排便	自行排便	自行排便	自行排便	自行排便	自行排便	未排便	自行排便	自行排便	自行排便	未排便	未排便	自行排便	自行排便
排便时间以6:30左右居多	6:40	6:30	6:30	8:30	9:15	7:15	6:20		6:30	6:30	6:40			6:30	6:30
偶有排便困难VAS=3~4	0	2	0	0	0	0	0		0	0	0			0	0
排便耗时约5~20分钟	10	10	10	10	10	10	7		15	18	15			5	5
大便多为软便微粘马桶	稀糊粘腻味道较臭	成形不粘	半成形微粘	软便微粘	软便微粘	软便微粘	软便微粘		软便微粘	软便微粘	软便微粘			半成形微粘	软便微粘
便后小腹舒服身体轻松	便后小腹舒服身体轻松								便后小腹舒服身体轻松					便后小腹舒服身体轻松	

【居家康复记录】

3月14日–5月31日居家康复治疗期间疗效观察 – 3

家庭作业（主）	结合适宜食疗方，每天按时完成家庭康复计划相关内容														
物理因子（主）	场效应														
日期 ／ 排便情况	4-16	4-17	4-18	4-19	4-20	4-21	4-22	4-23	4-24	4-25	4-26	4-27	4-28	4-29	4-30
4月前半月除3天未排便外每天自行排便	自行排便	自行排便	自行排便	自行排便	自行排便	自行排便	自行排便	自行排便	自行排便	自行排便	自行排便	自行排便	自行排便	自行排便	自行排便
排便时间以6:30左右居多	6:30	6:30	7:30	7:00	6:40	6:40	6:40	6:40	5:40	6:00	8:30	6:30	5:40	5:50	6:10
偶有排便困难VAS=2	0	3	0	0	0	0	0	0	0	0	0	0	0	0	0
排便耗时约5~18分钟	5	10	5	5	5	5	5	5	5	5	5	5	5	5	5
大便多为软便微粘马桶	半成形微粘	软便微粘	软便微粘	软便微粘	软便微粘	软便微粘	软便微粘	软便微粘	软便微粘	软便微粘	软便微粘	成形不粘	微粘微粘	软便微粘	软便微粘
便后小腹舒服身体轻松	便后小腹舒服身体轻松														

【居家康复记录】

3月14日–5月31日居家康复治疗期间疗效观察 – 4

家庭作业（主）	结合适宜食疗方，每天按时完成家庭康复计划相关内容															
物理因子（主）	场效应															
脏腑手法诊治（辅）												5				
日期 / 排便情况	5–01	5–02	5–03	5–04	5–05	5–06	5–07	5–08	5–09	5–10	5–11	5–12	5–13	5–14	5–15	5–16
4月后半月每天自行排便	自行排便	未排便	自行排便	自行排便	自行排便	自行排便	自行排便	自行排便	自行排便	自行排便	未排便	自行排便	自行排便	自行排便	自行排便	自行排便
排便时间以5:40~6:30居多	13:00		8:00	8:00	8:00	6:40	6:20	6:30	6:20	6:15		6:30	6:10	6:20	6:30	7:00
偶有排便困难VAS=3	0		0	0	0	0	0	0	0	0		0	0	0	0	0
排便耗时约5分钟	5		5	5	5	5	5	5	5	5		5	5	5	5	5
大便多为软便微粘马桶	成形 微粘		软便微粘	软便微粘	软便微粘	软便微粘	软便微粘	成形 微粘	软便微粘	软便微粘		半成形微粘	稀糊便微粘	稀糊便微粘	软便微粘	软便微粘
便后小腹舒服身体轻松	同前		便后小腹舒服身体轻松									便后小腹舒服身体轻松				

【居家康复记录】

3月14日-5月31日居家康复治疗期间疗效观察 - 5

家庭作业（主）	结合适宜食疗方，每天按时完成家庭康复计划相关内容														
物理因子（主）	场效应														
日期 / 排便情况	5-17	5-18	5-19	5-20	5-21	5-22	5-23	5-24	5-25	5-26	5-27	5-28	5-29	5-30	5-31
5月前半月除2天未排便外每天自行排便	自行排便	自行排便	未排便	自行排便	自行排便	未排便	自行排便	未排便	自行排便	自行排便	自行排便	未排便	自行排便	自行排便	自行排便
排便时间以5:40~6:30居多	15:00	6:20		6:30	6:30		7:30		6:30	6:40	6:00		6:20	7:00	7:50
排便不困难VAS=0	0	0		0	0		0		0	0	0		0	0	0
排便耗时约5分钟	5	5		5	5		5		5	5	5		10	15	15
大便多为软便微粘马桶	软便微粘	软便微粘		软便微粘	软便微粘		软便微粘		软便微粘	软便微粘	成形微粘		稀糊便粘腻	半成形粘腻	半成形粘腻
便后小腹舒服身体轻松	便后小腹舒服身体轻松			便后小腹舒服身体轻松			身体轻松		便后小腹舒服身体轻松				便后小腹舒服身体轻松		

【疗程康复记录】

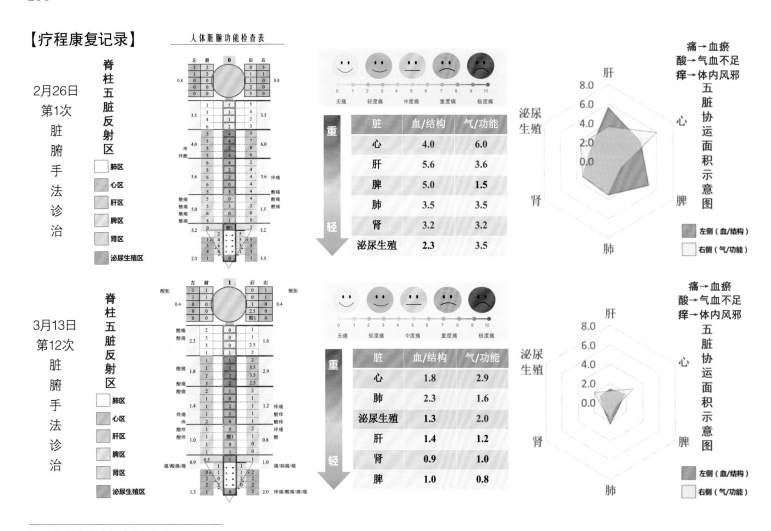

人体脏腑功能检查表

2月26日
第1次
脏
腑
手
法
诊
治

脊柱五脏反射区

肺区
心区
肝区
脾区
肾区
泌尿生殖区

无痛 轻度痛 中度痛 重度痛 极度痛

痛→血瘀
酸→气血不足
痒→体内风邪

五脏协运面积示意图

脏	血/结构	气/功能
心	4.0	6.0
肝	5.6	3.6
脾	5.0	1.5
肺	3.5	3.5
肾	3.2	3.2
泌尿生殖	2.3	3.5

重 轻

左侧（血/结构）
右侧（气/功能）

3月13日
第12次
脏
腑
手
法
诊
治

脊柱五脏反射区

肺区
心区
肝区
脾区
肾区
泌尿生殖区

无痛 轻度痛 中度痛 重度痛 极度痛

痛→血瘀
酸→气血不足
痒→体内风邪

五脏协运面积示意图

脏	血/结构	气/功能
心	1.8	2.9
肺	2.3	1.6
泌尿生殖	1.3	2.0
肝	1.4	1.2
肾	0.9	1.0
脾	1.0	0.8

重 轻

左侧（血/结构）
右侧（气/功能）

【疗程康复记录】

2月26日–3月13日疗程康复治疗期间五脏协同运作变化情况

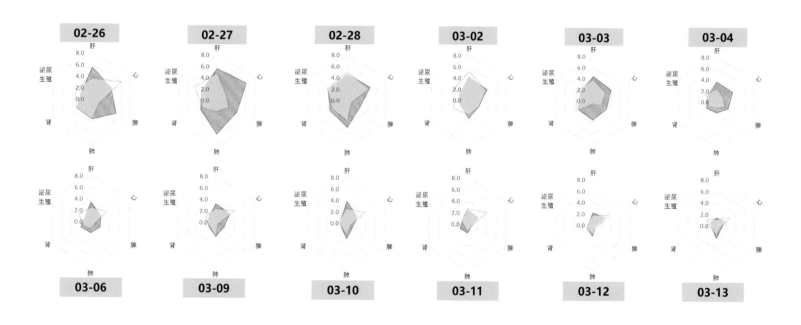

【疗程康复记录】

7月8-23日疗程康复治疗期间督脉水库疏通情况

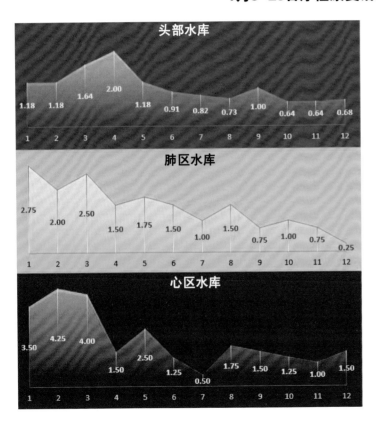

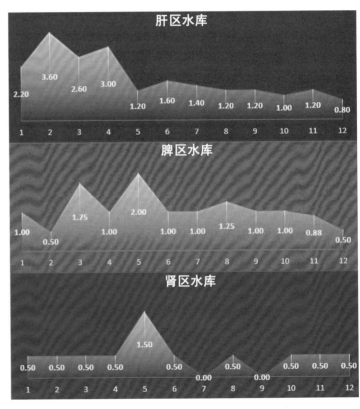

【居家康记录】

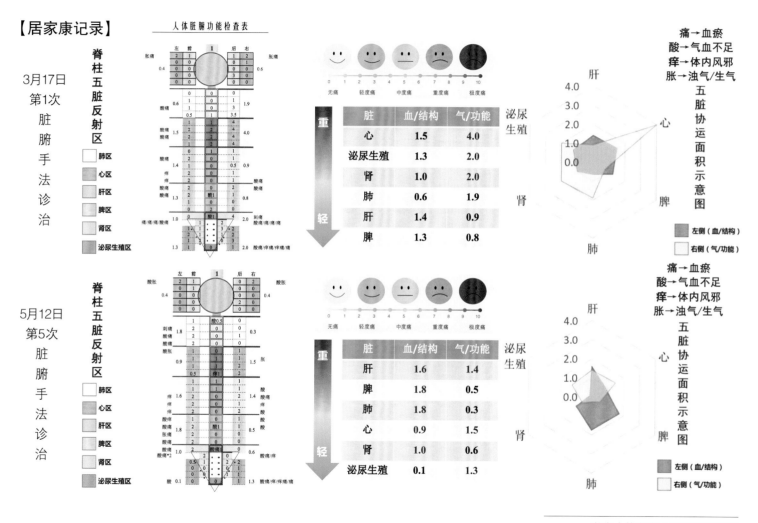

人体脏腑功能检查表

3月17日第1次脏腑手法诊治

脊柱五脏反射区

脏	血/结构	气/功能
心	1.5	4.0
泌尿生殖	1.3	2.0
肾	1.0	2.0
肺	0.6	1.9
肝	1.4	0.9
脾	1.3	0.8

痛→血瘀
酸→气血不足
痒→体内风邪
胀→浊气/生气

五脏协运面积示意图

左侧（血/结构）
右侧（气/功能）

5月12日第5次脏腑手法诊治

脊柱五脏反射区

脏	血/结构	气/功能
肝	1.6	1.4
脾	1.8	0.5
肺	1.8	0.3
心	0.9	1.5
肾	1.0	0.6
泌尿生殖	0.1	1.3

痛→血瘀
酸→气血不足
痒→体内风邪
胀→浊气/生气

五脏协运面积示意图

左侧（血/结构）
右侧（气/功能）

【居家康复记录】

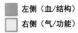

左侧（血/结构）
右侧（气/功能）

3月17日–5月12日居家康复期间五脏协同运作变化情况

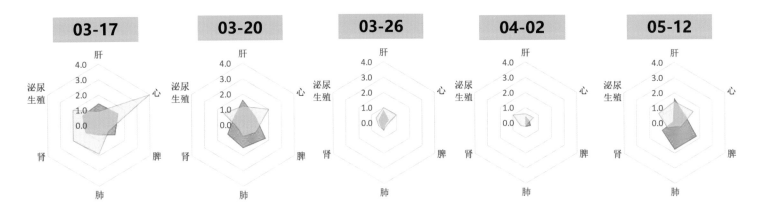

【居家康复记录】

3月17日–5月12日居家康复期间督脉水库疏通情况

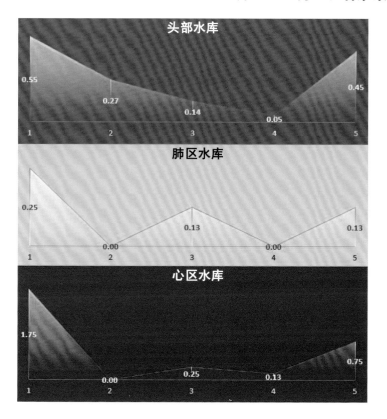

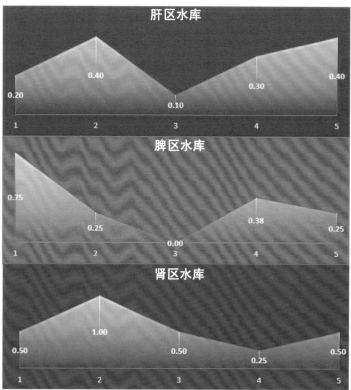

近2个月，工作劳累后大便溏稀
并伴肛门有严重下坠感和隐痛

康复记录

【疗程康复记录】

1月21日–2月1日疗程康复治疗期间疗效观察

脏腑手法诊治(主)	1	2	3	4	5		6	7	8	9	10
物理因子(主)	温热磁+四肢循环泵+场效应										
家庭作业(辅)	结合适宜食疗方,逐步学习和掌握利于疾病康复的健身计划相关内容,并每天按时完成										

现有症状 / 治疗日期		1-21	1-22	1-23	1-24	1-25	1-26	1-27	1-28	1-29	1-30	1-31	2-01
5年来	因入睡困难而睡前服用半片思诺思促眠	同前											
	每晚起夜2~4次 / 近2周每晚起夜2次	2:30	3:10	3:00	0:30 2:30	未起夜	2:40	0:30 3:00	2:10 4:30	2:30 4:20	2:00 4:30	2:10 4:00	2:30
	因起夜次数较多而 / 经常整日头脑昏沉发蒙VAS=4~8	疗前8 疗后3	疗前1 疗后0	晨起精神良好,全天头脑清晰									
	经常出现紧箍样头痛VAS=7	1月25日下午出现紧箍样头痛VAS=6,当晚泡脚后缓解至VAS=2,26日晨起消失											
2个月来	大便经常不成形 / 工作劳累后则大便溏稀、粘马桶	不成形	成形			不成形			成形		不成形	成形	不成形
	每天都有轻微心悸感,工作劳累后则加重至心慌憋气VAS=5、出虚汗VAS=6	轻微心悸感		基本未觉心悸感,休假状态中未出现症状加重现象									
	浑身酸痛乏力VAS=7~8 / 腰骶、双髋酸痛乏力VAS=8	7	2	1	3	2	3		1		0		
	双侧颈肩酸痛乏力VAS=7	5	1	2	3	2	3		2	1	0		0.5
	食欲一般,工作劳累后出现午餐后腹胀VAS=8持续至次日晨起消失	食欲渐好,休假状态中未出现前述症状											
	工作劳累后出现肛门下坠伴隐痛VAS=10	休假状态中未出现前述症状											

【疗程康复记录】

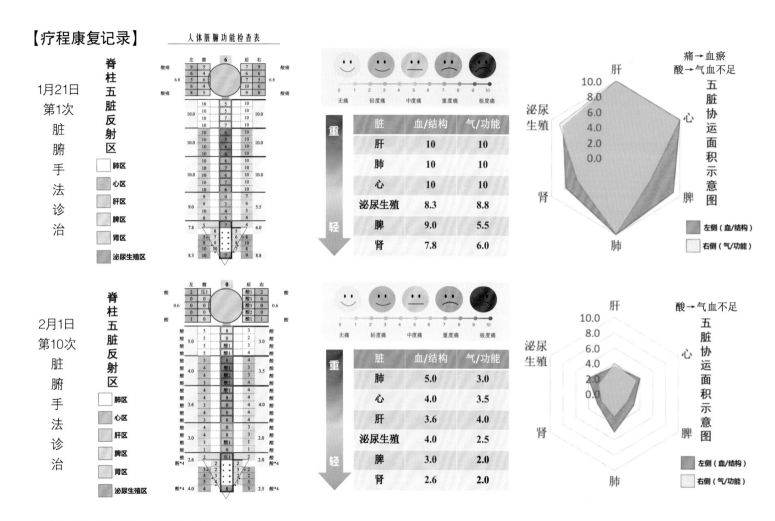

人体脏腑功能检查表

1月21日
第1次
脏腑手法诊治

脊柱五脏反射区

□ 肺区
▨ 心区
▨ 肝区
▨ 脾区
▨ 肾区
▨ 泌尿生殖区

脏	血/结构	气/功能
肝	10	10
肺	10	10
心	10	10
泌尿生殖	8.3	8.8
脾	9.0	5.5
肾	7.8	6.0

重 → 轻

痛→血瘀
酸→气血不足

五脏协运面积示意图

▨ 左侧（血/结构）
□ 右侧（气/功能）

2月1日
第10次
脏腑手法诊治

脊柱五脏反射区

□ 肺区
▨ 心区
▨ 肝区
▨ 脾区
▨ 肾区
▨ 泌尿生殖区

脏	血/结构	气/功能
肺	5.0	3.0
心	4.0	3.5
肝	3.6	4.0
泌尿生殖	4.0	2.5
脾	3.0	2.0
肾	2.6	2.0

重 → 轻

酸→气血不足

五脏协运面积示意图

▨ 左侧（血/结构）
□ 右侧（气/功能）

【疗程康复记录】

1月21日–2月1日疗程康复治疗期间五脏协同运作变化情况

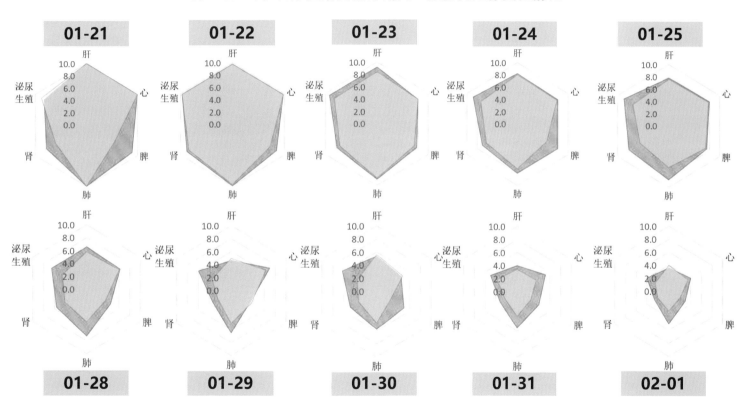

【疗程康复记录】

1月21日–2月1日疗程康复治疗期间督脉水库疏通情况

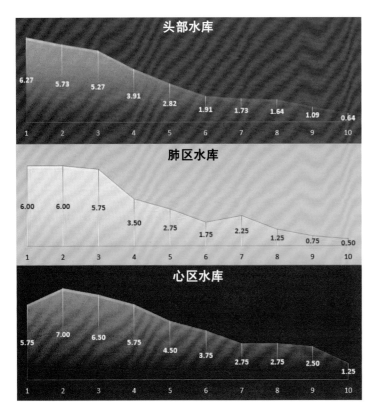

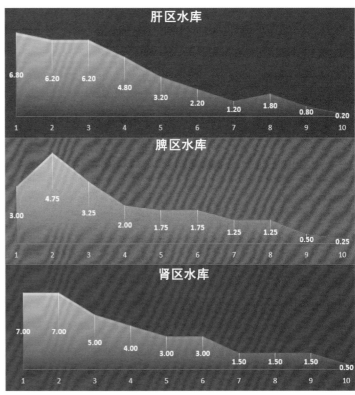

案例25

近半年大便非常干燥且排便比较费力

康复记录

【康复记录】

6月16日–8月13日康复治疗期间疗效观察 – 1

物理因子（主）	穴位干扰电治疗+四肢压力循环泵（共12次）
家庭作业（主）	结合适宜食疗方，逐步学习和掌握利于疾病康复的健身计划相关内容，并每天按时完成
脏腑手法诊治（辅）	1
背部刮痧（辅）	（末列）1

现有症状 / 治疗日期		6-16	6-17	6-18	6-19	6-22	6-23	6-24	6-25	6-26	6-27	6-28	6-29	6-30	7-01	7-02	7-03
半年来	大便非常干燥VAS=8	8	0	1	0	未排便	0							未排便	0		
	排便比较费力VAS=8	8	5	3	0	未排便	0							未排便	0		
10年	夏季感觉手心发烫VAS=7	7		5	3	2				1					0.5		
5年来	晨起双下肢如常，傍晚后双小腿持续发胀VAS=6~7 如此反复至2020年5月降至VAS=2	1				0.5			0								
6天来	午睡时口水较多VAS=3 睡醒后口水更多VAS=5	午睡3 醒后5	午睡2 醒后4	午睡2 醒后2	午睡时有口水VAS=1 醒后有口水VAS=1			全天都有口水 VAS=1						全天都有口水 VAS=0.5			

【康复记录】

6月16日–8月13日康复治疗期间疗效观察 – 2

脏腑手法诊治（主）			2		3					4			5
腰腿手法诊治（主）		1		2							3		
背部刮痧（辅）					2								
物理因子（辅）	场效应												
家庭作业（辅）	结合适宜食疗方，每天按时完成家庭康复计划相关内容												

治疗日期　　　现有症状	7–04	7–05	7–06	7–07	7–08	7–09	7–10	7–11	7–12	7–13	7–14	7–15	7–16
夏季感觉手心发烫 VAS=0.5	0.5												
全天都有口水 VAS=0.5	0.5												

脏腑手法诊治（辅）				6									7
背部刮痧（辅）	3						4						
物理因子（主）	场效应												
家庭作业（主）	结合适宜食疗方，每天按时完成家庭康复计划相关内容												

治疗日期　　　现有症状	7–17	7–18	7–19	7–20	7–21	7–22	7–23	7–24	7–25	7–26	7–27	7–28	7–29	7–30
夏季感觉手心发烫 VAS=0.5	0.5													
全天都有口水 VAS=0.5	0.5													

【康复记录】

6月16日–8月13日康复治疗期间疗效观察 – 3

脏腑手法诊治（辅）				8				9
背部刮痧（辅）	5				6			
物理因子（主）	场效应							
家庭作业（主）	结合适宜食疗方，每天按时完成家庭康复计划相关内容							

现有症状 / 治疗日期	7–31	8–01	8–02	8–03	8–04	8–05	8–06	8–07	8–08	8–09	8–10	8–11	8–12	8–13
夏季感觉手心发烫 VAS=0.5	0.5							0						
全天都有口水 VAS=0.5	0.5		0											

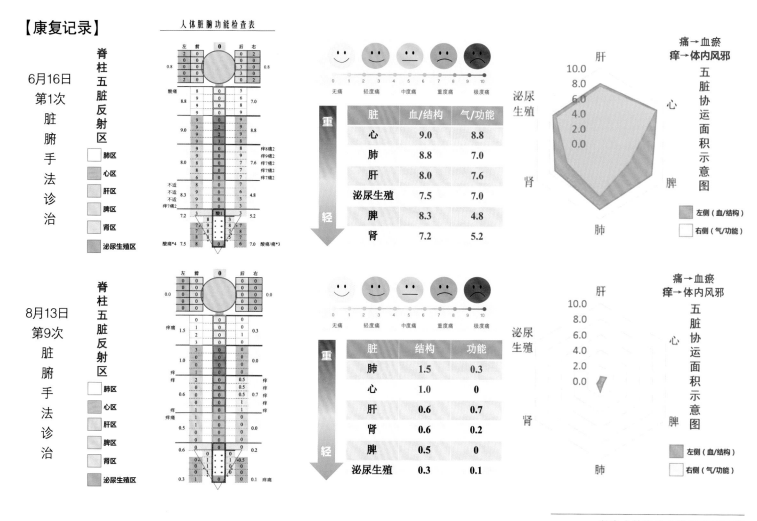

【康复记录】

左侧（血/结构）
右侧（气/功能）

6月16日-8月13日康复治疗期间五脏协同运作变化情况

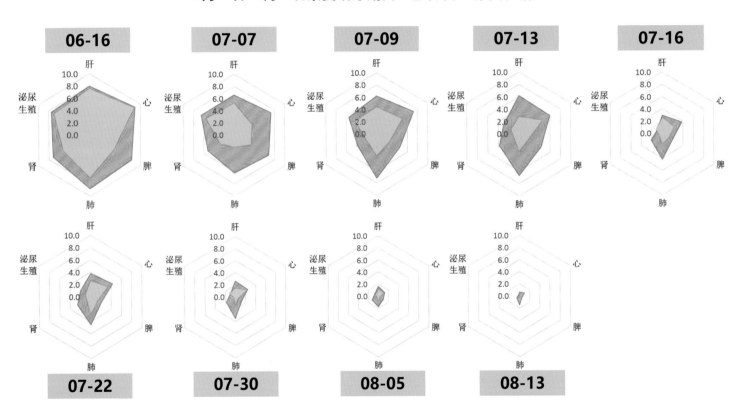

【康复记录】

6月16日–8月13日康复治疗期间督脉水库疏通情况

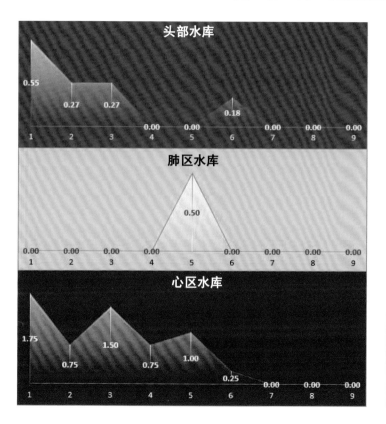

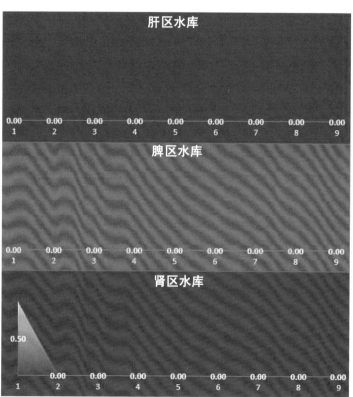

226

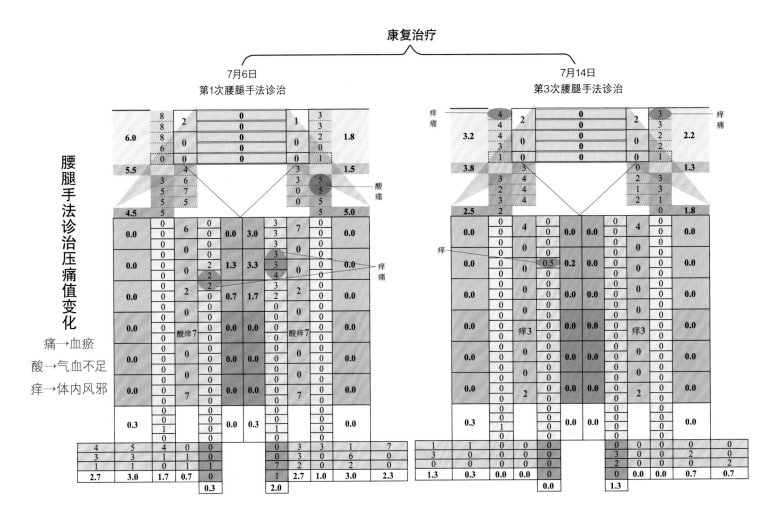

康复治疗

7月6日
第1次腰腿手法诊治

7月14日
第3次腰腿手法诊治

腰腿手法诊治压痛值变化

痛→血瘀
酸→气血不足
痒→体内风邪

激发人体自愈力临床案例汇编

案例26

7年来常年不出汗，炎炎夏季憋得满脸通红、
浑身燥热也不出汗

康复记录

【康复记录】

7月24日–8月2日康复治疗期间疗效观察 – 1.1

物理因子（主）	1	2	3	4	5	6	7	8
家庭作业（主）	超短波							
背部刮痧（辅）	逐步学习和掌握利于疾病康复的健身计划相关内容，并每天按时完成							
治疗前症状 ＼ 日期	7–24	7–25	7–26	7–27	7–28	7–29	8–01	8–02
25年来 冬春季双小腿持续性发凉伴麻木VAS=3	目前处于夏季，症状仅为双小腿持续性麻木VAS=3							
夏季双小腿持续性麻木 VAS=3	3							
24年来 双脚冰凉　春秋季VAS=4~5　脚心往外冒凉气睡醒后仍觉双脚冰凉　冬季VAS=6~7	目前处于夏季，故未觉双脚冰凉							
16年来 某一姿势持续过久后，出现双小腿胫骨前持续性浮肿，压之有浅坑，需4分钟左右复原	同前							
7年来 整天浑身疲惫无力VAS=7	4	7	3	4	3	4	1	
整天双下肢沉重似灌铅感 VAS=8	4	10	4	5	6		3	1
常年不出汗，炎炎夏季憋得满脸通红、浑身燥热VAS=4也不出汗	同前			27日10:00多外出时感觉面部微微出汗，15:10外出乘车时忽觉前胸、后背、面颈部、腘窝开始出汗，感觉舒适；之后正常出汗				

【康复记录】

7月24日–8月2日康复治疗期间疗效观察 – 1.2

物理因子 (主)		1	2	3	4	5	6	7	8
家庭作业 (主)		超短波							
背部刮痧 (辅)		逐步学习和掌握利于疾病康复的健身计划相关内容, 并每天按时完成							
治疗前症状 日期		7–24	7–25	7–26	7–27	7–28	7–29	8–01	8–02
6年来	腰骶部连带右下肢 (踝以上15cm段) 酸沉VAS=5	6	4	3	5	3	2	4	2
	痛VAS=4	5	3	2	0				
5年来	双肩持续性酸沉感 VAS=4	4	3	2	4	左肩 3 / 右肩 6	2 / 3	双颈肩持续落枕感3	0
	头右侧额顶部持续性蒙沉感VAS=5	4		3	晨起3 午后消失0	0		全天蒙沉3 伴跳痛4	1
	偶尔伴瞬间头晕VAS=3~4 (今年上半年发生过3~4次)	未出现							

【康复记录】

7月24日-8月2日康复治疗期间疗效观察 - 1.3

物理因子（主）	1	2	3	4	5	6	7	8
家庭作业（主）	超短波							
背部刮痧（辅）	逐步学习和掌握利于疾病康复的健身计划相关内容，并每天按时完成							
日期 / 治疗前症状	7-24	7-25	7-26	7-27	7-28	7-29	8-01	8-02
3年来 持续性口苦 VAS=5~9	5	7			3		1	
持续性双目赤涩、视物模糊VAS=6~7	7	6		4	3		2	
持续性睁眼费力 VAS=4~5	5		4	5	3			1
1年来 步行久后双膝前痛 VAS=8	8	5	0	左膝前痛 0 / 右膝前痛 4	0 / 2	3 / 0	痛3发沉3 / 痛1发沉3	痛4发沉3 / 痛1发沉3
步行久后双腘窝酸困 VAS=5	5	7	3	晨起2 / 傍晚后7	3	4		2
半年多来 基本隔3天排便1次 排便时间不固定	未排便			6:05排便	8:15排便	5:07排便	5:00排便	5:10排便
				成形不干燥	不成形	成形不干燥	半成形	半成形
				适量	适量	少量	适量	少量
				粘马桶	稍粘马桶	不粘马桶	不粘马桶	不粘马桶

【康复记录】

人体脏腑功能检查表

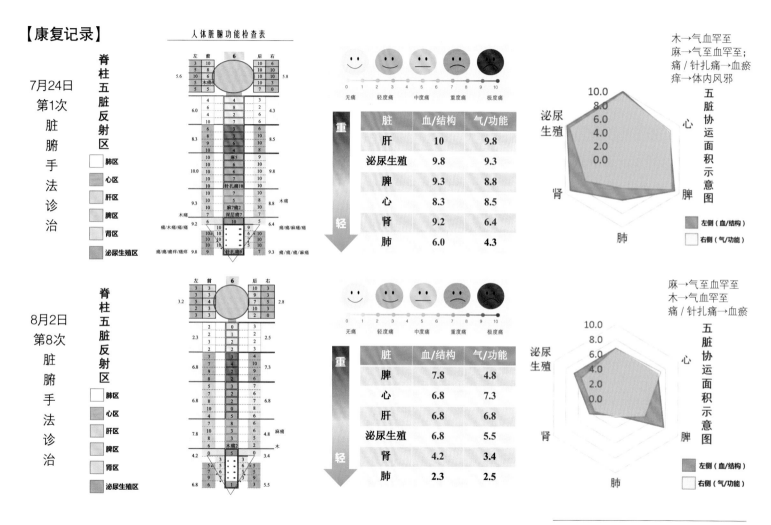

7月24日
第1次
脏腑手法诊治

脊柱五脏反射区

肺区
心区
肝区
脾区
肾区
泌尿生殖区

无痛 0 1 轻度痛 2 3 中度痛 4 5 6 重度痛 7 8 极度痛 9 10

重 ↓ 轻

脏	血/结构	气/功能
肝	10	9.8
泌尿生殖	9.8	9.3
脾	9.3	8.8
心	8.3	8.5
肾	9.2	6.4
肺	6.0	4.3

木→气血罕至
麻→气至血罕至；
痛/针扎痛→血瘀
痒→体内风邪

五脏协运面积示意图

左侧（血/结构）
右侧（气/功能）

8月2日
第8次
脏腑手法诊治

脊柱五脏反射区

肺区
心区
肝区
脾区
肾区
泌尿生殖区

无痛 0 1 轻度痛 2 3 中度痛 4 5 6 重度痛 7 8 极度痛 9 10

重 ↓ 轻

脏	血/结构	气/功能
脾	7.8	4.8
心	6.8	7.3
肝	6.8	6.8
泌尿生殖	6.8	5.5
肾	4.2	3.4
肺	2.3	2.5

麻→气至血罕至
木→气血罕至
痛/针扎痛→血瘀

五脏协运面积示意图

左侧（血/结构）
右侧（气/功能）

激发人体自愈力临床案例汇编

【康复记录】

7月24日–8月2日疗程康复治疗期间五脏协同运作变化情况

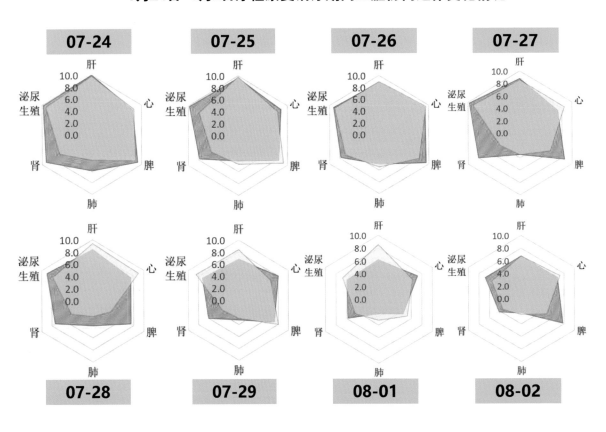

【康复记录】

7月24日–8月2日疗程康复治疗期间督脉水库疏通情况

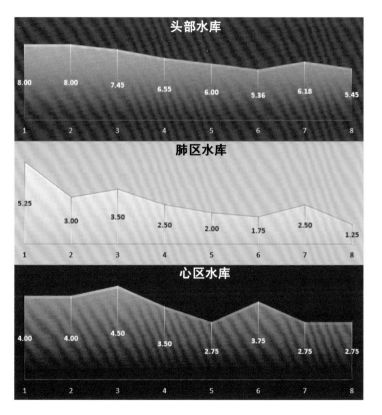

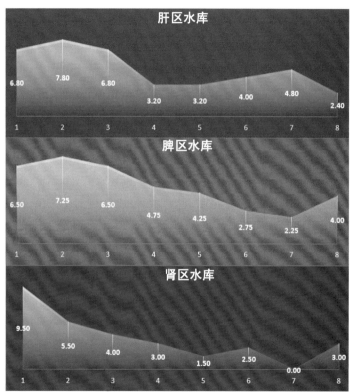

莫名入睡困难22天后出现心烦意乱
伴自汗, 至今16天

康复记录

【疗程康复记录】

12月4–20日疗程康复治疗期间疗效观察

脏腑手法诊治(主)		1		2		3		4		5	6			7	8	9		10
家庭作业(辅)		结合适宜食疗方,逐步学习和掌握利于疾病康复的健身计划相关内容,并每天按时完成																
物理因子(辅)		场效应																
症状 \ 日期		12-04	12-05	12-06	12-07	12-08	12-09	12-10	12-11	12-12	12-13	12-14	12-15	12-16	12-17	12-18	12-19	12-20
36天来	每晚因入睡困难服用半片思诺思15分钟内入眠	治疗期间因单位棘手烦心之事始终无果而未敢尝试停药																
30天来	卧位期间改变体位时会轻咳3~5声咳出少量灰白色粘痰后归于平静	同前	完全消失															
16天来	心烦意乱 VAS=5	5		6日一上班心烦意乱程度增至VAS=6,脏腑手法诊治后的当天下午降至VAS=3,晚上降至VAS=2;7日保持VAS=2;8日增至VAS=3;9日降至VAS=1,持续至17日彻底消失														
	稍微一动就全身出汗(自汗)VAS=5	5			2						1							
	白天间断性头晕15:00–19:00尤甚VAS=5	5		6日晨起即觉头晕VAS=5脏腑手法诊治后降至VAS=3 7-9日变为15:00–21:00期间持续性头晕VAS=2				15:00–21:00期间持续性头晕VAS=1										

【疗程康复记录】

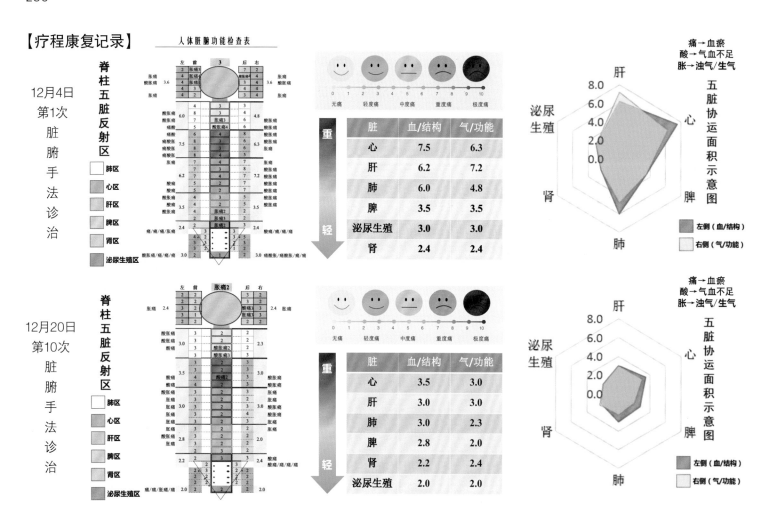

【疗程康复记录】

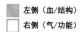

12月4–20日疗程康复治疗期间五脏协同运作变化情况

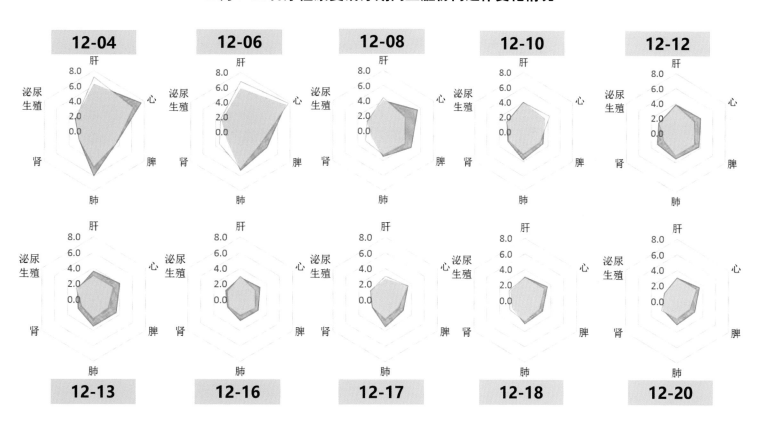

【疗程康复记录】

12月4-20日疗程康复治疗期间督脉水库疏通情况

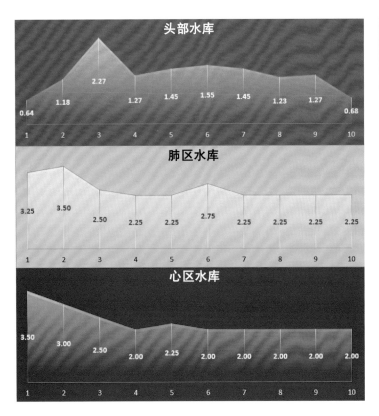

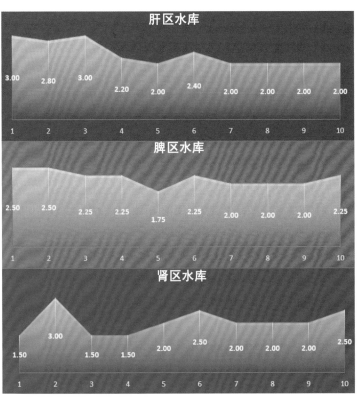

案例28

2015年9月全身广泛性湿疹后入睡困难，且半夜醒后难再入眠至今

康复记录

【疗程康复记录】

3月16日–4月19日疗程康复治疗期间疗效观察 – 1.1

脏腑手法诊治(主)	1	2	3	4	5			6	7	8	9	10
物理因子(主)	超短波+场效应											
家庭作业(辅)	结合适宜食疗方,逐步学习和掌握利于疾病康复的健身计划相关内容,并每天按时完成											
日期 / 症状	3-16	3-17	3-18	3-19	3-20	3-21	3-22	3-23	3-24	3-25	3-26	3-27
除夜班外基本23:00就寝	0:00	22:00			22:10	22:30	22:40	21:45	21:50	22:10	22:40	
每晚约需1~2小时入眠	1小时	50分钟	30分钟	40分钟	30分钟	50分钟		30分钟	20分钟		50分钟	30分钟
每晚因右脚心发痒 VAS=6~7而半夜醒来	0	3	0									
每晚3:00以后醒(以4:00左右居多)	3:30	3:21	3:00	1:28 3:28	2:26 3:54	3:08	3:40	0:14 2:42 4:08	4:08	1:08 3:21	1:40 3:20	1:30 4:20
半夜醒后右脚心发痒约10~15分钟后消失	0	3分钟	0									
半夜醒后即觉鼻子酸痒VAS=7	0	4	0	0	3	0		0 3 0	0	0 3	0 0 0	
半夜醒后即觉鼻子酸痒而不停打喷嚏	未打喷嚏			无喷嚏	打喷嚏	未打喷嚏		无喷嚏 打喷嚏 无喷嚏	未打喷嚏	无喷嚏 打喷嚏	无喷嚏 无喷嚏	无喷嚏 打喷嚏
半夜醒后无尿意不需如厕	半夜醒后无尿意,不需如厕							尿憋醒 无尿意 无尿意	无尿意	无尿意 尿憋醒	无尿意 无尿意	无尿意 尿憋醒
半夜醒后难再入眠	难再入眠			可再入眠 30分 30分	20分 30分	50分内再入眠	30分内再入眠	再入眠均约20分钟	30分内再入眠	再入眠 20分 30分	再入眠 10分 40分	再入眠 10分 20分

四年半来

【疗程康复记录】

3月16日–4月19日疗程康复治疗期间疗效观察 – 1.2

脏腑手法诊治（主）	1	2	3	4	5			6	7	8	9	10
物理因子（主）	超短波+场效应											
家庭作业（辅）	结合适宜食疗方，逐步学习和掌握利于疾病康复的健身计划相关内容，并每天按时完成											
症状 ＼ 日期	3-16	3-17	3-18	3-19	3-20	3-21	3-22	3-23	3-24	3-25	3-26	3-27
三年多来 晨起精神萎靡	精神萎靡	精神尚可								精神良好		
三年多来 头昏脑涨VAS=5	5		4		2					0		
三年多来 用手心摸额头感觉额头热VAS=5	5			4				3			2.5	
三年多来 双眼经常酸涩不适VAS=5~6	6	3	1		3	晨起3 1h后消失	晨起双眼酸涩发痒，活动后消失					
							4		5	3	1	
近1个月 鼻粘膜持续干燥VAS=7	7	2	0									

【疗程康复记录】

3月16日–4月19日疗程康复治疗期间疗效观察 – 2.1

脏腑手法诊治(主)			11		12		13	清明放假			14
物理因子(主)	场效应										
家庭作业(辅)	结合适宜食疗方，每天按时完成家庭康复计划相关内容										
日期 ＼ 余留症状	3-28	3-29	3-30	3-31	4-01	4-02	4-03	4-04	4-05	4-06	4-07
3月25-27日期间 晨起精神良好	精神良好		精神萎靡	精神尚可							
3月26日起，手心摸额头感觉额头热VAS=2.5	2.5										
3月22-27日晨起 双眼酸涩发痒VAS=5→1 活动后消失	1	0	3			2	1	1.5			6日起酸涩痒0.5 6日19:00后右下眼睑持续性红肿发痒VAS=5
晨起 — 有时鼻子酸痒	0		3	2				0			
晨起 — 有时打喷嚏	未打喷嚏		打喷嚏	未打喷嚏				打喷嚏	未打喷嚏		
晨起 — 有时流少量清涕	无清涕					流少量清涕		无清涕			
3月16-27日期间 基本于22:00左右就寝	22:55	22:20躺下看手机至23:00	22:20	21:50	22:40	22:30	23:00				22:40
3月17-27日期间约需 20~50分钟入眠	30分钟	1.5小时	40分钟	1小时	30分钟		40分钟		50分钟		40分钟

【疗程康复记录】

3月16日–4月19日疗程康复治疗期间疗效观察 – 2.2

脏腑手法诊治（主）				11				12		13				14
物理因子（主）	场效应														
家庭作业（辅）	结合适宜食疗方，每天按时完成家庭康复计划相关内容														
余留症状 ＼ 日期	3-28	3-29		3-30		3-31		4-01	4-02	4-03	清明放假 4-04	4-05	4-06	4-07
3月19-27日期间半夜醒来1次居多	1:40	1:40	4:20	1:10	3:10	23:55	4:53	3:40	3:05	4:11	4:04	3:05	4:17	2:15
3月23-27日期间半夜醒后有时有尿意，需如厕	尿意憋醒	尿憋醒	无尿意	无尿意	尿憋醒	尿憋醒	无尿意	尿意憋醒	无尿意					
3月23-27日期间半夜醒后鼻子有时酸痒VAS=3	0							4	3	2	2	0		
3月16-27日期间半夜醒后有时打喷嚏	未打喷嚏							未打喷嚏 / 流少量清涕			打喷嚏	未打喷嚏		
3月19-27日期间半夜醒后10~50分钟内再次入眠	20分钟	50分钟	难眠	5分钟	1小时	30分钟	朦胧	1.5小时	2小时	难再入眠	1小时	1.5小时	40分钟	1小时

【疗程康复记录】

3月16日-4月19日疗程康复治疗期间疗效观察 - 3.1

脏腑手法诊治(主)	15	16	17			18	19	20	21	22		
物理因子(主)	场效应											
家庭作业(辅)	结合适宜食疗方,每天按时完成家庭康复计划相关内容											
余留症状 \ 日期	4-08	4-09	4-10	4-11	4-12	4-13	4-14	4-15	4-16	4-17	4-18	4-19
3月31日-4月7日期间 晨起精神尚可	精神尚可											
3月28日-4月7日手心摸额头感觉额头热VAS=2.5	2.5					2						
4月6-7日晨起双眼酸涩发痒VAS=0.5活动后消失	0								晨起双眼涩痒 4	3	晨起双眼酸涩 4	4
6日19:00后右下眼睑持续性红肿发痒VAS=5	红肿7	8	5	0								
	发痒5	5	3	1	0							
晨起 有时鼻子酸痒	3	0										
晨起 有时打喷嚏	打喷嚏		未打喷嚏								打喷嚏	
晨起 有时流少量清涕	流少量清涕		无清涕								流少量清涕	
3月28日-4月7日期间最晚23:00就寝	22:20	22:40	23:00		22:50	23:00		22:00	22:40			
3月30日-4月7日期间约需30~60分钟入眠	30分钟		40分钟	30分钟		50分钟	30分钟	40分钟	30分钟	1小时		

【疗程康复记录】

3月16日–4月19日疗程康复治疗期间疗效观察 – 3.2

脏腑手法诊治（主）	15	16	17			18	19	20	21	22		
物理因子（主）	场效应											
家庭作业（辅）	结合适宜食疗方，每天按时完成家庭康复计划相关内容											
余留症状 ＼ 日期	4–08	4–09	4–10	4–11	4–12	4–13	4–14	4–15	4–16	4–17	4–18	4–19
3月28日–4月7日期间半夜醒来1次居多	2:40	2:14 / 4:50	4:10	3:10	1:50	2:23 / 4:00 / 4:50	2:40	1:14 / 3:30	1:50	1:50	2:15	1:15
3月28日–4月7日期间半夜醒后有时有尿意需如厕	尿意憋醒	无尿意	无尿意	无尿意	尿意憋醒	无尿意 / 尿憋醒	尿意憋醒	尿憋醒 / 无尿意	无尿意	尿意憋醒	尿意憋醒	无尿意
4月1–4日期间半夜醒后鼻子酸痒VAS=2~4	0	0	0	0	0	0	0	0 / 5	0	0	0	0
3月28日–4月7日期间半夜醒后基本未打喷嚏	未打喷嚏											
3月28日–4月7日期间半夜醒后基本未打喷嚏但偶尔流少量清涕	未流清涕							无清涕 / 少量清涕	未流清涕			
3月29日–4月7日期间半夜醒大都1~2小时再入眠	1.5小时	10分钟 / 蒙眬	30分钟	难再入眠	20分钟	30 / 5 / 20分钟	1小时	40分钟 / 40分钟	30分钟	难再入眠		

【居家康复记录】

4月20日–7月30日居家康复期间疗效观察 – 1.1

家庭作业(主)	结合适宜食疗方，每天按时完成家庭康复计划相关内容													
物理因子(主)	场效应													
保健用药(主)	三七粉+丹参粉+西洋参粉													
脏腑手法诊治(辅)				1							2			
余留症状 / 日期	4-20	4-21	4-22	4-23	4-24	4-25	4-26	4-27	4-28	4-29	4-30	5-01	5-02	5-03
4月8日–19日期间 晨起精神尚可	精神尚可													
4月13–19日期间 手心摸额头感觉 额头热VAS=2	2	1.5									1			
4月16–19日晨起双眼酸涩/痒 VAS=3~4 活动后消失	酸涩4	酸涩4 / 伴流泪3	酸涩3 / 伴流泪2	酸涩2 / 伴流泪1			酸涩2	酸涩2	酸涩3 / 左上眼皮间断性发痒 2	酸涩1 / 左上眼皮间断性发痒 1		酸涩2.5 / 酸涩1		
晨起 有时鼻子酸痒	0	3						0	1	0				
晨起 有时打喷嚏	未打喷嚏	打喷嚏	未打喷嚏											
晨起 有时流清涕	流少量清涕							无清涕	较多清涕	无清涕				
4月8–19日期间 最晚23:00就寝	0:30	22:50	23:00	21:30	22:00	22:45		23:00	21:50	22:30		22:00	23:00	

【居家康复记录】

4月20日-7月30日居家康复期间疗效观察 - 1.2

家庭作业（主）	结合适宜食疗方，每天按时完成家庭康复计划相关内容													
物理因子（主）	场效应													
保健用药（主）	三七粉+丹参粉+西洋参粉													
脏腑手法诊治（辅）					1						2			
余留症状 ＼ 日期	4-20	4-21	4-22	4-23	4-24	4-25	4-26	4-27	4-28	4-29	4-30	5-01	5-02	5-03
4月8日-19日期间约需30~60分钟入眠	1小时	40分钟	30分钟		40分钟	30分钟		40分钟	30分钟		40分钟		30分钟	
4月8日-19日期间半夜醒来1次居多	4:30	3:30	一觉至清晨 5:00	0:16	2:45	2:48	1:05	4:40	2:10	1:18	3:05	3:00	2:15	一觉睡至清晨 6:20
4月8日-19日期间有7晚因尿意而憋醒	无尿意			无尿意	尿意憋醒	无尿意	尿意憋醒	无尿意	尿意憋醒					
4月8日-19日期间半夜醒后基本未觉鼻子酸痒	未觉鼻子酸痒			半夜醒后未觉鼻子酸痒										
4月8日-19日期间半夜醒后未打喷嚏	未打喷嚏			半夜醒后未打喷嚏										
4月8日-19日期间半夜醒后基本未流清涕	未流清涕			半夜醒后未流清涕										
4月8日-19半夜醒后大都可在40分内再入眠	难再入眠	1小时		难再入眠		30分钟			难再入眠	40分钟	30分钟	1小时	5分钟	

【居家康复记录】

4月20日-7月30日居家康复期间疗效观察 - 2.1

家庭作业(主)	结合适宜食疗方，每天按时完成家庭康复计划相关内容													
物理因子(主)	场效应													
保健用药(主)	三七粉+丹参粉+西洋参粉													
脏腑手法诊治(辅)			3					4						
余留症状　日期	5-04	5-05	5-06	5-07	5-08	5-09	5-10	5-11	5-12	5-13	5-14	5-15	5-16	5-17
4月20日-5月3日期间 晨起精神尚可	精神尚可													
4月20日-5月3日期间手心摸额头感觉额头热渐降至VAS=1	1													
4月20日-5月3日期间晨起双眼酸涩VAS=1~3活动后消失	晨起双眼发酸2.5		晨起双眼发酸2		全天双眼持续发酸2 眼角始终潮湿			酸1.5 涩1.5	酸0.5 涩0.5				晨起双眼发酸3	
	晨起双眼发涩1		晨起双眼发涩2											
晨起 · 有时鼻子酸痒	0		酸3		酸2	酸3	酸2	酸1	酸2				右侧鼻塞4	酸4
				痒1	痒3	痒2	痒3	痒2	痒1	痒2				痒4
有时打喷嚏	未打喷嚏									打两个喷嚏			未打喷嚏	
有时流清涕	无清涕			多量清涕	少量清涕					无清涕	全天间断少量清涕		无清涕	全天间断少量清涕
4月20日-5月3日期间基本最晚23:00就寝	23:00	22:50	22:30	22:50	22:40	22:50	22:30	23:00		22:50	22:00		23:00	22:45

【居家康复记录】

4月20日–7月30日居家康复期间疗效观察 – 2.2

家庭作业（主）	结合适宜食疗方，每天按时完成家庭康复计划相关内容													
物理因子（主）	场效应													
保健用药（主）	三七粉+丹参粉+西洋参粉													
脏腑手法诊治（辅）		3						4						
余留症状 ＼ 日期	5-04	5-05	5-06	5-07	5-08	5-09	5-10	5-11	5-12	5-13	5-14	5-15	5-16	5-17
4月20日–5月3日期间基本在30-40分钟内入眠	30分钟								40分钟		30分钟	20分钟	30分钟	50分钟
4月20日–5月3日期间半夜醒来1次居多	一觉睡至清晨6:20	1:08	4:00	3:28	4:10	4:40	2:10	2:08	一觉睡至清晨5:30	4:20	2:47	一觉至清晨5:22	半夜有1次意识渐清但很快再次深睡眠至5:30醒来	半夜有2次意识渐清但很快再次深睡眠至6:20醒来
4月20日–5月3日期间有7晚因尿意而憋醒		尿意憋醒	无尿意	尿意憋醒	无尿意	尿意憋醒	无尿意			无尿意	尿意憋醒			
4月20日–5月3日期间半夜醒后未觉鼻酸痒		半夜醒后未觉鼻子酸痒								未觉鼻子酸痒				
4月20日–5月3日期间半夜醒后未打喷嚏		半夜醒后未打喷嚏								未打喷嚏				
4月20日–5月3日期间半夜醒后未流清涕		半夜醒后无清涕								无清涕				
4月20日–5月3日半夜醒后大都可40分内再入眠		2小时	40分钟	难再入眠	40分钟	难再入眠	40分钟	难再入眠		难再入眠	15分钟			

【居家康复记录】

4月20日-7月30日居家康复期间疗效观察 – 3.1

家庭作业（主）	结合适宜食疗方，每天按时完成家庭康复计划相关内容													
物理因子（主）	场效应													
保健用药（主）	三七粉+丹参粉+西洋参粉													
脏腑手法诊治（辅）	5						6							
余留症状 ＼ 日期	5-18	5-19	5-20	5-21	5-22^A	5-23^B	5-24^C	5-25	5-26	5-27	5-28	5-29	5-30	5-31^D
5月4-17日期间晨起精神尚可	精神尚可					欠佳	很好	尚可						
5月4-17日期间手心摸额头感觉额头热VAS=1	1					2	1							
5月30日后晨起双眼发酸VAS=3活动后消失	3		2	1	0.5	4	0	4	2	酸2 涩4.5	酸2 涩3			
晨起经常鼻子酸痒	酸4 痒4			酸2 痒2	酸0.5 痒0.5	酸6 痒6	酸0 痒0	酸4 痒4	酸3 痒3	酸5 痒5				
晨起偶尔打两个喷嚏	未打喷嚏					不停地打喷嚏流眼泪流清涕	未打喷嚏							
全天间断流少量清涕	全天间断流少量清涕				全天偶尔少量清涕	持续至午睡近2小时后症状消失	无清涕	晨起流少量清涕		晨起流中量清涕				

【居家康复记录】

4月20日–7月30日居家康复期间疗效观察 – 3.2

家庭作业（主）	结合适宜食疗方，每天按时完成家庭康复计划相关内容													
物理因子（主）	场效应													
保健用药（主）	三七粉+丹参粉+西洋参粉													
脏腑手法诊治（辅）	5						6							

余留症状 \ 日期	5–18	5–19	5–20	5–21	5–22[A]	5–23[B]	5–24[C]	5–25	5–26	5–27	5–28	5–29	5–30	5–31[D]
5月4–17日期间基本最晚23:00就寝	22:50	22:46	23:00	22:30	23:00	23:00	23:00	22:50	23:30	22:30	21:50	23:00	22:30	23:20
5月4–17日期间有10晚30分钟内入眠	30分钟	30分钟	20分钟	30分钟		30分钟	1.5小时	30分钟	30分钟	30分钟	30分钟	30分钟	30分钟	30分钟
5月4–17日期间半夜醒来1次居多	4:50	2:36	一觉睡至	2:52	一夜未眠	一觉睡至	3:54	4:35	一觉睡至	4:35	一觉睡至	一觉睡至	一觉睡至	一觉睡至
5月4–17日期间有5晚因尿意而憋醒	无尿意	无尿意		尿意憋醒			尿意憋醒	无尿意		尿意憋醒				
5月4–17日期间仅3晚半夜醒后未再入眠	蒙胧至天明	15分钟	5:40	30分钟		5:10	1小时	难再入眠	6:20	40分钟	5:10	5:00	5:00	5:00

备注：A：23:00准备就寝时与男友不愉快导致心脏抽痛和双手酸软无力，基本一夜未眠。

B：白天与男友和好。

C：白天又与男友不愉快而默默流泪约1小时。

D：15:00吃炸鸡翅和煎肉；21:30来月经；22:20准备就寝时忽觉恶心VAS=7伴咽喉肿痛VAS=4，持续约1小时后缓解至VAS=2，随于23:20就寝。

【居家康复记录】

4月20日–7月30日居家康复期间疗效观察 – 4.1

家庭作业(主)	结合适宜食疗方,每天按时完成家庭康复计划相关内容														
物理因子(主)	场效应														
保健用药(主)	三七粉+丹参粉+西洋参粉														
脏腑手法诊治(辅)	7							8							9
日期 / 排便情况	6-01	6-02	6-03	6-04	6-05	6-06	6-07	6-08	6-09	6-10	6-11	6-12	6-13	6-14	6-15
晨起精神尚可	精神尚可														
手心摸额头感觉额头热 VAS=1	1	5	4	3	4	3		2		1					
晨起双眼发酸VAS=2 涩VAS=3活动后消失	酸2		酸1												酸0.5
	涩2		涩1	涩1											涩0.5
晨起鼻子酸痒VAS=5	5		2	1	2			1							0.5
晨起流中量清涕	中量清涕		少量清涕												无清涕
基本最晚23:00就寝	22:00	22:20	22:30	22:50		22:30	23:00		22:20	23:00	22:30	23:00			22:00

【居家康复记录】

4月20日–7月30日居家康复期间疗效观察 - 4.2

家庭作业(主)	结合适宜食疗方,每天按时完成家庭康复计划相关内容														
物理因子(主)	场效应														
保健用药(主)	三七粉+丹参粉+西洋参粉														
脏腑手法诊治(辅)	7							8							9
日期 / 排便情况	6-01	6-02	6-03	6-04	6-05	6-06	6-07	6-08	6-09	6-10	6-11	6-12	6-13	6-14	6-15
入睡用时	咽喉肿痛	30分钟	30分钟	40分钟	30分钟	30分钟	30分钟	3小时	40分钟	40分钟	40分钟	30分钟	30分钟	30分钟	30分钟
夜间睡眠情况	咽喉肿痛 VAS=4 浑身难受约1小时入眠2:10 醒后大椎发热 VAS=4 又约1小时入眠至6:24	4:44 因咽喉肿痛 VAS=5 醒来看手机至6:00 有困意而睡至7:00	一觉睡至5:20	一觉睡至6:10	4:30 尿意憋醒 20分钟再次入眠	一觉睡至6:10	一觉睡至5:20	一觉睡至7:00 闹钟叫醒				1:05 尿意憋醒 20分钟再眠 / 4:30 20分钟再眠	一觉睡至6:30	一觉睡至6:30	一觉睡至6:30

排便情况栏里程碑说明(左列):
- 基本30分钟内入眠
- 半夜醒来1次的次数明显减少
- 半夜有时因尿意而憋醒
- 连续4晚一觉睡至5:00后

【居家康复记录】

4月20日–7月30日居家康复期间疗效观察 – 5.1

家庭作业（主）	结合适宜食疗方，每天按时完成家庭康复计划相关内容														
物理因子（主）	场效应														
保健用药（主）	三七粉+丹参粉+西洋参粉														
脏腑手法诊治（辅）							10								
排便情况　　　日期	6–16	6–17	6–18	6–19	6–20	6–21	6–22	6–23	6–24	6–25	6–26	6–27	6–28	6–29	6–30
晨起精神尚可	精神尚可														
手心摸额头感觉额头热 VAS=1	1														
晨起双眼酸涩VAS=0.5 活动后消失	0.5		0												
晨起鼻子酸痒 VAS=0.5	0														
晨起无清涕	无清涕														
基本最晚23:00就寝	22:30	22:20	22:30		23:00	22:30	22:40	23:00	22:30	23:00	22:50	23:00	21:25	22:30	22:00
基本30分钟内入眠	30分钟	20分钟				30分钟			20分钟			30分钟			

【居家康复记录】

4月20日–7月30日居家康复期间疗效观察 – 5.2

家庭作业（主）	结合适宜食疗方，每天按时完成家庭康复计划相关内容													
物理因子（主）	场效应													
保健用药（主）	三七粉+丹参粉+西洋参粉													
脏腑手法诊治（辅）							10							
日期 排便情况	6-16	6-17	6-18	6-19	6-20	6-21	6-22	6-23	6-24	6-25	6-26	6-27	6-28	6-29	6-30
半夜很少醒来										4:02	3:40		4:00	3:45	4:00
半夜偶尔因尿意而憋醒	一觉睡至5:30	一觉睡至6:00	一觉睡至5:20	一觉睡至6:30	一觉睡至5:30	一觉睡至5:20	一觉睡至6:30	一觉睡至6:20	一觉睡至6:15	尿意憋醒	醒后未再入眠可能与晚上喝奶茶放茶叶较多有关	一觉睡至6:30	无尿意		尿意憋醒
基本一觉睡至5:00后										20分钟再次入眠			30分钟再次入眠	40分钟再次入眠	40分钟再次入眠

【居家康复记录】

4月20日–7月30日居家康复期间疗效观察 - 6

家庭作业(主)	结合适宜食疗方,每天按时完成家庭康复计划相关内容														
物理因子(主)	场效应														
保健用药(主)	三七粉+丹参粉+西洋参粉														
日期 / 排便情况	7-01	7-02	7-03	7-04	7-05	7-06	7-07	7-08	7-09	7-10	7-11	7-12	7-13	7-14	7-15
晨起精神尚可	精神尚可														
手心摸额头感觉额头热 VAS=1	1														
最晚23:00就寝	22:20	23:00	21:30	23:00	22:30	22:40	22:50	22:20	22:30	22:40	23:30	23:00	22:20		22:50
20-30分钟内入眠	30分钟			1小时	40分钟		30分钟	入睡困难心里一直像是与人对话或者自己和自己对话整夜都是这种感觉睁眼看表6:38时感觉心累	1小时	40分钟	30分钟		20分钟		
半夜很少醒来			4:30		4:00	4:00	4:10		4:20	3:55			1:26		
半夜偶尔因尿意而憋醒			无尿意		无尿意	无尿意	无尿意		无尿意	无尿意			尿意憋醒		
基本一觉睡至5:00后	一觉睡至5:30	一觉睡至5:20	难再入眠	一觉睡至6:30	难再入眠	难再入眠	难再入眠		30分钟再次入眠	30分钟再次入眠	一觉睡至5:27	一觉睡至5:00	30分钟再次入眠	一觉睡至5:10	一觉睡至5:28

【居家康复记录】

4月20日-7月30日居家康复期间疗效观察 – 7

家庭作业（主）	结合适宜食疗方，每天按时完成家庭康复计划相关内容														
物理因子（主）	场效应														
保健用药（主）	三七粉+丹参粉+西洋参粉														
排便情况 ＼ 日期	7-16	7-17	7-18	7-19	7-20	7-21	7-22	7-23	7-24	7-25	7-26	7-27	7-28	7-29	7-30
晨起精神尚可	精神尚可														
手心摸额头感觉额头热 VAS=1	1														
基本最晚23:00就寝	22:50	22:00	22:00	22:40	23:00	21:30	22:30	22:20	23:00				22:30	23:00	22:30
间断性入睡困难 40~60分钟内入眠	30分钟			1小时	30分钟	20分钟	30分钟	1.5小时	30分钟						
7月1-15日期间 有7晚半夜醒来1次	0:55	3:00	23:00 / 1:27			3:47	2:40						2:20	0:00 / 2:00	
半夜醒来多无尿意	尿意憋醒	尿意憋醒	尿意憋醒	一觉睡至6:30	一觉睡至6:20	尿意憋醒	尿意憋醒	一觉睡至5:00	一觉睡至6:30	一觉睡至6:20	一觉睡至5:00	一觉睡至6:30	尿意憋醒	尿意憋醒	一觉睡至6:00
7月1-15日期间 有7晚一觉睡至5:00后	20分钟再次入眠	30分钟再次入眠	30分钟内均再次入眠			30分钟再次入眠	难再入眠						20分钟再次入眠	20分钟内均再次入眠	

【疗程康复记录】

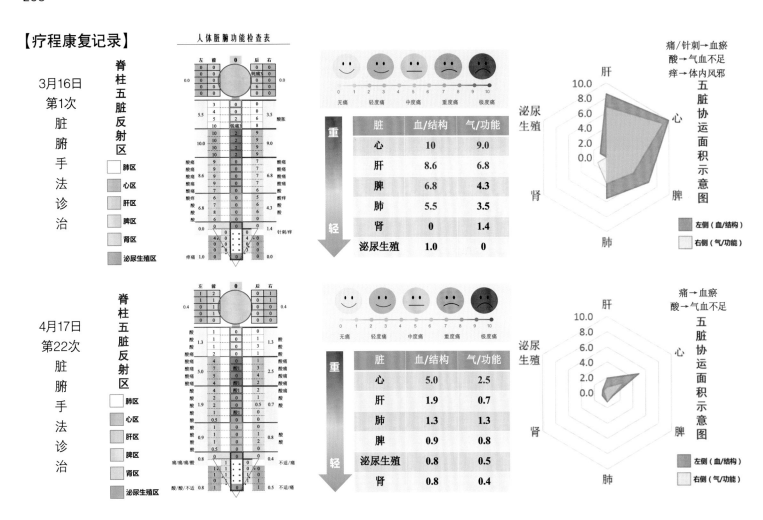

人体脏腑功能检查表

3月16日
第1次
脏
腑
手
法
诊
治

脊柱五脏反射区

肺区
心区
肝区
脾区
肾区
泌尿生殖区

痛/针刺→血瘀
酸→气血不足
痒→体内风邪

五脏协运面积示意图

脏	血/结构	气/功能
心	10	9.0
肝	8.6	6.8
脾	6.8	4.3
肺	5.5	3.5
肾	0	1.4
泌尿生殖	1.0	0

左侧（血/结构）
右侧（气/功能）

4月17日
第22次
脏
腑
手
法
诊
治

脊柱五脏反射区

肺区
心区
肝区
脾区
肾区
泌尿生殖区

痛→血瘀
酸→气血不足

五脏协运面积示意图

脏	血/结构	气/功能
心	5.0	2.5
肝	1.9	0.7
肺	1.3	1.3
脾	0.9	0.8
泌尿生殖	0.8	0.5
肾	0.8	0.4

左侧（血/结构）
右侧（气/功能）

【疗程康复记录】

左侧（血/结构）
右侧（气/功能）

3月16日–4月19日疗程康复治疗期间五脏协同运作变化情况 – 1

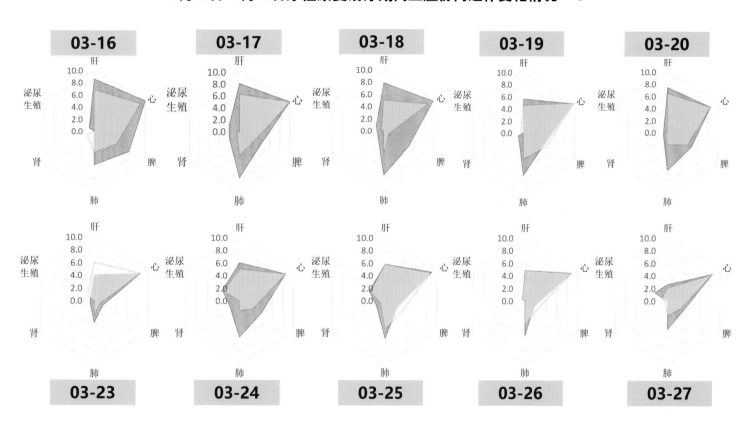

【疗程康复记录】

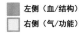

左侧（血/结构）
右侧（气/功能）

3月16日–4月19日疗程康复治疗期间五脏协同运作变化情况 – 2

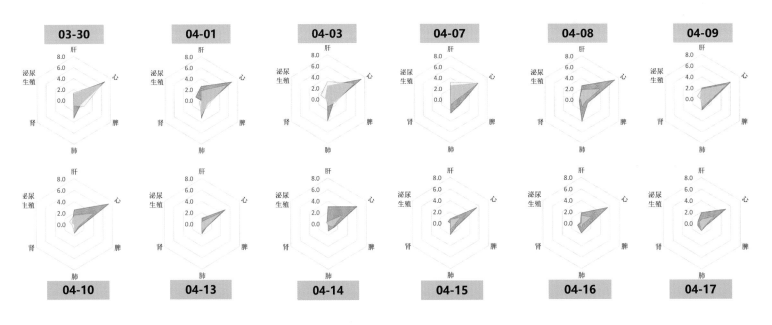

【疗程康复记录】

3月16日—4月19日疗程康复治疗期间督脉水库疏通情况 – 1

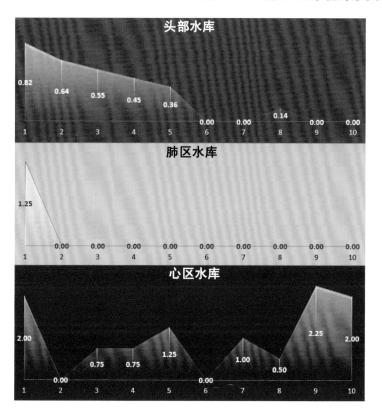

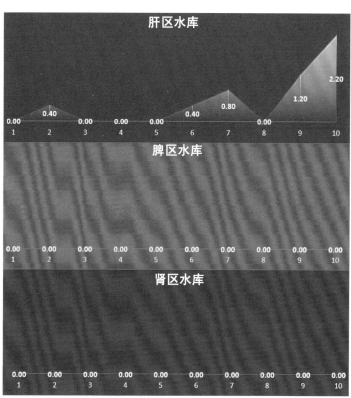

【疗程康复记录】

3月16日-4月19日疗程康复治疗期间督脉水库疏通情况 – 2

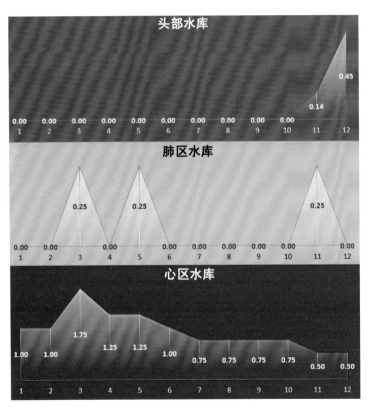

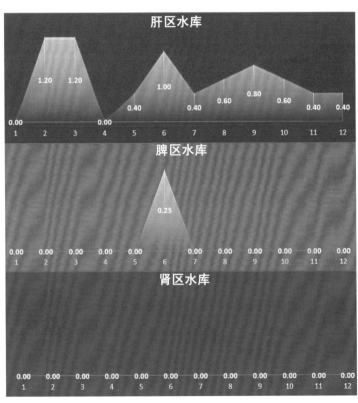

【居家康复记录】

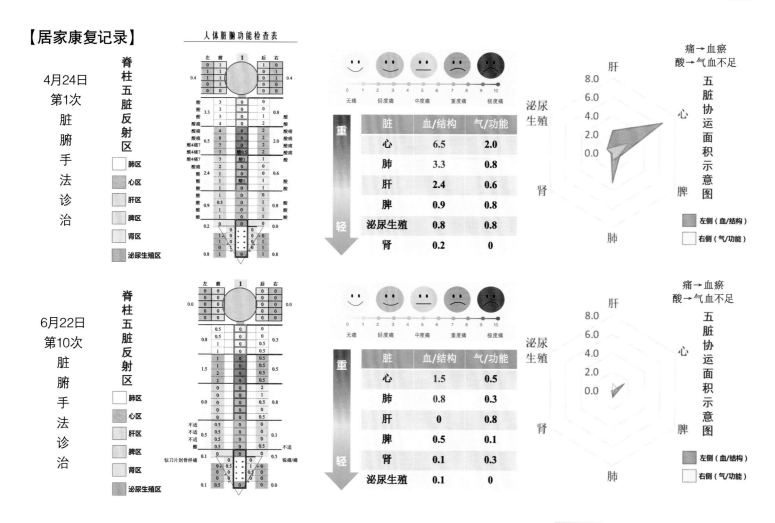

人体脏腑功能检查表

4月24日
第1次
脏
腑
手
法
诊
治

脊柱五脏反射区

肺区
心区
肝区
脾区
肾区
泌尿生殖区

脏	血/结构	气/功能
心	6.5	2.0
肺	3.3	0.8
肝	2.4	0.6
脾	0.9	0.8
泌尿生殖	0.8	0.8
肾	0.2	0

痛→血瘀
酸→气血不足

五脏协运面积示意图

左侧（血/结构）
右侧（气/功能）

6月22日
第10次
脏
腑
手
法
诊
治

脊柱五脏反射区

肺区
心区
肝区
脾区
肾区
泌尿生殖区

脏	血/结构	气/功能
心	1.5	0.5
肺	0.8	0.3
肝	0	0.8
脾	0.5	0.1
肾	0.1	0.3
泌尿生殖	0.1	0

痛→血瘀
酸→气血不足

五脏协运面积示意图

左侧（血/结构）
右侧（气/功能）

【居家康复记录】

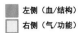

4月20日–6月22日居家康复治疗期间五脏协同运作变化情况

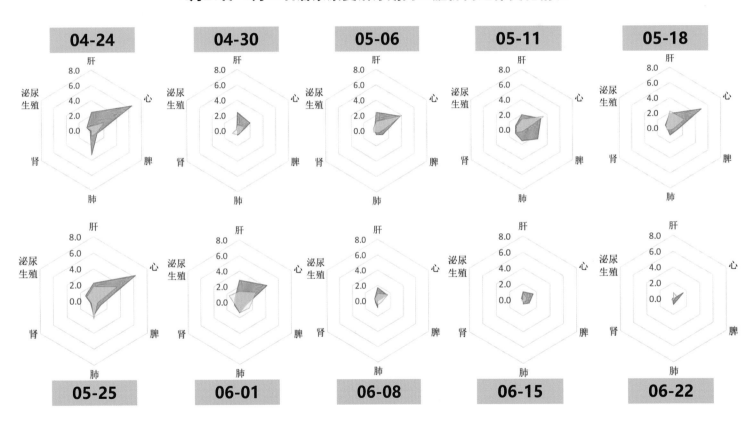

【居家康复记录】

4月20日–6月22日居家康复治疗期间督脉水库疏通情况

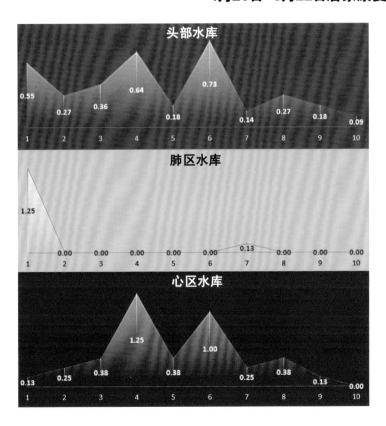

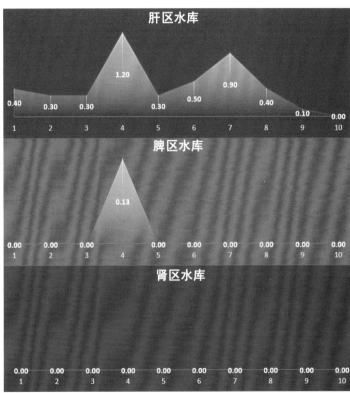

案例29

高血压服药5个月，开始康复治疗
自行停服降压药，血压平稳

康复记录

【疗程康复 I 记录】

6月8日–7月5日疗程康复 I 治疗期间疗效观察 – 1.1

脏腑手法诊治（主）		1		2		3				4		5		
腰腿手法诊治（主）			1		2				3		4		5		
物理因子（主）		干扰电+四肢循环泵+场效应													
家庭作业（辅）		结合适宜食疗方，逐步学习和掌握利于疾病康复的健身计划相关内容，并每天按时完成													
余留症状 \ 日期		6-08	6-09	6-10	6-11	6-12	6-13	6-14	6-15	6-16	6-17	6-18	6-19	6-20
在自停降压药的前提下监测每日晨起静息血压	收缩压	120	125	116	116	123	120	115	114	123	117	117	114	120
	舒张压	76	74	60	69	74	58	69	58	70	56	70	69	61
8个月前	常于14:00–16:00期间自感心跳伴头晕VAS=4随即自测血压多在140~150/90mmHg间最高可达160/90mmHg	未出现								14:30自感心跳125/79持续至15:20消失	19:40自感心跳135/79持续至20:30消失	17:00自感心跳123/77持续至17:30消失	10:00自感心跳130/75持续至10:20消失	未出现
28年前	16岁开始上夜班后，常于19:00后出现较严重的持续性腹胀；31岁不上夜班后逐渐减轻，现偶尔轻度腹胀	未出现												

【疗程康复 I 记录】

6月8日-7月5日疗程康复 I 治疗期间疗效观察 - 1.2

脏腑手法诊治(主)	1		2		3				4		5		
腰腿手法诊治(主)		1		2				3		4		5	
物理因子(主)	干扰电+四肢循环泵+场效应												
家庭作业(辅)	结合适宜食疗方,逐步学习和掌握利于疾病康复的健身计划相关内容,并每天按时完成												

余留症状		日期 →	6-08	6-09	6-10	6-11	6-12	6-13	6-14	6-15	6-16	6-17	6-18	6-19	6-20
13年来	每晚都在凌晨2:00-3:00醒来1次,但可很快再次入眠		4:50醒	4:00醒	4:00醒	3:30醒	一觉到天亮	3:19醒	4:20醒	4:06醒	一觉到天亮	4:12醒	1:30 4:30	4:20醒	2:20 4:40
	双跟腱湿疹处间断性发痒 VAS=5~6		6										3	0	2
			触之不痒												
8年来	每年的7-10月份,晨起觉胸口和双乳下有汗VAS=4		未出现												
6年来	快到饭点无饿感,但一日三餐基本按时吃,可觉饭香		同前									18:00忽觉饥饿	快到饭点有饿感		
4.5年来	双手持续发胀晨起VAS=5		5						晨起VAS=5至10:00降至VAS=2				晨起4至10:00降至2		
	午后减轻至VAS=2		2						再至12:00消失VAS=0				再至12:00消失		
近3个月来	因咽部间断性刺激性发痒VAS=5而干咳现象,以轻咳居多,但至今有过3~4次持续性长时间干咳现象最长能持续整个下午干咳		刺激性发痒5	3	2	2~4	2								
			全天干咳20余次	10余次	7次	15次	7次	5次	2次	3次	6次	4次	2次	8次	
近7天来	左手掌劳宫穴处湿疹间断性发痒VAS=8且湿疹面积增大趋势		8			触之痒2 / 不触不痒 / 面积缩小趋势	触之痒2	触之痒1					触之痒0		湿疹消失

【疗程康复|记录】

6月8日–7月5日疗程康复|治疗期间疗效观察 - 2.1

脏腑手法诊治（主）		6		7						8		9		10		
腰腿手法诊治（主）			6					7		8			9	10		
物理因子（主）		干扰电+四肢循环泵+场效应														
家庭作业（辅）		结合适宜食疗方，逐步学习和掌握利于疾病康复的健身计划相关内容，并每天按时完成														

余留症状	日期	6-21	6-22	6-23	6-24	6-25	6-26	6-27	6-28	6-29	6-30	7-01	7-02	7-03	7-04	7-05
每日晨起静息血压	收缩压	118	120	116	118	118	117	124	115	125	122	117	111	115	120	122
	舒张压	66	80	56	70	69	77	75	77	75	63	72	71	77	76	74
6月16~19日连续4天不同时间点出现自感心跳现象，随即自测血压：收缩压123~135mmHg 舒张压75~79mmHg		未出现													16:00 自感心跳 125/82 持续至 16:30 消失	未出现
6月8–20日期间未出现腹胀		未出现														
6月8–20日期间每晚4:00后醒来居多翻身很快再入眠		4:08 醒	4:22 醒	3:07 4:17	1:55 4:50	1:05 4:50	3:50 醒	3:25 4:19	1:25 4:20	4:05 醒	4:15 醒	4:10 醒	4:25 醒	4:14 醒	3:15 醒	4:11 醒
6月18日起双跟腱湿疹处间断性发痒VAS=3		0	2	0											2	0
		触之不痒														

【疗程康复 I 记录】

6月8日–7月5日疗程康复 I 治疗期间疗效观察 – 2.2

脏腑手法诊治(主)		6		7					8		9		10		
腰腿手法诊治(主)			6					7		8		9	10		
物理因子(主)	干扰电+四肢循环泵+场效应														
家庭作业(辅)	结合适宜食疗方,逐步学习和掌握利于疾病康复的健身计划相关内容,并每天按时完成														

余留症状 \ 日期	6-21	6-22	6-23	6-24	6-25	6-26	6-27	6-28	6-29	6-30	7-01	7-02	7-03	7-04	7-05
晨起即觉胸口和双乳下有汗 VAS=4一直未出现	未出现														
双手持续发胀情况 — 晨起VAS=4	4				5						4				
至10:00降至VAS=2	1				1						1				
再至12:00后 VAS=0	0				0						0				
因间断性咽部刺激性发痒VAS=2而干咳次数明显减少 — 刺激性发痒2 / 全天干咳	5次	3次	5次	1次	3次	0次	5次	4次	11次	10次	3次	9次	4次	0	

【居家康复丨记录】

7月6日–9月14日居家康复丨期间疗效观察 － 1.1

家庭作业（主）	结合适宜食疗方，每天按时完成家庭康复计划相关内容													
保健用药	三七粉+丹参粉+西洋参粉													
物理因子（主）	干扰电+场效应											场效应		
脏腑手法诊治（辅）				1								2		
腰腿手法诊治（辅）				1								2		

余留症状		日期	7-06	7-07	7-08	7-09	7-10	7-11	7-12	7-13	7-14	7-15	7-16	7-17	7-18	7-19
每日晨起静息血压	收缩压		125	112	122	114	117	126	106	120	116	113	119	119	125	115
	舒张压		74	73	71	65	65	79	58	69	58	69	68	70	75	68
仅7月4日出现一次自感心跳现象，随即自测血压：125/82mmHg			未出现			10:15双侧太阳穴痛 VAS=1 127/73 午睡后消失	未出现									
6月8日–7月5日期间未出现腹胀			未出现													
6月21日–7月5日期间每晚4:00后醒来居多翻身很快再入眠			4:50醒	4:10醒	4:50醒	3:45起夜	1:17 3:15	4:17醒	1:10 3:20	1:10醒	3:05 4:00	4:05醒	3:40醒	4:50醒	4:04醒	3:10 4:15

【居家康复丨记录】

7月6日–9月14日居家康复丨期间疗效观察 – 1.2

家庭作业（主）	结合适宜食疗方，每天按时完成家庭康复计划相关内容													
保健用药	三七粉+丹参粉+西洋参粉													
物理因子（主）	干扰电+场效应											场效应		
脏腑手法诊治（辅）					1							2		
腰腿手法诊治（辅）					1							2		
余留症状 ＼ 日期	7–06	7–07	7–08	7–09	7–10	7–11	7–12	7–13	7–14	7–15	7–16	7–17	7–18	7–19
6月21日–7月5日期间双跟腱湿疹处极偶尔发痒VAS=2	0					2	0							
	触之不痒													
晨起即觉胸口和双乳下有汗VAS=4一直未出现	未出现													
双手持续发胀情况 — 晨起VAS=4	4	3	左手4 / 右手3	4			左手3 / 右手4	4						
双手持续发胀情况 — 至10:00降至VAS=1	1	1	1	1										
双手持续发胀情况 — 再至12:00后VAS=0	0	再至11:00后消失VAS=0												
因间断性咽部刺激性发痒VAS=2而干咳次数明显减少	刺激性发痒2												2	
	全天干咳		0										5次	0
	6次	9次	2次											

【居家康复I记录】

7月6日–9月14日居家康复I期间疗效观察 – 2.1

家庭作业（主）	结合适宜食疗方,每天按时完成家庭康复计划相关内容													
保健用药	三七粉+丹参粉+西洋参粉													
物理因子（主）	干扰电+场效应											场效应		
脏腑手法诊治（辅）					3							4		
腰腿手法诊治（辅）					3							4		
余留症状　　　　日期	7-20	7-21	7-22	7-23	7-24	7-25	7-26	7-27	7-28	7-29	7-30	7-31	8-01	8-02
每日晨起静息血压　收缩压	113	125	104	119	120	114	113	116	118	117	108	117	117	114
舒张压	62	77	64	70	74	77	68	70	58	70	70	78	77	81
仅7月9日出现一次双侧太阳穴痛VAS=1随即自测血压：127/73mmHg	未出现													
6月8日–7月19日期间未出现腹胀	7月20日	18:50出现腹部胀气VAS=4现象,持续至20:30开始较频繁嗳气和排气,至21:40腹胀消失												
	7月30日	18:30出现腹部胀气VAS=2现象,很快少量排气,随后腹胀消失												
7月6-19日期间每晚4:00后醒来居多翻身很快再入眠	3:55醒	4:05醒	3:55醒	3:50 4:50	1:20醒	4:10醒	2:26起夜	2:55醒	2:50醒	4:00醒	2:00醒	3:55醒	4:50醒	一觉睡天亮
6月21日–7月19日期间双跟腱湿疹处极偶尔发痒VAS=2	0													
	触之不痒													

【居家康复 I 记录】

7月6日-9月14日居家康复 I 期间疗效观察 - 2.2

家庭作业（主）	结合适宜食疗方，每天按时完成家庭康复计划相关内容													
保健用药	三七粉+丹参粉+西洋参粉													
物理因子（主）	干扰电+场效应											场效应		
脏腑手法诊治（辅）					3							4		
腰腿手法诊治（辅）					3							4		

余留症状 ＼ 日期	7-20	7-21	7-22	7-23	7-24	7-25	7-26	7-27	7-28	7-29	7-30	7-31	8-01	8-02
晨起即觉胸口和双乳下有汗 VAS=4一直未出现	未出现													
双手持续发胀情况 — 晨起VAS=4	晨起VAS=4	3		2	3							2		
双手持续发胀情况 — 降至VAS=1	至10:00降至VAS=1	至9:00降至VAS=1										至8:30降至VAS=1		
双手持续发胀情况 — VAS=0	再至11:00后VAS=0	再至10:00后消失 VAS=0										再至10:00后消失 VAS=0		
偶尔因咽部刺激性发痒VAS=2而干咳且次数明显减少	0	刺激性发痒2 / 全天干咳 / 4次	0											

【居家康复 l 记录】

7月6日-9月14日居家康复 l 期间疗效观察 – 3.1

家庭作业（主）		结合适宜食疗方，每天按时完成家庭康复计划相关内容															
保健用药		三七粉+丹参粉+西洋参粉															
物理因子（主）		干扰电+场效应												场效应			
脏腑手法诊治（辅）					5							6					
腰腿手法诊治（辅）					5							6					
余留症状	日期	8-03	8-04	8-05	8-06	8-07	8-08	8-09	8-10	8-11	8-12	8-13	8-14	8-15	8-16		
每日晨起静息血压	收缩压	108	116	117	104	124	123	117	121	115	102	119	113	115	128		
	舒张压	74	77	71	63	74	73	72	79	69	65	72	74	73	78		
7月20日-8月2日期间未出现自感心跳或头痛现象		未出现		14:50两侧额顶部疼痛VAS=2 126/78 持续至15:20消失	未出现										11:40稍感头晕VAS=2 126/84 持续至11:50消失		
7月20日-8月2日期间共出现两次腹胀现象		8月12日	18:20感觉腹部胀气VAS=2，间断性排气后于20:30腹胀消失；														
		8月13日	9:30感觉腹部胀气VAS=2，期间偶有嗳气和排气，至13:30腹胀消失														

【居家康复 I 记录】

7月6日–9月14日居家康复 I 期间疗效观察 – 3.2

家庭作业（主）	结合适宜食疗方，每天按时完成家庭康复计划相关内容													
保健用药	三七粉+丹参粉+西洋参粉													
物理因子（主）	干扰电+场效应											场效应		
脏腑手法诊治（辅）						5						6		
腰腿手法诊治（辅）						5						6		

余留症状 ＼ 日期	8-03	8-04	8-05	8-06	8-07	8-08	8-09	8-10	8-11	8-12	8-13	8-14	8-15	8-16
7月20日–8月2日期间每晚醒来时间很不固定翻身很快再入眠	一觉到天亮	3:30醒	一觉到天亮	一觉到天亮	4:20醒	1:25 4:25	2:30醒	一觉到天亮	1:35醒	4:40醒	一觉到天亮	一觉到天亮	一觉到天亮	3:05醒
晨起即觉胸口和双乳下有汗 VAS=4一直未出现	未出现													

双手持续发胀情况

	8-03	8-04	8-05	8-06	8-07	8-08	8-09	8-10	8-11	8-12	8-13	8-14	8-15	8-16
晨起VAS=2	晨起VAS=2	1				1			1 ●	3	1	2	2	
降至	至8:30降至 VAS=1	至9:00消失 VAS=0				至8:00消失 VAS=0			至8:00除右拇指外其余肿胀均消失	至7:00 VAS=1	至8:00消失 VAS=0		至9:00消失 VAS=0	
消失	再至10:00后 VAS=0	●8:00时右拇指肿胀增至VAS=3，至12:00降至VAS=2，至15:00降至VAS=1，再至16:00后消失。								至8:00 VAS=0				

【居家康复丨记录】

7月6日–9月14日居家康复丨期间疗效观察 – 4.1

家庭作业（主）	结合适宜食疗方，每天按时完成家庭康复计划相关内容													
保健用药	三七粉+丹参粉+西洋参粉													
物理因子（主）	场效应													
脏腑手法诊治（辅）							7							
腰腿手法诊治（辅）							7							
余留症状 日期	8–17	8–18	8–19	8–20	8–21	8–22	8–23	8–24	8–25	8–26	8–27	8–28	8–29	8–30
每日晨起静息血压 收缩压	122	110	110	128	120	120	121	121	127	110	125	124	125	131
舒张压	75	67	69	86	63	63	70	79	74	68	65	80	79	74
8月3–16日期间出现1次头痛和1次头晕现象	未出现													
8月3–16日期间共出现两次腹胀现象	8月26日	18:00感觉腹部胀气VAS=2，随后排气嗳气增多，20:00后腹胀消失												
8月3–16日期间一觉天亮次数明显增多其他时间醒后很快再眠	3:50醒	一觉到天亮	一觉到天亮	4:20醒	4:30醒	4:30醒	1:30醒	1:30醒	2:30醒	3:20醒	4:40醒	一觉到天亮	一觉到天亮	2:10醒
晨起即觉胸口和双乳下有汗VAS=4一直未出现	未出现													

【居家康复 I 记录】

7月6日－9月14日居家康复 I 期间疗效观察 － 4.2

家庭作业（主）	结合适宜食疗方，每天按时完成家庭康复计划相关内容
保健用药	三七粉+丹参粉+西洋参粉
物理因子（主）	场效应

脏腑手法诊治（辅）									7					
腰腿手法诊治（辅）									7					

余留症状 \ 日期		8-17	8-18	8-19	8-20	8-21	8-22	8-23	8-24	8-25	8-26	8-27	8-28	8-29	8-30
双手持续发胀情况	晨起VAS=2	2	1		0					0.5					
	至9:00消失 VAS=0		至8:00消失 VAS=0							至8:00消失 VAS=0					

【居家康复 l 记录】

7月6日–9月14日居家康复 l 期间疗效观察 – 5.1

家庭作业（主）	结合适宜食疗方，每天按时完成家庭康复计划相关内容													
保健用药	三七粉+丹参粉+西洋参粉													
物理因子（主）	场效应													
脏腑手法诊治（辅）	8							9						10
腰腿手法诊治（辅）														8

余留症状 ＼ 日期	8-31	9-01	9-02	9-03	9-04	9-05	9-06	9-07	9-08	9-09	9-10	9-11	9-12	9-13	9-14
每日晨起静息血压 收缩压	129	124	132	106	120	125	101	132	110	129	113	132	129	125	125
每日晨起静息血压 舒张压	77	71	80	69	72	85	61	69	69	70	72	80	79	77	77

8月17-30日期间未出现自感心跳或头痛头晕	未出现

8月17-30日期间仅出现一次腹胀现象	9月1日	19:00感觉腹部胀气VAS=1，至20:00揉腹和场效应后嗳气、排气增多，至21:00腹胀消失
	9月2日	14:00感觉腹部胀气VAS=1，至16:00开始排气增多，至17:00腹胀消失
	9月4日	16:00感觉腹部胀气VAS=1，随后间断性嗳气、排气，至18:00腹胀消失

8月17-30日期间每晚4:00后醒和一觉天亮居多，翻身很快再眠	3:42醒	一觉到天亮	4:10醒	4:20醒	2:00醒	1:49醒	4:30醒	一觉到天亮	3:20醒	2:20醒	4:15醒	3:50醒	一觉到天亮	一觉到天亮	3:10醒

【居家康复|记录】

7月6日–9月14日居家康复|期间疗效观察 – 5.2

家庭作业（主）	结合适宜食疗方，每天按时完成家庭康复计划相关内容														
保健用药	三七粉+丹参粉+西洋参粉														
物理因子（主）	场效应														
脏腑手法诊治（辅）	8							9							10
腰腿手法诊治（辅）															8
余留症状 ＼ 日期	8–31	9–01	9–02	9–03	9–04	9–05	9–06	9–07	9–08	9–09	9–10	9–11	9–12	9–13	9–14
晨起即觉胸口和双乳下有汗 VAS=4一直未出现	未出现														
双手持续发胀情况　晨起VAS=0.5	0.5	0	仅右手 0.5	0.5	0								0.5		0
双手持续发胀情况　至8:00消失VAS=0	0		至7:00消失 VAS=0		0								至8:00消失 VAS=0		0

【居家康复Ⅱ记录】

9月15日–10月25日居家康复Ⅱ期间疗效观察 – 1.1

家庭作业（主）	坚持食疗方,但经络敲打操等家庭康复计划基本未做														
保健用药	三七粉+丹参粉+西洋参粉														
物理因子（主）	场效应偶尔做														
余留症状 ＼ 日期	9-15	9-16	9-17	9-18	9-19	9-20	9-21	9-22	9-23	9-24	9-25	9-26	9-27	9-28	9-28
因工作任务繁重而开始进入烦劳状态	常规工作+高职晋升答辩准备+大合唱比赛排练+为期一周的学习班培训授课指导														答辩 比赛
每日晨起静息血压 收缩压	124	125	124	100	111	115	119	122	110	125	115	130	114	119	137
每日晨起静息血压 舒张压	62	77	75	75	71	74	75	78	66	70	70	75	69	63	79
8月31日–9月14日期间未出现自感心跳或头痛头晕	23:00头部酸痛VAS=1未测血压	14:00头部酸痛VAS=1 136/87持续至16:00消失 19:00头闷VAS=1 129/80次日晨起消失	9:00头晕VAS=1 125/79持续至午休后消失	未出现											10:00打喷嚏伴头痛VAS=2 139/87间断持续至19:00 132/80间断持续至21:00 118/67

【居家康复Ⅱ记录】

9月15日–10月25日居家康复Ⅱ期间疗效观察 – 1.2

家庭作业（主）	坚持食疗方，但经络敲打操等家庭康复计划基本未做														
保健用药	三七粉+丹参粉+西洋参粉														
物理因子（主）	场效应偶尔做														
余留症状 ＼ 日期	9-15	9-16	9-17	9-18	9-19	9-20	9-21	9-22	9-23	9-24	9-25	9-26	9-27	9-28	9-28
8月31日–9月14日期间出现三次轻微腹胀现象	未出现														
8月30日–9月14日期间每晚4:00后醒和一觉天亮居多，翻身很快再眠	4:10醒	2:50醒	一觉天亮	一觉天亮	4:50醒	4:10醒	4:10醒	4:50醒	1:00醒	2:40醒	3:45醒	3:10醒	2:30 4:50	3:00 4:50	3:00 4:50
晨起即觉胸口和双乳下有汗 VAS=4一直未出现	未出现														

双手持续发胀情况	晨起偶有肿胀 VAS=0.5	晨起双手紧绷感 VAS=1	0
	至8:00消失 VAS=0	持续约1小时后消失 VAS=0	

【居家康复II记录】

9月15日–10月25日居家康复II期间疗效观察 – 2.1

家庭作业（主）	结合适宜食疗方，每天按时完成家庭康复计划相关内容										停服食疗方，康复计划亦基本中断				
保健用药	三七粉+丹参粉+西洋参粉										停服				
物理因子（主）	场效应										停用				
日期 余留症状	9-30	10-01	10-02	10-03	10-04	10-05	10-06	10-07	10-08	10-09	10-10	10-11	10-12	10-13	10-14
连续半个月烦劳状态致9月29日开始出现感冒症状	打喷嚏	全天鼻干鼻塞 VAS=2	全天鼻干鼻塞 VAS=1	全天鼻干鼻塞 0.5	全天鼻干鼻塞 VAS=0	全天鼻干鼻塞 VAS=0.5			全天鼻干鼻塞 VAS=0		月经期 11日4:10赶飞机至重庆参加学习班 重庆一直在下雨，天气湿冷				
每日晨起静息血压 收缩压	135	125	120	123	125	123	126	111	121	125	128	125	127	130	120
舒张压	80	79	78	81	79	81	76	68	69	76	74	76	76	69	70
9月15–29日期间出现四次头痛/头晕现象	29日头痛持续至30日 VAS=2 11:00手法后降至 VAS=1	全天头痛 VAS=2	全天头痛 VAS=1	全天头痛 VAS=0.5	10:00–12:00陪家人爬西山时出现心率增快自感心跳伴全身疲惫感 VAS=4	全天头痛 VAS=0.5 午休后14:00自感心跳128/81持续约30分钟后消失	16:00自感心跳140/89持续约30分钟后消失 20:00再测血压132/80	未出现	20:20头晕 VAS=2 138/87间断持续至次日晨起消失	8:20头昏 VAS=2 137/87间断持续至16:00再测血压130/80	未出现			午休后14:00自感心跳140/78持续约30分钟后消失 19:30再测血压132/79	未出现

激发人体自愈力临床案例汇编

【居家康复Ⅱ记录】

9月15日–10月25日居家康复Ⅱ期间疗效观察 – 2.2

家庭作业（主）												停服食疗方，康复计划亦基本中断			
	结合适宜食疗方，每天按时完成家庭康复计划相关内容														
保健用药	三七粉+丹参粉+西洋参粉											停服			
物理因子（主）	场效应											停用			
余留症状 ＼ 日期	9-30	10-01	10-02	10-03	10-04	10-05	10-06	10-07	10-08	10-09	10-10	10-11	10-12	10-13	10-14
9月15-29日期间 未出现腹胀	未出现														
9月15-29日期间 4:00后醒和一觉天亮次数减少，翻身很快再眠	4:24 醒	4:00 醒	4:00 醒	3:40 醒	4:20 醒	1:40 4:40	1:50 起夜	一觉到天亮	4:40 醒	3:48 醒	3:00 醒	3:00 醒	3:10 醒	一觉到天亮	3:40 醒
晨起即觉胸口和双乳下有汗 VAS=4一直未出现	未出现														
双手持续发胀情况 ｜ 9月18-29日期间 未再出现 双手肿胀现象	0														晨起 VAS=0.5 / 8:00 消失

【居家康复II记录】

9月15日–10月25日居家康复II期间疗效观察 – 3.1

家庭作业（主）		停服食疗方，康复计划基本中断										
物理因子（主）		场效应停用										
余留症状 \ 日期		10–15	10–16	10–17	10–18	10–19	10–20	10–21	10–22	10–23	10–24	10–25
连续半个月烦劳状态致9月29日出现感冒症状 10月8日感冒痊愈		月经期（10月10~18日）										休整状态
		重庆基本连阴雨，仅两天有太阳，天气湿冷，24日晚回京										
每日晨起静息血压	收缩压	130	137	140	139	140	127	131	136	140	145	145
	舒张压	80	85	90	80	82	87	80	85	85	85	85
9月30日–10月14日的15天里有10天出现头痛、头晕自感心跳		未出现	6:00头晕面部潮热VAS=2 12:00血压145/85 16:00血压140/82 20:00血压124/71至20:30洗澡后消失	8:00前额、双眼眶周围面部潮热VAS=1测血压135/80持续至10:30消失	8:00前额、双眼眶周围面部潮热VAS=1 9:00血压135/86持续至11:30消失	9:00前额发胀双眼发胀VAS=1测血压139/84持续至11:00消失	15:00左颈肩酸痛VAS=1面部潮热VAS=1太阳穴痛VAS=1持续至17:00走出教室后逐渐消失	9:30面部潮热VAS=1持续至11:00消失	未出现	7:00训练中忽觉头晕VAS=2持续至7:30消失	8:40前额、双眼眶周围发胀VAS=1测血压150/90持续至15:00消失	未出现

【居家康复Ⅱ记录】

9月15日–10月25日居家康复Ⅱ期间疗效观察 – 3.2

家庭作业（主）	停服食疗方，康复计划基本中断										
物理因子（主）	场效应停用										
余留症状 ＼ 日期	10-15	10-16	10-17	10-18	10-19	10-20	10-21	10-22	10-23	10-24	10-25
9月15日–10月14日期间未出现腹胀	未出现	8:00腹胀VAS=2至9:00排气后消失　11:00腹胀VAS=2至12:30排气嗳气明显增多后消失	未出现								
15/9~14/10期间4:00后醒和一觉天亮次数减少，翻身很快再眠	1:40醒	一觉到天亮	4:50起夜	一觉到天亮	4:10醒	4:29醒	1:10醒3:40醒	1:10醒	3:15醒	一觉到天亮	一觉到天亮
晨起即觉胸口和双乳下有汗VAS=4一直未出现	未出现										
双手持续发胀情况 10月14日出现晨起双手肿胀VAS=0.5,持续至8:00消失	同前	未出现									

【居家康复Ⅲ记录】

9月15日–10月25日居家康复Ⅱ期间疗效观察 – 1.1

家庭作业(主)	结合适宜食疗方,每天按时完成家庭康复计划相关内容													
物理因子(主)	场效应													
脏腑手法诊治(辅)	1			2							3			
腰腿手法诊治(辅)			1		2							3		
余留症状 / 日期	10-26	10-27	10-28	10-29	10-30	10-31	11-01	11-02	11-03	11-04	11-05	11-06	11-07	11-08
10月25日起休整并恢复日常工作生活	日常工作生活状态													
每日晨起静息血压 收缩压	140	135	123	130	133	130	116	135	127	127	130	130	130	133
每日晨起静息血压 舒张压	89	85	68	80	77	70	85	85	80	78	75	80	70	67

余留症状栏:10月15～25的11天里有8天出现头晕、面部潮热、前额及双眼发胀等现象

- 10-26:午间头晕VAS=2午休后消失
- 10-27:未出现
- 10-29:9:00自感心跳VAS=2连续5下,之后如常
- 10-30:未出现
- 10-31:11:00自感心跳VAS=2连续2下,之后如常;19:00转头时忽觉头晕VAS=2持续约5秒后消失
- 自11月1日起每天都会不定时出现一次自感心脏跳动1下VAS=2的现象。11月1日因下午参加在职研究生考试而未午休:9:00头昏沉VAS=2,测血压122/77mmHg,持续约1小时后消失;13:00~18:00发困VAS=2,下午考试期间始终头昏沉VAS=2,持续至19:00消失,回家后测量血压135/87mmHg。
- 11-06~11-08:未出现

激发人体自愈力临床案例汇编

【居家康复Ⅲ记录】

9月15日–10月25日居家康复Ⅱ期间疗效观察 – 1.2

家庭作业（主）	结合适宜食疗方，每天按时完成家庭康复计划相关内容													
物理因子（主）	场效应													
脏腑手法诊治（辅）	1			2							3			
腰腿手法诊治（辅）			1		2							3		
余留症状 ＼ 日期	10–26	10–27	10–28	10–29	10–30	10–31	11–01	11–02	11–03	11–04	11–05	11–06	11–07	11–08
10月16日一天出现两次腹胀现象	未出现													
10月15–26日期间4:00后醒和一觉天亮次数尚好，翻身很快再眠	一觉天亮	3:10醒	一觉天亮	4:20醒	4:50起夜	4:49醒	4:49醒	3:19醒	4:09醒	一觉天亮	4:20醒	3:30醒	4:09醒	3:25醒
晨起即觉胸口和双乳下有汗 VAS=4一直未出现	未出现													
双手持续发胀情况　10月15日出现一次晨起双手肿胀 VAS=0.5，持续至8:00消失	未出现													

【疗程康复|记录】

人体脏腑功能检查表

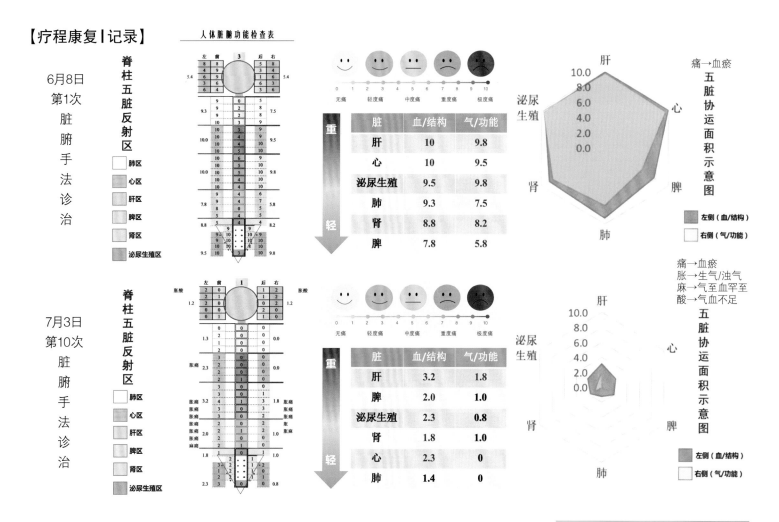

6月8日
第1次
脏腑手法诊治

脊柱五脏反射区

肺区
心区
肝区
脾区
肾区
泌尿生殖区

脏	血/结构	气/功能
肝	10	9.8
心	10	9.5
泌尿生殖	9.5	9.8
肺	9.3	7.5
肾	8.8	8.2
脾	7.8	5.8

痛→血瘀

五脏协运面积示意图

左侧（血/结构）
右侧（气/功能）

7月3日
第10次
脏腑手法诊治

脊柱五脏反射区

肺区
心区
肝区
脾区
肾区
泌尿生殖区

脏	血/结构	气/功能
肝	3.2	1.8
脾	2.0	1.0
泌尿生殖	2.3	0.8
肾	1.8	1.0
心	2.3	0
肺	1.4	0

痛→血瘀
胀→生气/浊气
麻→气至血罕至
酸→气血不足

五脏协运面积示意图

左侧（血/结构）
右侧（气/功能）

【疗程康复Ⅰ记录】

疗程康复治疗

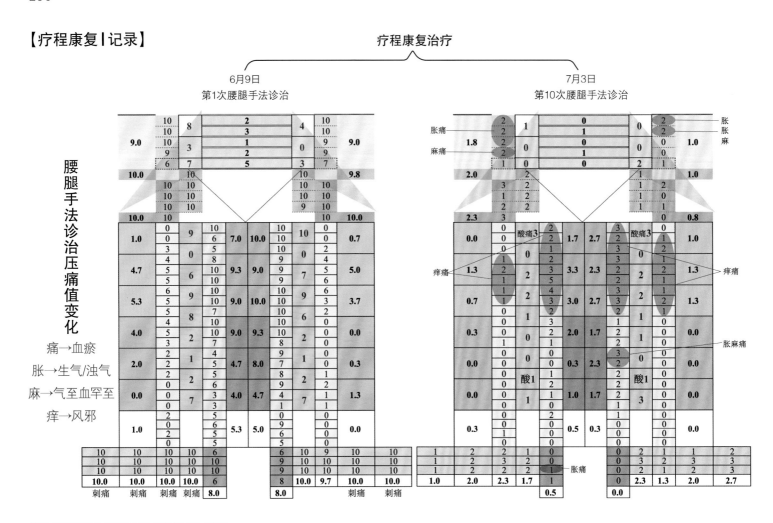

腰腿手法诊治压痛值变化

痛→血瘀

胀→生气/浊气

麻→气至血罕至

痒→风邪

6月9日
第1次腰腿手法诊治

7月3日
第10次腰腿手法诊治

【疗程康复l记录】

6月8日–7月5日疗程康复l治疗期间五脏协同运作变化情况

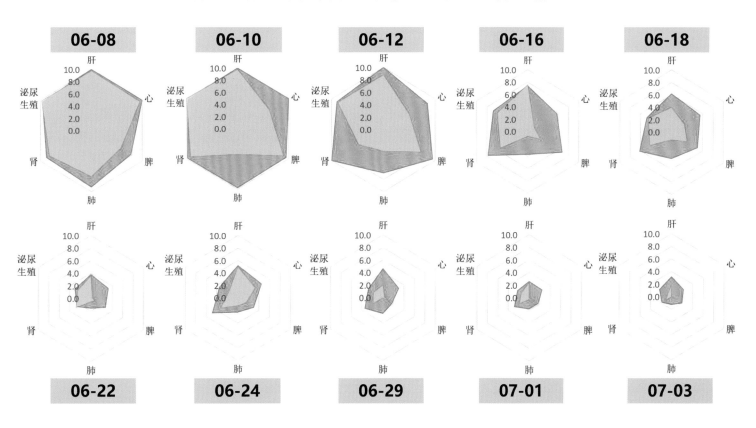

【疗程康复 l 记录】

6月8日–7月5日疗程康复治疗期间督脉水库疏通情况

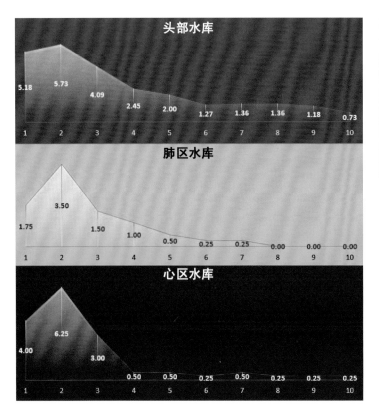

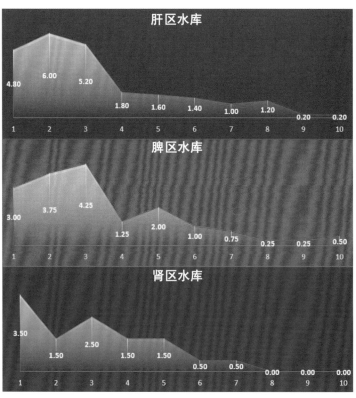

【居家康复 I 记录】

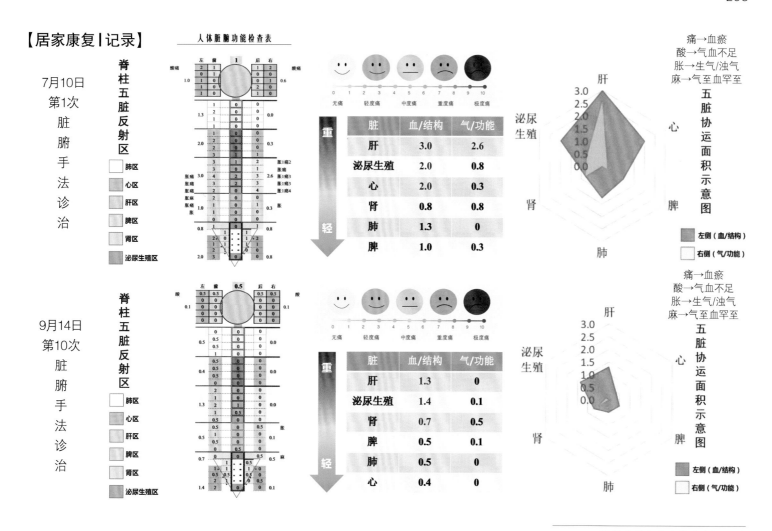

人体脏腑功能检查表

7月10日
第1次
脏腑手法诊治

脊柱五脏反射区

脏	血/结构	气/功能
肝	3.0	2.6
泌尿生殖	2.0	0.8
心	2.0	0.3
肾	0.8	0.8
肺	1.3	0
脾	1.0	0.3

痛→血瘀
酸→气血不足
胀→生气/浊气
麻→气至血罕至

五脏协运面积示意图

左侧（血/结构）
右侧（气/功能）

9月14日
第10次
脏腑手法诊治

脊柱五脏反射区

脏	血/结构	气/功能
肝	1.3	0
泌尿生殖	1.4	0.1
肾	0.7	0.5
脾	0.5	0.1
肺	0.5	0
心	0.4	0

痛→血瘀
酸→气血不足
胀→生气/浊气
麻→气至血罕至

五脏协运面积示意图

左侧（血/结构）
右侧（气/功能）

【居家康复丨记录】

居家康复丨治疗

7月10日
第1次腰腿手法诊治

9月14日
第8次腰腿手法诊治

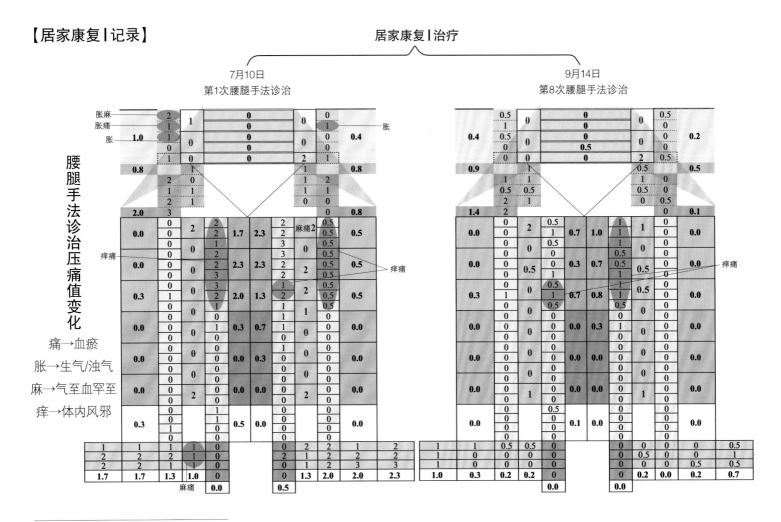

腰腿手法诊治压痛值变化

痛→血瘀
胀→生气/浊气
麻→气至血罕至
痒→体内风邪

【居家康复丨记录】

7月10日–9月14日居家康复丨治疗期间五脏协同运作变化情况

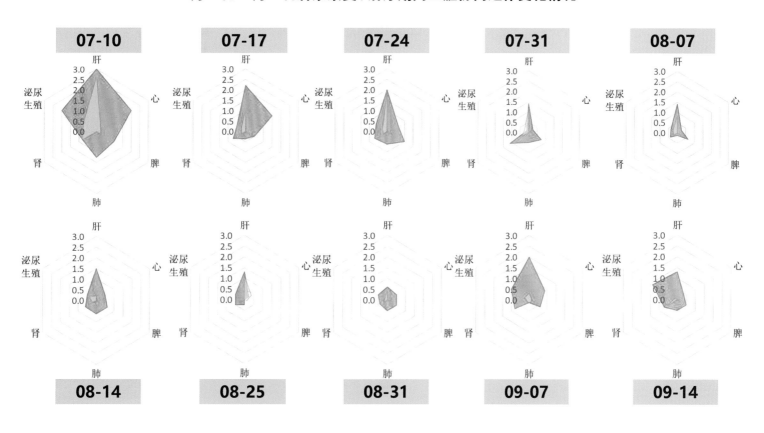

【居家康复Ⅰ记录】

7月10日~9月14日居家康复Ⅰ治疗期间督脉水库疏通情况

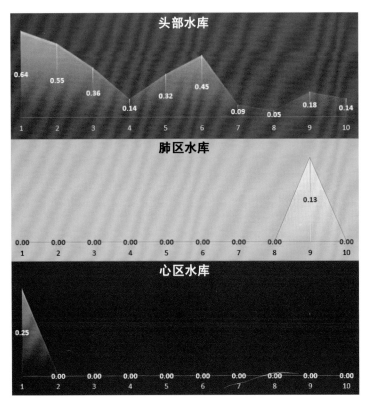

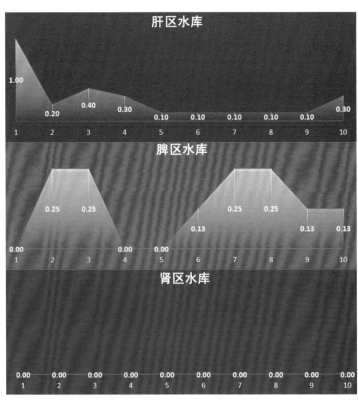

【居家康复Ⅲ记录】

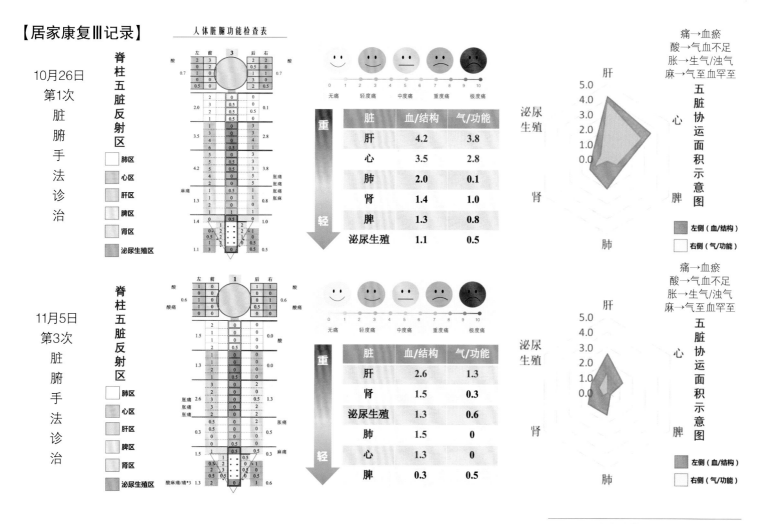

人体脏腑功能检查表

10月26日
第1次
脏
腑
手
法
诊
治

脊柱五脏反射区

脏	血/结构	气/功能
肝	4.2	3.8
心	3.5	2.8
肺	2.0	0.1
肾	1.4	1.0
脾	1.3	0.8
泌尿生殖	1.1	0.5

痛→血瘀
酸→气血不足
胀→生气/浊气
麻→气至血罕至

五脏协运面积示意图

左侧（血/结构）
右侧（气/功能）

11月5日
第3次
脏
腑
手
法
诊
治

脊柱五脏反射区

脏	血/结构	气/功能
肝	2.6	1.3
肾	1.5	0.3
泌尿生殖	1.3	0.6
肺	1.5	0
心	1.3	0
脾	0.3	0.5

痛→血瘀
酸→气血不足
胀→生气/浊气
麻→气至血罕至

五脏协运面积示意图

左侧（血/结构）
右侧（气/功能）

【居家康复Ⅲ记录】

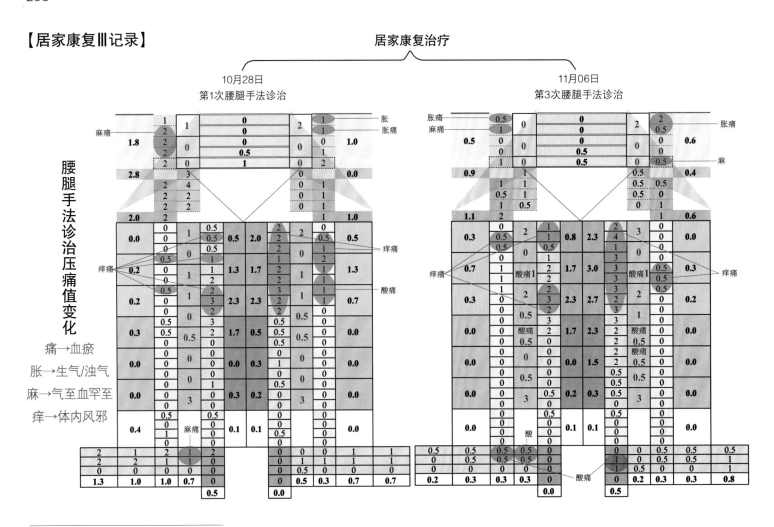

居家康复治疗

10月28日
第1次腰腿手法诊治

11月06日
第3次腰腿手法诊治

腰腿手法诊治压痛值变化

痛→血瘀
胀→生气/浊气
麻→气至血罕至
痒→体内风邪

案例30

2019年3月确诊左肺腺癌胸膜转移，口服克唑替尼胶囊1年多后

康复记录

【疗程康复记录】

8月17日–9月11日疗程康复治疗期间疗效观察 – 1.1

脏腑手法诊治（主）	1		2		3				4		5		
腰腿手法诊治（主）		1		2				3		4		5	
物理因子（主）	场效应+艾灸												
家庭作业（辅）	结合适宜食疗方，逐步学习和掌握利于疾病康复的健身计划相关内容，并每天按时完成												
当前服用药物名称	阿来替尼、参一胶囊、氨茶碱缓释胶囊								阿来替尼、参一胶囊				

症状		8-17	8-18	8-19	8-20	8-21	8-22	8-23	8-24	8-25	8-26	8-27	8-28	8-29
34年来	一年四季手脚冰凉 夏秋季VAS=5冬春季VAS=7自今年5月17日开始艾灸后现手脚冰凉VAS=4	手脚冰凉VAS=4												
	长期贫血状态，血红蛋白最低时仅70g/L左右	7月31日复查血红蛋白96g/L				8月21日复查血红蛋白77g/L								
8年来 排便情况	基本每天排便1次但排便不定时	5:40 / 8:10	8:10	7:20		5:05 / 8:10	未排便	18:30 开塞露	8:30 开塞露	18:00 开塞露	6:10 开塞露	11:30 开塞露	5:30	6:00 / 8:30
	经常排便困难VAS=5	5	5	7		4 / 3	未排便	4	4	0	0	4	3	2.5 / 2
	耗时10~15分钟	10 / 15	20min	30min		10 / 5		10min	5min	5min	5min	12min	10min	5min / 5min
	偶尔腹胀 VAS=5~7 / 晚饭后腹胀VAS=5总有便意但蹲厕无便 / 全天持续性腹胀	偶尔腹胀VAS=5~7	0		晚饭后腹胀VAS=5总有便意但蹲厕无便	5 / 3	5	便前6 / 便后5	6	7	便前7 / 便后6	便前7 / 便后4	7	2.5	2

【疗程康复记录】

8月17日-9月11日疗程康复治疗期间疗效观察 - 1.2

脏腑手法诊治（主）	1		2		3				4		5		
腰腿手法诊治（主）		1		2				3		4		5	
物理因子（主）	场效应+艾灸												
家庭作业（辅）	结合适宜食疗方,逐步学习和掌握利于疾病康复的健身计划相关内容,并每天按时完成												
当前服用药物名称	阿来替尼、参一胶囊、氨茶碱缓释胶囊								阿来替尼、参一胶囊				

症状 / 日期			8-17	8-18	8-19	8-20	8-21	8-22	8-23	8-24	8-25	8-26	8-27	8-28	8-29
8年来	排便情况	便后未排尽感 VAS=3~4	4	3	2	2		3	3	4	4	4	4	3	2
		生病前偶有便秘靶向治疗后便秘较频繁9年前起大便经常不成形稍粘马桶;2020年8月5日起大便一直干燥	成形干燥	成形干燥	成形干燥	成形略干燥	未排便	成形、不干燥、不粘马桶							
			微粘马桶	微粘马桶	不粘马桶	不粘马桶									
	稍微一活动前胸、后背、鼻尖、前额、两侧太阳穴及后枕部即出虚汗VAS=7		治疗前7 治疗后3	2	1.5	1	2	3	1	2	3	5	6	4	活动30分钟后出虚汗VAS=3
7年来	呼吸浅短细弱伴吸气费力	晨起VAS=1~2	1									0.5			
		活动后VAS=2~3	2（活动停止后恢复晨起状态VAS=1）									1 活动停止后恢复晨起状态VAS=0.5			
		慢跑200米则气喘VAS=5	未再尝试慢跑锻炼												

【疗程康复记录】

8月17日–9月11日疗程康复治疗期间疗效观察 – 1.3

脏腑手法诊治（主）		1		2		3				4		5		
腰腿手法诊治（主）			1		2				3		4		5	
物理因子（主）		场效应+艾灸												
家庭作业（辅）		结合适宜食疗方，逐步学习和掌握利于疾病康复的健身计划相关内容，并每天按时完成												
当前服用药物名称		阿来替尼、参一胶囊、氨茶碱缓释胶囊								阿来替尼、参一胶囊				
日期 症状		8-17	8-18	8-19	8-20	8-21	8-22	8-23	8-24	8-25	8-26	8-27	8-28	8-29
6年前起	晨起即觉精神萎靡浑身没劲VAS=4全天持续，2017年加重至VAS=8，2019年一代靶向药治疗后降至VAS=6，2020年8月1日二代靶向药治疗后至今又增至VAS=8	晨起精神欠佳		晨起精神欠佳		晨起精神欠佳								晨起精神尚可
	晚上时常需1~2小时入眠	20min	30min	30min	30min	30min	15min	15min	30min	1小时	30min	1小时	1小时	30min
	夜间易醒，醒后有时难入眠住院18天期间的后一周基本每晚处于迷迷糊糊又有意识的浅睡眠状态且于2:00-4:00期间醒来如厕后毫无睡意	深睡眠至2:10如厕后15分钟深睡眠至4:10如厕后无睡意	深睡眠至3:53如厕后15分钟深睡眠至6:10醒	深睡眠至1:30未如厕15分钟深睡眠至4:30如厕即有便意但未能排出	深睡眠至2:05如厕后约2h深睡眠至5:40醒来	深睡眠至1:30如厕后30分钟深睡眠至天亮	深睡眠至0:30如厕后约1小时深睡眠至天亮	深睡眠至1:30如厕后30分钟深睡眠至天亮	深睡眠至1:00如厕后约2h浅睡眠至天亮期间始终感觉腹胀难受	深睡眠至0:20如厕后30分钟深睡眠至4:40如厕后未能再次入眠	深睡眠至4:10如厕后浅睡眠至5:30自行排便后又眯觉至6:00醒	深睡眠至1:10未如厕30分钟深睡眠至4:40如厕后眯觉至6:00起床	深睡眠至1:30如厕后30分钟深睡眠至6:00醒来	深睡眠至1:20如厕后30分钟深睡眠至3:20如厕后浅睡眠至天亮

【疗程康复记录】

8月17日–9月11日疗程康复治疗期间疗效观察 – 1.4

脏腑手法诊治（主）	1		2		3				4		5	
腰腿手法诊治（主）		1		2				3		4		5
物理因子（主）	\multicolumn{12}{场效应+艾灸}
家庭作业（辅）	结合适宜食疗方，逐步学习和掌握利于疾病康复的健身计划相关内容，并每天按时完成
当前服用药物名称	阿来替尼、参一胶囊、氨茶碱缓释胶囊 / 阿来替尼、参一胶囊

症状 \ 日期			8-17	8-18	8-19	8-20	8-21	8-22	8-23	8-24	8-25	8-26	8-27	8-28	8-29
近16个月	一代靶向药治疗期间身体容易疲劳伴乏力 VAS=5~6 二代靶向药治疗后增至 VAS=7~8		8		6		门诊抽血后步行约1500步全身虚弱无力似虚脱 VAS=8	6:00出发五台山 18:00返回家中身体疲累 VAS=8	在家静养感觉尚可 VAS=6	步行100多米时感觉身体虚弱无力 VAS=6		步行300步后感觉身体虚弱无力 VAS=5	步行500步后感觉身体虚弱无力 VAS=5	步行1000步后感觉身体虚弱无力 VAS=5	晚饭后因不觉身体疲乏而散步至6000步后感觉身体疲乏 VAS=4
	8月11日	步行400~500步即觉身体虚弱无力 VAS=8													
		步行50米即觉身体虚弱无力 VAS=8	步行50米即觉身体虚弱无力 VAS=8		步行50米即觉身体虚弱无力 VAS=6										
	8月16日加重至	步行50米即觉双下肢发沉似灌铅 VAS=5		5			7		5	7	6		3		2	3

【疗程康复记录】

8月17日–9月11日疗程康复治疗期间疗效观察 – 1.5

脏腑手法诊治(主)	1		2	3			4		5	
腰腿手法诊治(主)		1	2			3	4		5	
物理因子(主)	场效应+艾灸									
家庭作业(辅)	结合适宜食疗方,逐步学习和掌握利于疾病康复的健身计划相关内容,并每天按时完成									
当前服用药物名称	阿来替尼、参一胶囊、氨茶碱缓释胶囊					阿来替尼、参一胶囊				

4个月前(基线): 双内外踝水肿 双小腿胫骨前水肿 晨轻夜重VAS=2~6 住院18天期间未出现

日期 \ 症状	8-17	8-18	8-19	8-20	8-21	8-22	8-23	8-24	8-25	8-26	8-27	8-28	8-29
4个月前		20:00后双小腿内侧肿胀VAS=2次日晨起消失；20:00后双内踝肿胀VAS=1次日晨起消失	20:00后双内踝肿胀右2分左1分次日晨起消失	18:00后双小腿外侧肿胀VAS=7双大腿外侧肿胀VAS=4双内踝肿胀VAS=4次日晨起未消	全天双小腿外侧持续肿胀VAS=7双大腿外侧持续肿胀VAS=4双内踝持续性肿胀VAS=3	双下肢肿胀7 16:00后降至5双内外踝肿7 16:00后降至5双大腿外侧持续肿胀VAS=4 16:00后降至3左手腕肿胀2 16:00后降至1.5右手腕肿胀1	双下肢肿胀4 16:00后降至3.5双内外踝肿4 16:00后降至3.5两肋胁持续性肿胀3左手腕肿胀1 16:00后降至0.5右手腕肿胀0.5 16:00后消失	全天双下肢及内外踝肿胀VAS=3左下肢及内外踝肿胀VAS=4两肋胁肿胀VAS=2左手腕肿胀VAS=1右手腕肿胀AS=0.5	晨起双下肢及内外踝肿胀VAS=2手法后VAS=4 21:00后两肋胁肿胀VAS=2晨起左手腕肿胀AS=0.5右手腕肿胀VAS=1手法后均消失	全天右小腿及内外踝肿胀VAS=2左小腿及内外踝肿胀VAS=3左手腕肿胀AS=0.5	全天右小腿及内外踝肿胀VAS=2晨起左小腿及内外踝肿胀VAS=3 18:00后增至全天双手腕肿胀AS=0.5	晨起右小腿及内外踝肿胀VAS=1.5 18:00后增至2晨起左小腿及内外踝肿胀VAS=2 18:00后增至2.5全天左手腕肿胀VAS=0.5	全天双手腕肿胀VAS=0.5次日晨起消失

【疗程康复记录】

8月17日–9月11日疗程康复治疗期间疗效观察 — 1.6

脏腑手法诊治(主)		1		2	3				4		5		
腰腿手法诊治(主)			1		2			3		4		5		
物理因子(主)		场效应+艾灸												
家庭作业(辅)		结合适宜食疗方,逐步学习和掌握利于疾病康复的健身计划相关内容,并每天按时完成												
当前服用药物名称		阿来替尼、参一胶囊、氨茶碱缓释胶囊							阿来替尼、参一胶囊				
症状 \ 日期		8-17	8-18	8-19	8-20	8-21	8-22	8-23	8-24	8-25	8-26	8-27	8-28	8-29
6天来	双手抬臂干活不到5分钟即觉双前臂无力VAS=5垂下休息即刻缓解,如此反复而基本无法做饭	同前	双手抬臂干活＜5分钟 即觉双前臂无力VAS=3 基本无法做饭							双手抬臂干活＜2分钟 即觉双前臂无力VAS=3 根本无法做饭			同20~24日	<10min 其他同28日
治疗第1天	双眼周浮肿VAS=1	1		2		3	晨起7 16:00后 VAS=5	晨起5 16:00后 VAS=4	4	3	2.5		2	1
	双肩酸痛VAS=2左肩更甚	2	1		3	2	1	0						
	双下肢酸痛VAS=3	3	4	3					4	双大腿后侧和外侧持续性发酸				
										7	6	8	5.5	4
	白天较频繁轻度咳嗽伴咽部有痰不易咳出VAS=2	2	1	0.5		仅晨起轻咳几声				无咳嗽				
	手法治疗后即觉后背心脏右侧反射区持续性疼痛VAS=2	2	1	0.5	1.5	0				5	3	2	1	0.5

【疗程康复记录】

8月17日–9月11日疗程康复治疗期间疗效观察 - 2.1

脏腑手法诊治(主)		6		7		8			9		10	
腰腿手法诊治(主)			6		7			8		9		10
物理因子(主)	场效应+艾灸											
家庭作业(辅)	结合适宜食疗方,逐步学习和掌握利于疾病康复的健身计划相关内容,并每天按时完成											
当前服用药物名称	阿来替尼、参一胶囊、易善复(护肝)											

余留症状 \ 日期	8-30	8-31	9-01	9-02	9-03	9-04	9-05	9-06	9-07	9-08	9-09	9-10	9-11
34年来一年四季手脚冰凉现手脚冰凉VAS=4	手脚冰凉VAS=4												
34年来长期贫血状态	8月21日复查血红蛋白77g/L(正常参考值116~155g/L)												
排便不定时且有5次使用开塞露助排便	8:30	6:10	6:30	8:10	17:00	8:15	8:30	11:30	14:30 开塞露	17:00	20:00 开塞露	6:30	20:00 开塞露
排便困难VAS=2~7	4	3	3	3	4	3.5	4	7	3	4	3	3	7
排便耗时10~15分钟居多	10min	5min	5min	5min	5min	5min	10min	10min	15min	10min	15min	8min	30min
8月19日起出现持续性腹胀由VAS=7逐渐降至VAS=2~3（便前）	2	便前1.5	便前1.5	便前2	便前3	便前3.5	便前4	3	3	便前3.5	便前3	2.5	3
（便后）		便后1	便后1	便后1.5	便后2	便后3	便后3.5			便后3	便后2.5		
便后未排尽感仍以VAS=3~4居多	3	4	3	2	3	3	3	3	5	3	3	3	5
治疗前较频繁便秘情况逐渐减轻至成型不干燥不粘马桶	成形、不干燥、不粘马桶				成形不干燥 / 粘马桶	成形、不粘马桶 / 略干燥					成形、不干燥不粘马桶		不粘马桶 / 干燥

【疗程康复记录】

8月17日–9月11日疗程康复治疗期间疗效观察 – 2.2

脏腑手法诊治（主）		6		7		8				9		10	
腰腿手法诊治（主）			6		7				8		9		10
物理因子（主）	场效应+艾灸												
家庭作业（辅）	结合适宜食疗方，逐步学习和掌握利于疾病康复的健身计划相关内容，并每天按时完成												
当前服用药物名称	阿来替尼、参一胶囊、易善复（护肝）												

余留症状 ＼ 日期	8-30	8-31	9-01	9-02	9-03	9-04	9-05	9-06	9-07	9-08	9-09	9-10	9-11
8月29日起 活动30分钟后前胸、后背、鼻尖、前额、两侧太阳穴及后枕部出虚汗VAS=3	晨起活动30分钟后 前胸、后背、鼻尖、前额、两侧太阳穴及后枕部出虚汗 →								晨起活动50分钟后 前胸、后背、鼻尖、前额、两太阳穴及后枕部出虚汗 →			
	3	5	5.5	4	3	2.5	3	3		3.5	2.5		2
7年来轻度呼吸浅短细弱伴吸气费力现象逐渐减轻至VAS=0.5~1	晨起0.5					晨起3			晨起2		晨起1		
	活动后1					活动后4			活动后3		活动后2		
8月16日步行50米即觉身体虚弱无力VAS=8，17日开始康复治疗后逐渐减轻至29日晚饭后散步6000步后感觉身体疲乏VAS=4	连续步行5000~6000步后感觉身体疲乏VAS=5		步行时双下肢乏力感VAS=5	步行时双下肢乏力感VAS=4	步行时双下肢乏力感VAS=5	步行时双下肢乏力感VAS=6	步行时双下肢乏力感VAS=5			步行时双下肢乏力感VAS=4			步行时双下肢乏力感VAS=3.5
8月16日双下肢发沉似灌铅VAS=5，17日开始康复治疗8月26日起降至VAS=3	1	0											

【疗程康复记录】

8月17日-9月11日疗程康复治疗期间疗效观察 – 2.3

脏腑手法诊治(主)		6		7		8				9		10	
腰腿手法诊治(主)			6		7				8		9		10
物理因子(主)	场效应+艾灸												
家庭作业(辅)	结合适宜食疗方,逐步学习和掌握利于疾病康复的健身计划相关内容,并每天按时完成												
当前服用药物名称	阿来替尼、参一胶囊、易善复(护肝)												

余留症状 日期	8-30	8-31	9-01	9-02	9-03	9-04	9-05	9-06	9-07	9-08	9-09	9-10	9-11
6年来晨起精神欠佳,萎靡浑身没劲,尤其确诊肺癌后VAS=8	晨起精神尚可			晨起精神欠佳			晨起精神尚可						
6年来晚上时常需1~2小时入眠 康复治疗后大都15~30分钟入眠	30分钟入眠		1小时入眠	30分钟入眠									
6年来夜间易醒醒后有时难再眠 住院18天期间睡眠质量极差 8月17日开始康复治疗后基本每晚都有深度睡眠	深睡眠至3:20如厕后30分钟深睡眠至5:30醒	深睡眠至3:20如厕后30分钟深睡眠至6:00醒	深睡眠至2:10如厕后浅眠至天亮	深睡眠至0:00未如厕15分钟深睡眠至3:20如厕后浅眠至天亮	深睡眠至3:00如厕后浅眠至天亮	深睡眠至2:40如厕后30分钟深睡眠至天亮	深睡眠至2:00如厕后浅眠至天亮	深睡眠至1:40如厕后30分钟深睡眠至6:00醒	深睡眠至1:20如厕后30分钟深睡眠至3:00如厕后深睡眠至6:00	深睡眠至2:20如厕后深睡眠至6:00醒	深睡眠至3:20如厕后浅眠至天亮	深睡眠至2:20如厕后15分钟深睡眠至6:00醒	深睡眠至1:30如厕后30分钟深睡眠至3:30如厕后30分钟深睡眠至7:00
8月17-29日康复治疗期间双内外踝等身体多部位水肿由轻到重再到轻VAS=7→0.5	身体未再出现水肿现象												

【疗程康复记录】

8月17日-9月11日疗程康复治疗期间疗效观察 - 2.4

脏腑手法诊治(主)		6		7		8				9		10	
腰腿手法诊治(主)			6		7				8		9		10
物理因子(主)	场效应+艾灸												
家庭作业(辅)	结合适宜食疗方,逐步学习和掌握利于疾病康复的健身计划相关内容,并每天按时完成												
当前服用药物名称	阿来替尼、参一胶囊、易善复(护肝)												

余留症状 \ 日期	8-30	8-31	9-01	9-02	9-03	9-04	9-05	9-06	9-07	9-08	9-09	9-10	9-11
治疗前6天起双手抬臂干活不到5分钟即觉双前臂无力VAS=5垂下休息即刻缓解,如此反复基本无法做饭,29日开始向好发展但仍无法做饭	30min	双手抬臂干活不到 / 40min / 才觉双前臂无力VAS=3 / 可间歇性做好一顿饭											连续做好一顿饭也不觉双前臂无力
康复治疗13天来,双眼周浮肿由轻到重再到轻VAS=1→7→1	1	0.5											
8月17日双下肢酸痛VAS=3自25日转变成双大腿后侧和外侧持续性发酸由VAS=7→4	4										3	3.5	
8月17日手法治疗后即觉后背心脏右侧反射区持续疼痛VAS=2之后渐轻又渐重再渐轻至VAS=0.5	0	1	0.5	0									

【居家康复记录】

9月12日–11月1日居家康复治疗期间疗效观察 - 1.1

家庭作业（主）	结合适宜食疗方，每天按时完成家庭康复计划相关内容													
物理因子（主）	场效应（因天气渐冷，偶尔艾灸）													
当前服用药物名称	阿来替尼、参一胶囊、易善复（护肝）													
脏腑手法诊治（辅）			1				2			3			4	
日期 余留症状	9-12	9-13	9-14	9-15	9-16	9-17	9-18	9-19	9-20	9-21	9-22	9-23	9-24	9-25
34年来一年四季手脚冰凉 现手脚冰凉VAS=4	手脚冰凉VAS=4													
34年来长期贫血状态	9月21日复查血红蛋白102g/L（正常参考值116~155g/L）													
出虚汗情况	晨起活动50分钟后前胸、后背、鼻尖、前额两太阳穴及后枕部出虚汗VAS=2（不活动不出汗）													
7年来轻度呼吸浅短细弱 伴吸气费力情况	晨起VAS=1，活动后VAS=2，活动结束休息一会后恢复VAS=1													
步行时双下肢乏力感VAS=3.5	3.5		3											
双眼周浮肿VAS=0.5	0.5						上眼睑浮肿消失VAS=0，仅余双眼袋浮肿VAS=0.5							
双大腿后侧和外侧 持续性发酸VAS=3.5	3		0											

【居家康复记录】

9月12日–11月1日居家康复治疗期间疗效观察 – 1.2

家庭作业（主）	结合适宜食疗方，每天按时完成家庭康复计划相关内容												
物理因子（主）	场效应（因天气渐冷，偶尔艾灸）												
当前服用药物名称	阿来替尼、参一胶囊、易善复（护肝）												
脏腑手法诊治（辅）			1			2			3			4	
余留症状 ＼ 日期	9-12	9-13	9-14	9-15	9-16	9-17	9-18	9-19	9-20	9-21	9-22	9-23	9-24	9-25
	晨起精神尚可	晨起精神尚可										
睡眠情况	每晚基本约30分钟入眠	30分钟								2小时	30分钟	
	基本每晚都有深度睡眠（起夜1~2次）	深睡眠至23:00如厕后30分钟深睡眠至1:30如厕后30分钟深睡眠至3:30如厕后30分钟深睡眠至7:30醒	深睡眠至0:00如厕后30分钟深睡眠至2:30如厕后30分钟深睡眠至3:30如厕后30分钟深睡眠至6:00醒	深睡眠至1:00如厕后15分钟深睡眠至7:00醒	深睡眠至2:00如厕后15分钟深睡眠至7:00醒	深睡眠至0:00如厕后15分钟深睡眠至2:00醒随即深睡眠至7:00醒	深睡眠至4:20如厕后浅睡眠至6:00醒	深睡眠至0:40如厕后15分钟深睡眠至4:00如厕后深睡眠至7:00醒	深睡眠至0:40如厕后15分钟深睡眠至4:10如厕后浅睡眠至7:00醒	深睡眠至0:40如厕后15分钟深睡眠至2:20如厕后15分钟深睡眠至4:10如厕后浅睡眠至6:00起床	深睡眠至3:30如厕后15分钟深睡眠至7:00醒	浅睡眠至1:30如厕后朦胧至6:00起床	深睡眠至1:00如厕后15分钟深睡眠至6:00醒	深睡眠至1:00如厕后浅睡眠至7:00起床	深睡眠至1:00如厕后15分钟深睡眠至3:30如厕后浅睡眠至7:00起床

【居家康复记录】

9月12日–11月1日居家康复治疗期间疗效观察 – 2.1

家庭作业（主）	结合适宜食疗方，每天按时完成家庭康复计划相关内容													
物理因子（主）	场效应（因天气渐冷，偶尔艾灸）													
当前服用药物名称	阿来替尼、参一胶囊、易善复（护肝）													
	熊去氧胆酸胶囊													
脏腑手法诊治（辅）			5											6
余留症状 ╲ 日期	9–26	9–27	9–28	9–29	9–30	10–01	10–02	10–03	10–04	10–05	10–06	10–07	10–08	10–09
34年来一年四季手脚冰凉 现手脚冰凉VAS=4	手脚冰凉VAS=4													
34年来长期贫血状态	9月21日复查血红蛋白102g/L（正常参考值116~155g/L）													
出虚汗情况	晨起活动50分钟后前胸、后背、鼻尖、前额两太阳穴及后枕部出虚汗VAS=2（不活动不出汗）						晨起活动50分钟后前胸后背出汗VAS=0.5、前额和两侧太阳穴及后枕部出虚汗VAS=1、鼻尖出虚汗VAS=2（不活动不出汗）							
7年来轻度呼吸浅短细弱伴吸气费力情况	晨起VAS=1，活动后VAS=2，活动结束休息一会后恢复VAS=1													
步行时双下肢乏力感 VAS=3.5	3	发酸伴乏力3	乏力3		发酸伴乏力3			发酸伴乏力2			乏力2			
双眼袋浮肿VAS=0.5	双眼袋浮肿VAS=0.5													

【居家康复记录】

9月12日–11月1日居家康复治疗期间疗效观察 – 2.2

家庭作业(主)	结合适宜食疗方,每天按时完成家庭康复计划相关内容
物理因子(主)	场效应(因天气渐冷,偶尔艾灸)
当前服用药物名称	阿来替尼、参一胶囊、易善复(护肝) / 熊去氧胆酸胶囊
脏腑手法诊治(辅)	5 … 6

日期 / 余留症状	9-26	9-27	9-28	9-29	9-30	10-01	10-02	10-03	10-04	10-05	10-06	10-07	10-08	10-09
睡眠情况(晨起)	晨起精神尚可	晨起精神尚可												
入眠	每晚基本约30分钟入眠	约30分钟入眠												
睡眠情况(详)	基本每晚都有深度睡眠(起夜1~2次)	深睡眠至1:00 如厕后15分钟 深睡眠至4:30 如厕后浅眠至7:00起床	深睡眠至1:30 如厕后蒙胧至6:00起床	深睡眠至1:30 如厕后15分钟 深睡眠至4:30 如厕后浅眠至6:00起床	深睡眠至1:10 如厕后15分钟 深睡眠至7:00醒	深睡眠至2:10 如厕后15分钟 深睡眠至4:00 如厕后15分钟 深睡眠至7:00醒	深睡眠至2:20 如厕后15分钟 深睡眠至4:00 如厕后15分钟 深睡眠至7:00醒	深睡眠至2:30 如厕后15分钟 深睡眠至7:30醒	深睡眠至3:00 如厕后15分钟 深睡眠至7:30醒	深睡眠至2:30 如厕后15分钟 深睡眠至7:30醒	深睡眠至2:10 如厕后15分钟 深睡眠至7:30醒	深睡眠至2:00 如厕后15分钟 深睡眠至4:00 如厕后15分钟 深睡眠至7:30醒	深睡眠至0:00 如厕后30分钟 浅睡眠至6:00起床	深睡眠至2:30 如厕后30分钟 浅睡眠至6:00起床

【居家康复记录】

9月12日–11月1日居家康复治疗期间疗效观察 – 3.1

家庭作业（主）	结合适宜食疗方，每天按时完成家庭康复计划相关内容													
物理因子（主）	场效应（因天气渐冷，偶尔艾灸）													
当前服用药物名称	阿来替尼、参一胶囊、易善复（护肝）													
脏腑手法诊治（辅）							7						8	
日期 余留症状	10-10	10-11	10-12	10-13	10-14	10-15	10-16	10-17	10-18	10-19	10-20	10-21	10-22	10-23
34年来一年四季手脚冰凉 现手脚冰凉VAS=4	手脚冰凉VAS=4													
34年来长期贫血状态	10月16日复查血红蛋白93g/L（正常参考值116~155g/L）													
出虚汗情况	晨起活动50分钟后 前胸后背出汗VAS=0.5、前额和两侧太阳穴及后枕部出虚汗VAS=1、鼻尖出虚汗VAS=2（不活动不出汗）													
7年来轻度呼吸浅短细弱 伴吸气费力情况	晨起VAS=1，活动后VAS=2，活动结束休息一会后恢复VAS=1													
步行时双下肢乏力感VAS=2	步行时双下肢乏力感VAS=2													
双眼袋浮肿VAS=0.5	双眼袋浮肿VAS=0.5													

【居家康复记录】

9月12日–11月1日居家康复治疗期间疗效观察 – 3.2

家庭作业（主）	结合适宜食疗方，每天按时完成家庭康复计划相关内容													
物理因子（主）	场效应（因天气渐冷，偶尔艾灸）													
当前服用药物名称	阿来替尼、参一胶囊、易善复（护肝）													
脏腑手法诊治（辅）							7						8	
余留症状 ＼ 日期	10-10	10-11	10-12	10-13	10-14	10-15	10-16	10-17	10-18	10-19	10-20	10-21	10-22	10-23
晨起精神尚可	晨起精神尚可													
每晚基本约30分钟入眠	约30分钟入眠													
睡眠情况	基本每晚都有深度睡眠（起夜1~2次）	深睡眠至0:30 如厕后30分钟 深睡眠至4:30 浅睡眠至7:30 起床	深睡眠至0:40 如厕后30分钟 深睡眠至4:30 浅睡眠至7:00 起床	深睡眠至1:20 如厕后30分钟 深睡眠至4:30 如厕后浅睡眠至7:00 起床	深睡眠至1:50 如厕后30分钟 深睡眠至7:00 醒	深睡眠至0:20 如厕后30分钟 深睡眠至7:00 醒	深睡眠至0:20 如厕后30分钟 深睡眠至4:30 浅睡眠至7:00 起床	深睡眠至2:20 如厕后30分钟 深睡眠至7:30 起床	浅睡眠至4:00 如厕后30分钟 浅眠至7:30 起床	浅睡眠至0:30 如厕后30分钟 深睡眠至4:30 如厕后30分钟 浅眠至7:30 起床	浅睡眠至1:30 如厕后30分钟 深睡眠至7:30 醒	浅睡眠至1:30 如厕后30分钟 深睡眠至7:30 醒	浅睡眠至2:30 如厕后30分钟 深睡眠至6:30 醒	深睡眠至3:00 如厕后因胃部反酸 VAS=3 而浅眠至7:00 起床	深睡眠至2:30 如厕后30分钟 深睡眠至7:00 醒

【居家康复记录】

9月12日–11月1日居家康复治疗期间疗效观察 – 4.1

家庭作业（主）	结合适宜食疗方，每天按时完成家庭康复计划相关内容													
物理因子（主）	场效应（因天气渐冷，偶尔艾灸）													
当前服用药物名称	阿来替尼、易善复（护肝）													
脏腑手法诊治（辅）					9					住院复查				
余留症状 \ 日期	10–24	10–25	10–26	10–27	10–28	10–29	10–30	10–31	11–01	11–02	11–03	11–04	11–05	11–06
34年来一年四季手脚冰凉 现手脚冰凉VAS=4	手脚冰凉VAS=4													
34年来长期贫血状态	11月3日复查血红蛋白82g/L（正常参考值116~155g/L）													
出虚汗情况	晨起活动50分钟后 前胸后背出汗VAS=0.5、前额和两侧太阳穴及后枕部出虚汗VAS=1、鼻尖出虚汗VAS=2（不活动不出汗）													
7年来轻度呼吸浅短细弱 伴吸气费力情况	晨起VAS=1，活动后VAS=2，活动结束休息一会后恢复VAS=1													
步行时双下肢乏力感VAS=2	步行时双下肢乏力感VAS=2													
双眼袋浮肿VAS=0.5	双眼袋浮肿VAS=0.5													

【居家康复记录】

9月12日–11月1日居家康复治疗期间疗效观察 - 4.2

家庭作业(主)	结合适宜食疗方,每天按时完成家庭康复计划相关内容													
物理因子(主)	场效应(因天气渐冷,偶尔艾灸)													
当前服用药物名称	阿来替尼、易善复(护肝)													
脏腑手法诊治(辅)				9						住院复查				
余留症状 \ 日期	10-24	10-25	10-26	10-27	10-28	10-29	10-30	10-31	11-01	11-02	11-03	11-04	11-05	11-06
	晨起精神尚可	晨起精神尚可											晨起精神欠佳	
睡眠情况	每晚基本约30分钟入眠	约30分钟入眠									1小时	1小时	2小时	2小时
	基本每晚都有深度睡眠(起夜1~2次)	浅睡眠至0:30 如厕后30分钟 浅睡眠至1:30 如厕后30分钟 浅睡眠至3:30 如厕后30分钟 浅睡眠至天亮	深睡眠至2:30 如厕后30分钟 深睡眠至7:00 醒	浅睡眠至0:10 如厕后30分钟 深睡眠至7:00 醒	浅睡眠至1:30 如厕后30分钟 深睡眠至6:00 闹钟响	深睡眠至2:40 如厕后30分钟 深睡眠至7:00 醒	浅睡眠至0:30 如厕后30分钟 深睡眠至6:30 醒	深睡眠至23:40 如厕后15分钟 深睡眠至7:30 醒	深睡眠至2:40 如厕后30分钟 浅睡眠至4:30 如厕后30分钟 浅睡眠至7:00 起床	浅睡眠至2:30 如厕后30分钟 深睡眠至6:00 醒	浅睡眠至2:30 如厕后30分钟 深睡眠至4:00 躺卧至6:00 起床	深睡眠至3:30 如厕后未入眠 躺卧至6:00 起床	深睡眠至3:30 如厕后未入眠 躺卧至6:00 起床	深睡眠至2:30 如厕后未入眠 躺卧至6:00 起床	深睡眠至2:00 如厕后1小时浅睡眠至6:00 起床

【居家康复记录】

9月12日–11月1日居家康复治疗期间疗效观察 – 5.1

家庭作业(主)	结合适宜食疗方,每天按时完成家庭康复计划相关内容													
物理因子(主)	场效应(因天气渐冷,偶尔艾灸)													
当前服用药物名称	阿来替尼、参一胶囊、易善复(护肝)													
脏腑手法诊治(辅)			1					2		3			4	
余留症状 \ 日期	9-12	9-13	9-14	9-15	9-16	9-17	9-18	9-19	9-20	9-21	9-22	9-23	9-24	9-25
排便不定时 偶用开塞露助排便	9:40	9:30	8:00	20:30 开塞露	20:00 开塞露	20:30	未排便	20:00 开塞露	未排便	20:30 开塞露	8:30	14:00 开塞露	未排便	5:20 开塞露
排便困难 VAS=3~4居多	3	3	3	4	3	3		3		3	3	3		4
排便耗时 5~10分钟居多	10min	10min	10min	10min	8min	8min		8min		8min	10min	8min		15min
持续性腹胀VAS=2~3	便前4 便后3	便前4 便后3	便前4 便后3	便前3.5 便后3	便前3.5 便后2	便前3 便后2		便前3 便后2		便前3 便后2	4	便前5 便后4		3
便后未排尽感 VAS=3居多	2	3	3	3	2	2		2		2	3	3		3
大便基本成形、不干燥不粘马桶		成形 不干燥 不粘马桶			不成形 / 成形			不成形 / 不粘马桶		成形 不粘马桶				成形 不干燥 不粘马桶

【居家康复记录】

9月12日–11月1日居家康复治疗期间疗效观察 – 5.2

家庭作业（主）	结合适宜食疗方，每天按时完成家庭康复计划相关内容													
物理因子（主）	场效应（因天气渐冷，偶尔艾灸）													
当前服用药物名称	阿来替尼、参一胶囊、易善复（护肝）													
	熊去氧胆酸胶囊													
脏腑手法诊治（辅）				5										6
余留症状 ＼ 日期	9–26	9–27	9–28	9–29	9–30	10–01	10–02	10–03	10–04	10–05	10–06	10–07	10–08	10–09
排便情况 排便不定时 多用开塞露助排便	未排便	9:40 开塞露	6:00	6:40	7:30	未排便	10:00	未排便	8:30	13:30	16:00	9:00	未排便	11:00
排便困难VAS=3~4		4	3	2	2		2		3	2	2	2		2
排便耗时 8~10分钟居多		10min	10min	5min	5min		5min		8min	5min	5min	5min		5min
持续性腹胀VAS=2~5		便前4 便后3	便前4 便后2	便前2 便后1	便前3 便后2		便前3 便后2		便前3 便后2	便前3 便后2	2	2		便前3 便后2
便后未排尽感 VAS=2~3		3	3	2	2		2		2	2	2	2		2
大便 成形、不干燥 不粘马桶 居多		成形 不干燥 不粘马桶	不干燥 不粘马桶	成形 不干燥 不粘马桶			成形 不干燥 粘马桶		成形 干燥 不粘马桶	不成形 不粘马桶		成形 不干燥 不粘马桶		不成形 不粘马桶

【居家康复记录】

9月12日–11月1日居家康复治疗期间疗效观察 - 5.3

家庭作业(主)	结合适宜食疗方，每天按时完成家庭康复计划相关内容													
物理因子(主)	场效应(因天气渐冷，偶尔艾灸)													
当前服用药物名称	阿来替尼、参一胶囊、易善复(护肝)													
脏腑手法诊治(辅)							7						8	
余留症状＼日期	10–10	10–11	10–12	10–13	10–14	10–15	10–16	10–17	10–18	10–19	10–20	10–21	10–22	10–23
排便不定时 偶用开塞露助排便	9:00	9:30		9:00	21:00	7:00	11:00	19:00	14:00	19:00	19:00	8:00	9:00	20:00
排便困难VAS=3~4	2	2		2	2	2	2	2	2	2	2	2	2	2
排便耗时5~10分钟	5min	10min		5min	5min	5min	5min	5min	5min	5min	5min	5min	8min	5min
持续性腹胀 VAS=2~3居多	便前3 便后2	便前2 便后1	未排便	便前3 便后2	2	便前2 便后1	便前2 便后1	2	2	2	2	2	2	2
便后未排尽感 VAS=2~3	2	1		2	2	1	1	2	2	2	3	2	2	2
大便 成形、不干燥 不粘马桶 居多		成形不干燥 粘马桶		成形 不干燥 不粘马桶	成形 干燥 不粘马桶		成形 不干燥 不粘马桶			成形不干燥 粘马桶			成形 不干燥 不粘马桶	

（左侧大分类：排便情况）

【居家康复记录】

9月12日–11月1日居家康复治疗期间疗效观察 - 5.4

家庭作业(主)	结合适宜食疗方,每天按时完成家庭康复计划相关内容													
物理因子(主)	场效应(因天气渐冷,偶尔艾灸)													
当前服用药物名称	阿来替尼、易善复(护肝)													
脏腑手法诊治(辅)					9						住院复查			
余留症状 / 日期	10-24	10-25	10-26	10-27	10-28	10-29	10-30	10-31	11-01	11-02	11-03	11-04	11-05	11-06
排便不定时但均为自行排便	11:00	20:00	8:00	10:30	20:30	21:00		8:10		11:00 开塞露	11:20			19:00 开塞露
排便困难VAS=2~3	2	2	3	2	2	2		3		5	4			5
排便耗时5分钟居多	5min	5min	8min	5min	5min	5min		10min		10min	10min			8min
持续性腹胀VAS=2~3居多	2	2	3	便前3 便后2	便前3 便后2	3		2		2	2			便前4 便后3
便后未排尽感VAS=2居多	2	2	3	2	2	2		3		2	2			3
(大便性状)	大便成形、不干燥 不粘马桶 居多	成形 不干燥 不粘马桶					成形 干燥 不粘马桶	未排便	未排便	成形 不干燥 不粘马桶		未排便	未排便	成形 不干燥 不粘马桶

排便情况

【疗程康复记录】

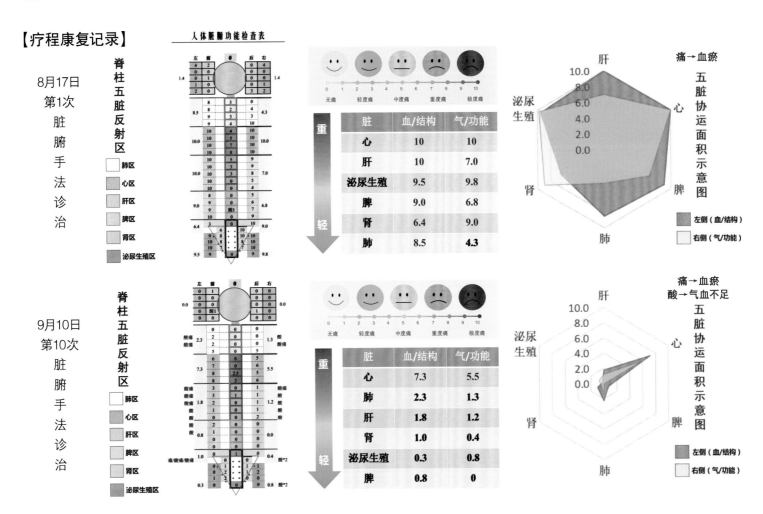

人体脏腑功能检查表

8月17日
第1次
脏腑手法诊治

脊柱五脏反射区

肺区
心区
肝区
脾区
肾区
泌尿生殖区

脏	血/结构	气/功能
心	10	10
肝	10	7.0
泌尿生殖	9.5	9.8
脾	9.0	6.8
肾	6.4	9.0
肺	8.5	4.3

痛→血瘀
五脏协运面积示意图
左侧（血/结构）
右侧（气/功能）

9月10日
第10次
脏腑手法诊治

脊柱五脏反射区

肺区
心区
肝区
脾区
肾区
泌尿生殖区

脏	血/结构	气/功能
心	7.3	5.5
肺	2.3	1.3
肝	1.8	1.2
肾	1.0	0.4
泌尿生殖	0.3	0.8
脾	0.8	0

痛→血瘀
酸→气血不足
五脏协运面积示意图
左侧（血/结构）
右侧（气/功能）

【疗程康复记录】

疗程康复治疗

8月18日
第1次腰腿手法诊治

9月11日
第10次腰腿手法诊治

腰腿手法诊治压痛值变化

痛→血瘀

酸→气血不足

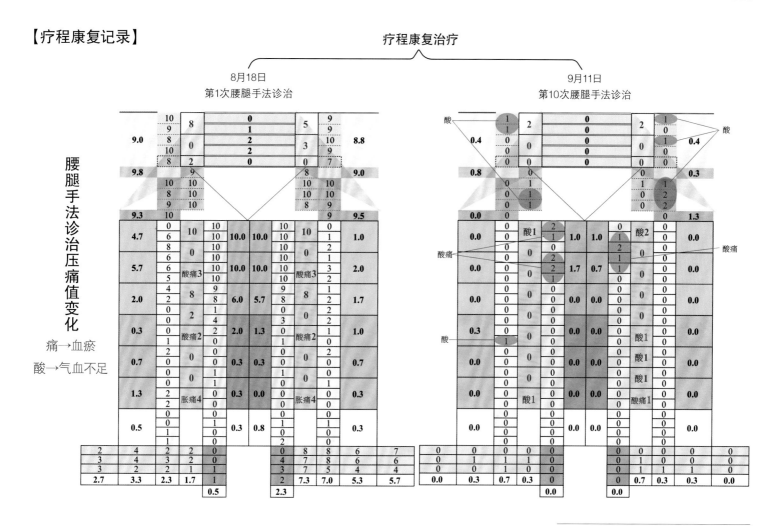

【疗程康复记录】

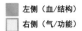

8月17日–9月11日疗程康复治疗期间五脏协同运作变化情况

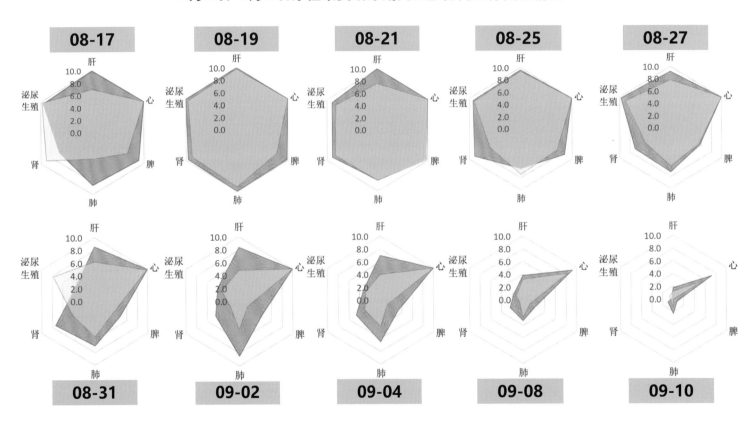

【疗程康复记录】

8月17日–9月11日疗程康复治疗期间督脉水库疏通情况

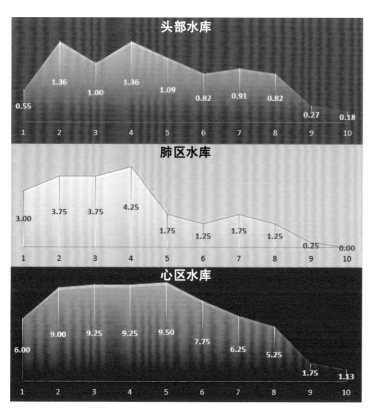

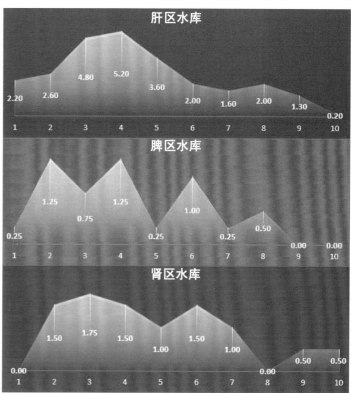

【居家康复记录】

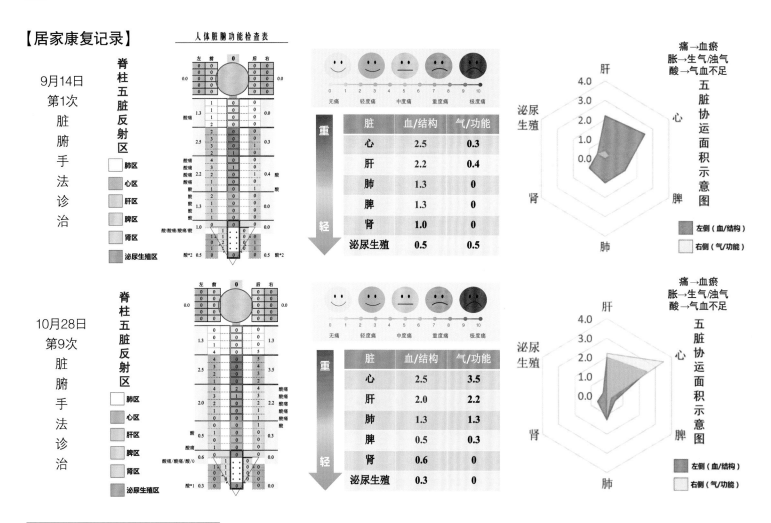

人体脏腑功能检查表

9月14日
第1次
脏
腑
手
法
诊
治

脊柱五脏反射区

肺区
心区
肝区
脾区
肾区
泌尿生殖区

脏	血/结构	气/功能
心	2.5	0.3
肝	2.2	0.4
肺	1.3	0
脾	1.3	0
肾	1.0	0
泌尿生殖	0.5	0.5

重 → 轻

痛→血瘀
胀→生气/浊气
酸→气血不足

五脏协运面积示意图

左侧（血/结构）
右侧（气/功能）

10月28日
第9次
脏
腑
手
法
诊
治

脊柱五脏反射区

肺区
心区
肝区
脾区
肾区
泌尿生殖区

脏	血/结构	气/功能
心	2.5	3.5
肝	2.0	2.2
肺	1.3	1.3
脾	0.5	0.3
肾	0.6	0
泌尿生殖	0.3	0

重 → 轻

痛→血瘀
胀→生气/浊气
酸→气血不足

五脏协运面积示意图

左侧（血/结构）
右侧（气/功能）

【居家康复记录】

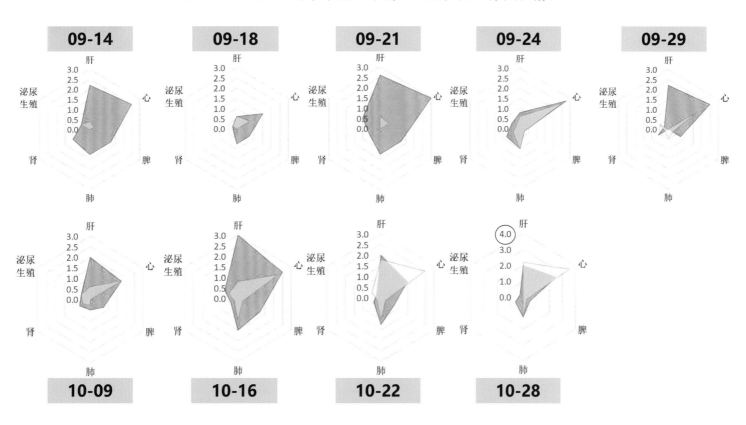

9月12日–11月1日居家康复治疗期间五脏协同运作变化情况

【居家康复记录】

9月12日–11月1日居家康复治疗期间督脉水库疏通情况

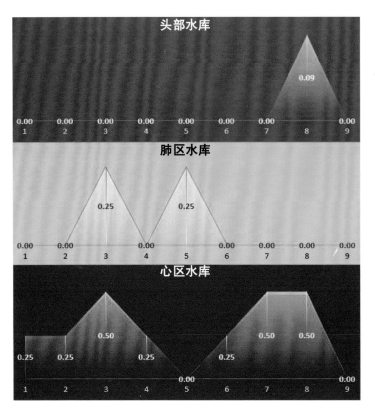

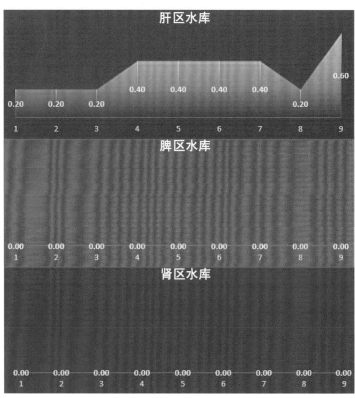